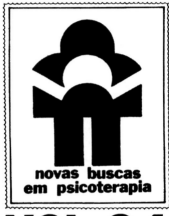

novas buscas em psicoterapia

VOL. 34

Dados Internacionais de Catalogação na Publicação (CIP)
(Câmara Brasileira do Livro, SP, Brasil)

Montagu, Ashley
M762t   Tocar: o significado humano da pele / Ashley Montagu
[tradução Maria Sílvia Mourão Netto]. — São Paulo: Summus,
1988. (Novas buscas em psicoterapia; v. 34)

Título original: Touching - The human significance of the skin
Bibliografia.
ISBN 978-85-323-0308-0

1. Pele - Aspectos psicológicos   2. Saúde   3. Tato (sentido) - Aspectos psicológicos   4. Tato (sentido) - Aspectos sociais
I. Título   II. Título: O significado humano da pele   III. Série.

88-0810

CDD-152.182
-613

Índice para catálogo sistemático:

1. Pele : Contatos : Psicologia   152.182
2. Percepção tátil : Psicologia   152.182
3. Saúde : Preservação   613
4. Tato : Percepção cutânea : Psicologia   152.182

Compre em lugar de fotocopiar.
Cada real que você dá por um livro recompensa seus autores
e os convida a produzir mais sobre o tema;
incentiva seus editores a encomendar, traduzir e publicar
outras obras sobre o assunto;
e paga aos livreiros por estocar e levar até você livros
para a sua informação e o seu entretenimento.
Cada real que você dá pela fotocópia não autorizada de um livro
financia o crime
e ajuda a matar a produção intelectual de seu país.

Tocar
O significado humano da pele

Ashley Montagu

summus
editorial

Do original em língua inglesa
TOUCHING
The human significance of the skin
Copyright © 1971, 1978, 1996 by Ashley Montagu
Direitos desta tradução adquiridos por Summus Editorial

Tradução: **Maria Silvia Mourão Netto**
Revisão técnica: **Marietta Salles Silva Murua**
Foto da capa: **Roberto Sanovicz**

Summus Editorial
Departamento editorial
Rua Itapicuru, 613 – 7º andar
05006-000 – São Paulo – SP
Fone: (11) 3872-3322
http://www.summus.com.br
e-mail: summus@summus.com.br

Atendimento ao consumidor
Summus Editorial
Fone: (11) 3865-9890

Vendas por atacado
Fone: (11) 3873-8638
e-mail: vendas@summus.com.br

Impresso no Brasil

NOVAS BUSCAS EM PSICOTERAPIA

Esta coleção tem como intuito colocar ao alcance do público interessado as novas formas de psicoterapia que vêm se desenvolvendo mais recentemente em outros continentes.

Tais desenvolvimentos têm suas origens, por um lado, na grande fertilidade que caracteriza o trabalho no campo da psicoterapia nas últimas décadas, e, por outro, na ampliação das solicitações a que está sujeito o psicólogo, por parte dos clientes que o procuram.

É cada vez maior o número de pessoas interessadas em ampliar suas possibilidades de experiência, em desenvolver novos sentidos para suas vidas, em aumentar sua capacidade de contato consigo mesmas, com os outros e com os acontecimentos.

Estas novas solicitações, ao lado das frustrações impostas pelas limitações do trabalho clínico tradicional, inspiram a busca de novas formas de atuar junto ao cliente.

Embora seja dedicada às novas gerações de psicólogos e psiquiatras em formação, e represente enriquecimento e atualização para os profissionais filiados a outras orientações em psicoterapia, esta coleção vem suprir o interesse crescente do público em geral pelas contribuições que este ramo da Psicologia tem a oferecer à vida do homem atual.

À memória de James Louis Montrose

AGRADECIMENTOS

Sou profundamente grato a Louise Yorke, da Biblioteca do Centro Médico de Princeton. Agradeço também a Helen Zimmerberg e a Louise Schaeffer, da Biblioteca de Biologia, e a Mary Chaikin, além de Janice Welburn, originalmente da Biblioteca de Psicologia, todas da Universidade de Princeton.

Muito obrigado a meus editores, Hugh Van Dusen e Janet Goldstein, por suas diversas cortesias.

Sou grato à minha esposa por me haver acompanhado durante a longa gestação desta terceira edição e por sua grande ajuda na leitura do manuscrito e das provas depois de editadas.

E muitos agradecimentos a Donna Swanson, por ter me dado permissão para reproduzir seu comovente poema *Minnie Remembers*.

Finalmente, quero chamar atenção para o livro do Dr. Jules Older, *Touching is Healing* * (Nova York: Stein & Day, 1983), por conter tantos esclarecimentos novos, e por ser um admirável complemento ao presente volume.

---

* *Tocar Cura.* (N.T.)

ÍNDICE

Apresentação da Edição Brasileira   13
Prefácio à Primeira Edição   15
Prefácio à Segunda Edição   17
Prefácio à Terceira Edição   18

1   A Mente da Pele   21
2   O Útero do Tempo   61
3   Amamentação   80
4   Cuidado Terno, Amoroso   103
5   Efeitos Fisiológicos do Tocar   194
6   Pele e Sexo   200
7   Crescimento e Desenvolvimento   230
8   Cultura e Contato   279
9   Tato e Idade   369
    Conclusão   377

Apêndice 1
Toque Terapêutico   381
Apêndice 2
Efeitos Causados na Mãe pelo Afastamento do Bebê Imediatamente Após Seu Nascimento   389

Referências Bibliográficas   393

Sobre o autor   427

APRESENTAÇÃO

da Edição Brasileira

Este livro chegou na hora.
Ele é extraordinariamente importante para todos os animais superiores, o contato, o toque, a proximidade, a carícia. Verdade para o adulto, verdade verdadeiramente vital para todas as crias, filhotes e filhos.
Não pode haver saúde, nem funcionamento pleno, se os sistemas vivos não estiverem ou não mantiverem contatos freqüentes.
Mas não é monotono de se ler. A cada página, a cada parágrafo, um fato curioso, surpreendente, engraçado. Ou é uma história de bicho — bem observada, ou alguma história de gente, ou uma experiência bem feita — em laboratório. Uma sucessão ininterrupta de fatos e argumentos, todos entrelaçados, envolventes, fascinantes; porque o estilo é científico, sóbrio, mas o conteúdo é tudo o que sempre soubemos — mas que quase ninguém tem a coragem de viver.
Por isso estamos tão doentes. Falta-nos proximidade, contato; não trocamos carícias nem gostamos que toquem em nós.
Quanto mais civilizados, mais asséptico, mais distante e mais frio. Só palavras. Pouca mímica. Nenhum contato. Por isso foi tão fácil inventar robôs.
Estamos cercados o tempo todo daquilo que mais desejamos e ninguém ousa se apropriar — tocar, abraçar, acariciar — olhos nos olhos...
É bem capaz que, por isso, estejamos nos perdendo, caminhando a passos largos em tantas direções destrutivas. Por isso, não nos juntamos em ação comum em defesa da vida de todos nós, tão ameaçada por tantos perigos, todos se desenvolvendo em velocidade uniformemente acelerada...
Mas, deveras, cabe o "por que" dramático. Por que nos afastamos tanto assim uns dos outros? Que função ou que disfunção é essa? De que doença sofremos? Quanto mais "educados" mais distantes e separados — mais "leprosos"...

Estranha maldição porque, junto com a vida, perdemos horas infindas de prazer e felicidade. Tudo tão aí. Tudo tão impossível. Estranha maldição. Inclusive seus maiores defensores — do contato e da carícia — não fizemos nada do que pregaram, muito pelo contrário. Falo de Reich e das muitas bioenergéticas que dele nasceram. A maior parte delas parece cena de tortura, não de prazer. De solidão e não de contato.

Por que contradição? Porque a proposição mais importante de Reich enquanto clínico e terapeuta do homem ocidental foi essa: "a pior — a mais insuportável — de todas as angústias é a angústia de prazer".

Então, pergunto: Por que não proporcionar prazer às pessoas permanecendo atento a todos os modos que a pessoa lançará mão a fim de não não sentir o que está sentindo?

Não pode. Só fazer sofrer — aí pode — todos aceitam e aprovam. Fazer feliz é perigoso demais.

Por que os terapeutas fazem assim? Porque eles tampouco sabem manter contato ou sentir prazer. Terapeuta não deve sentir prazer. Quem poderia pensar uma coisa tão.. imoral! Primeiro o paciente fica viciado, depois, como é que além de viver feliz o terapeuta ainda cobra!

Logo: o contato é impossível em nosso mundo.

Começa no começo. O autor reitera: Maternidade foi feita para obstetra: nem para a mãe e muito menos para a criança. As Maternidades são um crime contra a natureza e a conseqüência de seus procedimentos que ainda ousam acreditar científicos ainda serão bem avaliadas um dia e ver-se-à, então, que o Circo Romano era menos cruel.

Porque, nas dulcíssimas palavras do santo cientista, "humanizar-se é viver aprendendo e sendo cada vez mais gentilmente amoroso".

Este livro chegou na hora. Em poucos anos tirou edições novas, cada qual mais recheada de fatos e experiências.

Que seja muito lido.

Que comece a acontecer!

José Ângelo Gaiarsa

PREFÁCIO
à Primeira Edição

Este livro diz respeito à pele como órgão tátil, extensamente envolvido no crescimento e no desenvolvimento do organismo, não só a nível físico como também comportamental. O referencial central é o homem, e o que lhe acontece ou deixa de acontecer quando bebê, em termos de experiências táteis, e como isso afeta seu subseqüente desenvolvimento comportamental, compõem meu interesse principal neste trabalho. Quando comecei a dedicar minhas primeiras idéias a este tema, por volta de 1944, havia muito poucas evidências experimentais disponíveis sobre as questões nele implícitas. Atualmente, já há uma considerável quantidade de evidências relevantes, produzidas por um numeroso contingente de pesquisadores. Meu solitário artigo de 1953, "The Sensory Influences of the Skin"* *(Texas Reports on Biology and Medicine,* 2, 1953, pp. 291-301), não está mais sozinho. Este livro se apóia em diversas fontes de informação e, na seção sobre Referências Bibliográficas, foram organizadas notas de citação destas fontes. Quando as mesmas forem ampliações, sugestões ou comentários, ao invés de simples citações de fontes, são assinaladas por asterisco e inclusas na mesma página que as passagens às quais se referem.

Enquanto órgão, o maior do corpo, a pele esteve até bem recentemente muito negligenciada. Porém, não é em sua qualidade de órgão no sentido em si que a ela me volto, com este livro; ao contrário, em contraste com a abordagem psicossomática ou centrífuga, interesso-me pelo que pode ser denominado de abordagem somatop-

---

* "As influências Sensoriais da Pele." (N.T.).

síquica ou centrípeta. Em resumo, interessa-me como a esperiência tátil, ou sua ausência, afeta o desenvolvimento do comportamento; por isso, "a mente da pele".

A.M.

Princeton, N.J.
8 de fevereiro de 1971

PREFÁCIO
à Segunda Edição

Foi gratificante constatar a ampla repercussão da primeira edição deste livro. A edição atual incorpora muitas informações novas relativas à importância vital do toque, do nascimento à velhice. Algo que certamente todo autor lamenta é a inexistência de uma única palavra que se refira especificamente a ambos os sexos. Nesta edição, minha primeira tentativa de remediar a situação consistiu no emprego do pronome pessoal neutro da terceira pessoa, *it*, em lugar dos pronomes masculinos habituais. Disso resultou uma impessoalidade inaceitável que, aliada à canhestra repetição de "ele ou ela" e "dele ou dela", tornou a mudança repugnante. Aderi, por conseguinte, ao uso costumeiro. É evidente que se deve entender, em todas as situações, que ambos os sexos estão implicados. Este livro é sobre seres humanos, não objetos, e nenhum bebê é apessoal (um *it*) para sua mãe, como tampouco deve sê-lo para qualquer outra pessoa.

Por sua ajuda bibliográfica, devo agradecer principalmente a Louise Schaeffer, da Biblioteca de Biologia, e a Terry Caton e Terry Wiggins, da Biblioteca de Psicologia, todas da Universidade de Princeton.

Tenho também que agradecer a Louise Yorke, da Biblioteca do Centro Médico de Princeton.

Sou profundamente grato ao meu amigo, Dr. Philip Gordon, por sua cuidadosa leitura do manuscrito.

Muito obrigado a Elisabeth Jakab, minha editora, por seu simpático interesse e atenta dedicação ao contínuo andamento deste livro.

A.M.

Princeton, N.J.
20 de setembro de 1977

PREFÁCIO

à Terceira Edição

Eu sei que tocar foi, ainda é e sempre será a verdadeira revolução.

— Nikki Giovanni

Nós, os ocidentais, estamos começando a descobrir nossos negligenciados sentidos. Esta tomada crescente de consciência representa parte de uma insurreição tardia contra a dolorosa privação de experiências sensoriais que sofremos em nossa sociedade tecnológica. A capacidade de um ocidental relacionar-se com seus semelhantes está muito atrasada em comparação com sua capacidade de relacionar-se com bens de consumo e com as desnecessárias necessidades que o mantêm em escravidão, possuído por suas próprias posses. Ele tem condições de alcançar outros planetas, mas com demasiada freqüência não consegue atingir seu semelhante. Seus limites pessoais raramente ou nunca permitem a passagem de alguma comunicação profundamente vivida por eles. A dimensão humana encontra-se constrangida e refreada. Através de qual outro meio que não realmente nossos sentidos, poderemos penetrar na saudável tessitura dos contatos humanos, este universo da existência humana. Parecemos não nos dar conta de que são nossos sentidos que modelam o corpo de nossa realidade.

Deixar qualquer um dos sentidos de fora significa reduzir as dimensões de nossa realidade; perdemos contato com ela proporcionalmente à extensão dessa exclusão. Tornamo-nos prisioneiros de um mundo de palavras impessoais, sem toque, sem sabor, sem gosto. A unidimensionalidade da palavra passa a ser um substituto para a riqueza multidimensional dos sentidos e nosso mundo se torna grosseiro, monótono, conseqüentemente árido. A tendência é as palavras ocuparem o lugar da experiência. As palavras passam a ser declarações ao invés de demonstrações de envolvimento; a pessoa consegue proferir com palavras aquilo que não realiza num relacionamento pessoal sensorial.

Antes de mais nada, parece-me ser nosso papel como seres humanos buscarmos sempre aprender a amorosa gentileza. Aprender a aprender, aprender a amar e a ser gentil estão tão intimamente interconectados e tão profundamente entrelaçados, em especial com o sentido do toque, que seria muito benéfico à nossa reumanização se dedicássemos mais atenção à necessidade de experiências táteis, sentida por todos nós.

A impessoalidade da vida no mundo ocidental chegou a tal ponto que, enfim, produzimos uma raça de intocáveis. Tornamo-nos estranhos uns aos outros, não só evitando todas as formas de contato físico "desnecessário", como ainda precavendo-nos contra as mesmas; figuras anônimas num cenário atulhado, pessoas sem rosto, solitárias e temerosas da intimidade. Estamos todos diminuídos na mesma extensão em que isto nos acontece. Devido ao fato de sermos intocáveis, não conseguimos criar uma sociedade em que as pessoas se toquem em mais sentidos do que no físico. Diante de seres inautênticos como nós, vestidos com a imagem do que deveríamos ser segundo os outros, não surpreende que continuemos inseguros quanto a quem somos de fato. Usamos a identidade ilegítima que nos foi imposta com o mesmo desconforto de uma vestimenta que não nos serve: pesarosos por vezes, e questionando em nossa ignorância como foi que chegamos a esse ponto. Como diz Willy Loman em *Death of a Salesman*: "Ainda me sinto um pouco temporário".

Para se comunicar, o mundo ocidental terminou por apoiar-se maciçamente nos "sentido de distância", visão e audição; quanto aos "sentidos de proximidade", paladar, olfação e tato, em grande parte proscreveu o último. Dois cães podem usar um com o outro todos os cinco sentidos em sua comunicação, mas dificilmente se poderia dizer o mesmo de dois seres humanos em nossa cultura. Em razão de nossa progressiva sofisticação e falta de envolvimento recíproco, passamos a utilizar exageradamente a comunicação verbal, chegando inclusive a virtualmente excluir de nossa experiência o universo da comunicação não-verbal, para nosso acentuado empobrecimento. A linguagem dos sentidos, na qual podemos ser todos socializados, é capaz de ampliar nossa valorização do outro e do mundo em que vivemos, e de aprofundar nossa compreensão em relação a eles. Tocar é a principal dessas outras linguagens. As comunicações que transmitimos por meio do toque constituem o mais poderoso meio de criar relacionamentos humanos, como fundamento da experiência.

O amor e a humanidade começam onde começa o toque: no intervalo de poucos minutos que se seguem ao nascimento. É com a finalidade de divulgar tais fatos e de dar a conhecer suas conseqüências para cada um de nós e para a humanidade como um todo que este livro foi escrito.

A primeira edição, publicada em 1971, e a segunda, em 1978, foram recompensadoramente lidas por expressiva parte do público leitor, tanto nacional quanto internacional. A terceira edição que ora apresentamos foi extensamente revista, incorporando muitas informações novas a respeito das necessidades táteis e das benéficas interações táteis entre seres humanos, do nascimento à velhice.

A.M.

Princeton, N.J.
19 de fevereiro de 1986

1   A MENTE DA PELE

O maior sentido de nosso corpo é o tato. Provavelmente, é o mais importante dos sentidos para os processos de dormir e acordar; informa-nos sobre a profundidade, a espessura e a forma; sentimos, amamos e odiamos, somos suscetíveis e tocados em virtude dos corpúsculos táteis de nossa pele.

— J. Lionel Tayler, *The Stages of Human Life*,
1921, p. 157.

Não existe senão um único templo no universo, e é o Corpo do Homem. Nada é mais sagrado do que esta elevada forma.

Curvar-se diante do homem é um ato de reverência feito diante desta Revelação da Carne. Tocamos o céu quando colocamos nossas mãos num corpo humano.

— Novalis
(pseudônimo de autor de Frederich von Hardenberg, 1772. Citado em *Miscellaneous Essays*, vol. II, de Thomas Carlyle).

A pele, como uma roupagem contínua e flexível, envolve-nos por completo. É o mais antigo e sensível de nossos órgãos, nosso primeiro meio de comunicação, nosso mais eficiente protetor. O corpo todo é recoberto pela pele. Até mesmo a córnea transparente de nossos olhos é recoberta por uma camada modificada de pele. A pele também se vira para dentro para revestir orifícios como a boca, as narinas e o canal anal. Na evolução dos sentidos, o tato foi, sem dúvida, o primeiro a surgir. O tato é a origem de nossos olhos, ouvidos, nariz e boca. Foi o tato que, como sentido, veio a diferenciar-se dos demais, fato este que parece estar constatado no antigo adágio "matriz de todos os sentidos". Embora possa variar estrutural e funcionalmente com a idade, o tato permanece uma constante, o fundamento sobre o qual assentam-se todos os outros sentidos. A pele é o mais extenso órgão do sentido de nosso corpo e o sistema tátil é o primeiro sistema sensorial a tornar-se funcional em todas as espécies até o momento pesquisadas — humana, animal e aves. Talvez depois do cérebro, a pele seja o mais importante de todos os nossos sistemas de órgãos. O sentido mais intimamente associado à pele, o tato, é o primeiro a desenvolver-se no embrião humano. Quando o embrião ainda tem menos do que 2,5 cm de comprimento da cabeça e tronco,* quando ainda tem menos de seis semanas de vida, um leve acariciar do lábio superior, ou das abas do nariz, fazem o pescoço se curvar e o tronco se afastar da fonte da estimulação. Nesse estágio de seu desenvolvimento, o embrião ainda não tem olhos ou orelhas. Contudo, sua pele já está altamente desenvolvida, embora de modo algum num nível comparável ao de seu ulterior desenvolvimento. Com nove semanas de vida fetal corridas, se a palma for tocada, os dedos se curvam esboçando o gesto de agarrar; com doze semanas, os dedos e polegar se fecham. Pressionar a base do polegar fará com que o feto abra a boca e mova a língua. Tocar com firmeza a parte de trás ou a sola do pé resultará em encurvamento dos artelhos ou num movimento de abertura dos mesmos para o lado, assim como evidenciará o reflexo de colocação — flexão do joelho e do quadril, como num afastamento do toque. Dentro do útero, submerso no líquido amniótico da mãe e protegido pelas macias paredes uterinas, "embalado no berço das profundezas aquáticas",** o concepto*** tem uma existência aquática. Nesse meio ambiente, sua pele deve ter a capacidade de resistir à absorção demasiada de água e aos efeitos encharcantes de seu meio líquido; de responder apropriadamente a alterações físicas, químicas e neurais, e também a mudanças na temperatura.

Tanto a pele quanto o sistema nervoso originam-se da mais externa das três camadas de células embriônicas, a ectoderme. A ectoderme constitui uma superfície geral que envolve todo o corpo embriônico. A ectoderme também se diferencia em cabelo, dentes e nos órgãos dos sentidos do olfato, paladar, audição, visão e tato, ou seja, em tudo que acontece fora do organismo. O sistema nervoso central, cuja função principal é manter o organismo informado do que está se passando fora dele, desenvolve-se como a porção da superfí-

---

* Os membros do embrião encontram-se flexionados e encostados ao peito e abdômen, não sendo assim considerados nesta medição.
** Trecho de um poema que se refere ao mar. (N.R.T.)
*** *Concepto*, o organismo da concepção até o nascimento. *Embrião*, o organismo da concepção até o final da oitava semana. *Feto*, do começo da nona semana até o nascimento.

cie geral do corpo embriônico que se vira para dentro. O restante do revestimento de superfície, após a diferenciação do cérebro, da medula espinhal e de todas as demais partes do sistema nervoso central, torna-se pele e seus derivados: pêlos, unhas e dentes. Portanto, o sistema nervoso é uma parte escondida da pele ou, ao contrário, a pele pode ser considerada como a porção exposta do sistema nervoso. Desta forma, aprimoraremos nossa compreensão dessas questões se pensarmos na pele e nos referirmos a ela como o sistema nervoso externo, como um sistema orgânico que, desde suas primeiras diferenciações, permanece em íntima conexão com o sistema nervoso central ou interno. Segundo Frederic Wood Jones, anatomista inglês, "o médico e filosófo sábio é aquele que percebe que, quando considera a aparência externa de seus semelhantes, está estudando o sistema nervoso externo e não simplesmente a pele e seus apêndices". Na qualidade de órgão do sentido mais antigo e extenso do corpo, a pele permite que o organismo aprenda o que é seu ambiente. A pele e todas as suas partes diferenciadas é o meio pelo qual o mundo externo é percebido. O rosto e a mão como "orgão dos sentidos" não só transmitem ao cérebro informações sobre o meio ambiente, como também lhe passam determinadas informações relativas ao "sistema nervoso interior".

André Virél, antropólogo e neurologista, expressa-se com muita propriedade quando escreve:

> Nossa pele é um espelho dotado de propriedades ainda mais maravilhosas que as de um espelho mágico. O espelho original que envolve o ovo se divide e é imediatamente absorvido para dentro de si mesmo. Reaparece então do outro lado da fissura original. O espelho dividido, que é composto pela pele e pelo sistema nervoso, termina, por conseguinte, olhando para si próprio, por assim dizer, resultando daí um confronto que estimula um incessante movimento de imagens bem como o surgimento daquilo que apropriadamente se denomina pensamento reflexivo.

Durante toda a vida, este prodigioso tecido, a pele, encontra-se num estado de contínua renovação através da atividade das células de suas camadas profundas. A cada quatro horas, aproximadamente, a pele forma duas novas camadas de células. As células da pele e das vísceras podem aparentemente dividir-se centenas e milhares de vezes durante a vida da pessoa. As células da pele caem a uma razão de mais de um milhão por hora. Em diferentes partes do corpo a pele varia quanto à textura, flexibilidade, cor, odor, temperatura, inervação e ainda outros aspectos. Além disso, a pele, especialmente a do rosto, registra as tentativas e os triunfos de toda uma vida e com isso transporta a própria memória de suas experiências.

Projeta-se em nossa pele, como se fora sobre uma tela, a gama variada das experiências de vida; emergem as emoções, penetram os pesares, a beleza encontra sua profundidade. Macia, lisa, alimentando a vaidade da juventude, a pele posteriormente enrugada atesta a passagem dos anos. Radiante na saúde, sente um formigamento ao toque amoroso.

O crescimento e o desenvolvimento da pele prosseguem vida afora, e o desenvolvimento de sua sensibilidade depende, em grande medida, do tipo de estimulação ambiental recebida. É bastante interessante que, assim como acontece com pintinhos, cobaias e ratos, o peso relativo da pele no recém-nascido humano, expresso como porcentagem do peso total do corpo, é de 19.7%, praticamente o mesmo que no caso do adulto, 17.8%, o que sugere aquilo que deve ser óbvio: a importância duradoura da pele na vida do organismo.

No caso de outros animais, descobriu-se que "aparentemente, a sensibilidade epidérmica desenvolve-se mais cedo e mais completamente durante a vida pré-natal". Existe uma lei embriológica geral segundo a qual quanto mais cedo se desenvolve uma função, mais fundamental ela provavelmente é. O fato é que os atributos funcionais da pele estão entre os mais básicos do organismo.

A parte da pele que está mais imediatamente exposta ao meio ambiente, sua camada mais superficial, é a epiderme; esta abriga o sistema tátil. As terminações nervosas livres na epiderme estão quase que inteiramente vinculadas ao tato, assim como o estão os plexos (nervosos) conhecidos como corpúsculos de Meissner. É muito interessante, porém, que estejam ausentes dos lábios e da língua, áreas altamente táteis. O número médio de corpúsculos de Meissner por milímetro quadrado é de cerca de 80 em crianças de três anos, 20 em adultos jovens e 4 em idosos. Plexos nervosos maiores, conhecidos como corpúsculos de Vater-Pacini, são os órgãos terminais específicos que respondem aos estímulos mecânicos de pressão e tensão. São especialmente numerosos na região dos dedos onde há as linhas das impressões digitais. Um plexo de terminações nervosas livres localizado entre as células epidérmicas de cada folículo capilar torna a estimulação tátil por meio do deslocamento mecânico do pêlo ou cabelo um mecanismo muito importante para a produção de sensações táteis.

A área abrangida pela superfície da pele tem um número enorme de receptores sensoriais captando estímulos de calor, frio, toque, pressão e dor. Um pedaço de pele com aproximadamente 3 cm de diâmetro contém mais de 3 milhões de células, entre 100 e 340 glândulas sudoríparas, 50 terminações nervosas e 90 cm de vasos sangüíneos. Estima-se que existam em torno de 50 receptores por 100 milímetros quadrados, num total de 640.000 receptores sensoriais. Pontos táteis variam de 7 a 135 por centímetro quadrado. O número de fibras sensoriais oriundas da pele que entram na medula espinhal por via de raízes posteriores é muito superior a meio milhão. Do ponto de vista do corpo como um todo, a pele contribui com milhões de células de tipos diferentes; por centímetro quadrado, são perto de 350 variedades; há de 2 a 5 milhões de glândulas sudoríparas e cerca de 2 milhões de poros. Ocorre um acentuado declínio no número dessas estruturas ao longo da vida.

Após o nascimento, a pele é convocada a constituir muitas respostas adaptativas novas a um meio ambiente ainda mais complexo do que aquele ao qual esteve exposta até então, no útero. São transmitidos pelo meio atmosférico, além dos deslocamentos de ar, gases, partículas, parasitas, vírus, bactérias, mudanças na pressão, na temperatura, na umidade, na luz, na radiação e muitas mais. A pele está equipada para responder a todos esses estímulos com extraordinária eficiência. Ela representa perto de 12% do peso total do corpo e é, de longe, o maior sistema de órgãos que expomos ao mundo;* de seus 2.500 centímetros quadrados aproximados, no recém-nascido, passa para perto de 19.000 (ou aproximadamente 19 pés quadrados) no macho adulto (com peso de cerca de 4.5 quilos) e contém mais ou menos 5 milhões de células sensoriais. A espessura da pele varia de 1/10 de milímetro a 3 ou 4 milímetros. Em geral é mais grossa nas palmas das mãos e nas solas dos pés e normalmente mais espessa nas superfícies extensoras que nas flexoras; é mais fina nas pálpebras, que devem ser leves e flexíveis. No verão a pele é mais macia porque os poros ficam maiores e há uma lubrificação mais intensa. No inverno, a pele é mais compacta e firme, e os poros aproximam-se mais; os pêlos ficam mais resistentes, caem menos. Esses fatos são do conhecimento dos comerciantes de peles há muitos séculos, pois as peles de animais abatidos no inverno são, por tais motivos, mais bem recebidas do que as dos abatidos no verão.

Funções da pele. Tecida de uma variedade de células resistentes e robustas, a pele protege os tecidos macios e moles do interior do corpo. Como as fronteiras de uma civilização, a pele é um bastião, local em que se travam escaramuças, e em que invasores encontram a resistência; aí se localiza nossa primeira e última linha de defesa. São muitas as funções da pele: (1) base dos receptores sensoriais, localização do mais delicado de todos os sentidos, o tato; (2) fonte,

---

* Os únicos órgãos com superfície maior são o trato gastrintestinal e os alvéolos pulmonares, mas estes são órgãos internos.

organizadora e processadora de informações; (3) mediadora de sensações; (4) barreira entre organismo e ambiente externo; (5) fonte imunológica de hormônios para a diferenciação de células protetoras; (6) camada protetora das partes situadas abaixo dela contra efeitos da radiação e lesões mecânicas; (7) barreira contra materiais tóxicos e organismos estranhos; (8) responsável por um papel de destaque na regulação da pressão e do fluxo de sangue; (9) órgão reparador e regenerativo; (10) produtora de queratina; (11) órgão de absorção de substâncias nocivas e outras, que possam ser excretadas junto com os resíduos corporais eliminados; (12) reguladora da temperatura; (13) órgão implicado no metabolismo e armazenamento de gordura; (14) e no metabolismo de água e sal, através da transpiração; (15) reservatório de alimento e água; (16) órgão da respiração e facilitadora da entrada e saída de gases através da mesma; (17) sintetizadora de vários compostos importantes, inclusive da vitamina D, responsável pelo controle do raquitismo; (18) barreira ácida que protege contra muitas bactérias; (19) a secreção produzida pelas glândulas sebáceas lubrifica a pele e os pêlos, isolando o corpo contra chuva e frio e provavelmente ajuda no extermínio de bactérias; (20) autopurificadora.

As funções acima relacionadas, pertencentes ao plano físico da pele, são de importância fundamental. Apesar de, neste livro, estarmos voltados mais para as influências comportamentais da pele, especialmente em resposta às variedades do toque, voltaremos a discutir oportunamente algumas das notáveis alterações fisiológicas vividas por animais ou humanos, diante do toque ou na ausência do mesmo.

Seria de se pensar que a assombrosa versatilidade da pele, sua tolerância a mudanças do meio ambiente e sua espantosa capacidade termo-reguladora, bem como sua eficiência especial como barreira aos assaltos e lesões oriundos do meio ambiente, tivessem sido fatores de impacto suficiente para evocar o interesse de pesquisadores em estudar suas propriedades. Mas, até muito recentemente, o estranho é que isso não vinha acontecendo.

Na realidade, a maior parte do que hoje sabemos a respeito das funções da pele foi aprendido a partir da década de 40. Apesar de já existir um corpo consistente de informações sobre sua estrutura, bioquímica e funções físicas, ainda resta muito a ser aprendido. No momento, a pele não padece mais de falta de interesse. Realmente, desde o meio da década de 70, vem ocorrendo uma ampliação considerável do interesse e das pesquisas relativas às funções da pele, com resultados tão surpreendentes quanto fundamentais.

É até certo ponto espantoso que aquele depósito de parcela tão significativa do espírito humano sensível — a saber, a poesia —, da qual seria possível esperar um profundo e sofisticado entendimento das funções da pele humana, se mostre tão desapontadoramente estéril. Foram escritos poemas para celebrar praticamente todas as partes do corpo, mas a pele, inexplicavelmente, parece ter sido negligenciada, como se não existisse. John Horder, poeta e escritor inglês, comentou esse ponto. Num artigo intitulado "Hugging Humans"* ele se queixa do fato de muitos dos mais prezados poetas ingleses permanecerem encapsulados em seus intelectos, mantendo com alta freqüência um relacionamento muito precário com seu corpo físico. Diz o seguinte:

"A cisão mente/corpo tem sido nossa companheira há tanto tempo quanto o cristianismo, provavelmente até há mais tempo. Em termos práticos, resulta na redação de uns poucos poemas sobre o deleite de uma calorosa amizade, de um toque e de um abraço cálidos. Ou, quando são escritos, têm o hábito de nem sempre chegarem a ser impressos."

Na literatura em prosa o caso é diferente. Há muitas referências à pele e talvez o exemplo mais notável seja o mortificante relato de Gulliver sobre as reprimendas feitas pelos diminutos liliputianos sobre a falta de atrativos de sua pele, com suas manchas, espinhas e outras desfigurações desagradáveis à visão.

Fica evidente pelas muitas expressões encontradas na conversa diária, em que se fazem referências às funções táteis da pele, que a importância das mesmas para o comportamento humano não foi completamente ignorada. Falamos de "dar uma esfregada" numa pessoa, significando repreendê-la, e de "dar-lhe um toque", querendo dizer conscientizá-la amorosamente; personalidades são descritas como "abrasivas", "cáusticas" e "irritadiças". Falamos do "toque pessoal" para nos referirmos a algo mais do que um ato mecânico e descuidado; descrevemos com essa expressão o próprio idioma da pessoa. A personalidade expressa-se essencialmente "entrando em contato". Falamos de uma pessoa que tem "um toque feliz", de alguém que tem "um toque mágico", de um terceiro dotado de "um toque humano", ou "delicado". É um elevado elogio para um homem ter "um toque feminino", ou ainda "um toque delicado". Nossa busca constante de interação humana nos leva a entrar "em contato", ou a "dar um toque" (telefonar) para alguém. Com algumas pessoas

---

* Humanos Abraçando. (N.R.T.)

é "duro" lidar, já com outras é "mole". Algumas pessoas precisam ser "levadas" (pela mão) com cuidado ("com luvas de pelica"). Sobre a pessoa que prontamente se sente ofendida ou é hipersensível falamos "não-me-toques" ou "melindrosa". Algumas pessoas são "casca grossa", outras têm "pele de bebê". Há os que conseguem penetrar "pele adentro", enquanto outros ficam "no nível da pele" (superficiais). Existem os "intocáveis", bem como os que "perdem a garra". As coisas são "palpáveis" ou "tangíveis" ou não o são. Para nós, a "sensação" de uma coisa é importante por diversos motivos. Qualquer coisa viscosa, adesiva ou grudenta é de tato repugnante. Nossa "sensação" dos outros incorpora grande parte das experiências que nós mesmos vivemos a nível da pele. Uma experiência profundamente sentida é "tocante". Uma experiência tocante é pungente (*poignant*), palavra que herdamos, no inglês médio, diretamente do francês arcaico *poindre* por intermédio do latim *pungere*, que significa picar, tocar. Se há uma coisa certa, é que "o tempo cura".

Quando está protegida contra o clima por uma mistura de pressão e temperatura, acrescida de calor, a pele torna-se oleosa e nos sentimos "aconchegados". Há problemas com os quais nos "engalfinhamos", assim como nos "penduramos" em alguém quando caímos no desespero. Quando sentimos prazer diante de um trabalho de arte ficamos "arrepiados". Dizemos que há pessoas que "têm tato" e que há outras que "não têm tato", ou seja, possuidoras ou não da delicada percepção do que é conveniente e próprio para o trato com um terceiro. Quando usamos o termo "sensação" ou "sentir", estamos muitas vezes fazendo referência a estados emocionais como felicidade, alegria, tristeza, melancolia e depressão; o próprio termo freqüentemente implica ainda uma referência ao toque, a ser tocado. Falamos de uma pessoa "insensível" e impiedosa usando o adjetivo "duro", "empedernido" (*callous*), que é o equivalente em inglês ao latim *callum*, que significa "pele dura"; as palavras que descrevem a insensibilidade emocional e a calosidade da epiderme derivam ambas da mesma raiz. Falamos que alguém ficou tão "calejado" que terminou por insensibilizar-se diante das questões humanas.

Nunca estamos realmente seguros a menos que possamos "nos agarrar" a alguma coisa; tampouco acreditamos ter de fato compreendido algo enquanto não conseguimos "pegar direito" o assunto. Se a história é intrigante, talvez fiquemos de "mãos atadas", sentindo-nos "presos". "Apertamos contra o peito" as pessoas que nos são caras. "Tateamos" no escuro ou buscamos às cegas o caminho que esperamos nos possa conduzir para fora da insegurança.

"Pedra-manuseio", palavra para qualquer teste usado na determinação da autenticidade ou do valor, recorda-nos que todas as expressões acima relacionadas são metáforas para a segurança que nos advém pelo tato.

Quando dizemos que a pessoa está afastada da realidade, dizemos que "perdeu o contato com a mesma"; quando a pessoa não está exatamente "presente", dizemos que está "um pouco tocada". Quando descrevemos a atual ausência de vínculos entre as pessoas, falamos de "desunião", "falta de contato", "pessoas intocáveis".

Uma metáfora bastante bem delimitada para a determinação da realidade de uma idéia, ou de sua pertinência, é usada quando dizemos que "temos a coisa na ponta dos dedos".

Há quem "mantém a própria distância". "Vamos atrás" de alguém e isso geralmente implica esticar o braço. AT&T* nos convida a "Estender o Braço e Ligar para Alguém", fazendo assim bom uso do telefone, num inteligente apelo à consciência da distância, do isolamento e da solidão de muitos americanos.

Damos "amistosos tapinhas nas costas" de alguém, ficamos "paralisados" diante de um desempenho exuberante. Certas vozes fazem nossa pele "arder". O medo leva a pessoa a sentir "calafrios". Realmente a pele fica arrepiada, pois se contrai e, quando isso acontece, os pêlos se eriçam e a pessoa fica "de cabelo em pé" (reflexo pilomotor).

É interessante que a "pele" seja quase que universalmente utilizada como metáfora para a sobrevivência. Em batalhas onde a vida corre o maior risco, ou nos embates que metaforicamente lembrem aqueles, os observadores "não sentem as conseqüências na pele" ("lose no *skin* off their backs"), a fuga bem-sucedida "acontece por um triz" ("by the *skin* of their teeth") e os perdedores são "esfolados" vivos.

É muito revelador, se pensarmos a respeito, que haja algo bastante especial na sensação que temos diante da palavra "toque". Quando nos referimos, por exemplo, ao "toque feminino", ao "toque individual", ao "toque profissional", o que sentimos é haver uma atenção especial; ao usarmos essa palavra dentro de tal contexto, indicamos um cuidado peculiar, que em geral não atribuímos a outros termos.

Como o expressou André Virél, a pele é um espelho bifásico que desempenha uma tripla função. Sua superfície externa reflete o mundo da realidade objetiva, assim como o mundo vivo que existe no interior do corpo. Sua superfície interna reflete o mundo externo de modo

---

* American Telephone & Telegraph. (N.R.T.)

tal a comunicar sua realidade às multivariadas células que compõem nossos órgãos. Portanto, nossa pele recebe não só os sinais que nos chegam desde o meio ambiente, transmitindo-os aos centros do sistema nervoso para a etapa de decifração, como ainda capta sinais de nosso mundo interno; todos estes são em seguida traduzidos em termos quantificáveis. A pele é o espelho do funcionamento do organismo: sua cor, textura, umidade, secura, e cada um de seus demais aspectos refletem nosso estado de ser psicológico e também fisiológico. Empalidecemos de medo e enrubecemos de vergonha. Nossa pele formiga de excitação e adormece diante de um choque; é espelho de nossas paixões e emoções.

Conforme o assinalou há muito tempo Bertrand Russell quanto ao tato, é este sentido que nos confere a sensação da realidade: "Não apenas nossa geometria e nossa física, mas toda nossa concepção do que existe fora de nós, baseiam-se no sentido do tato. Transpomos este fato inclusive para nossas metáforas — uma colocação bem feita é 'sólida', uma afirmação ruim é 'furada' porque a sentimos intangível, não muito 'real'''.

Embora a pele tenha ocupado constantemente o primeiro plano da consciência humana, é estranho que tenha eliciado tão pouca atenção. A maioria das pessoas considera a pele como algo que não merece atenção específica exceto quando queima e descasca, ou fica coberta de espinhas, ou transpira desagradavelmente. Quando pensamos nela em outros momentos, temos uma vaga sensação de espanto diante de um revestimento tão estético e eficiente de nossas partes internas, à prova de água, de poeira e milagrosamente — até ficarmos velhos — sempre do tamanho certo. Quando vamos avançando em idade, começamos a descobrir qualidades da pele, como cor, firmeza, elasticidade, textura, que não havíamos absolutamente notado até começarmos a perdê-las. Com o acúmulo dos anos, passamos a considerar nossa pele envelhecida como um truque mais ou menos baixo, depressiva evidência pública do envelhecimento e uma lembrança indesejável da passagem do tempo. Tendo perdido a justa medida que sempre tivera, fica solta e forma bolsas, tornando-se geralmente fina, enrugada, seca e coriácea, podendo até chegar à aparência do pergaminho, amarelada, manchada ou, de algum outro modo, sem seus atrativos.

Essa é, porém, uma maneira superficial de se ver a pele. À medida que estudamos as observações de numerosos pesquisadores e lhes acrescentamos os dados obtidos por fisiologistas, anatomistas, neurologistas, psiquiatras, psicólogos e outros investigadores, além dos colhidos por nossas próprias observações e conhecimento da natureza humana, começamos a compreender que a pele representa muitíssimo mais que um mero tegumento destinado a manter o esqueleto articulado ou a simplesmente fornecer revestimento para todos os outros órgãos; ao contrário, percebemos que a pele é em si mesma um órgão complexo e fascinante. Além de ser o maior órgão do corpo, os variados elementos que a compõem têm uma extensa representação a nível cerebral. No córtex, por exemplo, é o giro ou circunvolução pós-central que recebe os impulsos táteis da pele através dos glânglios sensoriais próximos à medula espinhal; estes transmitem os impulsos para os funículos posteriores da medula espinhal e da medula oblonga, daí para os núcleos ventroposteriores no tálamo, até finalmente atingir o giro pós-central. As fibras nervosas que conduzem os impulsos táteis são em geral de tamanho maior que as associadas aos outros órgãos dos sentidos. As áreas sensório-motoras do córtex estão situadas de cada um dos lados do giro central. O giro pré-central é predominantemente sensorial, enquanto que o pós-central é principalmente motor. Fibras horizontais de conexão que atravessam a fissura central unem ambos os giros. Já que existe a regra geral de neurologia, segundo a qual o tamanho de uma região ou área específica do cérebro está relacionado à multiplicidade de funções por ela realizada (e à habilidade no uso, digamos, de um músculo ou grupo muscular), e não ao tamanho do órgão, a proporção da área tátil no cérebro não representa precisamente, até certo ponto, a importância das funções táteis no desenvolvimento da pessoa. As figuras 1 e 2 são desenhos ou mapas somatópicos do homúnculo sensorial e motor, que tem até finalidade de exibir as representações proporcionais das funções táteis no córtex. Poder-se-á deduzir das mesmas quão extensa é a representação da mão, especialmente do polegar, e a enorme representação dos lábios.

Na realidade, existem vários sentidos táteis que estão reunidos sob a denominação comum de *tato*; são geralmente difíceis de se definir, como, por exemplo, no caso da pele que formiga ou queima diante de uma cena misteriosa num filme ou representação teatral, ou um espetáculo de "deixar os cabelos em pé". Todavia, conhecemos os elementos que participam do tato, como pressão, dor, prazer, temperatura, movimentos musculares da pele, fricção, e assim por diante. Existem também as informações que recebemos de nossos músculos através da pele, ao nos movermos. O termo *háptico* é usado para descrever o sentido do tato em sua extensão mental, desencadeada diante da experiência total de se viver e agir no espaço. Nossa percepção do mundo visual, por exemplo, de fato mescla o que *já sentimos* em associações passadas com o que já vimos ou com a cena à nossa frente. O sentido háptico é adquirido, pois se aplica a objetos vistos que tenham sido tocados ou usados em mani-

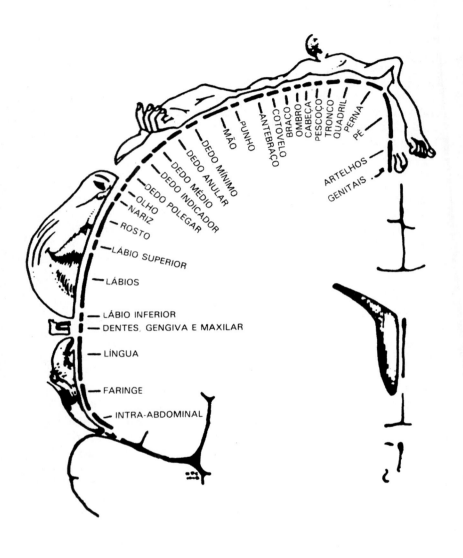

Figura 1. Homúnculo sensorial desenhado segundo o perfil de um hemisfério. As linhas contínuas indicam a extensão da representação cortical.

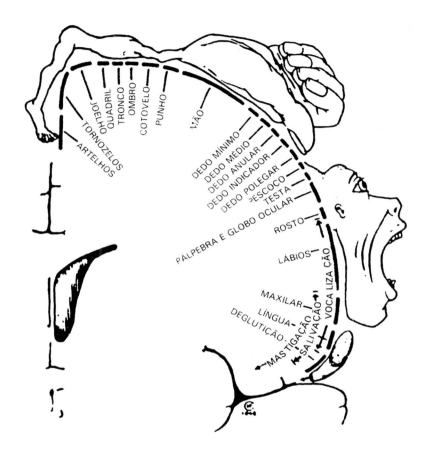

Figura 2. Homúnculo motor. Embora haja uma correspondência próxima entre as representações sensorial e motora, ela não é completa. A representação da sensação se refere a áreas e partes específicas, ao passo que a que diz respeito à dimensão motórica refere-se aos movimentos das partes envolvidas. (Extraído de W. Penfield e T. Rasmussen, The Cerebral Cortex of Man.*, Nova York, Macmillan, 1950, pág. 214. Reprodução autorizada.)*

pulações. Segundo a colocação de Greenbie, "uma vez que experimentamos nosso ambiente terrestre com todos os nossos sentidos, inclusive com os da olfação e audição, o sistema háptico nos posiciona para o contato físico imaginativo com lugares e objetos que anteriormente tocamos e agora só vemos, ouvimos ou cheiramos". O sentido háptico tem um papel altamente significativo no cenário da humanidade. Quando falamos de "nos manter em contato", sabemos do que falamos, sabemos que não se trata de uma simples metáfora e, sim, de uma consumação altamente desejável.

Consideremos o seguinte: enquanto sistema sensorial, a pele é, em grande medida, o sistema de órgãos mais importante do corpo. O ser humano pode passar sua vida toda cego, surdo e completamente desprovido dos sentidos do olfato e do paladar, mas não poderá sobreviver de modo algum sem as funções desempenhadas pela pele. A experiência de Helen Keller, que ficou surda e cega ainda na infância e cuja mente foi literalmente criada através da estimulação de sua pele, mostra-nos que, quando os outros sentidos estão prejudicados, a pele pode compensar suas deficiências num grau extraordinário. A primeira pessoa que entendeu isso parece ter sido Jacob-Rodriguez Pereire (1715-1780), um espanhol que trabalhou na França por volta da metade do século XVIII e com grande sucesso demonstrou que os surdo-mudos poderiam ser ensinados a falar por meio do tato. O método consistia em fazer com que o surdo-mudo colocasse sua boca de encontro ao ouvido, rosto, ou outra parte sensível do corpo, como a mão, ensinando-o depois qual era o significado das várias impressões que assim recebia. Segundo Pereire, "todos os sentidos realizam suas funções por intermédio de um sentido do tato mais ou menos modificado".

Entre todos os sentidos, o destaque absoluto recai sobre o do tato. O sentido da dor, mediado da pele até o cérebro, constitui um sistema essencial de alerta destinado a chamar a atenção. O problema denominado de *alalgia cutânea*, no qual a pessoa não consegue sentir dor na pele, é um distúrbio sério. As pessoas acometidas são capazes de suportar severas queimaduras e outras lesões antes de tomarem consciência de algum perigo e por isso suas vidas correm grave risco.

A estimulação contínua da pele pelo ambiente externo serve para manter tanto o tônus sensorial quanto o motor. O cérebro precisa ser realimentado por informações oriundas da pele, a fim de efetuar os ajustamentos necessários em resposta aos dados captados. Quando a perna "dorme" ou fica amortecida, a interrupção do fluxo sensorial resulta na dificuldade de iniciar um movimento com a mesma, porque os impulsos que vêm da pele, dos músculos e das articulações não estão alcançando adequadamente o giro pós-central do cérebro. O *feedback* da pele para o cérebro é contínuo, mesmo durante o sono.

Na qualidade de estudante e de professor de anatomia humana fui sendo ao longo dos anos repetidamente confrontado pela espantosa extensão da área tátil do cérebro, geralmente mostrada em cor verde nas ilustrações dos manuais. Ninguém parecia ter feito algum comentário significativo a esse respeito. Não foi senão na metade dos anos 40, quando comecei a reunir os dados relativos ao desenvolvimento do comportamento humano*, que a recorrência de trechos esparsos de evidências, vindas de uma grande variedade de fontes, chamou profundamente minha atenção para a importância da pele não só no desenvolvimento das funções físicas como ainda no desenvolvimento das comportamentais. Ministrei uma palestra sobre esse tema na Faculdade de Medicina da Universidade do Texas, em Galveston, em abril de 1952. A mesma foi publicada no jornal editado pela faculdade, em julho de 1953. A resposta à palestra e ao artigo publicado encorajaram-me a prosseguir com a coleta de dados que estão reunidos neste livro e que espero possam servir para esclarecer em parte um aspecto do desenvolvimento humano que tem sido deixado em grande medida no abandono.

Qual aspecto? Simplesmente o efeito da experiência tátil sobre o desenvolvimento do comportamento humano.

Nossa abordagem da pele, neste livro, é bastante diversa da que a medicina psicossomática adotou com tanto esclarecimento, ou seja, a demonstração de que aquilo que acontece na mente pode se expressar na pele de muitas e diferentes maneiras. A abordagem psicossomática constitui uma contribuição inestimável para nossa compreensão da influência da mente sobre o corpo — tendo em vista o propósito das discussões podemos conservar a separação artificial entre mente *e* corpo — e da extraordinária sensibilidade da pele para reagir a perturbações originadas a nível central. O fato de pensamentos perturbadores poderem irromper na forma de furúnculos de pele, de urticária, psoríase e muitas outras desordens epidérmicas poderem originar-se na mente, não é mais a novidade que foi quando, em 1927, li a respeito desse relacionamento no livro pioneiro de W. J. O'Do-

---

* Organizados em forma de curso sobre socialização, ministrado na Universidade de Harvard, na primavera de 1945 e subseqüentemente publicados em meu livro *The Direction of Human Development* (Nova York, Harper & Bros., 1955; edição revista, Nova York; Hawthorn Books, 1970).

novan, *Dermatological Neuroses*.* Foi feito um progresso considerável desde aqueles tempos e grande parte dos avanços estão admiravelmente registrados por Maximillian Obermayer em seu livro de 1955, *Psychocutaneous Medicine*,** além de muitos outros trabalhos desde então. A abordagem psicossomática no estudo da pele pode ser vista como centrífuga: quer dizer, procede da mente em direção do tegumento. No presente trabalho, estaremos voltados para a abordagem oposta, a saber, estudaremos o trajeto da pele até a mente; em outras palavas, caminharemos segundo uma abordagem centrípeta.

A pergunta que mais nos interessa fazer e responder com este livro é a seguinte: que influência têm sobre o desenvolvimento do organismo os vários tipos de experiências cutâneas que o mesmo vive, principalmente no início da vida? Estamos essencialmente preocupados em descobrir (1) que tipos de estimulação da pele são necessários ao desenvolvimento saudável do organismo, tanto física quanto comportamentalmente; (2) quais são os efeitos, se é que existem, da falta ou insuficiência de certos tipos especiais de estimulação da pele.

Um dos melhores meios de se descobrir se um tipo particular de experiência é ou não necessário ou básico a uma determinada espécie e a seus membros consiste em mapear a distribuição da referida experiência pela classe de animais (no caso em questão, na dos mamíferos) à qual a espécie que está sendo investigada pertence; aquilo que é filogeneticamente básico tem probabilidade de ser significativo não só fisiologicamente como também, talvez, em outros aspectos funcionais.

A pergunta específica que buscamos responder é: será imperioso aos membros da espécie *homo sapiens* submeterem-se, no transcurso das primeiras etapas de seu desenvolvimento, a determinados tipos de experiências táteis, a fim de se desenvolverem como seres humanos saudáveis? Se tais experiências forem necessárias, de que tipo serão elas? Para termos um pouco de esclarecimento a respeito dessas questões, poderemos nos voltar primeiro para as observações executadas com outros animais.

Ratos e Serendipidade. O que desencadeou em mim refletir sobre a pele foi a leitura inesperada, por volta de 1944, e dentro de um contexto inteiramente diverso, de um artigo datado de 1921-2, de Frederick S. Hammett, anatomista do Instituto Wistar de Anatomia, na Filadélfia. Hammett estava interessado em descobrir quais seriam os efeitos da remoção total das glândulas tireóide e paratireóide de

---

* *Neuroses Dermatológicas*. (N.T.)
** *Medicina Psicocutânea*. (N.T.)

ratos albinos do plantel geneticamente homogêneo do Wistar. Hammet observou que após a operação alguns animais não morreram, como era de se esperar. Havia sido considerado até então que uma tireoparatireoidectomia mostrava-se invariavelmente fatal, presumivelmente em virtude da ação de alguma substância tóxica sobre o sistema nervoso.

Após investigar esse resultado, Hammett descobriu que os ratos submetidos à cirurgia total tinham sido recolhidos de duas colônias separadas; o número maior de sobreviventes proviera da colônia considerada experimental. Nesta, os animais eram habitualmente mimados e acariciados. Por outro lado, os animais que apresentaram taxa de mortalidade mais elevada haviam sido escolhidos do plantel considerado padrão; para esse grupo, o único contato humano era o que ocorria incidentalmente, durante as rotinas de alimentação e limpeza das gaiolas pelo funcionário destacado para isso. Esses animais eram tímidos, apreensivos e altamente sensíveis. Quando eram apanhados, mostravam-se tensos, resistentes e freqüentemente demonstravam medo e raiva, mordendo. Segundo a descrição de Hammett, "o quadro, como um todo, é de alta irritabilidade e tensão neuromuscular constantes."

O comportamento dos ratos acariciados era marcadamente diverso do dos animais do grupo controle. Os primeiros vinham sendo acariciados há cinco gerações. Quando manipulados, mostravam-se descontraídos e condescendentes. Não se assustavam com facilidade. Como constatou Hammett, "dão a impressão uniforme de placidez. O limiar de reação neuromuscular a estímulos potencialmente perturbadores é quase que proibitivamente alto".

No trato com as pessoas, ficou muito evidente que os ratos acariciados sentiam-se seguros nas mãos não só dos que costumavam tratá-los amistosamente como com qualquer outra pessoa. A pesquisadora que os havia criado, Dra. Helen King, havia organizado seu trabalho de forma que os animais fossem freqüentemente manipulados, acariciados e ouvissem sons agradáveis dirigidos a eles, ao que respondiam com ausência de receios, com amistosidade e com completa ausência de tensão neuromuscular ou irritabilidade. Quanto aos ratos não acariciados, o oposto exato foi a manifestação predominante. Estes não haviam recebido qualquer atenção de seres humanos, exceto a que constava dos momentos de alimentação e limpeza das gaiolas. Mostravam-se assustados e atordoados, ansiosos e tensos na presença de pessoas.

Vejamos o que aconteceu quando foram removidas as glândulas tireóide e paratireóide dos 304 animais operados nos dois grupos. Depois de 48 horas, 79% dos ratos irritáveis morreram, em comparação com apenas 13% dos ratos acariciados, fazendo uma diferença de 66% de sobreviventes em favor dos últimos. No caso de remoção exclusiva da paratireóide, após 48 horas, 76% dos ratos irritáveis morreram, e dos acariciados, somente 13%; diferença favorável aos últimos de 63%.

Os ratos da colônia padrão, colocados após o desmame na colônia experimental, onde foram acariciados, tornaram-se dóceis, cooperativos e descontraídos, resistindo aos efeitos da extirpação da glândula paratireóide.

Numa segunda série de experimentos, Hammett investigou a taxa de mortalidade em ratos noruegueses selvagens, paratireoidectomizados e cativos há uma ou duas gerações. É bem sabido que o rato norueguês selvagem é uma criatura notoriamente excitável. De um total de 102 ratos noruegueses selvagens, 92 animais, ou seja, 90%, morreram em 48 horas e a maioria dos sobreviventes sucumbiu em duas a três semanas depois de operados.

Hammett concluiu que a estabilidade do sistema nervoso induzida nos ratos com carícias e mimos produz nos mesmos uma acentuada resistência à perda da secreção da paratireóide. Em ratos excitáveis, essa perda geralmente redunda em morte por tetania paratireoidiana aguda, em menos de 48 horas.

Experiências e observações subseqüentes realizadas no Instituto Wistar demonstraram que quanto mais manipulados e mimados são os ratos, melhor se desempenham em situações de laboratório.

Encontramos aqui, então, algo mais do que apenas uma pista para o entendimento do papel desempenhado pela estimulação tátil no desenvolvimento do organismo. O amistoso manuseio desses animais pode ser a diferença fundamental entre a vida e a morte após a remoção de importantes glândulas endócrinas. Esta era uma descoberta suficientemente significativa. Porém, foi igualmente notória a influência das carícias no desenvolvimento do comportamento. Estas produziram animais suaves, tranqüilos; a ausência das mesmas resultaram em animais temerosos e agitados.

Pareceu-me que esses dados importantes valiam a pena ser ainda mais investigados. Havia inúmeras perguntas sem resposta, principalmente a respeito do mecanismo, da fisiologia por meio da qual manipular amistosamente ou acariciar poderia produzir diferenças tão significativas nas respostas organísmicas ou comportamentais, como as registradas por Hammett. Uma vez que, afora as observações do Instituto Wistar feitas por Hammett e seus colaboradores, não havia literalmente mais nada impresso que pudesse esclarecer de algum modo tais questões, comecei a pesquisar junto a criadores de animais, a pessoas que tivessem sido criadas em fazendas, a veterinários, lavradores, funcionários de zoológico. Os resultados foram deveras esclarecedores.

Lamber e Amar. Ao ler as pesquisas do Instituto Wistar feitas por Hammett, ocorreu-me que a conduta de "lavar" o filhote manifestada pela mãe mamífera praticamente desde o momento do nascimento, na forma de lambê-lo, não é lavá-lo de modo algum e sim algo fundamentalmente muito diferente e necessário; ocorreu-me que "lavar", no sentido de limpar, não era a verdadeira função das lambidas. Estas serviam a propósitos muito mais profundos. Pareceu uma hipótese razoável, respaldada pelas sugestões decorrentes do que Hammett havia observado, que o tipo adequado de estimulação cutânea é essencial ao desenvolvimento orgânico e comportamental apropriado para aquele organismo. Pareceu provável que as lambidas dadas pela mãe mamífera no recém-nascido e que continuam por períodos extensos daí em diante servem provavelmente a uma série básica de funções, pois são universais entre os mamíferos, com a exceção do homem. A meu ver, também há aspectos interessantes nessa exceção, como iremos ver posteriormente.

Assim que comecei minhas investigações junto a pessoas que tinham larga experiência com animais, descobri que havia uma acentuada unanimidade nas observações relatadas. A essência dessas é que o animal recém-nascido deve ser lambido para sobreviver, pois se, por qualquer motivo, não o for, especialmente na região do períneo (área entre os genitais externos e o ânus), ele provavelmente morrerá de defeito funcional no sistema genitourinário e/ou no sistema gastrintestinal. Criadores da raça canina *chiuahua* foram particularmente insistentes a esse respeito, pois, segundo eles, as mães fazem em geral poucas ou nenhuma tentativa de lamber seus filhotes. Decorre daí existir um alto índice de mortalidade nas ninhadas dessa raça, causado por defeitos de eliminação, a menos que algum substituto para as lambidas maternas, como carícias de mão humana, sejam providenciadas.

As evidências indicam que o sistema genitourinário em especial simplesmente não funcionará na ausência de estimulação cutânea. As observações mais interessantes a esse respeito tornaram-se em breve disponíveis na forma de um experimento não premeditado, executado pelo professor James A. Reyniers, do Laboratório Lobund de Bacteriologia, da Universidade de Notre Dame, em Indiana. O professor Reyniers e seus colegas estavam interessados na criação de animais isentos de germes e publicaram em 1946 e 1949 duas monografias separadas com as informações que puderam recolher. Nas primeiras etapas de seus experimentos, o esforço desses pesquisadores não deu resultados porque todos os animais experimentais morreram de defeito funcional nos tratos genitourinário e gastrintestinal. Não foi senão quando uma antiga funcionária de zoológico contribuiu com suas experiências pessoais que o problema foi solucionado, pois seu conselho foi que o grupo de Notre Dame acariciasse os genitais e o períneo dos jovens animaizinhos com um cotonete, após cada sessão de alimentação. Desde então começaram a ocorrer normalmente a micção e a defecação. A resposta que o professor Reyniers me enviou diante de minha pergunta foi a seguinte:

"Quanto ao problema de constipação em recém-nascidos mamíferos criados por humanos, os seguintes dados podem ser de algum interesse: ratos, camundongos, coelhos e os mamíferos que dependem da mãe para seu sustento, nos primeiros dias de vida, têm aparentemente que ser ensinados a defecar e a urinar. Na primeira etapa de nosso trabalho não sabíamos disso e conseqüentemente perdíamos nossos animais. O filhote manipulado não-estimulado morria de oclusão do ureter e de distensão da bexiga. Embora tivéssemos presenciado durante anos as mães lamberem seus filhotes nos genitais, minha noção era que isso representava principalmente uma conduta de limpeza. Observando mais de perto a questão, no entanto, pareceu que durante essa estimulação o filhote defecava e urinava. Por conseguinte, há cerca de doze anos começamos a acariciar os genitais dos filhotes após cada sessão de alimentação, a intervalos de uma hora, usando um cotonete, e conseguimos eliciar a eliminação. Desde então não temos tido mais problemas desse tipo."

Defeitos ou ausência de funcionamento no trato genitourinário, quando mamíferos recém-nascidos são, imediatamente após o nascimento, afastados de suas mães, também foi logo depois demonstrado por McCance e Otley. Estes investigadores sugeriram que, normalmente, as lambidas e outras atenções dispensadas pela mãe estimulam um aumento de excreção da uréia, como conseqüência da mudança no fluxo de sangue para os rins.

Gatinhos e outros animais desprovidos de mãe foram criados, com sucesso, quando providos da estimulação cutânea adequada por uma "mãe" substituta. Em seu envolvente relato do resgate de um filhote de gato abandonado no mato, Larry Rhine diz ter telefonado para a ASPCA* depois de ter dado leite para o filhote numa mamadeira de boneca; nessa conversa, ele informou que Moisés, como havia resolvido chamar o gatinho, estava comendo normalmente. A isso lhe responderam: "Ora, claro que sim. Seu problema não é com alimentação. Veja, as primeiras eliminações do gato são estimuladas pela gata-mãe. Então, nossa sugestão é que você faça o mesmo com cotonete umedecido em água morna, para ter esse efeito...". E, nos

---

* American Society for the Prevention of Cruelty to Animals. (N.R.T.)

dias seguintes, o Sr. Rhine levantou-se a cada duas horas, com uma xícara de água morna e um cotonete, alimentando, estimulando o períneo do bichinho e voltando a dormir. E Moisés que, como corresponde, havia sido encontrado à margem da água, no mato, vingou.

Quando se observa a freqüência com que a mãe lambe diferentes partes do corpo do gatinho, obtemos o esboço de um padrão distintivo. A região que é mais lambida localiza-se nos genitais e períneo; a seguir, pela ordem, está a região em torno da boca; depois, embaixo da barriga e, finalmente, as costas e os lados. A proporção de lambidas parece ser geneticamente determinada, em torno de três a quatro por segundo. No caso de ratos albinos, a proporção é de seis a sete por segundo.

Rosenblatt e Lehrman descobriram que, durante uma sessão de observação de quinze minutos, as ratas-mães lamberam seus filhotes recém-nascidos em média durante dois minutos e dez segundos na região anogenital e no baixo ventre, cerca de vinte e cinco segundos na extremidade final das costas, cerca de dezesseis segundos no alto do abdômen, e perto de doze segundos na parte de trás da cabeça.

Schneirla, Rosenblatt e Tobach mencionam, entre os critérios que definem o comportamento maternal em gatos, o lamber exagerado de si mesma e dos filhotes. Retomaremos mais adiante o significado de lamber a si mesmo. Esses observadores perceberam que entre 27% e 53% do tempo era gasto com lambidas; nenhuma outra atividade chegava perto dessa em termos da quantidade de tempo a ela dedicada.

Rheingold, ao relatar suas observações sobre um *coker spaniel*, um *beagle*, e três pastores Shetland, afirma que as lambidas começaram no dia do nascimento e ocorreram com irregularidade a partir do 42º dia. A região mais freqüentemente lambida foi a do períneo.

Passando agora para a ordem de mamíferos à qual pertence o homem, os primatas, Phyllis Jay relata, a respeito de langures indianos observados no campo em condições naturais, que a mãe dessa espécie de macaco lambe seus filhotes desde o momento em que nascem. O mesmo parece se dar com babuínos em condições naturais. "A cada intervalo de minutos ela explora o corpo do recém-nascido, afasta seu pêlo com os dedos, lambe e aconchega-o com o focinho."

É interessante o fato de os grandes símios lamberem seus filhotes imediatamente após o nascimento, mas não muito mais depois disso. A onipresença dessa prática entre mamíferos é testemunho de sua natureza básica.

O ato de lamber a si mesmo, presente em muitos mamíferos tanto no estado de parturição quanto em períodos não gestacionais, apesar de ter o efeito de manter o animal limpo, provavelmente tem uma finalidade mais específica: a manutenção dos sistemas corporais gastrintestinal, genitourinário, respiratório, circulatório, digestivo, reprodutor, neuroendócrino e imunológico, em estado de estimulação adequada. O significado dessas condutas a nível prático tem talvez sua melhor ilustração nas falhas de desenvolvimento que se seguem a alguma interdição significativa da conduta de lamber a si mesmo. Um aspecto comportamental que chama a atenção tanto em ratas quanto em gatas grávidas é a intensificação das lambidas que dão em suas próprias regiões genito-abdominais conforme avança a gestação. Pode-se conjecturar que essa prática sirva para estimular e melhorar as respostas funcionais dos sistemas de órgãos que estão especialmente envolvidos na gestação durante o trabalho do parto, o parto propriamente dito e o período de parturição. Sabe-se que, após o nascimento do bebê ou do filhote, o aleitamento bem como outras estimulações da região genito-abdominal do corpo servem para manter a lactação e promovem o crescimento das estruturas do seio e glândulas mamárias. Há evidências sólidas de que a estimulação sensorial contribui para o desenvolvimento mamário durante a gestação. Os Drs. Lorraine L. Roth e Jay S. Rosenblatt pesquisaram experimentalmente esse fato. Com uma série de experimentos engenhosos, esses cientistas colocaram anéis nos pescoços de ratas grávidas com a finalidade de impedirem-nas de se lamberem. Constataram que as glândulas mamárias dessas ratas desenvolveram cerca de 50% menos do que as dos animais de controle.

Uma vez que os anéis provocariam, sem dúvida, de algum efeito estressante, outras ratas grávidas sem anéis de pescoço foram submetidas a efeitos estressantes, enquanto um terceiro grupo foi dotado de anéis flexíveis que lhes permitiu se lamberem. Em nenhum desses grupos, como também no grupo-controle de ratas sem anéis, ocorreu uma inibição do desenvolvimento mamário tão acentuada quanto a verificada no grupo experimental com anéis restritivos.

Birch e colaboradores demonstraram que, quando a rata é dotada de um anel que a impede de lamber sua região abdominal e também a zona erógena posterior, mesmo que o anel seja permanentemente removido para o parto e daí em diante, essas fêmeas mostram-se mães incompetentes. Carregam os materiais para a construção do ninho, mas não conseguem fazê-lo normalmente, pois espalham as coisas muito desordenadamente pelo espaço. Não atendem seus filhotes de modo algum e parecem ficar perturbadas quando os recém-nascidos conseguem alcançá-las; nesse momento, sua tendência é de se afastarem. Os filhotes morreriam invariavelmente se não ocorresse a interferência artificial do experimentador. Decorre daí que privar a fêmea grávida da auto-estimulação de seu corpo, o que é a pre-

paração normal para o comportamento maternal, também parece
privá-la das orientações que, de outro modo, incentivariam lamber
as substâncias líqüidas e promoveriam a alimentação pós-parto, além
de outras atividades subjacentes à transição para o período pós-natal.
Fica claro a partir desses experimentos que a auto-estimulação
cutânea do corpo da mãe é um fator importante para a consolidação
do desenvolvimento do funcionamento ótimo dos sistemas de sua manutenção, não só antes e depois da gravidez, como também durante
a gestação. A questão que surge de imediato é se esse também não
poderia ser o caso com a fêmea humana, durante os mesmos períodos. A essa pergunta a resposta parece ser afirmativa.

É evidente que para os mamíferos a estimulação cutânea geral
é importante em todos os estágios do desenvolvimento, mas, em particular, é crucial durante os primeiros dias de vida do recém-nascido,
durante a gestação, durante o trabalho de parto, o parto propriamente dito e durante o período de aleitamento. Na realidade, quanto mais sabemos a respeito dos efeitos da estimulação cutânea, mais
descobrimos o quanto é profundamente significativa para um desenvolvimento saudável. Por exemplo, num dos primeiros estudos desse tipo, constatou-se que a estimulação cutânea em bebês recémnascidos exerce uma influência altamente benéfica sobre seu sistema
imunológico, o que tem importantes conseqüências para a resistência contra doenças infecciosas e outras. O estudo indicou que os ratos que haviam sido manipulados na primeira etapa de sua vida mostravam um grau mais elevado de concentração de soro anticorpo (padrão) em todos os casos, após as imunizações primária e secundária,
do que os animais que não haviam sido manipulados no mesmo período. Dessa forma, a responsividade imunológica do adulto parece
ser significativamente modificada por experiências cutâneas no início da vida. Essa competência imunológica pode ser produzida por
intermédio da atuação de substâncias e hormônios condutores que
afetam a glândula timo, estrutura essa que tem uma importância crítica na organização da função imunológica, assim como por meio
da atuação daquela parte do cérebro conhecida como hipotálamo.

De fato, as evidências que mostram a maior resistência a doenças em sujeitos que receberam estimulação cutânea precoce são surpreendentes, porém, talvez sejam complicadas pelo fato de o animal
estimulado a nível da pele gozar de um grande número de outras vantagens correlacionadas que sem dúvida alguma também desempenham
seu papel para a maior resistência dos organismos estimulados. Como o confirmaram vários investigadores, a manipulação ou os carinhos dados a ratos e outros animais, em seus primeiros dias de vida,
resultam num significativo aumento em peso, no ritmo de sua ativi-

dade, na presença de menor temerosidade, em maior capacidade para suportar o estresse e numa maior resistência a lesões de nível fisiológico.

No caso dos carneiros, embora a assistência materna ativa não seja essencial para o recém-nascido encontrar as tetas e mamar pela primeira vez, esse processo é facilitado pelas lambidas e pela orientação direcional que a ovelha presta ao carneirinho. Numa série de experimentos, Alexander e Williams descobriram que a combinação dos dois fatores, as lambidas e a orientação direcional — ou seja, a ovelha de pé em frente ao filhote —, facilitavam significativamente o progresso do recém-nascido no sentido de alcançar um aleitamento bem-sucedido. Nem a orientação por si só, nem somente as lambidas — que esses pesquisadores posteriormente denominaram "arrumar-se" — facilitaram o impulso para o aleitamento de modo representativo. As lambidas junto com a orientação materna resultaram, em todos os casos, numa atividade substancialmente maior de busca das tetas, assim como numa tendência a aumentar mais precocemente o peso, do que no caso de filhotes não lambidos.

A importância da estimulação intercutânea ou cutânea recíproca, ou a importância do contato físico entre a mãe e o filho, tanto em pássaros quanto em mamíferos, foi demonstrada por muitos pesquisadores. Blauvelt provou que, em bodes, se o filhote for afastado da mãe por poucas horas apenas antes que ela tenha chance de lambê-lo, sendo-lhe depois devolvido, "ela dá a impressão de não contar com recursos comportamentais para fazer qualquer outra coisa em benefício do recém-nascido". No mundo das ovelhas, Liddell encontrou os mesmos fatos e, ainda mais interessante, Maier observou que também aconteciam as mesmas coisas com galinhas e seus pintinhos. Maier descobriu que, quando galinhas chocas eram impedidas de ter contato físico com seus pintinhos, mesmo que todas as demais pistas visuais fossem mantidas intactas, e elas estivessem em gaiolas vizinhas às dos pintinhos, a resposta de chocá-los desaparecia rapidamente. Além disso, Maier descobriu que as galinhas mantidas em íntimo contato físico com seus pintinhos, impedidas de deixá-los, permaneciam chocas por períodos de tempo maiores do que as galinhas que tinham liberdade para largar os pintinhos quando quisessem.

Parece então que, nas galinhas, o contato físico age como um regulador essencial da capacidade de chocar. A estimulação da pele constitui aparentemente uma condição *sine qua non* para levar a glândula pituitária a secretar o hormônio mais importante para o início e a manuteção da choca: a prolactina. Este é o mesmo hormônio associado ao início e à manutenção do aleitamento em mamíferos, incluindo nestes a mãe humana.

Collias observou que, em cabras e carneiros, as mães determinam a identidade de seus próprios filhotes imediatamente após o nascimento, com base principalmente no contato e, daí em diante, repelem vigorosamente qualquer filhote alheio que possa aproximar-se. Os dados obtidos por muitos pesquisadores independentes indicam que existem certos tipos normais de comportamentos específicos da espécie, que dependem de determinadas experiências ocorrerem em períodos críticos da vida daquele animal particular. Foi constatado que mudanças no meio ambiente natural, nesses momentos, resultam geralmente no desenvolvimento de condutas anormais, atípicas para aquela espécie. Hersher, Moore e Richmond separaram vinte e quatro cabras domesticadas de seus filhotes recém-nascidos entre cinco a dez minutos após nascerem; a separação durou de meia hora a uma hora. Dois meses depois, verificou-se que essas mães amamentavam menos seus próprios filhos e mais os outros filhotes, estranhos, do que as mães que não tinham sido separadas. Um resultado bastante interessante e imprevisto obtido com esse experimento foi o aparecimento da conduta de "rejeição", quer dizer, não eram amamentados nem os próprios nem outros filhotes pelas mães do grupo não-separado. A separação, para esses animais altamente gregários, parece ter influenciado a estrutura do rebanho como um todo, "modificando o comportamento dos animais 'de controle', cujas experiências iniciais pós-parto não tinham sido deliberadamente interrompidas, mas que cujo meio ambiente tinha sido afetado, por sua vez, pelo comportamento materno-filial anormal produzido nos membros do grupo experimental".

Através de um engenhoso experimento destinado a determinar se poderiam ser prolongados em carneiros e bodes os períodos críticos para o desenvolvimento do comportamento maternal específico, individual, Hersher, Richmond e Moore descobriram que, de fato, isso poderia ser alcançado fortalecendo-se o contato entre a fêmea e o filhote e impedindo-se o comportamento de dar cabeçadas.

Com cães *collies* domésticos, McKinney demonstrou que, se imediatamente após parir seus filhotes a mãe for afastada destes por um período um pouco maior que uma hora, seu processo de recuperação sofre um sério atraso; a recuperação é normalmente acelerada se a mãe focinha, aconchega e amamenta seus filhotes. McKinney sugeriu que efeitos indesejáveis semelhantes podem ser produzidos em mães humanas, em conseqüência da prática da remoção de seus bebês após o parto, impedindo o prosseguimento do contato, que é uma necessidade tão premente para o recém-nascido. Esta sugestão tem sido plenamente confirmada por pesquisas atuais. (Veja o Apêndice 2, p. 389).

Estudando macacos *rhesus*, Harry F. Harlow e colaboradores postulam, com base em suas observações diretas, "que o contato de se pendurar é a variável primária que vincula a mãe ao bebê e este a ela. Descobriram que a afeição materna está em seu ponto máximo durante os íntimos contatos corporais, face a face, entre mãe e bebê, e que a afeição maternal parece diminuir progressivamente à medida que esta forma de interação corporal diminui.

Esses autores definiram a afeição maternal como uma função de muitas condições diferentes, que envolvem estímulo de incentivação externa, condições experimentais diversas e muitos fatores endocrinológicos. Os incentivos externos são os relativos ao bebê e envolvem o contato de agarrar-se, calor, aleitamento e pistas visuais e auditivas. Fatores experimentais relacionados ao comportamento maternal provavelmente abrangem toda a experiência da mãe. Neste caso é provável que suas primeiras experiências com sua própria vida sejam especialmente importantes, assim como seus relacionamentos individuais com cada um dos bebês que tiver, além de suas experiências acumuladas pela criação e pelos cuidados dispensados a sucessivos filhotes. Os fatores endocrinológicos relacionam-se tanto à gestação quanto ao parto e à retomada do ciclo normal de ovulação.

As primeiras experiências de vida da mãe são de fato consideravelmente importantes para o subseqüente desenvolvimento de seus próprios descendentes até atingirem a idade adulta. Numa série de experimentos elegantes, os Drs. Victor H. Denenberg e Arthur E. Whimbey demonstraram que filhotes de ratas manipuladas tanto pela mãe natural quanto pela adotiva exibiram, no momento do desmame, peso corporal maior do que aqueles criados por mães que não tinham sido manipuladas quando filhotes; também defecavam mais e eram significativamente menos ativos que os filhotes de mães não manipuladas.

Ader e Conklin perceberam que os descendentes de ratas manipuladas durante a gravidez, tivessem ficado com as mães naturais após o parto ou fossem colocadas junto de outras fêmeas, mostraram-se significativamente menos excitáveis do que os filhotes de ratas não manipuladas.

Werboff e colaboradores descobriram que a manipulação de camundongas grávidas, durante toda sua gestação, resultava num maior número de fetos vivos e de sobreviventes entre os nascidos. Diante do menor peso individual dos filhotes, os investigadores sugeriram que isso se devia ao aumento no tamanho da ninhada.

Sayler e Salmon constataram que camundongos jovens, criados num ninho coletivo em que as fêmeas combinavam suas ninhadas, mostravam ritmos de crescimento mais rápidos durante os primeiros vinte dias de vida do que os filhotes criados por fêmeas isoladas, mesmo quando a proporção de mães para filhotes fosse a mesma. Esses pesquisadores consideram que as diferenças em termos de peso corporal estão mais provavelmente relacionadas ao benefício nutritivo do leite extra e de melhor qualidade fornecido por mais do que uma só mãe. São ainda de opinião que os estímulos táteis podem estar, junto com os térmicos, atuando exponencialmente diante da presença de filhotes e mães adicionais, que servem para isolamento dos jovens, de modo que haveria mais energia metabólica disponível para o crescimento. Os camundongos normalmente gastam grande parte do tempo em contato corporal com outros camundongos; quando isolados desse contato por períodos extensos de tempo, evidenciam uma maior sensibilidade a estímulos táteis, mas não aos fóticos.

Weininger, em 1954, num dos primeiros estudos desse gênero, descobriu que ratos machos acariciados durante três semanas após seu desmame no 23º dia, tinham um peso médio, aos 44 dias de vida, 20 gramas a mais do que os animais do grupo controle, que não tinham recebido o mesmo tratamento. Além disso, o crescimento dos acariciados foi mais intenso do que o dos outros. Num teste a campo aberto, ratos acariciados arriscavam-se a chegar significativamente mais perto do centro profusamente iluminado do acampamento experimental, evidenciando assim uma tendência maior a ignorar o hábito natural à espécie de se agarrar às paredes, evitando a luz. As temperaturas retais eram significativamente mais elevadas nos ratos acariciados, sugerindo uma possível alteração no ritmo metabólico desses animais.

Quando foram expostos a estímulos estressantes (imobilização e absoluta privação de alimento e água por 48 horas) e autopsiados imediatamente depois, os ratos acariciados mostraram muito menos lesões nos sistemas cardiovascular e gastrintestinal do que os animais não acariciados.

Danos cardiovasculares e outros, causados ao organismo em virtude de estresse prolongado, como Hans Selye e outros demonstraram em abundância, podem ser considerados produto terminal da atuação do hormônio ACTH (adrenocorticotrópico). Este é um dos hormônios secretados pela glândula pituitária que atua sobre o córtex da glândula adrenal para provocar sua secreção de cortisona. Esse relacionamento interativo é, às vezes, chamado de eixo simpático-adrenal. Weininger sugere que, a imunidade relativa a lesões por estresse exibida por animais acariciados era provavelmente devida a uma produção menos intensa de ACTH pela pituitária, em resposta às mesmas situações de alarme com que se defrontaram os animais não acariciados. Se este fosse realmente o caso, seria de se esperar que as glândulas adrenais dos ratos acariciados ou não acariciados depois de uma situação de estresse evidenciassem uma diferença, em que as dos últimos tivessem sido estimuladas por uma produção maior de ACTH, estando então mais pesadas. Quando se realizaram exames foi exatamente isso que se encontrou. "Uma mudança radical no funcionamento hipotalâmico, implicando a redução ou inibição de descargas simpáticas maciças em resposta a um estímulo de alarme (e, portanto, menor produção de ACTH pela pituitária), é algo que se pode predizer a partir dos resultados acima mencionados."

O processo é muito mais complicado do que isso, mas reduzido a seus elementos essenciais; a relação entre a secreção pituitária e a adrenal em situações de provimento de carinho e de estresse mantém-se válida. Os animais acariciados respondem com uma maior eficiência funcional na organização de todos os sistemas do corpo. Os não acariciados não conseguem realizar a organização que se expressa na eficiência funcional e, portanto, são em todos os sentidos menos aptos a enfrentar os ataques e lesões oriundos do meio ambiente. Decorre que, quando falamos de "lamber e amar" ou da estimulação (tátil cutânea) da pele, estamos, muito evidentemente, falando de um ingrediente fundamental e essencial do afeto; e nos referimos com igual clareza também ao elemento essencial para o desenvolvimento saudável de todo organismo.

Fuller descobriu que os filhotes de cachorro, isolados de todo contato logo depois de nascerem e subseqüentemente acariciados e manipulados por seres humanos, saíram-se melhor nos testes aplicados ao término de seu período de isolamento do que, os filhotes que não tinham sido nem acariciados nem manipulados.

Os funcionários da Cornell Behavior Farm constataram que, sem lambidas de espécie alguma (embora lamber por uma hora após o parto seja suficiente), muitos carneiros recém-nascidos não conseguem se pôr em pé e subseqüentemente morrem. Embora seja possível a alguns desses animais ficarem em pé sem terem sido lambidos, é notável que, quando o filhote faz um esforço para se levantar, sua mãe geralmente mantenha-o deitado com a pata até que o tenha lambido. Barron descobriu que os carneirinhos que haviam sido secados com uma toalha (o equivalente às lambidas) ficam em pé sobre as quatro patas antes dos que não foram tratados da mesma forma.

Os efeitos verdadeiramente dramáticos das experiências táteis precoces foram comprovados por uma série de experimentos independentes. Karas, por exemplo, presenciou que ratos manipulados durante os primeiros cinco dias de vida mostravam máximo efeito de emotividade, medido segundo o condicionamento de esquivar-se, em comparação com animais manipulados em outros períodos da infância. Levine e Lewis notaram que animais manipulados entre o 2º e o 5º dia após o parto mostravam uma significativa ausência de ácido ascórbico adrenal em resposta a uma severa situação de estresse pelo frio, com doze dias de idade, em comparação com animais não manipulados após os primeiros cinco dias de vida, os quais não mostraram uma reação de ausência significativa ao estresse antes do 16º dia. Bell, Reisner e Linn perceberam que, vinte e quatro horas após choques eletroconvulsivos terem sido administrados, o nível de açúcar no sangue estava significativamente mais elevado em animais não manipulados em outros períodos que não os primeiros cinco dias de vida, do que animais manipulados nesse período inicial. Denenberg e Karas observaram que ratos manipulados durante os primeiros dez dias de vida pesavam mais, aprendiam melhor e sobreviviam mais tempo.

Numa pesquisa em que coelhos tinham sido originalmente usados como grupo controle para esclarecer uma parte dos efeitos das drogas em dietas de elevado teor de colesterol, Norem e Cornhill encontraram inesperadamente um dado importante: coelhos que haviam sido acariciados e com os quais se havia brincado mostravam apenas metade do teor de arteriosclerose do que estava presente nos coelhos que tinham sido atendidos de modo mais impessoal e superficial.

A maneira pela qual os filhotes de todos os mamíferos se enroscam e se abrigam junto ao corpo da mãe e dos outros animais da ninhada, assim como no de outros animais colocados junto, sugere enfaticamente que a estimulação cutânea é uma importante *necessidade* biológica tanto para o desenvolvimento físico quanto para o comportamental. Praticamente todo animal aprecia ser acariciado ou ter sua pele estimulada de algum outro modo agradável. Os cães parecem ser insaciáveis em seu apetite de carícias; os gatos saboreiam-nas e ronronam, e assim também agem inúmeros outros animais domésticos e selvagens, deleitando-se com carícias pelo menos tanto quanto apreciam lamber-se. O mais elevado sinal de confiança que um gato pode oferecer a um ser humano é esfregar-se contra sua perna.

O toque de uma mão humana é muito mais eficiente do que a aplicação de um aparato mecânico impessoal, sendo um dos melhores exemplos o da ordenha. Os especialistas e donos de fazenda de laticínios que praticam a ordenha manual sabem muito bem que o leite é mais rico e abundante do que quando as vacas são ordenhadas mecanicamente. Hendrix, Van Valck e Mitchell relataram que cavalos expostos ao toque da mão humana imediatamente após seu nascimento desenvolveram condutas incomumente adultas. Entre os traços de conduta adulta observados nesses animais manipulados constavam comportamento responsável em situações de emergência, sem a perda da docilidade cooperativa de outras ocasiões, assim como comportamentos inventivos para comunicação com os humanos, em situações de urgência.

Eileen Karsh, do Departamento de Psicologia da Universidade de Temple (que adora gatos e tem 11 deles), ao estudar o processo de socialização desses animais, começou com 26 gatinhos três semanas após seu nascimento. Os animais foram divididos em três grupos que receberam tratamento diferente. O primeiro recebeu cuidados com a mão humana desde a 3.ª até a 14.ª semana de vida; o segundo, da 7.ª até a 14.ª semana; e o terceiro não foi absolutamente manipulado até a 14.ª semana de vida. O procedimento de manipulação consistia no experimentador segurar o gatinho no colo diariamente por 15 minutos. Cada animal era apanhado por quatro experimentadores em dias diferentes. Os três grupos foram então testados a respeito de sua amizade pelas pessoas, usando-se dois parâmetros: primeiro, quanto tempo permaneciam com um experimentador quando tinham liberdade para se afastar; segundo, quanto tempo demoravam para se aproximar do experimentador.

O grupo manipulado da 3.ª à 14.ª semana permaneceu duas vezes mais tempo com o experimentador quando não era impedido de se afastar, do que o grupo que não tinha sido manipulado. O grupo que tinha sido manipulado da 7.ª até a 14.ª semana permaneceu um tempo menor do que o grupo que tinha sido manipulado em idade mais precoce, porém essa duração era maior do que a do grupo de não manipulados. Semelhantemente, o primeiro grupo levou muito menos tempo para se aproximar do experimentador do que o grupo não manipulado. O segundo grupo levou mais ou menos o mesmo tempo que o grupo de não manipulados para se acercar das pessoas.

A quantidade de contato com a mão humana recebida pelo filhote de gato também parece influir na posterior manifestação de amizade, como o descobriu Karsh com um outro experimento. Gatinhos manipulados 40 minutos por dia no laboratório tornaram-se mais sociáveis do que os animais que eram apanhados por 15 minutos diários também no laboratório, e os que tinham sido criados em casa mostraram-se os mais sociáveis de todos.

Os golfinhos, como sei por observações pessoais, adoram ser tocados com mão amorosa. No Instituto de Comunicações, em Miami, tive a oportunidade de fazer amizade, em poucos minutos, com Elvar, golfinho macho adulto que morava sozinho num pequeno tanque. Como Elvar espadanava água habitualmente em suas brincadeiras, os visitantes eram sempre providos de impermeáveis. Elvar ajustava suas rabanadas de água ao tamanho do visitante: crianças pequenas recebiam pouca água, crianças maiores, um pouco mais, e adultos, grandes banhos. Por alguma razão, eu não recebi banho de nenhum tamanho. O Dr. John Lilly, diretor da instituição, afirmou que isso nunca tinha acontecido antes. Aproximando-se de Elvar com todo o afeto, interesse e respeito que ele merecia, passei a acariciar o topo de sua cabeça. Ele apreciou meu gesto imensamente. Durante todo o resto da visita, Elvar continuou mostrando todas as partes de seu corpo que queria que eu acariciasse, inclinando-se de lado para que eu pudesse acariciar embaixo de suas nadadeiras, algo que parecia dar-lhe uma satisfação especial. Lamento muito dizer que alguns meses depois Elvar contraiu uma gripe de um visitante humano e morreu.

Os Drs. A. F. McBride e H. Kritzler, do Laboratório Marinho da Universidade Duke, em Beaufort, na Carolina do Norte, registraram o fato de um golfinho fêmea com dois anos de idade "ter-se tornado tão interessado por carícias feitas por um observador, que era freqüente sair cuidadosamente da água para roçar seu queixo nos nós dos dedos da mão que ele lhe apresentava fechada". Os mesmos observadores comentam que os "golfinhos gostam muito de roçar seus corpos em vários objetos, de modo que foi instalado no tanque um coçador para costas, construído com três resistentes escovas fixas de encontro a uma rocha e com as cerdas voltadas para cima. Os golfinhos jovens começavam a se coçar contra as vassouras assim que os adultos descobriram a finalidade daquela instalação".

Uma conduta semelhante foi registrada em baleias cinzentas, na Laguna de São Inácio, na Baixa Califórnia, costa oeste dos EUA, a uma distância de 430 milhas náuticas ao sul da fronteira. Nessa localidade, um bando de baleias amistosas e uma fêmea adulta em especial foram em busca de um grupo de pequenas embarcações e de seus ocupantes para serem coçadas. Depois de se esfregarem contra os barcos, saíam da água para serem coçadas com as mãos ou com escovas de cabo longo. "O prazer de um estímulo tátil", escreve Raymond Gilmore, autor desse fascinante relato, "através do contato corporal, é uma coisa óbvia no caso das baleias cinzentas." As nove fotos coloridas que ilustram suas declarações falam por si mesmas.

É muito fascinante um comentário feito pelo Sr. A. Gunner a respeito das pulgas que habitam porcos-espinhos. Ele escreve o seguinte:

"Venho criando e observando porcos-espinhos há 50 ou 60 anos e estou convencido de que desprovê-los de suas pulgas não lhes faz bem. Há um fator essencial fornecido por elas. Talvez seja — e creio mesmo que seja — um estímulo de circulação epidérmica, ausente nos animais que não conseguem focinhar, massagear, esfregar, coçar ou estimular de alguma outra forma sua pele, para manter propriamente ativado seu labirinto de capilares.

Um zoólogo amigo assegura-me que posso até estar correto, pois équidnas da Austrália, alguns tatus e principalmente aquela curiosidade mamífera, o *pangolim*, toleram populações de insetos tanto nas dobras quanto nas saliências de seus corpos revestidos como armadura e afirma que o animal limpo e despiolhado não consegue sobreviver por muito tempo".

Na tentativa de prosseguir com essa observação, lamento dizer que não pude obter mais informação de tipo algum a respeito do tema, mas, tal como o amigo zoólogo do Sr. Gunner, realmente suspeito que essa observação seja apoiada em fundamentos sólidos. A íntima associação (comensal) de pássaros com outros animais, como os crocodilos, cujos dentes eles "palitam", ou os carneiros em cujas costas tantas vezes pousam em bando ciscando pedacinhos de várias coisas e insetos, com a evidente aprovação de seus hospedeiros, o "arrumar-se" de macacos e símios, ou o braço amoroso, todas essas formas de comportamento indicam que está em jogo uma necessidade básica e complexa.

O que emerge das observações e experimentos aqui relacionados — e existem muitos mais que voltaremos a mencionar nas páginas subseqüentes — é que a estimulação cutânea nas variadas formas em que a recebem os recém-nascidos e os jovens é de importância primordial para a saúde do desenvolvimento físico e comportamental. Parece provável que, no tocante a seres humanos, a estimulação tátil seja de significado fundamental para o desenvolvimento de relacionamentos emocionais e afetivos saudáveis, que as "lambidas", em seu sentido figurado e literal, e o amor estejam intimamente conectados; em resumo, que a pessoa aprende a amar não com instruções, mas sendo amada. Como o expressou o professor Harry Harlow, "formam-se múltiplas respostas aprendidas e generalizadas de afeto a aprtir da íntima ligação da criança com a mãe".

Por intermédio de uma série de inestimáveis pesquisas, Harlow demonstrou o significado do contato físico entre a mãe macaca e seu bebê, para um subseqüente desenvolvimento saudável deste último. No decurso de suas pesquisas, Harlow observou que bebês macacos criados em laboratório mostravam um forte vínculo com pedaços de pano (fraldas de gaze dobradas) usados para forrar o revestimento de tecido áspero do chão e das gaiolas. Quando foi feita a tentativa de remover os pedaços de fralda e substituí-los, por uma questão de higiene, os bebês se agarraram aos mesmos e tiveram "violentos ataques de birra". Evidentemente, isso é semelhante ao comportamento com o "cobertor de segurança" presente em muitas criancinhas (vide pp. 325-326). Descobriu-se também que os bebês criados em gaiolas de arame sem qualquer revestimento de soalho sobrevivem com dificuldade, se é que o conseguem, nos primeiros cinco dias de vida. Quando um cone de arame foi introduzido na gaiola, saíram-se melhor, e quando este foi recoberto com pano felpudo, os bebês desenvolveram-se dentro dos padrões de saúde, robustos. Nesse ponto, Harlow decidiu construir uma mãe substituta coberta de pano felpudo, dotada de uma lâmpada que irradiasse calor. O resultado foi uma mãe "macia, quente e terna, com uma paciência infinita, disponível vinte e quatro horas por dia, mãe que jamais repreendia o bebê e que jamais mordia ou batia nele quando estivesse com raiva".

Foi construída uma segunda mãe substituta inteiramente de arame, sem a camada de "pele" de pano felpudo e, portanto, destituída do contato reconfortante. O resto da história é melhor contado pelas próprias palavras de Harlow. Ele escreve o seguinte:

"Em nosso experimento inicial, a condição de duas mães substitutas, uma mãe de pano e a outra de arame, foram colocadas em cubículos diferentes, ligados à gaiola em que morava o bebê... Para quatro macacos recém-nascidos, a mãe de pano dava leite e a de arame não; para os outros quatro, a condição de lactação foi invertida. Nos dois casos, os macaquinhos recebiam toda a ração de leite através da mãe substituta assim que conseguissem colocar-se de modo a obtê-lo, capacidade esta alcançada dentro de dois ou três dias, exceto no caso de bebês muito imaturos. Alimentações suplementares foram sendo dadas até a ingestão de leite através da mãe substituta ficar adequada. Dessa maneira, o experimento foi elaborado como teste da importância relativa das variáveis de contato reconfortante e de aleitamento reconfortante. Durante os primeiros 14 dias de vida, a gaiola dos macacos foi revestida com um dispositivo para aquecimento envolvido numa fralda de gaze dobrada e daí em diante o chão da gaiola foi desprovido de qualquer outra coisa. Os bebês sempre tiveram liberdade para sair de perto do dispositivo de aquecimento ou do chão da gaiola para entrarem em contato com uma das duas mães, e o tempo gasto com as mães substitutas foi registrado automaticamente. A figura 3 mostra o tempo total passado com as mães de pano e de arame, nas duas condições de alimentação. Os dados tornam óbvio que o contato reconfortante é uma variável de importância crucial no desenvolvimento das respostas afetivas, ao passo que a lactação é uma variável de importância negligenciável. Com o avanço da idade e diante de oportunidades de aprendizagem, os que eram alimentados pela mãe de arame mostraram uma responsividade a ela cada vez menor, e uma responsividade cada vez maior para a mãe que não aleitava, a de pano, dado este completamente contrário a qualquer interpretação de um impulso derivado no qual a forma materna torna-se condicionada à redução da fome e da sede. A persistência dessas respostas diferenciais por 165 dias consecutivos de testes evidencia-se na figura 4.

Não ficamos surpresos (escreve Harlow) ao descobrir que o contato reconfortante era uma importante variável afetiva ou amorosa, mas não esperávamos que fosse suplantar tão completamente a variável da amamentação. De fato, a disparidade é tão grande que sugere que a função primária do aleitamento como variável afetiva é a de assegurar um contato corporal freqüente e íntimo do bebê com a mãe. Certamente ninguém consegue viver só de leite. O amor é uma emoção que não necessita ser dada em mamadeiras ou às colheradas, e podemos ter certeza de não haver ganho nenhum em falar do amor só da boca para fora".

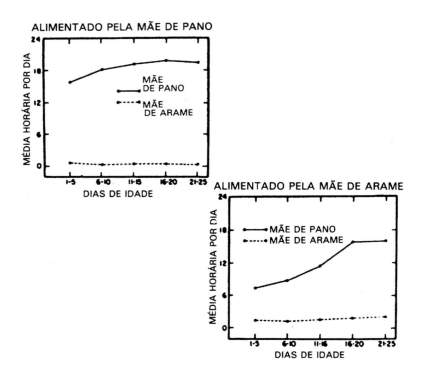

Figura 3. Tempo gasto com mães substitutas de pano e arame. (Extraído de H.F. Harlow e R.R. Zimmermann, "The Development of Affectional Responses in Infant Monkeys", Proceedings, American Philosophical Society, 102: 501-509, 1958. Reprodução autorizada.)

Sem dúvida, a observação mais importante de Harlow foi a descoberta de que os bebês macacos valorizavam mais a estimulação tátil do que a alimentação, pois preferiam pendurar-se nas "mães" que forneciam contato físico sem darem leite em detrimento das de arame que os alimentavam. Harlow chega inclusive a sugerir que o propósito fundamental da amamentação é o de assegurar um contato corporal freqüente entre o bebê e a mãe. Esse contato pode não ser a função primária da amamentação, mas seguramente é de importância fundamental. Voltaremos a discutir detalhadamente esta questão mais adiante.

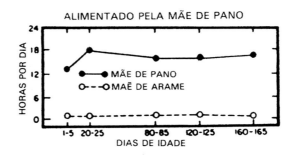

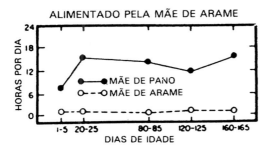

Figura 4. Tempo de contato a longo prazo com as mães substitutas de pano e arame. (Extraído de H. F. Harlow e R. R. Zimmerman, "The Development of Affectional Responses in Infant Monkeys", Proceedings, American Philosophical Society, 102: 501 — 509, 1958. Reprodução autorizada.)

Finalmente, Harlow conclui:

"Hoje em dia sabemos que as mulheres das classes trabalhadoras não são necessárias em casa por causa de seus recursos mamíferos primários; e é possível que num futuro previsível o aleitamento neonatal não seja considerado uma necessidade, mas, sim, um luxo; para usar a expressão de Veblen, uma forma de consumo ostensivo, talvez limitada às classes abastadas".

Conforme teremos oportunidade de verificar (pp. 80-102). Harlow subestima por completo a importância do aleitamento pelo seio tanto para animais quanto para humanos, mas isto não afeta ao mínimo a validade de suas conclusões sobre o valor do contato corporal entre mãe e bebê. Como demonstraram Harlow e colaboradores, no caso das duplas de aleitamento normais em macacos *rhesus* (mãe e bebê), os contatos nutritivos e não nutritivos com o bico do seio estendem-se por aproximadamente três meses. Estes contatos com o bico do seio desempenham sem dúvida um papel importante no desenvolvimento da pessoa.

Quando nasce um bebê, nasce também uma mãe. Existem evidências consideráveis de que, neste momento e durante meses a fio, as necessidades maternas de contato excedem às do bebê. Os Harlow observaram que durante os primeiros meses de vida dos macacos *rhesus*, a necessidade materna de contato íntimo ultrapassava a do bebê e servia para produzir proteção maternal. No caso da mãe humana, a necessidade de contato íntimo é, sem dúvida, muito maior e consideravelmente mais prolongada do que nos outros mamíferos, servindo não só a importantes funções psicológicas como ainda a muitas de natureza fisiológica, como a interrupção da hemorragia pósparto, a contração do útero, o desligamento e a explosão da placenta, melhoras na circulação etc.

Um dado surpreendente de Harlow e colaboradores foi que, quando as cinco piores mães tiveram suas histórias pregressas levantadas, retornando suas origens às primeiras etapas de vida, descobriu-se que lhes tinha sido negada a oportunidade de desenvolver relacionamentos materno-filiais normais, que nunca tinham conhecido uma verdadeira mãe macaca para elas sozinhas e que também não tinham tido oportunidade de viver relacionamentos normais com outros bebês, de que havia subseqüentemente decorrido somente uma associação física limitada com outros macacos. Duas dessas mães eram essencialmente indiferentes a seus bebês e três praticavam abusos de violência. "O impedimento de gratificações normais do contato dependente durante a infância pode acabar impossibilitando na fêmea adulta a manifestação de relacionamentos normais de contato com seus próprios filhotes. Da mesma maneira, a brutalidade materna pode decorrer de experiências sociais inadequadas com outros bebês, durante o primeiro ano de vida." Além disso, esses pesquisadores descobriram que nenhuma das macacas mães que não tinham tido mães exibira alguma vez comportamentos sexuais normais em fêmeas, como colocar-se em determinadas poses e corresponder. Tornaram-se mães a despeito de si mesmas. Como iremos constatar adiante, o paralelo humano com tais comportamentos inter-relacionados é virtualmente completo e o significado destes comportamentos é virtualmente idêntico.

O comportamento maternal nos mamíferos não é inteiramente dependente nem de hormônios, nem de aprendizagem, mas é mais pronta e eficientemente desenvolvido pela estimulação que a mãe recebe do bebê. Roth demonstrou que o comportamento maternal se atrasa quando filhotes de cão são apresentados em cestas de arame ligadas à parte de dentro da gaiola das fêmeas, de modo que estas não podem lambê-los nem fazer contato de algum outro modo com os mesmos. Terkel e Rosenblatt descobriram que o comportamento maternal pode ser mais rapidamente induzido em cerca de dois dias, confinando-se ratas virgens em gaiolas estreitas, nas quais são obrigadas a permanecer em contínuo contato com filhotes, ao invés de terem o contato esporádico oferecido pelas gaiolas padrão mais espaçosas. A responsividade materna ao filhote varia com a quantidade de contato estimulador que ela tem com esses, o que permite que os variados estímulos emitidos pelo filhote exerçam seus efeitos.

Rosenblatt propôs o conceito de "sincronia" para denotar o fato de o comportamento da mãe ser adaptado às necessidades e capacidades comportamentais do filhote e de o mesmo modificar-se conforme forem se desenvolvendo nele tais capacidades. *Sincronia*, porém, é um termo que se refere à simultaneidade de acontecimentos no tempo, e sugiro que o termo *interdependência* descreve com mais exatidão o relacionamento e o significado da interestimulação recíproca que se dá entre a mãe e seus descendentes no período neonatal. Claro que existe uma sincronia maravilhosa a respeito dessas mudanças recíprocas, mas esta reciprocidade em si mesma sublinha sua interdependência. É a interestimulação recíproca entre mãe e bebê que leva ao desenvolvimento, em cada um, das mudanças somáticas e comportamentais que não ocorrerão na ausência dessa interestimulação. Decorre daí que a importância da interestimulação para a dupla de aleitamento dificilmente corre o risco de ser exageradamente enfatizada.

Harlow e colaboradores comentam a "resposta social extremamente forte observada por todo o reino dos símios", a saber, a de arrumar-se. Esta resposta aos filhotes aumenta durante os primeiros trinta dias após o nascimento destes, e a sugestão dos estudiosos é que ela talvez represente uma intensificação do vínculo psicológico específico entre mãe e bebê.

Phyllis Jay relata que "desde o momento do nascimento" a mãe da espécie de macacos lângures "inspeciona, lambe, arruma e manipula o bebê. Quando o recém-nascido está mamando sossegado ou dormindo, ela o arruma e o acaricia delicadamente sem perturbá-lo ou acordá-lo. Durante a primeira semana de vida, o recém-nascido nunca está longe da mãe ou de outra fêmea adulta".

Em seu estudo sobre os macacos, Harlow descobriu que durante as primeiras semanas de vida após o parto a necessidade de contato íntimo por parte da mãe excede à do bebê. Pelo menos em parte, portanto, essa necessidade produz o comportamento protetor da mãe. Esse contato parece ser tão desejável para o ser humano quanto o é para a mãe macaca. Por volta do final da década de 20, Mary Shirley, de Harvard, numa intensiva pesquisa usando 25 bebês, descobriu que "os mais precoces sinais de afeto relatados pelas mães foram os de bater as mãos no seio enquanto mamam e de se enroscar com mostras de contentamento quando carregados no ombro da mãe. No sétimo e oitavo meses, os bebês demonstravam sua afeição dando tapinhas no rosto da mãe, agarrando-se ao seu pescoço, encostando rosto no rosto, dando a face para ser beijada, abraçando e mordendo". Shirley sugeriu que, embora tais atividades fossem provavelmente aprendidas, os tapinhas e os abraços provavelmente eram espontâneos. Seja qual for o caso, podemos constatar que todos os atos de comunicações afetivas efetuados pelos bebês foram táteis. Existiram, no entanto, outras indubitáveis atuações de comunicação, como expressões faciais, sorrisos e risadas.

A comunicação tátil forma um meio elaborado de comunicação entre os primatas. Posturas de apresentação sexual, subir na fêmea sem ato sexual propriamente dito, estalos com lábios (achatando as orelhas), abraços, focinhar a região genital/estomacal, o traseiro, beijos na boca e na cabeça, brincar com o traseiro usando os dedos, tocar as mãos, morder, são todos atos amplamente observados em primatas e, como Peter Marler disse, resumindo as evidências, "seria difícil exagerar na importância desses sinais táteis para a manutenção da paz e da coesão dentro das sociedades primatas".

O bebê primata está virtualmente em contato contínuo com sua mãe. Sua sobrevivência depende disso. O contato e a comunicação com a mãe são estabelecidos e mantidos por comportamentos como pendurar-se, mamar, subir por seu corpo, vocalizar. Enquanto ordem, os primatas são animais de contato, nos dizeres de Hediger.

Os filhotes são carregados no corpo das mães por longos períodos de tempo. Também há muitas condutas de se pendurar, passear e entrar em contato com outros membros do grupo. Animais jovens, assim como muitas vezes os adultos, mostram a tendência de se sentarem e de até dormirem juntos, em grande proximidade. Passam muito tempo se tocando e, bastante caracteristicamente, arrumando-se. Os primatas arrumam-se uns aos outros. Arrumar-se não serve só para manter o corpo livre de parasitas, da sujeira e coisas do gênero, como ainda constitui, segundo a expressão de Allison Jolly, "o cimento social do reino primata, dos lêmures aos chimpanzés". Anthoney descreveu o desenvolvimento da conduta de arrumar-se nos babuínos da espécie *Papio cynocephalus*, começando com a sucção do seio pelo bebê, passando para a sucção especializada da pele até chegar na conduta de arrumar. O prazer recíproco vivido com essa relação é provavelmente ligado ao prazer posterior de arrumar o outro e ser arrumado. Ao longo de toda a vida, o comportamento de contato serve para mitigar intensas reações emocionais e para manter esses estados disruptivos sob certo controle.

Além do comportamento de se arrumarem, os primatas manifestam uma ampla variedade de outros comportamentos de contato, como dar tapinhas afetuosos e focinhar, especialmente nas condutas de cumprimento. Os chimpanzés dão tapinhas não só nas mãos uns dos outros, mas também no rosto, virilhas e outras partes do corpo, e colocarão a mão nas costas uns dos outros para tranqüilizaram-se, beijar-se-ão afetuosamente e, especialmente os filhotes, ávidos por serem coçados, puxarão as mãos de quem está coçando para cima de seus corpos.

A arrumação feita com as mãos, como é habitual em macacos e símios, ou ainda feita em lêmures, com os dentes especializados, em forma de pente, apresenta-se como um interessante passo adiante, como o assinalou Jolly, da forma lemuriana de praticar a arrumação do outro usando dentes, que na realidade é uma variação de lamber. Essa visão sobre a conduta de arrumação pode ser ampliada para a variedade "catar com dedos" e, finalmente, incluirá as carícias dos seres humanos. Em resumo, pode muito bem ser que tenha acontecido um desenvolvimento evolutivo desde o lamber, passando pelo pentear com dentes (como se dá em lêmures), pela arrumação usando dedos, pelas carícias de mão e carinhos, presentes em chimpanzés, gorilas e *Homo sapiens*, até, portanto, o carinho da mão que para o bebê humano é virtualmente uma forma tão importante de experiência quanto são as lambidas para os filhotes de outros mamíferos. Voltaremos adiante a pesquisar mais profundamente essa questão. No ínterim, parece evidente que um dos elementos da gênese da capacidade de viver é "lamber" ou seu equivalente em outros formas de estimulação tátil prazerosa.

Desta maneira, concluímos que o estudo do comportamento dos mamíferos, macacos, símios e humanos mostra claramente que o toque é uma *necessidade comportamental básica*, na mesma proporção em que respirar é uma necessidade física básica, que o bebê dependente está destinado a crescer e a desenvolver-se socialmente por meio do contato e, por toda a sua vida, a manter contato com outros. Além disso, concluímos que quando a necessidade de tocar permanece insatisfeita, resultará um comportamento anormal.

2   O ÚTERO DO TEMPO

> *"Há no útero do tempo muitos acontecimentos que estão por vir".*
>
> — Shakespeare, *Otelo*, 1, iii.

Como vimos no capítulo anterior, lamber ou pentear com os dentes, ou arrumar o filhote assim que nasce e também por um considerável período de tempo daí em diante, parece ser uma condição indispensavelmente necessária para a sua sobrevivência. Tais estímulos parecem ser igualmente necessários ao desenvolvimento saudável do comportamento dos filhotes. Sendo isso verdade, por que então é que as mães humanas não lambem, nem penteiam com os dentes, nem "catam" seus bebês?

As mães humanas não fazem nada disso. Pesquisas extensas ao longo de muitos anos evidenciaram que em apenas duas culturas, as mães, de vez em quando, lavam seus filhos lambendo-os. Em regiões nas quais a água é escassa, os esquimós polares e nos altiplanos do Tibete, as mães eventualmente recorrem às lambidas para limpar seus filhos maiores, substituindo assim o banho com água obtida em outras fontes. O fato é que as mães humanas não lambem seus filhos, embora a sabedoria tradicional não se tenha mostrado insensível à semelhança entre o que faz uma boa mãe da raça humana e as mães mamíferas de outras espécies. Esse paralelo está reconhecido em frases como *un ours mal léché*, "boi mal-lambido". Essa expressão da língua francesa é geralmente empregada para descrever uma pessoa com modos inconvenientes, um "grosseirão", alguém "atravessado", desajeitado em suas relações com os outros. Embora a noção que se oculta por trás dessa frase refira-se originalmente à crença de que os filhotes de alguns animais nascem tão subdesenvolvidos que tiveram que ser lambidos pela mãe* até adquirirem a forma apropriada, o uso posterior da mesma dotou-a de um significado em que se reconhece implicitamente a importância das delicadas manobras e interferências da mãe no desenvolvimento do que se pode denominar "relacionabilidade". George Sarton, célebre historiador da ciência, belgo-americano, escreveu em seu diário pessoal: "Descobri agora que o primeiro de agosto é o dia santificado do espanhol Raymond Nonnatus (1200-1240). Ele foi chamado de Nonnatus porque foi 'nãonascido', e sim removido do útero de sua mãe após a morte desta. Meu próprio destino não foi muito diferente do dele porque minha mãe faleceu logo após meu nascimento e eu nunca a vi... Muitas de minhas deficiências são devidas ao fato de eu não ter tido mãe e de meu bom pai não ter tido tempo para incomodar-se muito comigo. Sou de fato um 'boi mal-lambido' *(un ours mal léché)*".

A questão que devemos responder é a seguinte: qual, se é que existe, é o equivalente do "lamber", que a mãe humana faz com seu filho a fim de preparar seus sistemas de manutenção para um funcionamento adequado?

Sugiro que um dos equivalentes para as "lambidas" seja representado pelo longo período do trabalho de parto que deve suportar a fêmea humana parturiente. A duração média do trabalho de parto para o primogênito é de dezesseis horas; para os filhos subseqüentes, é de oito horas. Durante esse período, as contrações uterinas fornecem estimulações maciças para a pele do feto. Essas contrações uterinas servem em grande medida às mesmas funções e efeitos finais que, em outros animais, são resolvidas pelas lambidas. Dentro do útero, o feto foi constantemente estimulado pelo fluido amniótico e pelas crescentes pressões de seu próprio corpo contra as paredes do útero. Estes estímulos são acentuadamente intensificados durante o processo do trabalho de parto, a fim de preparar os sistemas de manutenção para funcionamento pós-natal, que é de natureza ligeiramente diferente do que lhe era necessário no ambiente aquático em que o feto até então passou seus dias. Essa intensificação das estimulações cutâneas é especialmente necessária no feto humano porque, contrariamente à crença geral, o período de gestação não se completa quando o bebê nasce. Está só meio completo. Precisaremos discutir isso mais profundamente a fim de entendermos a precariedade da condição em que nasce o filho do ser humano e de compreender-

---

* Plínio, o Velho (23-79 d.C.) escreve em sua *História Natural*, Livro III, p. 126: "Logo depois que nascem, os ursos são massas informes de carne branca um pouco maior que camundongos brancos, nos quais destacam-se apenas as patas. A mãe então lambe-os para irem aos poucos adquirindo a forma apropriada".

mos por que é necessário que ele se submeta a determinados tipos de estimulação cutânea.

Significado da Imaturidade do Recém-Nascido e do Bebê, na Espécie Humana. Por que os seres humanos nascem em estado de tal imaturidade que são necessários de oito a dez meses para que os bebês consigam apenas engatinhar e mais quatro ou seis antes de poderem andar e falar? O fato de transcorrerem ainda mais alguns anos antes que a criança humana cesse de depender dos outros para sobreviver constitui mais outra evidência da imaturidade que prevalece no momento em que nasce, a qual perdura por um período mais extenso que em qualquer outra espécie animal.

O elefante e o gamo recém-nascidos são capazes de correr com o bando imediatamente após o parto. Por volta das seis semanas de vida, a jovem foca já aprendeu de sua mãe a navegar sozinha em seu domínio aquático. Esses animais todos têm longos períodos de gestação, presumivelmente porque os animais que geram filhotes pequenos são incapazes de protegê-los tão eficientemente quanto os animais predadores e, portanto, devem por necessidade gerar filhotes que já se apresentam em estado de relativa maturidade. Um longo período de gestação serve para favorecer esse nível de maturação.

A elefanta, cujo período de gestação dura entre 515 e 670 dias, só pare um filhote. No caso de animais como o gamo, cuja ninhada consta de dois ou três filhotes, o período de gestação é de 230 dias. As focas, que só produzem um filhote por vez, têm uma gestação que varia entre 245 e 350 dias. Os animais predadores, por outro lado, são muito eficientes na proteção que dispensam a seus filhotes e têm períodos de gestação curtos. A ninhada pode ter três ou mais filhotes; o tamanho dos mesmos, no momento do parto, pode ser reduzido, e eles talvez nasçam relativamente imaturos. A leoa, que geralmente tem uma ninhada de três filhotes, por exemplo, permanece em estado de gestação durante 105 dias. O período gestacional dos humanos é de 266 1/2 dias, que pertence inconfundivelmente à classe das gestações longas. Sendo assim, qual pode ser a explicação para o estado de tão extrema imaturidade em que nascem os bebês humanos? Esta é uma pergunta um pouco diferente da que fizemos sobre a prolongada imaturidade do filhote humano.

Os macacos também nascem numa condição de imaturidade, mas nela permanecem por um período muito mais breve do que os bebês humanos. A duração média da gestação da fêmea gorila é de 252 dias, da orangotango é de cerca de 273 dias e das chimpanzés, 232 dias. O trabalho de parto dessa espécie geralmente não dura mais que duas horas, o que contrasta acentuadamente com a média de dezesseis horas do primogênito humano e a de oito horas para os bebês subseqüentes. Como acontece com os humanos, nos macacos somente um bebê por vez é concebido e nasce a termo, mas, comparado ao desenvolvimento dos humanos, o do jovem macaquinho é até certo ponto mais rápido, de modo que o filhote símio leva entre um terço e dois terços do tempo que o bebê humano precisa para desenvolver traços como erguer a cabeça, rolar, arrastar-se pelo chão, sentar-se sem apoio, ficar em pé e andar. As mães macacas cuidam afetuosamente de seus filhos durante vários anos e não é incomum um aleitamento que se mantém durante três anos ou mais. A imaturidade humana durante a infância, portanto, pode ser considerada como uma extensão da imaturidade básica do bebê, que é característica de todas as variedades de antropóides, ou seja, dos grandes macacos e, provavelmente, das formas humanas mais primitivas. Entre antropóides, o cuidado, a alimentação e a proteção dos filhotes são incumbências exclusivas das fêmeas. Somente quando estas e seus filhos estão correndo perigo é que os machos agem para protegê-los.

Embora a duração do período de gestação se localize dentro dos mesmos limites para antropóides e humanos (veja a Tabela 1), dentro dos dois grupos existe uma diferença ostensiva no crescimento do feto. Isto é verificado pela grande aceleração do ritmo de crescimento do feto humano em comparação com o feto antropóide, por volta do final do período de gestação. Essa diferença é mais notória no caso do aumento do tamanho do cérebro do feto humano, que, por volta do parto, já tem um volume entre 375 e 400 cm^3. O peso

Tabela 1. Duração da gestação, períodos de crescimento pós-natal e duração da vida nos macacos e seres humanos.

Gênero	Gestação (em dias)	Menarca (anos)	Erupção do Primeiro e Último Dentes Permanentes (anos)	Término do Crescimento Geral (anos)	Duração da Vida (anos)
Gibão	210	8.5	?-8-5	9	30
Orangotango	273	?	3.0-9.8	11	30
Chimpanzé	231	8.8	2.9-10.2	11	35
Gorila	252	9.0	3.0-10.5	11	35
Humano	266½	13.5	6.2-20.5	20	75

corporal total do recém-nascido gira em torno de 3.5 quilos. Para os chimpanzés, o peso corporal total do recém-nascido é de cerca de 1.980 gramas e, no nascimento, o tamanho do cérebro não parece ser muito maior que o do chimpanzé. O tamanho menor do recém-nascido antropóide está provavelmente correlacionado, até certo ponto, à menor duração do trabalho de parto da fêmea dessa ordem. Com os seres humanos, contudo, o volume corporal grande e especialmente o grande tamanho da cabeça ao final de 266 dias e meio de idade fetal requerem que o nascimento da criança se dê nessa época. Se a mesma não fosse então trazida à luz e continuasse a crescer no ritmo que lhe está programado crescer, não poderia absolutamente nascer, o que teria conseqüências letais para o prosseguimento da espécie humana.

Como resultado da evolução da postura ereta em seres humanos, a pelve sofreu uma drástica reorganização de todas as suas partes. Entre estas mudanças consta o estreitamento do canal de saída pélvico. Durante a parturição, o canal de saída pélvico alarga-se até certo ponto, diante do relaxamento dos ligamentos pélvicos, e o suficiente para permitir que a cabeça da criança passe pelo canal do parto com um certo tanto de moldagem e compressão. Em adaptação a essa situação, os ossos do crânio do bebê humano, em relação às membranas dentro das quais estes se desenvolvem, crescem mais lentamente que os do filhote de macaco da mesma idade gestacional. Desta maneira, os ossos do crânio do bebê humano dão margem a uma quantidade considerável de movimento e sobreposição, numa adaptação às forças de compressão que irão agir sobre os mesmos durante o processo de nascimento. Por conseguinte, o bebê humano nasce nesse momento específico porque tem que ser então; como já vimos, seria impossível ser mais tarde, em virtude do rápido crescimento de seu cérebro no último trimestre de gestação. O crescimento cerebral do bebê antropóide não apresenta tais problemas, principalmente tendo em vista os generosos recursos pélvicos da mãe.

Não só o prolongado período de imaturidade comportamental do bebê humano revela o quanto ele é pouco desenvolvido e dependente ao nascer; este estado é igualmente denunciado por sua imaturidade bioquímica e fisiológica. Por exemplo, uma variedade de enzimas continuam sem desenvolver-se no recém-nascido humano. Neste sentido, os humanos partilham de um traço comum a diversos outros mamíferos, exceto que no caso do bebê humano, diversamente da maioira dos outros filhotes mamíferos e investigados até o momento, a maioria dessas enzimas não está absolutamente presente. Em cobaias e camundongos, por exemplo, as enzimas do fígado desenvolvem-se durante a primeira semana de vida, mas levam perto de oito semanas para se desenvolverem por completo. Parece que em todos os mamíferos algum fator está presente no ambiente uterino, cuja atuação reprime a formação de enzimas hepáticas no feto. No caso do bebê humano, algumas enzimas hepáticas e duodenais (amilase) não aparecem antes de terem se escoado diversas semanas ou meses. As enzimas gástricas que existem são plenamente capazes de lidar com o colostro e o leite ingeridos através do seio materno, mas essas enzimas não conseguem metabolizar com eficiência alimentos normalmente consumidos por crianças mais velhas.

Todas as evidências indicam que, embora a duração do período de gestação nos humanos difira somente por uma semana ou duas em relação ao grupo dos grandes símios, um extenso número de outros fatores combina-se para provocar um desenvolvimento consideravelmente mais prolongado no bebê humano, fazendo com que este seja trazido á luz antes do que se crê em geral que seria sua gestação completa. É de se pensar que uma criatura que se desenvolve no ritmo do feto humano nas últimas etapas de seu desenvolvimento uterino e durante a infância deveria, em termos de seu processo de crescimento como um todo, gozar de um período muito mais longo de gestação uterina. Quando comparados aos macacos, os humanos passam muito mais tempo em cada um de seus períodos de desenvolvimento — infância, primeira meninice, final da meninice, adolescência, início da idade adulta, maturidade, senectude —, exceto o período de desenvolvimento dentro do útero. Por que não durante a gestação?

A explicação parece ser que o feto precisa nascer quando sua cabeça atinge o máximo tamanho compatível com a passagem disponível no canal do parto. Essa transmigração não constitui pouca coisa, pois, de fato, essa passagem por um canal de 10 cm é a mais perigosa viagem que um ser humano pode empreender. As evidências sugerem que o feto humano nasce antes de sua gestação estar completa. O ritmo de crescimento do cérebro vem acontecendo em tal intensidade nos últimos meses de gestação que, a prosseguir assim dentro do útero, seu nascimento teria se tornado impossível. Decorre daí que a sobrevivência do feto e da mãe exige o término da gestação intra-uterina quando o limite do tamanho cefálico compatível com o nascimento tiver sido atingido, o que se dá muito antes de a maturação estar implantada.

O processo de evolução por meio do qual é estipulado o aumento no tamanho dos períodos de desenvolvimento humano é chamado de *neotenia*. Com este termo, faz-se referência ao processo por meio do qual os aspectos estruturais e funcionais do descendente jovem (fetal ou juvenil) de formas ancestrais são preservados nos estágios de desenvolvimento do indivíduo que está amadurecendo, desde a infância até a idade adulta. São todas evidências de neotenia*: a cabeça grande, o rosto achatado, o formato arredondado da cabeça, rosto e den-

---

* Para uma exposição minuciosa da neotenia, veja-se Ashley Montagu, *Growing Young*, Nova York, McGraw Hill, 1981.

tes pequenos, ausência de sobrancelhas proeminentes, ossos cranianos finos, fechamento tardio das suturas cerebrais, relativa ausência de pêlos, unhas finas, prolongado período de educação e treinamento, ludicidade, amor ao divertimento, além de muitos outros traços.

Por conseguinte, o período de gestação também se encontra muito distendido nos humanos, exceto que sua segunda metade é completada fora de útero. A gestação, de acordo com os parâmetros pelos quais geralmente a compreendemos, não parece estar completada quando se dá o parto, mas prossegue, da gestação dentro do útero — *uterogestação* — para a gestação fora do mesmo — *exterogestação*. Bostock sugeriu que o limite da exterogestação poderá ser estipulado pelo momento em que o bebê mostra-se capaz de engatinhar eficientemente usando os quatros membros, e esta sugestão tem um mérito considerável. O que é muito interessante é que a duração média da exterogestação, adotando-se como seu limite quando o bebê começa a engatinhar, dura exatamente o mesmo tempo que a uterogestação, ou seja, 266 1/2 dias. É também interessante observar a esse respeito que, enquanto a mãe amamenta o seu filho, a possibilidade de engravidar de novo fica adiada por algum tempo. Aleitar o filho no próprio seio causa a supressão da ovulação por períodos variáveis de tempo e, deste modo, constitui-se num método natural de planejamento familiar, apesar de não ser inteiramente confiável. Suprime também o sangramento menstrual. O fluxo mensal tende a ser mais intenso e prolongado quando a mãe não amamenta e, em conseqüência de um sangramento mais abundante, a reserva de energia materna tende a esgotar-se em certa medida. A prematura cessação de aleitamento, por conseguinte, poderá resultar em desvantagens evidentes, especialmente quando a mãe já tiver outros filhos que exijam também sua atenção. Desta maneira, amamentar o filho proporciona benefícios não só para o bebê como também para a mãe e, portanto, para o grupo. Até aí estão sendo mencionadas apenas as vantagens físicas da amamentação. De importância ainda maior são as vantagens psicológicas, conferidas reciprocamente à mãe e ao bebê, pela situação do aleitamento natural, especialmente para essa espécie na qual a mãe está simbioticamente destinada a continuar gerando seu fiho fora do útero.

Para que a criança possa aprender o que é preciso a fim de funcionar como ser humano adequado, ela deve, portanto, possuir um grande depósito onde armazenar todas as informações necessárias — um cérebro, em resumo, com capacidade considerável de estocagem a resgate. É um fato impressionante que, por volta de seu terceiro aniversário, a criança humana já tenha virtualmente alcançado, a nível cerebral, o tamanho adulto completo. O volume médio do cérebro de um ser humano de três anos de idade é 960 cm^3, e o volume cerebral do adulto humano, que está completo aos vinte anos, é de 1.200 cm^3, o que quer dizer que, após o final de seu terceiro ano de vida extra-uterina, o cérebro humano crescerá somente mais 240 cm^3 até chegar a seu tamanho máximo, e que tais 240 cm^3 acumular-se-ão por pequenos acréscimos no decorrer dos dezessete anos seguintes. Em outras palavras, ao final dos três primeiros anos, a criança humana já alcançou 90% de seu crescimento cerebral. É significativo que o cérebro do bebê aumente de volume mais de duas vezes ao final de seu primeiro ano, chegando perto de 750 cm^3, ou seja, 60% de seu tamanho adulto. Quase que 2/3 de crescimento total do cérebro é alcançado por volta do final do primeiro ano. Serão necessários mais dois anos para se acrescentar mais um terço ao volume já obtido no final do terceiro ano (vide Tabela 2). Portanto, em seu primeiro ano, o cérebro do bebê cresce mais do que jamais crescerá em qualquer outro ano de sua vida.

Tabela 2. Crescimento da Capacidade Cerebral e Craniana nos Humanos (Ambos os Sexos)

Idade	Peso (gramas)	Volume (cm^3)	Capacidade Craniana (cm^3)
Nascimento	350	330	350
3 meses	526	500	600
6 meses	654	600	775
9 meses	750	675	925
1 ano	825	750	1,000
2 anos	1,010	900	1,100
3 anos	1,115	960	1,225
4 anos	1,180	1,000	1,300
6 anos	1,250	1,060	1,350
9 anos	1,307	1,100	1,400
12 anos	1,338	1,150	1,450
15 anos	1,358	1,150	1,450
18 anos	1,371	1,175	1,475
20 anos	1,378	1,200	1,500

Fonte: *Growth and Development of the Child, Part II*, White House Conference, Nova York, Century Co., 1933, p. 110.

É importante que a maior parte do crescimento cerebral seja realizada durante o primeiro ano, quando o bebê tem tanto a aprender e fazer. De fato, o primeiro ano exige muitos preparativos para uma viagem que prosseguirá por toda a vida do viajante e realizá-los deve ser algo livre de obstruções e obstáculos. Para que tais providências sejam tomadas com segurança, a bebê deve possuir um cérebro muito maior de que 375 ou 400 cm^3, mas sem dúvida não pode aguardar até que seu cérebro tenha crescido e chegado ao tamanho de 750 cm^3 para então nascer. Por conseguinte, ele deve nascer com o máximo tamanho cerebral possível e realizar o restante do crescimento de seu cérebro depois do parto. Uma vez que o feto humano precisa nascer quando seu cérebro tiver atingido o limite de tamanho congruente com sua admissão ao canal do parto e à passagem pelo mesmo para o mundo externo, essa posterior maturação ou desenvolvimento, que outros mamíferos completam antes do nascimento, no caso do mamífero humano terá que ser completada depois de seu parto. Em outras palavras, o período de gestação precisará prosseguir além desse momento.

Quando a uterogestação se estende mais de duas semanas além da data esperada para o parto, diz-se que essa gestação é pós-termo. Cerca de 12% dos partos são tardios, acontecendo duas semanas após a data devida, e cerca de 4% atrasam-se três semanas. Todas as evidências indicam que a pós-maturidade é progressivamente desfavorável para o feto, assim como para seu desenvolvimento pós-natal. O índice de mortalidade perinatal é duas vezes mais alto para bebês pós-termo do que para os nascidos a termo, e a incidência de cesariana primária feita em virtude da desproporção cabeça-pelve é duas vezes maior que nas partes a termo. Anormalidades congênitas graves incidem em aproximadamente 1/3 a mais de casos de pós-termos e geralmente se caracterizam por uma reduzida capacidade de adaptação. Todas essas evidências sublinham a importância de um parto a termo.

O bebê humano, quando nasce, é praticamente tão — se não totalmente — imaturo quanto os pequenos marsupiais que, nascidos em estado extremamente imaturo, conseguem achar um meio de ir até a bolsa da mãe, onde então prosseguem sua gestação até estarem suficientemente amadurecidos. O bebê humano permanece imaturo muito mais tempo que o pequeno canguru ou gambá; no entanto, enquanto o bebê marsupial goza da proteção da bolsa de sua mãe durante seu período de imaturidade, o bebê humano não conta com essa vantagem. Esse, todavia, faz parte de uma unidade simbiótica. A mãe, depois de ter-lhe dado abrigo e sustento dentro de útero, é sofisticadamente preparada ao longo de toda a gestação para continuar a fazê-lo depois que o bebê nasce e está fora de seu útero, com uma eficiência consideravelmente maior que a evidenciada pela mãe marsupial. A unidade biológica, o relacionamento simbiótico, mantido pela mãe e pelo concepto ao longo da gestação não cessa com o nascimento mas, ao contrário, está efetivamente destinado a tornar-se ainda mais intensamente funcional e mutuamente envolvente depois do nascimento do que na fase da gestação intra-uterina.

Se estiver correta essa interpretação de período de gestação, então decorre que, mais do que nunca, não estamos atualmente, de modo nem perto de razoável ou adequado, satisfazendo as necessidades do recém-nascido e do bebê pequeno, que são tão precariamente dependentes de seu novo meio ambiente para sobreviverem e se desenvolverem. Embora seja habitual considerar o período de gestação terminado com o nascimento, sugiro que isso é um ponto de vista tão errado quanto o que considera que a vida da pessoa começa com o parto. Este não constitui o início da vida de um indivíduo, da mesma forma que o final da gestação também não. O parto é uma série complexa e altamente importante de mudanças funcionais que servem para preparar o recém-nascido para a passagem pela ponte que une a gestação intra-uterina à gestação que prossegue fora do útero.

Em virtude do fato de o bebê humano nascer numa situação de imaturidade tão precária, é especialmente importante que a geração de pais da espécie humana compreenda por completo o que de fato significa a imaturidade de seus bebês: ou seja, dotado das experiências acarretadas por todas as modificações iniciadas com o processo do nascimento, o bebê ainda continuará com seu processo de gestação, passando, através do canal do parto, de uma situação de gestação intra-uterina para uma extero-uterina, num relacionamento de interação contínua e cada vez mais complexo com a mãe, a única pessoa no mundo perfeitamente equipada para satisfazer suas necessidades. Dentro as mais importantes necessidades do recém-nascido estão os sinais que o mesmo recebe pela pele, que é seu primeiro meio de comunicação com o mundo externo. As maciças contrações do útero contra o corpo do feto desempenham um papel importante no preparo da pele para seu funcionamento no mundo exterior. É isto que agora precisaremos analisar.

Ser Tocado do Jeito Certo. O trabalho de parto relativamente curto vivido pelos mamíferos não humanos é em geral insuficiente para ativar alguns sistemas de manutenção, como o genitourinário e o gastrintestinal e, em parte, o respiratório. Sendo assim, as mães desses filhotes devem ativar seus filhos lambendo-os. São programadas a fazê-lo por contarem com uma série de comportamentos inatos e reativos a odores, umidade, tato, temperatura, experiências do início da vida e coisas do gênero. Estas respostas reativas inatas são débeis nas mães humanas. As respostas que estão arquivadas para dirigir a seu filho recém-nascido irão depender, em grande medida, de suas próprias experiências quando bebê e criança e, em menor medida, da aprendizagem e da maturação. Se a mãe não tiver passado por essas experiências ou não tiver aprendido como se comportar como mãe é muito provável que se mostre inadequada e ponha em risco o prosseguimento da sobrevivência de seu bebê.* Por isto, a certeza básica de que o bebê estará adequadamente preparado para um funcionamento pós-natal deve ser fisiologicamente automática; essa certeza básica não deve depender de nenhum comportamento pós-natal da mãe, como o de "lamber", apesar do tanto que é necessário para o posterior desenvolvimento do filhote, em outras espécies. A ausência dessa certeza, no caso dos humanos, é compensada pelas prolongadas contrações do útero sobre o corpo do feto. Deste modo, as estimulações que ele recebe ativam ou tonificam os sistemas de manutenção que serão convocados a entrar em atuação logo após o parto. Em resumo, o que estamos sugerindo aqui é que, na espécie humana, o prolongado período de contrações uterinas durante o trabalho de parto representa, além de outras funções vitais, uma série de maciças estimulações cutâneas calculadas para ativar e assegurar o funcionamento apropriado dos sistemas de manutenção.

Quando indagamos qual é a função do processo habitual, sem complicações, do trabalho de parto e do parto em si, a resposta é: preparar o bebê para o funcionamento pós-natal. O processo de preparo leva certo tempo, pois há muitas modificações que devem ser induzidas no feto prestes a nascer, para que ele tenha condições de enfrentar com êxito o admirável mundo novo de sua existência pós--natal imediata. A ponte que o processo de nascimento constrói entre a vida pré-natal e a pós-natal constitui parte do contínuo desenvolvimento do indivíduo. O início do processo de nascimento está associado a um declínio na saturação de oxigênio na placenta e na circulação fetal, seguido do início de trabalho de parto; isso quer dizer que se iniciam as contrações uterinas numa média de uma por minuto, acompanhadas pela ruptura da "bolsa d'água". Isso e tudo o mais que essas palavras nuas e cruas implicam significa que um bebê está para vir à luz; e, deve-se acrescentar, está para vir à luz preparado para ajustar-se de modo bem-sucedido à próxima série de acontecimentos que pertencem ao contínuo desenvolvimento de sua vida. Essa série de acontecimentos não pode ser resumida pela generalizada expressão "existência pós-natal", pois esta se refere à totalidade da vida fora do útero e, evidentemente, nenhum recém-nascido estará jamais preparado para enfrentar a totalidade de sua vida pós--natal, pois somente após muitos anos, quando muito, é que poderá conseguir uma certa medida de domínio a respeito. O feto, durante seu trabalho de parto, deverá estar preparado para enfrentar o período neonatal *imediato*, vigente após as primeiras poucas horas do

---

* Para uma discussão pormenorizada desse tema vide A. Montagu, *The Reproductive Development of the Female*, Littleton, Mass., PSG Publishing Co., 1978.

nascimento; depois, nos primeiros dias, nas primeiras semanas, e, finalmente, meses, com vistas a um gradual ajustamento e acomodação às exigências da existência pós-natal em sua fase inicial. Tendo em vista essa finalidade, o neonato deve ser preparado em todos os seus sistemas de sustentação, assim como no muscular, para que estes possam funcionar.

Os sistemas de sustentação são o sistema *respiratório*, que controla a entrada de oxigênio assim como a utilização e a eliminação do dióxido de carbono; o *circulatório*, que transporta oxigênio pelos vasos sangüíneos até os capilares para suprir as células e, de volta, carrega os resíduos gasosos para os pulmões; o *digestivo*, implicado na ingestão e na transformação metabólica de alimentos sólidos e líquidos; os sistemas *eliminativos*, que lidam com resíduos do trato alimentar, do trato urinário e da pele, através das glândulas sudoríporas; o *nervoso*, que permite ao organismo dar respostas apropriadas aos estímulos que recebe por meio desse sistema; e o *endócrino*, que, além do importante papel por ele desempenhado no crescimento e no desenvolvimento, bem como no comportamento, auxilia no funcionamento de todos os sistemas acima mencionados. A resposta do centro respiratório às mudanças bioquímicas induzidas pela falta de oxigênio e pelo acúmulo de dióxido de carbono inicia todo o complexo processo da respiração. A circulação torna-se autônoma, e o forâmen oval no septo entre os dois átrios do coração, que no feto permite ao sangue passar diretamente ao átrio direito para o esquerdo, começa a se fechar, e o ducto arterial que liga a aorta ao tronco pulmonar diretamente abaixo começa a sofrer uma oclusão. O sangue é então levado pelas artérias pulmonares aos pulmões, onde é arejado, e volta ao coração pelas veias pulmonares, passando daí para o ventrículo esquerdo e pela aorta, entrando na circulação geral. Esta é uma organização muito diferente da que existia no feto. Agora implica no funcionamento dos músculos do peito e abdômen, no diafragma, no coração e também em órgãos como pulmões e toda a parte superior do trato respiratório, de modos inteiramente novos. Além disso, a regulagem da temperatura começa agora a ser responsabilidade do recém-nascido, pois a experiência do parto dá início à estimulação dos centros de regulação da temperatura.

A contração do útero sobre o corpo do feto estimula os nervos periféricos sensoriais localizados na pele. Os impulsos nervosos assim iniciados são conduzidos para o sistema nervoso central onde, nos níveis apropriados, são mediados pelo sistema nervoso vegetativo (autônomo) até chegarem nos diversos órgãos que inervam. Quando a pele não tiver sido adequadamente estimulada, os sistemas nervosos periférico e autônomo também são inadequadamente estimulados e ocorre uma deficiência de ativação nos principais sistemas de órgãos. Sabe-se por observação de há muito tempo que quando o recém-nascido não consegue respirar, um tapa vigoroso (ou dois) nas nádegas geralmente será suficiente para induzir a respiração. O significado fisiológico profundo desse fato notável parece ter escapado à atenção. Se pensarmos com base nas relações fisiológicas já indicadas, parece-me provável que, sob condições similares, ou seja, quando o bebê não respira imediatamente após o parto, a estimulação do centro respiratório e dos órgãos da respiração poderá talvez ser obtida sujeitando-se o bebê a banhos alternadamente quentes e frios. Depois de ter feito alguns levantamentos, descobri que essa é de fato uma prática consagrada. Nesses casos, pareceria razoável supor que é a estimulação cutânea que ativa o sistema nervoso autônomo e este, por sua vez, interfere nos centros respiratórios e vísceras. O efeito de uma ducha fria repentina sobre a respiração é algo bem conhecido e representativo de uma série de outros acontecimentos semelhantes.

Em poucas palavras, estimulações intermitentes da pele por um período prolongado de tempo, produzidas pelas contrações do útero sobre o corpo dc feto, parecem por conseguinte ser perfeitamente destinadas a prepará-lo para seu funcionamento pós-natal.

De que modo poderemos ter certeza de que esta é efetivamente uma das funções da prolongada estimulação cutânea? Uma das coisas que podemos fazer é pesquisar o que acontece quando a estimulação cutânea é inadequada para o feto, como no caso de crianças nascidas precipitadamente. Isto geralmente acontece com bebês prematuros e também com muitas crianças nascidas de cesariana. Nestes casos, o que deveríamos esperar encontrar, segundo nossa teoria, seriam distúrbios nas funções gastrintestinal, genitourinária e respiratória. Pesquisas conduzidas sem qualquer conhecimento de nossa teoria, ou sem a menor referencia à mesma mas diretamente relevantes a ela, apóiam-na substancialmente. Por exemplo, o Dr. C. M. Drillien estudou os registros de muitos milhares de prematuros e descobriu que, durante os primeiros anos de vida pós-natal, eles demonstraram uma incidência significativamente mais elevada de distúrbios nasofaríngeos, respiratórios e outras doenças, do que crianças nascidas normalmente. Esta diferença mostrava-se particularmente marcante no primeiro ano de vida.

Em 1939, Mary Shirley publicou os resultados de uma pesquisa com crianças prematuras que freqüentavam um berçário ou um jardim de infância, conduzidos no Centro de Estudos da Criança da Universidade de Harvard, em Boston. Shirley descobriu que as crianças prematuras mostravam uma acuidade sensorial significativamente mais elevada que as crianças nascidas a termo, mas são ligeiramente retardadas quanto ao controle lingüístico e manual e também quanto ao controle postural e locomotor. Foi descoberto um dado bastante significativo a respeito do controle dos esfíncteres anal e uretral: nas crianças prematuras, sua tendência era serem controlados mais tardiamente e com dificuldade. O lapso de tempo dedicado com atenção a alguma coisa é curto; essas crianças têm tendência a serem altamente emocionais, inquietas, ansiosas e habitualmente tímidas. Resumindo seus dados, Shirley observou que, no período pré-escolar, os prematuros apresentam um índice significativamente maior de problemas de comportamento que as crianças nascidas a termo. Esses problemas incluem hiperatividade, aquisição tardia de controle de intestino e bexiga, enurese, excessiva distratibilidade, retraimento, sucção de dedo, negativismo e hipersensibilidade a sons. Em sua interpretação dessa síndrome de prematuridade, Shirley assinalou que

"os nascimentos prematuros são geralmente cataclísmicos. Indevidamente prolongados ou precipitados, qualquer uma dessas condições sujeita o bebê a um trauma de nascimento... Sendo assim, parece possível que, através de um meio ambiente pré-natal menos favorável, ou em virtude de uma perda muito precoce do meio intra-uterino, ou devido à falta de tempo adequado para as respostas preparatórias do nascimento, ou face a lesões de parto às vezes tão superficiais que nem são detectadas, ou às vezes por uma combinação desses fatores, o prematuro pode predispor-se ao desenvolvimento de um grau mais acentuado de irritabilidade nervosa do que o bebê nascido a termo".

A "falta de tempo adequado para as respostas preparatórias do nascimento" é, nesse texto, a passagem crítica; o dado de uma aprendizagem tardia e mais difícil do controle esfincteriano anal e uretral é a observação significativa.

Os bebês nascidos de cesariana sofrem de uma série de desvantagens, desde o momento em que nascem. Sua taxa de mortalidade, para começar, é duas ou três vezes maior que a incidente sobre partos vaginais. No caso de bebês nascidos a termo, a proporção é duas vezes maior nos bebês de cesariana do que nos nascidos vaginalmente. Nos partos cesarianas escolhidos, quer dizer, em cesarianas não-emergenciais, a taxa de mortalidade é 2% mais elevada do que para bebês nascidos naturalmente. Nas cesarianas de emergência, o índice de mortalidade é 19% mais alto que nos partos normais.

A morte em decorrência de um distúrbio respiratório conhecido como doença da membrana hialina é dez vezes mais freqüente em bebês de cesariana do que nos nascidos por parto normal.

Pode-se conjecturar que as desvantagens sofridas pelos bebês de cesariana, quando comparados aos nascidos por parto normal, estão relacionadas, entre outras coisas, e em grau significativo, à precária estimulação cutânea pela qual passaram.

Os pediatras têm notado que bebês de cesariana tendem a ser caracterizados por maior letargia, reatividade diminuída e choros menos freqüentes que os bebês nascidos por parto normal.

Na esperança de esclarecer um pouco mais a história desenvolvimental do bebê nascido de cesariana, o Dr. Gilbert W. Meier, dos Institutos Nacionais de Saúde, conduziu uma série de experimentos com símios da espécie *Macaca mulatta*. Ele comparou treze filhotes nascidos de cesariana com treze outros nascidos por parto normal, durante os primeiros cinco dias de vida fora do útero. Descobriu que o segundo grupo era composto por filhotes "mais ativos, mais responsivos à situação e mais responsivos também à estimulação adicional dentro da situação". Vocalizações, respostas de evitação — os primórdios das verdadeiras respostas de aprendizagem — e contagem de atividades foram em média três vezes mais freqüentes nos bebês nascidos naturalmente que nos de cesariana.

É bastante possível que se os bebês nascidos através de cesariana tivessem recebido uma quantidade adequada de carícias durante alguns dias depois do nascimento, talvez tivéssemos chance de observar significativas mudanças em seu desenvolvimento comportamental e físico. Todas as evidências apontam nitidamente nessa direção.

Os Drs. Sydney Segal e Josephine Chu, da Universidade de British, Columbia, estudaram 26 bebês nascidos naturalmente e 36 de cesariana e descobriram que estes últimos mostraram menor capacidade vital de chorar do que os primeiros, diferença essa que persistiu durante os seis dias de sua permanência no berçário.

Várias diferenças bioquímicas foram encontradas entre bebês de parto normal e cesariana, como acidose mais intensa, menor taxa de proteínas no soro, menor teor de cálcio no soro e mais alto de potássio, em bebês de cesariana.

Uma descoberta mais significativa relaciona-se à produção de açúcar nos recém-nascidos. Normalmente, quando uma pequena quantidade de glucagon, substância supostamente secretada pelo pâncreas, é introduzida no sistema digestivo, este responde produzindo açúcar. No caso de bebês nascidos de cesariana, a quantidade de açúcar produzida em resposta a esse fator glucagônico é muito menor que nos bebês nascidos naturalmente, na ausência de *trabalho de parto*. Entretanto, quando ocorre um trabalho de parto antes da cesariana, essa diferença é anulada. A importância básica do trabalho de parto no preparo do bebê para o funcionamento pós-natal tem aí sua mais contundente confirmação.

Em contraste a isso, em seus estudos com ratos, Grota, Denenberg e Zarrow não encontraram diferenças de sobrevivência entre filhotes nascidos tanto naturalmente quanto por cesariana, até o momento de desmame; não foram constatadas diferenças também quanto ao próprio desmame, peso e atividades em campo aberto.

Tanto Shirley quanto Drillien observaram que as crianças que tinham sido bebês prematuros apresentavam problemas de alimentação mais sérios e frequüentes que crianças nascidas a termo. Tais observações, abundantemente confirmadas por outros observadores, sugerem a possibilidade de uma inadequada estimulação cutânea ter nesse caso desempenhado algum papel e, pelo menos em certos casos, ter resultado numa maior suscetibilidade a infecções e distúrbios dos sistemas respiratório, gastrintestinal e genitourinário. Outras evidências comprobatórias vêm com a síndrome da rolha de mecônio. Neste problema, é formada uma rolha de células soltas, de secreções das glândulas intestinais e de fluido amniótico, que produz obstrução intestinal e desta resulta um acentuado atraso no processo de esvaziar o estômago e de permitir a passagem de alimento pelos intestinos. Dá-se nesses casos um aparente fracasso de funcionamento pancreático, pois este órgão deixa de secretar a enzima tripsina capaz de dividir as moléculas de proteína, e disto decorre um insuficiente movimento peristáltico a nível dos intestinos. Tanto a dissolução quanto a eliminação do mecônio ficam por conseguinte impedidas. A totalidade dessa síndrome indica insistentemente a deficiência de atuação por partes das substâncias necessárias no trato gastrintestinal.

O Dr. William J. Pieper e colaboradores pesquisaram os históricos de casos dos arquivos de uma clínica estadual de orientação infantil e, deste modo, puderam comparar 188 pares de crianças, nascidas naturalmente ou por cesariana; os grupos estavam homogêneos quanto à idade, ao sexo, ao grupo étnico, à posição na ordem de nascimento e ao nível ocupacional do pai. As comparações abrangeram 76 variáveis. Para a maioria destas, os dois grupos de crianças foram indistinguíveis em suas semelhanças, mas num pequeno número de variáveis mostraram-se significativamente diferentes. Todos os meninos que tinham nascido por cesariana apresentavam, aos oito anos de idade ou mais, uma maior tendência a manifestar defeitos da fala, a exibir um defeito de fala na época do exame diagnóstico e a ter uma mãe que, diante do relacionamento mãe-filho, foi classificada como comportamentalmente inconsistente. As outras seis diferenças foram as seguintes: em meninos de nascimento natural foram constatadas mais queixas somáticas inespecíficas; os meninos de cesariana mostraram-se mais inclinados a serem classificados pelo psicólogo como portadores de evidências de problemas orgânicos; os nascidos de cesariana, com menos de oito anos, tinham mais facilidade para apresentar os sintomas de fobia à escola, além de várias outras dificuldades de personalidade; e as crianças de cesariana com mais de oito anos mostraram-se mais propensas a manifestar os sintomas de inquietação e birra.

Está claro que as diferenças encontradas por Pieper e colaboradores entre as crianças de parto natural e as de cesariana foram predominantemente de ordem emocional; as últimas apresentaram-se até certo ponto mais significativamente perturbadas a nível emocional que as primeiras. Seria difícil atribuir tais diferenças à ausência ou à inadequação de um único fator dentro do desenvolvimento para as crianças de cesariana, mas, como ainda teremos ocasião de ver, é bastante provável que uma estimulação cutânea inadequada durante o período perinatal — quer dizer, o período imediatamente anterior e posterior ao parto — pode ter sido um dos fatores implicados no quadro geral.

O Dr. M. Straker encontrou uma freqüência significativamente mais elevada de perturbações emocionais e de ansiedade em crianças nascidas de cesariana do que nas de parto natural. Liberson e Frazier descobriram que os padrões eletroencefalográficos de recém-nascidos por cesariana mostram evidências de maior estabilidade fisiológica do que os de parto normal. Todavia, este dado é difícil de ser avaliado como evidência de maior ou menor estabilidade fisiológica geral. Referimo-lo aqui simplesmente para deixar claro que nem todas as evidências apontam sempre todas para a mesma direção. Inclusive, dificilmente poder-se-ia esperá-lo.

A suposição de que uma estimulação cutânea pós-parto possa, até certo ponto, compensar a falta de estimulação da pele, durante o processo de parto, recebe o apoio do Dr. Donald H. Barron, que estudou gêmeos nascidos sem trabalho de parto, por intervenção cesariana. Se um dos recém-nascidos for deixado molhado num quarto aquecido, enquanto o outro é completamente trocado e enxugado com uma toalha, ficando bem limpo, o que recebeu esse tratamento acorda antes do outro. Esta diferença de resposta, acentua Barron, indica o maior valor de sobrevivência da estimulação cutânea. Ele diz que "tem a impressão de que o ato de secar, lamber e arrumar ("catar") são importantes para elevar o nível geral de excitabilidade nervosa na criança e, desta maneira, acelera a aquisição de sua capacidade de ficar de joelhos, de orientar-se, de ficar em pé".

Uma vez que a cabeça do feto humano a termo, dentro do útero, é maior do que em qualquer outro período anterior de sua vida, e uma vez que, de ponta-cabeça, está alojada na parte mais estreita do útero, as estimulações recebidas no rosto, nariz, lábios e restante da cabeça, através das contrações uterinas, são de efeitos consideráveis. Esta estimulação facial corresponde às lambidas aplicadas ao focinho e à região oral pelas mães de outros animais recém-nascidos e, presumivelmente, produz basicamente o mesmo efeito, a saber, o início da descarga sensorial para o sistema nervoso central e o aumento da excitabilidade do centro respiratório. Como demonstrou Barron, há um aumento no conteúdo de oxigênio do sangue associado às lambidas e conduta de arrumar (catar), no caso de filhotes recém-nascidos de bodes: "O aumento da excitabilidade do centro respiratório intensifica, por sua vez, a profundidade do esforço respiratório, aumenta o teor de oxigenação do sangue e, desta maneira, possibilita ainda mais movimentos musculares e maior força".

No tocante à mais alta oxigenação do sangue, essas observações foram confirmadas em humanos recém-nascidos de parto normal, quando comparados aos de cesariana e aos prematuros. McCance e Otley demonstraram que quando o rato recém-nascido é afastado de sua mãe imediatamente após o parto, seus rins permanecem relativamente inativos durante as primeiras vinte e quatro horas de vida. Esses autores sugerem que normalmente as atenções da mãe provocam um aumento na excreção de uréia, devido a alguma mudança que se reflete no fluxo de sangue para os rins.

A pele e o trato gastrintestinal encontram-se não só nos lábios e boca, mas também na região anal. Decorre disso não ser em absoluto surpreendente que, à luz do que já sabemos, não só a função gastrintestinal seja ativada pela estimulação dessa região, mas que também a função respiratória seja, muitas vezes, ativada pela mesma estimulação. Esse método de induzir respiração no recém-nascido geralmente dá certo quando os demais fracassam.

Há muitos anos os relatos clínicos vêm sugerindo a existência da freqüente interação entre a pele e o trato gastrintestinal. Distúrbios e doenças que simultaneamente afetam tanto o trato gastrintestinal quanto o tegumento vêm sendo constatados em inúmeros casos.

O fato de o útero ser estimulado a contrair-se quando o recém-nascido é colocado em contato com o corpo da mãe é uma evidência dos benefícios recíprocos dos contatos cutâneos materno-filiais. Há séculos essa medida tem feito parte da sabedoria popular de muitos povos. Sabe-se que na Alemanha é costume não permitir que a criança, durante as primeiras vinte e quatro horas após seu nascimento, fique deitada ao lado da mãe, "senão o útero não consegue encontrar sossego e fica raspando o corpo da mãe por dentro, como se fosse um grande camundongo" (Brunswick). A sabedoria popular, embora reconheça o fato, não conseguiu chegar à conclusão correta implicada no mesmo, quer dizer, deixou de apreciar que as contrações uterinas são benéficas para a mãe.

As evidências organizadas ao longo das últimas páginas, conquanto esparsas, testemunham fortemente, não obstante, em favor da hipótese de que uma função importante do prolongado trabalho de parto e das contrações do útero em particular, no caso da fêmea humana, é servir basicamente ao mesmo propósito que as condutas de lamber e arrumar o filhote, presentes em outros animais. Tal propósito consiste em incentivar o desenvolvimento do bebê até um nível ótimo de funcionamento pós-natal em seus sistemas de sustentação. Vimos que em todos os animais a estimulação cutânea do corpo do bebê é, na maioria dos casos, uma condição indispensavelmente necessária à sobrevivência do filhote. Sugerimos que, numa espécie como a do *Homo sapiens*, na qual a gestação só está meio completa no momento do parto, e para a qual o comportamento materno depende mais de aprendizagem que de instinto, a vantagem seletiva estaria em iniciar um reflexo de contrações uterinas a serem então mantidas, que, para o feto, funcionariam como estimulação automática, fisiologicamente maciça de sua pele e, por intermédio desta, de seus sistemas de órgãos. Como já vimos, as evidências tendem a apoiar esta hipótese, a de que as contrações uterinas do trabalho de parto representam o início das carícias dispensadas acertadamente ao bebê, carícias estas que deverão continuar de modos muito especiais no período que se segue imediatamente ao parto e por um período considerável de tempo daí em diante. Mas isto será discutido no próximo capítulo.

3 AMAMENTAÇÃO

*"Elevarei meus olhos até às colinas
de onde procede o que me auxilia."*

Salmo 121.1

Independente de aceitarmos ou não a visão psicanalítica de que a vida dentro do útero é, normalmente, uma experiência de supremo prazer, um estado abençoado rudemente interrompido pela provação do parto, não podem restar muitas dúvidas de que o processo do nascimento é perturbador para o ser que está vindo à luz. Depois de passar sua vida pré-natal num meio aquático que lhe fornece apoio e proteção, onde a segunda lei da termodinâmica é perfeitamente satisfeita pela constância da temperatura e da pressão, quer dizer, imerso no líquido contido pelo saco amniótico, o feto leva uma existência supostamente semelhante ao nirvana. Esta existência cheia de graça é abruptamente concluída devido, em grande parte, a um declínio nos níveis do hormônio progesterona, mantenedor da gestação, presente na circulação sangüínea da mãe; disto resulta uma turbulenta série de modificações que o feto começa a experimentar como trabalho de preparo para seu nascimento. As contrações do útero durante o trabalho de parto agem como forças de compressão sobre o corpo do bebê, de modo que este é pressionado contra o canal de nascimento, onde repetidas investidas de sua cabeça contra a pelve materna produzem o inchaço de proteção abaixo de seu couro cabeludo, conhecido como *caput succedaneum*. É duvidoso que o feto realmente aprecie que essa agressão aparentemente gratuita à sua pessoa seja inteiramente programada para seu benefício. É providencial que o oxigênio que lhe está disponível neste momento esteja sofrendo um decréscimo gradual, pois assim a consciência, a percepção da dor, na medida em que ele for capaz disso, encontra-se provavelmente reduzida. Pode muito bem ser esta a significação da anóxia ou hipóxia, como se chama esse estado de oxigenaçãõ reduzida. O útero em contração completa sua funções de parturição com a expulsão do feto de dentro do útero. Em virtude de seu nascimento, o feto passa a participar de uma zona de experiências e adaptações inteiramente novas, pois saiu de uma solitária existência aquática para penetrar no meio ambiente atmosférico e social.

No momento em que o bebê nasce, o ar atmosférico entra rapidamente dentro dos seus pulmões, inflando-os e levando-os a pressionar o coração que se encontra compelido então a girar aos poucos. Há, por assim dizer, uma competição por espaço entre coração e pulmões. O *ductus arteriosus* entre o arco da aorta e a superfície superior do tronco pulmonar que, no feto, havia permitido deixar de lado a circulação sistêmica que implicaria nos pulmões, começa a contrair-se e a fechar. As cúpulas do diafragma começam a erguer-se excentricamente, e a baixar; as paredes toráxicas começam a se expandir, e tudo isto dificilmente poderia ser descrito como contribuições a uma agradável experiência para o recém-nascido. Compelido a entrar no mundo pelo que parece ser, nas palavras de Laurence Sterne, "gritos de desaprovação pela viagem que foi obrigado a empreender", o que o recém-nascido está buscando, e com todo direito de esperar receber, é uma continuação da vida agradável que levava dentro do útero; em outras palavras, um útero tal como era antes de ter sido tão intempestivamente interrompido pelo processo do parto. E, ao contrário, o que recebe em nossas sociedades ocidentais altamente sofisticadas é um retorno realmente áspero.

Assim que nasce, o cordão é geralmente cortado ou amarrado, e até há bem pouco tempo a criança era erguida para a mãe ver e então levada por uma enfermeira para o berçário; ali, a única coisa que não é feita com a criança é amamentarem-na. Ela é pesada, medida, são registrados seus traços físicos e outros, colocam-lhe um número em torno do pulso e depois a colocam num berço para onde vai se lamentar com o coração apertado.

As duas pessoas que precisam uma da outra nesse momento, mais do que em qualquer outro período de suas vidas, são separadas, impedidas de darem continuidade ao desenvolvimento daquele relacionamento simbiótico que é de tão crítica importância para o futuro desenvolvimento de ambas.

Durante toda a gestação a mãe veio sendo sofisticadamente preparada em todos os sentidos possíveis para o prosseguimento da união simbiótica entre ela e sua criança, para ministrar-lhe o necessário à satisfação de suas necessidades dependentes e do modo como só ela tem as melhores condições para fazer. Não é só que o bebê precise dela e sim que os dois precisam um do outro. A mãe necessita de seu bebê tanto quanto este tem necessidade de sua mãe. A unidade biológica, o relacionamento simbiótico mantido pela mãe e pelo concepto durante toda a gestação não cessa com o nascimento, mas se torna — e de fato está programado pela natureza para tornar-se — ainda mais intenso e interoperacional do que durante a gestação intra-uterina. Como o disseram Kulka, Fry e Goldstein:

> "As necessidades de contato são provavelmente satisfeitas por completo durante a vida intra-uterina, e uma transição gradual para o período pós-natal passa a ser compulsória para que o desenvolvimento se complete saudavelmente. Um elevado montante das primeiras satisfações cinestésicas deve ser suprido ao bebê pelo ambiente — aconchegá-lo nos braços, embalá-lo, mantê-lo aquecido etc."

Depois de ter dado à luz seu filho, o interesse e o envolvimento da mãe pelo bem-estar da criança crescem, aprofundam-se, ficam mais fortes. Todo seu organismo está preparado para satisfazer as necessidades do filho, para acariciá-lo e comunicar-se amorosamente com ele, no seio. O seio não lhe fornecerá apenas o insuperável colostro, líquido amarelo-esverdeado que o provê com benefícios imunológicos e fisiológicos variados, de elevada importância, como a criança ainda proverá a mãe com benefícios vitais, como a sucção que realizar. Os benefícios psicofisiológicos que mãe e criança, a dupla de amamentação, conferem reciprocamente um ao outro, no prosseguimento de um relacionamento simbiótico, são de importância vital para seu futuro desenvolvimento. Este é um fato que só muito lentamente está começando a ser aceito em nossa sociedade ocidental altamente sofisticada, tecnologizada, desumanizada, cubisticamente dilapidada, mundo em que a amamentação no seio vem sendo por muitos considerada como algo abaixo da dignidade humana. Como me respondeu indignada uma jovem mulher, do alto de sua dispendiosa educação, depois de eu ter-lhe perguntado, em algum momento da década de 50, se ela iria amamentar seu filho: "Por quê? Somente os animais fazem isso. Nenhuma de minhas amigas amamenta". Era uma época em que 96% das novas mães estavam alimentando seus bebês pela mamadeira, e nesse mundo os pediatras asseguravam às mães que dar mamadeira era exatamente tão bom quanto dar o peito e, em muitos casos, até melhor. Na realidade, como comentou James Croxton, "os humanos são os únicos mamíferos que criam seus filhos como se estes não fossem mamíferos".

Era, e até certo ponto ainda é, um mundo em que o lugar para se amamentar era no recesso do lar. Ainda é considerado indecente amamentar em público. Em maio de 1975, a Associated Press relatou um incidente em Miami, na Flórida, envolvendo três jovens mães que foram obrigadas por um policial a saírem de um parque público. Foi-lhes dito que não poderiam mais usar o parque para piqueniques porque, como o prefeito posteriormete elucidou, essa conduta violava a manutenção da decência na cidade, e o espetáculo de mulheres amamentando seus filhos era impróprio, "especialmente num parque em que há crianças brincando". Casualmente, uma das mães pertencia à Liga La Leche, na Flórida (organização internacional que tem tido um papel de destaque no incentivo à readoção do aleitamento natural). Quando ela e a presidente da Liga apareceram num conhecido programa de televisão, em julho de 1975, foram recebidas com uma surpreendente hostilidade por parte de algumas mulheres da platéia, que achavam que amamentar era algo que se deveria fazer somente em casa.

Vivemos na época do desfecho lógico da Idade da Máquina, em que as coisas são cada vez mais produzidas pela máquina e em que os seres humanos, que passaram a ser tão mecânicos quanto pudemos torná-los, não acham muito errado lidar com os seus semelhantes de maneira igualmente mecânica; nesta época, considera-se sinal de progresso que o que antes era feito pelos seres humanos, agora lhes é tirado das mãos e dado às máquinas. Foi recebido como sinal de progresso que uma fórmula de leite artificial para mamadeira pudesse substituir o conteúdo do seio humano e o prazer do bebê com a experiência do aleitamento, principalmente nessa época em que tantas mulheres se viram desgraçadamente forçadas a assumir valores do mundo masculino.

No amplamente lido manual oficial intitulado *Infant Care*, editado pelo Children's Bureau do Departamento de Saúde, Educação e Bem-Estar dos EUA, um trabalho principalmente editado por mulheres, a edição de 1963 faz referência a uma atitude negativa aparentemente não incomum diante da experiência tátil da amamentação natural: "pode-se sentir", disseram as editoras, "uma certa resistência à idéia de tal intimidade com um bebê que, inicialmente, parece ser estranho. Para algumas mães parecia ser melhor manter a criança à distância de um braço, por assim dizer, por meio de planos alimentares que não aproximam tanto a mãe e o filho".

Essas frases refletem uma incapacidade generalizada de compreender o significado e a importância da intimidade que deveria existir desde o momento do nascimento entre mãe e bebê.

Ao longo do trabalho de parto, tanto a mãe quanto a criança passam por uma seqüência até certo ponto exigente. Depois do parto, os dois precisam evidentemente do conforto e da tranqüilidade da presença do outro. Para a mãe, tranqüilizar-se é ver seu bebê, ouvir seu primeiro choro, senti-lo próximo a seu corpo. Para o bebê, consiste no contato com o corpo da mãe e com o calor que dele emana, no apoio dos braços que o aninham, nas carícias, na estimulação cutânea por ele recebida, em sugar seu seio, as boas-vindas "ao seio da família". Estas são palavras, mas referem-se a condições psicofisiológicas muito reais.

Os benefícios vividos pela mãe que adota a amamentação imediatamente são inúmeros; depois do trabalho do parto, com seu desgaste e dor física, o benefício da gratificação emocional, da sensação de força, de poder, de serena integração, de realização decorrentes de manipular o bebê e de levá-lo ao seio certamente não é pequeno.

Poucos minutos após o bebê nascer, deverá estar completando-se o terceiro estágio do trabalho de parto; isto é, a placenta deverá despregar-se e ser expelida. O sangramento decorrente dos vasos rompidos dentro do útero deverá começar a ser detido, e o útero deverá começar seu retorno ao tamanho normal. Quando o bebê é levado para mamar no seio da mãe imediatamente após o nascimento, ainda antes que o cordão seja amarrado, se este for de tamanho suficiente, seus movimentos de sucção servirão para acelerar todas as três etapas do processo. Ao sugar o seio materno o bebê desencadeia alterações importantes em sua mãe; sua sucção aumenta a secreção de oxitocina na glândula pituitária, produzindo contrações maciças do útero, com as seguintes conseqüências: (1) as fibras musculares uterinas contraem-se sobre os vasos uterinos; (2) os vasos uterinos sofrem uma constrição simultânea; (3) o útero começa a sofrer uma redução de tamanho; (4) a placenta começa a soltar-se da parede uterina; (5) a mesma é expulsa pelo útero constrito. Além disso, as funções secretoras do seio são grandemente magnificadas pela indução da secreção de prolactina pela glândula pituitária. Fisiologicamente, amamentar seu bebê ao seio produz, na mãe, uma intensificação de sua "maternidade", de seu prazer de cuidar do filho. Psicologicamente, essa intensificação serve para consolidar o vínculo simbiótico entre ela e sua criança. Para essa vinculação entre mãe e filho, são importantes os primeiros minutos após o parto. Começa aí o período em que mãe e bebê estão literalmente entrando em contato um com o outro. Entre outras coisas, para o recém-nascido o seio é um substituto do cordão umbilical e da placenta e funciona fazendo as vezes destas estruturas.

Que melhor tranqüilização pode haver para o recém-nascido que o apoio de sua mãe e a satisfação de mamar em seu seio, que melhor promessa poderá existir de coisas melhores ainda por vir? A estimulação cutânea recebida pelo bebê através das carícias da mãe, do contato com seu corpo, o calor que vem deste, e especialmente as estimulações periorais, quer dizer, as estimulações que durante a sucção incidem sobre a face, lábios, nariz, língua, boca, são importantes para melhorar as funções respiratórias e, por intermédio destas, a oxigenação do sangue. O recém-nascido nasce equipado, para assisti-lo em seu aleitamento, com uma papila média sobre seu lábio superior, que lhe dá mais condição de firmar a sucção em torno do seio. Ao mesmo tempo, o bebê está ingerindo o inestimável colostro, a melhor de todas as substâncias que poderia receber. O colostro dura em torno de dez dias e, entre outras coisas, age como laxante; é a única substância que pode efetivamente limpar todos os resíduos de mecônio presentes no trato gastrintestinal do bebê. O colostro constitui o mais poderoso seguro contra o aparecimento da diarréia no bebê. Os bebês que sugam o colostro não têm diarréia. O fato é, realmente, que o único tratamento que se conhece ser bemsucedido para casos de diarréia em bebês é a amamentação natural. O colostro é mais rico do que o leite propriamente dito, em termos de seu conteúdo de lactoglobulina, que conta com os fatores que imunizam o bebê contra diversas doenças.

É interessante observar aqui que o colostro de mães de bebês prematuros é cerca de três vezes mais forte que o de mães de bebês nascidos a termo, dado este que sugere que os prematuros deverão ser alimentados com o colostro materno, independente de serem ou não capazes de sugar.

Anos atrás, o Dr. Theobald Smith, de Nova York, demonstrou que o colostro dava aos bezerrinhos imunidade contra o bacilo da septicemia alojado no cólon. Em 1934, o Dr. J. A. Toomey provou que fatores imunizantes semelhantes contra esse bacilo estavam presentes no colostro humano, assim como fatores imunizantes contra outras bactérias que infestam o trato gastrintestinal. O colostro encoraja o crescimento de bactérias desejáveis e desencoraja o das indesejáveis, no trato gastrintestinal do recém-nascido. Desde então, tem-se demonstrado que o colostro contém um número imensamente grande de substâncias benéficas ao bebê.

Em muitos sentidos o bezerrinho recém-nascido é mais maduro do que o recém-nascido humano. Como o animal, o bebê humano tem uma capacidade imunológica subdesenvolvida quando de seu nascimento; isto é, ele não tem anticorpos e só pouca capacidade de produzir suas próprias defesas contra invasores de fora. O colostro, rico em anticorpos, providenciado pelo seio materno, dotado de quinze a vinte vezes mais gamaglobulina do que o soro materno, fornece ao recém-nascido tais anticorpos e dota-o de uma imunidade passiva que durará seis meses, período durante o qual o mesmo estará formando seu próprio arsenal de anticorpos.

Por conseguinte, a amamentação natural oferece para o recém-nascido numerosos benefícios correlacionados, de natureza imunológica, neurológica, psicológica e orgânica. Após quatro ou mais milhões de anos de evolução do ser humano, e em conseqüência de setenta e cinco milhões de anos de evolução dos mamíferos, a amamentação natural tem se mantido o meio mais bem-sucedido de satisfação das necessidades do neonato humano, dependente e tão precário quando nasce. A amamentação é a modalidade essencial do provimento alimentar.

Embora neste livro eu esteja principalmente voltado para a estimulação da pele como fator importante no desenvolvimento do indivíduo, e não com as propriedades imunológicas e nutritivas das substâncias ingeridas durante a amamentação, é de importância fundamental para nós que entendamos que o colostro — com duração pós--natal aproximada de dez dias; o leite transitório — de mais ou menos oito dias de duração; e o leite permanente — que aparece em torno do décimo-oitavo dia — são todas substâncias destinadas a ir satisfazendo gradualmente as necessidades metabólicas emergentes do bebê, em seu processo de ajustamento às novas capacidades que vão surgindo dentro dele para enfrentar o impacto das várias substâncias que ingere. Os sistemas enzimáticos do bebê levam alguns dias para chegarem a um ponto tal de desenvolvimento que sejam capazes de lidar com tais substâncias, principalmente proteínas. O colostro, o leite transitório e o permanente, por aparecerem gradualmente, estão perfeitamente cronometrados e ajustados ao desenvolvimento fisiológico do sistema gastrintestinal do bebê.

Os fatos indicam, realmente, que a amamentação constitui uma exigência fundamental para o recém-nascido humano. Não é que este não consiga sobreviver na ausência da amamentação, mas sim que não se desenvolverá de maneira tão saudável quanto o bebê alimentado no seio e, finalmente, este último, no mínimo, terá um ponto de apoio para começar muito melhor com a finalidade de consolidar um desenvolvimento saudável, do que o terá o bebê não amamentado. O *desenvolvimento* do colostro e do leite transitório ocorrerá na ausência de um bebê para sugá-lo, mas *fornecer* tais substâncias a ele dependerá de sua sucção. O elo entre *fazer* leite e *dar* leite é denominado *reflexo de descida*. Quando o bebê começa a sugar o seio, a estimulação cutânea recebida pela mãe inicia impulsos nervosos que viajarão pelos circuitos nervosos até a glândula pituitária que, então, libera o hormônio oxitocina na corrente sangüínea. A oxitocina, quando alcança as estruturas glandulares do seio, estimula as células mioepiteliais que circundam os alvéolos e os dutos lácteos, o que resulta na expansão dos dutos. Por sua vez, isto resulta num fluxo maior de leite pelos *sinus* localizados atrás do bico e, entre trinta e noventa segundos depois que o bebê tiver começado a sugar, o reflexo de descida está completo, e o fluxo das ricas substâncias do seio materno para o bebê se manterá enquanto a mãe amamentar.

Penso realmente que mãe nenhuma que ame de verdade seu bebê e tenha consciência das diferenças entre seu próprio leite e o da vaca prefira dar mamadeira a seu filho. As diferenças entre os dois tipos de leite ocupariam volumes e volumes para serem descritas; é suficiente dizer que são diferenças consideráveis em termos de quantidades e proporções de gorduras, proteínas, açúcares, gamaglobulinas, lisosima, taurina (importante no desenvolvimento cerebral), lactofenina e muitos outros elementos constitutivos essenciais, todos perfeitamente certos e indispensáveis para o crescimento e para o desenvolvimento saudável do bebê, ao passo que o leite de vaca é muito inconveniente para ele.

Toda vez que for possível, o bebê deverá ser levado para os braços da mãe imediatamente após nascer e, na maioria dos casos, isto *é* possível. Os que separam o bebê da mãe e recorrem a procedimentos tais como cortar e amarrar o cordão imediatamente após o nascimento, ou que seguram o bebê numa bacia com água, declaram-se, com tais medidas, insuficientemente informados e conscientizados das necessidades do recém-nascido e podem, por isso, causar-lhe danos consideráveis. Os bebês precisam respirar depois do parto, e respirar profundamente. O melhor meio de iniciar e de estimular a respiração profunda no bebê é colocando-o para mamar no seio da mãe e deixando-a acariciar e aconchegar seu filho. Isto desencadeará importantes mecanismos reflexos e esses, quando em ação, ajudam a consolidar a inspiração profunda que, de outra maneira, poderia ficar superficial; muitas são as pessoas que suportam esse problema pela vida toda, sem tomarem consciência do mesmo enquanto não padecerem de algum sério problema respiratório. Na ausência de tal estimulação, o bebê poderá se ver forçado a contar com sua respiração interna. Esta respiração fetal utiliza o oxigênio transportado pelas células vermelhas do sangue até o fígado do bebê, órgão formador de sangue antes do nascimento, e que recebe sangue oxigenado da placenta. O diafragma que se curva sobre o fígado exerce uma sucção ascendente sobre o suprimento de sangue. Isto auxilia o fluxo de sangue na direção dos pulmões e do cérebro do bebê. Os movimentos do bebê na região de seu torso e as familiares contorções que mostra antes e depois de nascer magnificam as funções do diafragma.

Às vezes persiste a respiração fetal do bebê e, no caso de continuar, pode resultar daí um estado de inanição. As duas fontes disponíveis de oxigênio para o recém-nascido são o ar de fora e seus próprios tecidos; mas, uma vez que esta última fonte é precária e diminui rapidamente, ele não pode mais apoiar-se nela e deve começar a inspirar profundamente o ar oxigenado. E não somente isto, como o assinalou Margaret Ribble:

"O calibre dos vasos sangüíneos em desenvolvimento pode não se tornar suficiente para a irrigação das células nervosas; a capa de mielina que protege e nutre as fibras nervosas pode não se completar; o próprio metabolismo cerebral poderá consolidar-se numa base precária. Estas desvantagens podem fazer a pessoa ser biologicamente despreparada para enfrentar os estresses e as tensões da vida subseqüente. A importância da mãe e suas providências para ajudar a criança a respirar, neste momento, dificilmente poderá ser expressa em toda a sua magnitude".

De fato, nada poderia ser melhor programado para iniciar-se uma respiração eficiente do que a sucção no seio materno. Com base no que sabemos sobre a neurofisiologia da sucção, as evidências sugerem que, quando os bebês nascem com alguma disfunção respiratória, seu incômodo será aliviado se for colocado para mamar no seio de sua mãe, o que terá o efeito de estimular seu sistema respiratório. Anderson comprovou este fato em carneiros, e duas enfermeiras-parteiras, Kathy Higgins e Linda Van Art, confirmaram-no em bebês deprimidos. No casos de bebês deprimidos, a sucção é facilitada dobrando-se seus joelhos contra o abdômen e colocando-se a ponta do dedo do adulto na palma de sua mão, para que a agarre. O bebê começa a mamar e imediatamente "fica rosado".

Blurton Jones demonstrou convincentemente que mãe e criança estão programadas para viverem uma relação de máximo contato no início do desenvolvimento do bebê. As evidências citadas por este estudioso incluem as pesquisas do Ben Shaul sobre a composição do leite, em relação aos esquemas de alimentação existentes nas diversas espécies. Em coelhos e lebres, por exemplo, a alimentação é fornecida a cada vinte e quatro horas por uma quantidade de leite muito rica em proteína e gorduras. O musarando, arborícola, *Tupaia belangeri*, que se alimenta a cada quarenta e oito horas, tem um leite ainda mais rico em proteínas e gorduras. Os macacos e os seres humanos, pelo contrário, com seu contínuo acasso ao seio, têm um leite com muito baixo teor de proteína e gordura. A regra é que as nutrizes que oferecem leite a largos intervalos de tempo têm alto conteúdo de proteína e gordura ao passo que as nutrizes quase constantes, que dão leite quando o mesmo é solicitado, apresentam baixo teor de proteína e gordura em seu leite. Isto indica que a mãe humana, como a mãe símia, está destinada a levar seu bebê consigo para onde for.

Os bebês símios e humanos, que são transportados e alimentados quando desejam, raramente ou nunca vomitam ou arrotam. Quando, porém, são criados só pelas mães e alimentados de acordo com um horário de duas horas de intervalo, freqüentemente vomitam e arrotam. Assim, as evidências sugerem que as mamadas constantes têm mais do que apenas um propósito nutricional, e sua finalidade é trazer mãe e criança em contato físico tão contínuo quanto possível.

Albrecht Peiper comentou que, nos povos civilizados, o bebê de peito se torna um bebê de berço que, se ainda é amamentado, só volta ao colo da mãe nos momentos de seu aleitamento. Esse estudioso também assinala que, entre mães analfabetas, as crianças são carregadas o tempo todo grudadas a seu corpo, como o fazem as mães símias. "Para o bebê humano", ele diz, "é um passo antinatural ter que passar a vida no berço. Ele não está de modo algum ajustado a isto e seu desejo, ao contrário, é ser carregado por todo canto, o que se torna claro repetidamente. Acalmar bebês usando chupeta ou embalando-o lembra aqueles tempos em que a mãe e a criança estavam fisicamente ligadas mais de perto".

É do seio que flui "o leite da bondade humana".

Enquanto a amamentação for mantida, engravidar é algo que normalmente não ocorre, pelo menos durante as primeiras dez semanas após o nascimento da criança e, em geral, por muito mais tempo, dependendo da intensidade do aleitamento: quanto maior a freqüência, mais tempo duram os efeitos contraceptivos. Isto é em grande parte devido ao efeito anovulatório da prolactina que é secretada pela glândula pituitária em decorrência da sucção. Deste modo, durante o período de amamentação, estará ativa uma espécie de controle natural da natalidade. São enormes as vantagens da amamentação natural para o bebê. Numa pesquisa piloto com 173 crianças acompanhadas do nascimento até a idade de dez anos, cuja amostra incluía tanto crianças amamentadas quanto não, verificou-se que as crianças que não tinham sido amamentadas apresentavam quatro vezes mais infecções respiratórias, vinte vezes mais diarréia, vinte e duas vezes mais infecções variadas, oito vezes mais eczemas, vinte e uma vezes mais asma e vinte e sete vezes mais febre de feno.

Os Drs. C. Hoefer e M. C. Hardy encontraram, semelhantemente, numa pesquisa com 383 crianças de Chicago, o seguinte resultado: crianças amamentadas são física e mentalmente superiores às alimentadas com mamadeira; as alimentadas artificialmente entre 4 e 9 meses mostram-se, quanto a esses parâmetros, mais adiantadas que as amamentadas por três meses ou menos. As crianças de mamadeira tiveram resultados piores em todos os traços físicos medidos. Do ponto de vista nutricional foram as piores e as mais suscetíveis a doenças infantis, assim como as mais lentas para aprender a andar e a falar.

Os Drs. S. Goldberg e M. Lewis verificaram que as meninas tendem a ser mais amamentadas que meninos, e por períodos de tempo mais longos. As mães tocam e seguram no colo mais as filhas que os filhos. Nas crianças com um ano de idade constataram a presença de mais comportamentos de ligação entre meninas e mães do que entre estas e meninos. Os autores pensam que as diferenças encontradas são provavelmente devidas a diferenças de quantidade e qualidade na interação tátil havida com meninas, em contraste com a havida com meninos.

Não temos dados sobre o desmame precoce dentro da espécie humana, mas temos alguns a este respeito com ratos. O Dr. Jiri Krecek, do Instituto de Fisiologia de Praga, durante um simpósio internacional em Liblice, Checosłováquia, cujo tema era "O Desenvolvimento Pós-Natal do Fenótipo", afirma a tese de o período de desmame ser crítico para os mamíferos, principalmente porque, nesse período, estão sendo reorganizados diversos processos fisiológicos básicos, em especial aqueles envolvidos no equilíbrio de sal, nutrição geral e ingestão de gorduras. Tendo definido o desmame como afastamento do seio com 16 dias de vida, outros pesquisadores relataram que ratos desmamados nesse momento mostraram reflexos condicionados menos rapidamente do que os desmamados aos 30 dias; observaram ainda que os animais adultos desse grupo exibiram deficiências no ácido ribonucléico, constituinte básico de todas as células. Foi verificado também que o principal esteróide regulador eletrolítico era negativamente afetado pelo desmame precoce e que até mesmo hormônios masculinos, os andrógenos, sofriam uma influência prejudicial. No mesmo simpósio, o Dr. S. Kazda descreveu uma pesquisa piloto com adultos humanos na qual estava indicado que a reprodução e certos tipos de patologia podem ser afetados por um desmame precoce.

As vantagens da amamentação natural durante o primeiro ano de vida para o subseqüente desenvolvimento até a idade adulta foram demonstradas por diversas pesquisas. As evidências indicam que o bebê deve ser amamentado pelo menos durante doze meses, e que a amamentação só deve ser cessada quando o bebê estiver pronto para isso, gradualmente, com o acréscimo paulatino de alimentos sólidos que podem começar a ser introduzidos aos seis meses, com a finalidade de *substituírem* o seio. A mãe, em geral, sente quando o bebê está pronto para o desmame.

Em muitas culturas indígenas, assim chamadas primitivas, a amamentação é mantida durante mais ou menos quatro anos e às vezes até mais tempo, mesmo que a amamentação, depois de alguns meses, seja suplementada por outros alimentos. É interessante observar que, antigamente, em algumas partes da Europa pelo menos, a amamentação era sustentada por alguns anos. H. E. Bates, romancista inglês, escreve em sua autobiografia, *The Vanished World*, a respeito de sua Northamptonshire natal, como as mulheres iam para o campo no outono, para colher o feno, e então diz: "Ouvi meu avô dizer a respeito delas, que não era incomum ver de repente uma desabotoar a blusa no meio do campo, tirar para fora um seio cheio de leite e amamentar uma criança grande o suficiente para alcançá-lo em pé".

Na América de hoje em dia, a amamentação prolongada já não é tão incomum quanto há pouco tempo. Deveremos sempre ter em mente que não são apenas as vantagens nutritivas e imunológicas — apesar de sua importância — que estão envolvidas na amamentação, e sim, muito mais, as experiências interacionais humanizadoras vividas pela dupla de amamentação, assim como a satisfação de suas necessidades emocionais e psicológicas. Como sugeriu Benedek há muito tempo, a maternidade não pode ser desenvolvida atrás de uma mamadeira.

Chupar, "Não" Sugar, e Tocar. Dificilmente se poderia acreditar que algo que vem ocorrendo como experiência humana tantos milhões de vezes e que tem sido observado com a freqüência com que a amamentação o tem, possa ser tão pouco compreendido, não só do ponto de vista nutritivo, como também do ponto de vista do que o bebê realmente faz quando chupa o seio. Na literatura, geralmente "chupar" e "sugar" não são distinguidos e os termos são indistinta e intercambiavelmente utilizados para fazerem referência a "chupar". Diz-se que o bebê "suga" o bico do seio de sua mãe. O bebê sabe muito bem que não deve fazer essa besteira porque, se fosse sugar o seio da mãe, o máximo que conseguiria seria, no mais das vezes, produzir um vácuo parcial em sua boca e por isso não conseguiria desenvolver a habilidade de chupar adequadamente. O bebê chupa o bico da mamadeira, mas, no seio da mãe, o bebê suga. Somente quando o leite está fluindo abundante e que o bebê não precisa mais esforçar-se para obtê-lo é que ficará satisfeito de apenas ter o bico dentro da boca, descansando.

O reflexo completo de chupar é desencadeado não só pela estimulação dos lábios, mas também pelos receptores táteis localizados no fundo da boca. Por esse motivo, o bebê deve atrair para dentro de sua boca uma apreciável porção do seio. Há um período crítico e breve para a instalação do reflexo de chupar; daí a importância de se colocar o bebê no seio da mãe para mamar assim que for possível, findo o parto.

O comportamento de chupar é uma forma de conduta completamente diversa da de sugar. Contrariamente à crença geral, na conduta de chupar não é o bico a parte do seio que fica firme na boca do bebê, e sim a região da auréola. É contra os *sinus* situados sob a auréola que os lábios e gengivas do bebê pressionam para ordenhar o leite. O bico é empurrado para a parte de trás da boca e comprimido entre a gengiva superior e a ponta da língua, quando esta se acha encostada na gengiva inferior. A língua vai ao encontro da superfície inferior do bico e puxa de trás, ao mesmo tempo em que o pressiona contra o palato duro. A conduta de chupar o seio induz à secreção de prolactina e de oxitocina na pituitária. Com o primeiro hormônio inicia o reflexo relacionado à manutenção da secreção do leite, e com o segundo, aciona a ejeção do leite, o chamado "reflexo de descida". O bico e a auréola são puxados para dentro da boca e selados com os lábios e músculos bucinadores. Os lábios esponjosos e ricamente vascularizados do recém-nascido são altamente sensíveis ao toque, enquanto o lábio superior é dotado de uma papila média que assegura uma preensão firme sobre a superfície rugosa da auréola. Essa superfície é rugosa por causa das numerosas elevações produzidas pelas glândulas aureolares subjacentes que secretam o material gorduroso que lubrifica e protege a auréola e o bico durante a amamentação.

A mãe que amamenta segura o filho no colo alternando os seios quando vai amamentá-lo, e assim estimula-o de modo igual e exercita os dois lados do rosto e da cabeça da criança, bem como outras partes de seu corpo. A mãe que dá mamadeira, por outro lado, tende a segurar a criança em alguma posição que seja confortável e tem-se observado que, em geral, a tendência é ser quase sempre uma mesma posição, do lado esquerdo. Segurar o bebê em um só lado a maior parte do tempo pode não ser muito vantajoso para ele. Isto, porém, é mera especulação e precisa ser pesquisado. Tendo a mamadeira ao invés do seio, e brinquedos em lugar das mãos carinhosas da mãe, o bebê é estimulado a manipular coisas ao invés de "lidar" com pessoas. Como diz Philip Slater em seu livro *Earthwalk*, esse treino é mais útil para dominar máquinas e relacionar-se com elas do que para inter-relacionamentos calorosos com outras pessoas.

Às vezes, quando um bebê é colocado ao seio para mamar, ele não consegue chupar e parece incapaz de segurar o bico dentro da boca. Isto geralmente acontece quando o bebê está enrolado numa toalha ou outro material. Quando o mesmo é removido e a sua pele tem condições de então entrar em contato com a pele da mãe, ele normalmente começa a chupar seu seio.

Deve-se observar que chupar o seio é, em geral, uma conduta precedida por lambidas mais ou menos prolongadas aplicadas ao bico e à auréola, e este estágio dura vários minutos. Estas lambidas servem para preparar o seio para ser chupado e para familiarizar o bebê com o prazer de um mundo novo e nutritivo.

Para chupar, o bebê usa músculos muito diferentes do que os que acionava para sugar dentro do útero. Por isto, alternar a amamentação ao seio e a alimentação de mamadeira não é recomendável, uma vez que confunde o bebê e ele pode ter problemas com seu ajustamento.

Na conduta de chupar, as "almofadas" de sucção, localizadas na bochecha do bebê e responsáveis pelo formato redondo das mesmas, são também principalmente responsáveis pela pressão negativa que atrai o leite para dentro da cavidade oral. Provavelmente, isto recebe a ajuda da estreita dobra de tecido eréctil, freqüentemente presente em ambas as gengivas e que se estende de um canino a outro, em ambos os maxilares. Supõe-se que tenham a função de colaborar no fechamento da cavidade oral em torno do bico e da auréola, formando o cone de sucção. Por este motivo, Robin e Magitot, que primeiro descreveram essas estruturas em 1960, denominaram-nas *labium tertium*, o par de terceiros lábios auxiliares. Os terceiros lábios desaparecem entre o terceiro e o sexto mês. Estimuladas pela conduta de chupar o seio, as membranas ficam muito inchadas e, além de servirem como órgão sensorial acessório, colaboram para lacrar mais hermeticamente dentro da boca a auréola e o bico. É assim que as estruturas relevantes do rosto e da boca da criança servem para criar a "bomba oral" que ordenha o seio da mãe.

Esses arranjos são um exemplo maravilhoso da reciprocidade morfológica e funcional materno-filial, presente na situação da amamentação natural. Dentro da boca, as várias estruturas do bebê, a língua em especial, são exercitadas de modos muito diferentes dos que acontecem, ou não acontecem, com o bebê de mamadeira. Não nos deve, portanto, surpreender tanto que o futuro desenvolvimento da morfologia facial, maxilar, da erupção e oclusão dos dentes, assim como o posterior desenvolvimento da fala mostrem-se tão diferentes no bebê de peito e no de mamadeira.

Por exemplo, numa pesquisa com 327 crianças, F. M. Pottenger Jr. e Bernard Krohn descobriram que o desenvolvimento facial e dentário dos que foram amamentados mais de três meses era melhor que o de bebês amamentados menos de três meses ou que não tinham sido amamentados. Concluíram seu relato com as seguintes palavras: "Os dados de nossos 327 casos indicam que é aconselhável amamentar uma criança pelo menos durante 3 meses e, de preferência, 6 meses. Isto estimulará o desenvolvimento malar (osso malar) a nível ótimo. Também observamos que as criancs que foram bem amamentadas apresentaram melhores arcadas dentárias, palatos e outras estruturas faciais do que as não amamentadas".

Bertrand, que mediu o relacionamento mesodistal das arcadas dentárias de 1.200 crianças rodesianas da tribo Bantú, entre cinco e dezesseis anos, as quais haviam sido amamentadas durante três a quatro anos, descobriu que 99.6% eram normais e somente 0.3% tinham uma articulação prognata. A porcentagem de 99.6% de normalidade na tribo Bantú contrasta nitidamente com a porcentagem de 70% de maxilares normalmente desenvolvidos em brancos, e a de 27% de mandíbulas subdesenvolvidas, e mais 3% de prognatismos. Bertrand conclui que "a ausência de amamentação e uma dieta com alimentos moles produzem maxilares subdesenvolvidos com conseqüentes problemas ortodônticos (por exemplo, em crianças caucasianas)".

Aquilo que terminou sendo conhecido como "síndrome da mamadeira", ou seja, a deterioração desmedida dos quatro incisivos superiores em crianças com menos de 4 anos, foi constatada em 8% das crianças de Londres e, nos Estados Unidos, Nizel estimou que a criança média de 4 anos tem 2.5 dentes cariados ou obturados, em comparação com 10% ou mais de crianças portadoras da síndrome da mamadeira.

Chupar o seio exige mecanismos posicionais constantes por parte da faringe e da boca, com a participação da faringe e da laringe na respiração. Juntos, esses mecanismos formam um conjunto de processos rítmicos ou "frases", que consistem em uma ou mais chupadas, uma engolida e uma respirada. A "frase" de sucção do bebê é repetida durante todo o período em que a amamentação prevalece. Durante o tempo em que o bebê chupa o seio, as estruturas orais são coordenadas distintamente. A língua, o lábio inferior, a mandíbula e o hióide (osso em forma de U acima da cartilagem da tireóide, que está na base da língua e a sustenta) movem-se juntos como um "órgão oral motor" unificado.

A quantidade e a qualidade de exercícios que as estruturas orais e faríngeas realizam durante o processo de chupar o seio parecem estar associadas a um mais acelerado desenvolvimento da nitidez da fala, que no caso de bebês alimentados pela mamadeira. Frances Broad, em duas pesquisas abrangendo 319 crianças brancas, de 5 a 6 anos de idade, descobriu que as amamentadas, quanto a todos os elementos relativos ao desenvolvimento da fala, ou seja, clareza de articulação, qualidade tonal, habilidade de leitura e confiança geral, eram superiores às alimentadas pela mamadeira. As meninas apresentavam uma verbalização mais nítida que meninos de mesma idade. A superioridade foi especialmente acentuada quando se compararam meninas amamentadas com meninos de mamadeira.

Esses dados são surpreendentes, pois, como o assinala Broad, os órgãos implicados em chupar o seio e na articulação oral são em grande parte os mesmos; decorre daí que se pode esperar das condições que influem no desenvolvimento da resposta de chupar o seio também uma interferência positiva no das estruturas necessárias à fala. Essa pesquisadora também sugere que, desde que a incidência de infecções na infância é reduzida pela amamentação natural, que a habilidade de falar é negativamente afetada por infecções do trato respiratório, que provocam muitas vezes infecções do aparato auditivo, e a habilidade para falar depende da capacidade de ouvir, tais fatores possam explicar a maior incidência de qualidades defeituosas na fala de crianças de mamadeira, quando comparadas às de peito. Neste caso, sugere ela, a solução é um rápido retorno à amamentação no seio.

Amamentação e Fala. Na amamentação, é importante que a mãe faça aquilo que ela naturalmente sente-se impelida a fazer: falar com o bebê.

Num estudo longitudinal com 28 mulheres da classe trabalhadora, 14 das quais estavam em condições de passarem uma hora extra com seus bebês durante os primeiros três meses de vida da criança, além de quinze horas adicionais, nos primeiros três dias de vida, Ringler, Trause, Klaus e Kennell descobriram que o modo como as mães falam com seus filhos, aos dois anos de idade, está associado ao modo de falar da criança e à sua compreensão da linguagem aos cincos anos, mas somente nos pares que só tiveram a quantidade rotineira de contato com seus bebês em situação de hospital: um vislumbre do bebê no parto, um breve contato de identificação na 6ª ou 8ª hora, e depois visitas de vinte a trinta minutos para amamentação, a cada quatro horas.

Poderia parecer que a fala materna está associada ao ulterior desenvolvimento verbal da criança e à sua futura compreensão da linguagem. No caso destas duplas mãe-filho, quanto mais rica a verbalização da mãe para seu filho de dois anos, que se reflete no número de adjetivos que ela usa, mais alto foi o QI da criança, medido aos cinco anos. Quanto mais palavras ela usasse numa sentença, melhor a criança compreenderia frases complexas. Por outro lado, quanto mais simples e telegráfico seu discurso, mais reduzida a capacidade de a criança de cinco anos expressar-se. Estes relacionamentos ocorreram somente com as duplas mãe-filho que tiveram um tempo para contato extra, no período pós-natal.

Os autores escrevem que "se deve inferir que, entre as mulheres das classes operárias, o contato extra aumentou seu relacionamento com os filhos". Estando mais envolvidos um com o outro e sendo mais suscetíveis às influências do outro, essas duplas saíram-se no total melhor nos estágios pré-verbal e verbal de interação do que as duplas mãe-filho que tiveram menos envolvimento.

Embora essas observações não sejam especificamente relatadas pelos autores à fala maternal durante a amamentação, parece provável que a fala da mãe amamentando seu bebê teria um efeito valioso no desenvolvimento da fala deste.

Há um certo tempo já se sabe, embora vagamente, que existe um íntimo inter-relacionamento do desenvolvimento da fala com o da mão. Adolescentes e adultos geralmente usam gestos da mão como linguagem auxiliar em virtualmente todas as formas de verbalização. A mim parece que, no desenvolvimento da fala do bebê, este é um tema que tem sido muito inadequadamente investigado, principalmente em sua relação com a estimulação tátil da criança.

Géber, em pesquisa conduzida com 308 crianças de Uganda, descobriu um avanço generalizado do desenvolvimento da coordenação motora, da adaptatividade, da linguagem e dos relacionamentos pessoais/sociais, quando comparadas com crianças européias. As atitudes das mães ugandesas para com seus filhos pareceram ser em grande parte as responsáveis pelas diferenças. Antes de a criança ser desmamada, todo o interesse da mãe é focalizado nesta. Em comparação às crianças de tribo, as que vinham de classes superiores, cujas famílias haviam se ocidentalizado até certo ponto, mostravam-se propensas a evidenciar uma precocidade consideravelmente menor. Observações semelhantes foram efetuadas por Ainsworth, também com crianças de Uganda.

Quando as funções do seio são discutidas, geralmente suas propriedades nutritivas são o alvo da ênfase, e com muita razão; porém, não se deveria fazê-lo excluindo tudo o mais, pois o processo da amamentação envolve muito mais coisas do que apenas o fornecimento de nutrição física para a criança. Essas "muitas mais coisas" compreendem o meio ambiente psicocultural, que são de importância primordial para o crescimento e para o desenvolvimento de habilidades da criança funcionar como ser humano mentalmente saudável. A amamentação envolve um grande número de variáveis complexas e por isso os estudos que tratam dela como uma forma relativamente simples de comportamento não têm muita probabilidade de esclarecer o relacionamento deste com outros comportamentos futuros.

A amamentação e a alimentação pela mamadeira são termos muito gerais para uma infinidade de padrões diferentes de interação materno-filial. Exagero ou escassez de alimento, horários, solicitações, o andamento do ritmo da mamada pelo bebê, seu manuseio, alimentações arbitrárias, quantidade de contato físico, aceitação do bebê por parte da mãe, a estabilidade materna, o ajustamento conjugal e muitos outros fatores estão envolvidos na situação de aleitar um bebê.

Quanto a sugar o polegar, pode-se sugerir que, muito longe de ser um sinal diagnóstico de insuficientes oportunidades para mamar, ou de um desenvolvimento emocional conturbado, ou, contrariamente, satisfeito, a sucção do dedo é, em muitos casos, se não em todos, um ato destinado a perpetuar o prazer que a criança viveu ao chupar ou sugar o seio. Além disso, ao invés de ser desestimulado, o ato de chupar o dedo deve ser tratado como um comportamento perfeitamente normal e ter permissão para seguir seu curso natural.

Há mais de 400 anos, William Painter escreveu a respeito do seio como "a mais sagrada fonte do corpo, educadora da humanidade". Originaram-se em muitas fontes as evidências que apóiam a opinião de Painter sobre a amamentação. Em resumo, o que acontece entre mãe e bebê no relacionamento de amamentação, desde os primeiros minutos após o parto e daí em diante, constitui o acervo de experiências fundamentais sobre o qual desenvolver-se-ão as habilidades e propriedades comportamentais dos seres humanos. Dentro dos primeiros trinta minutos após o parto é que se dá a ligação essencial entre mãe e criança e isto só pode ocorrer quando o bebê é colocado para mamar no seio de sua mãe. Os benefícios fisiológicos que reciprocamente mãe e bebê conferem um ao outro durante essa interação são tão fundamentais que não pode haver a menor dúvida de esta ter sido programada para dar continuidade ao relacionamento simbiótico que vieram tendo ao longo de toda a gestação. Durante todo esse período, a mãe veio sendo elaboradamente preparada para satisfazer as necessidades de dependência de seu filho, a partir do momento em que este tiver nascido. Na realidade, a dupla de amamentação é, em todos os sentidos, absolutamente indispensável entre si, indispensabilidade que, no mundo ocidental, não é em geral compreendida pelas próprias pessoas escolhidas como especialistas ou autoridades sobre quais são as condições primordiais à mãe e à criança durante o parto e daí em diante. É como se houvesse uma conspiração tanto contra a mãe quanto a criança, destinada a privá-las de seus inalienáveis direitos constitucionais ao desenvolvimento humano.

Muito mais poderia ser dito sobre as vantagens da amamentação que pertencem por direito à mãe e à criança. A finalidade desta é, evidentemente, dar à criança algo mais do que uma dieta adequada; é dar-lhe, em resumo, um meio ambiente emocional seguro e amoroso, em cujo bojo ela possa vingar como criatura completa. A amamentação sozinha não dá conta de tudo isso. É o envolvimento total da mãe com seu filho que torna a amamentação significativa.

A experiência do seio e do tocá-lo pode ser vista, segundo a referência de um conceito extraído da psicologia da gestalt, como uma percepção figura-fundo, onde o corpo sempre age como fundo e o ir ao encontro do seio, como o estímulo figurado. A experiência figura-fundo dá início não só ao reflexo de descida, como também agiliza o processo de socialização de dois seres humanos, que já está em andamento.

É altamente provável que o desenvolvimento da própria pele como órgão seja grandemente beneficiado pela experiência vivida no seio. Embora eu não tenha conhecimento de dados experimentais a esse respeito, sem dúvida existem evidências de outras fontes e de outros animais que são propensas a dar apoio a esta colocação. Truby King, o célebre pediatra neozelandês, ficou muito impressionado com os comentários feitos sobre esse tema por um comerciante de lãs e couros. Este diálogo merece ser citado na íntegra. Truby King vinha falando com o comerciante sobre as vantagens da amamentação quando o outro respondeu: "Não preciso ser convencido do que o leite materno deve significar para a criança, pois aprendi isto com meu próprio trabalho. Ora, posso dizer que sei como suas botas foram amamentadas!". A seguir, passou aos detalhes.

"Em nosso ramo sabemos que a melhor qualidade de couro de bezerro é a Pele Paris. Isto é assim porque os bezerros criados com leite de suas mães fornecem a melhor vitela para Paris e, incidentalmente, estipularam o critério para o mundo todo quanto ao melhor método de curtir as peles dos bezerros.

Supondo que o pêlo não tenha sido removido, é macio e acetinado, e não duro e seco, e está deitado todo do lado certo. Ou então pegando o couro, não é desigual. A pele toda é mais ou menos uniforme, macia e refinada. Se você senti-la em sua mão, pegá-la, perceberá que tem um certo volume e uma certa firmeza, sendo ao mesmo tempo maleável e elástica. É gostosa de ser tocada e manuseada, dá uma sensação agradável tê-la na mão. Bom (pausa, enquanto pensa numa ilustração), é como o rosto de uma criança sadia, que está indo bem em seu crescimento, comparado com o de uma que não está se desenvolvendo bem."

"E quanto ao outro tipo?", perguntou Truby King. E a isto o comerciante respondeu:

"Ah, você quer dizer 'os de balde'. Claro que existem os de todo tipo, grau e qualidade; mas, em termos gerais, a pele é desigual, não é a mesma em toda a sua extensão. Tende mais a ser áspera e seca e a sensação que causa é de não estar viva. Não tem o mesmo volume e não tem a mesma granulação fina, nem a maleabilidade de Pele Paris. Não é gostosa de ser tocada. Bom, sabe, quando se pega uma pele de bezerro de primeira, dizemos um ao outro, em nosso ramo: 'Por Júpiter, está aqui uma coisa boa. Ora, é de bezerro amamentado'."

Embora não possa haver muitas dúvidas de que a sensação "gostosa" da pele dos amamentados seja em grande parte devida aos elementos nutritivos ingeridos pelo bezerro, constantes no leite da vaca, parte de sua qualidade se deve, e não creio estar muito errado em concluir deste modo, também provavelmente à estimulação cutânea recebida pelo animal através da mãe.

A observação sobre o "rosto de uma criança sadia que está indo bem em comparação com o de uma que não está desenvolvendo-se bem" é significativa porque, apesar de eu não saber de quaisquer observações a respeito deste aspecto, não pode haver dúvidas de que a natureza da pele de um bebê de peito difere em muito da de um de mamadeira.

A qualidade da estimulação tátil recebida tem uma relação direta com o desenvolvimento qualitativo do organismo, a nível de todos os seus sistemas de órgãos. Como já observamos, desde a introdução da ordenha mecânica em vacas, constatou-se que o leite terminal das ordenhadas manualmente é muito mais abundante e rico. Isto parece ser verdade também no caso da fêmea humana lactente. Em geral, como se sabe, a estimulação tátil fornecida pelo fato de o bebê chupar o bico do seio inicia o reflexo de descida e o fluxo pleno de leite. Mas em casos em que o leite do seio por algum motivo é insuficiente, massagens sistemáticas que sobem do abdômen até os seios são geralmente suficientes para estimular um fluxo lácteo abundante.

O Sr. Truby King afirma:

"O valor da massagem nos seios e de lavá-los com esponja duas vezes por dia, com água quente e fria alternadamente, vem sendo abundantemente demonstrado já há alguns anos pelo pessoal do Hospital Karitane Harris, na Nova Zelândia. Descobriu-se que estas medidas simples, juntamente com muito ar livre, banhos, exercícios diários, repouso e sono convenientes, hábitos regulares, alimentação adequada e ingestão extra de água, raramente deixam de recuperar a amamentação em casos nos quais o fornecimento sofreu um decréscimo, ou até nos que a amamentação tinha sido completamente interrompida durante dias ou mesmo semanas".

Sabe-se que, na ausência das mamadas ao seio, o hormônio que inicia a secreção do leite, a prolactina, não continuará sendo produzido pela glândula pituitária anterior em quantidades adequadas e que a ovulação, deixando de ser inibida, voltará a acontecer. A fim de testar se a prolactina continua ou não na ausência da estimulação fornecida pela chupada do bebê, porém mantendo-se sua presença visual, sonora e tátil, Moltz, Levin e Leon removeram cirurgicamente os bicos dos seios de ratas que foram subseqüentemente engravidadas e liberadas para darem normalmente à luz. Quando comparadas às ratas não operadas do grupo controle, das quais seus filhotes tinham sido removidos doze horas após o parto, descobriu-se que as fêmeas controle tinham começado a ovular após uma média de sete dias, um grupo simuladamente operado ovulou no décimo-sexto dia, enquanto que as do grupo experimental começaram no vigésimo. Esta pesquisa sugere que, mesmo na ausência das mamadas, o estímulo exteroceptivo da visão, do som, do odor e talvez da "sensação" do filhote pode ter sido capaz de produzir a prolactina em quantidades suficientes para inibir a ovulação por um período de dezesseis a vinte dias.

A estimulação intercutânea da dupla de amamentação evoluiu, com muita clareza, como disposição desenvolvimental de reciprocidade, com a finalidade de ativar as várias funções corporais tanto da mãe quanto da criança e de mantê-las em seu nível ótimo de tônus. A auréola e o bico do seio possuem um conjunto muito sensível de capacidades reflexogênicas. Quando a irritabilidade uterina está em seu ponto máximo, durante o parto e logo após o mesmo, a estimulação do bico do seio provoca contrações pronunciadas, até mesmo violentas. Acredita-se que o centro deste mecanismo reflexogênico está no hipotálamo, que estimula a liberação do hormônio otitocina por parte da glândula pituitária posterior. É este hormônio que está envolvido no desencadeamento do trabalho de parto, e, junto com várias outras condições, no início do próprio parto. Como já vimos, a oxitocina também é o hormônio liberado abundantemente como resultado da conduta de chupar o seio manifestada pelo bebê, sendo esta uma atividade que resulta no reflexo de descida e no fluxo de leite.

Vemos então como está maravilhosamente preparada a conduta de sucção por parte do bebê, para chupar o seio de sua mãe, especialmente no período pós-parto, com a finalidade de satisfazer as mais imediatas necessidades de ambos, e, com base nisso, crescer e desenvolver-se a serviço de todas as suas necessidades recíprocas. O que fica estipulado no relacionamento de amamentação constitui o fundamento para o ulterior desenvolvimento de todos os relacionamentos sociais humanos; a comunicação que o bebê recebe através do calor da pele da mãe se torna a primeira experiência socializadora de sua vida.

É muito espantoso que numa época pré-freudiana, Erasmus Darwin — o avô de Charles Darwin —, num livro extraordinário intitulado *Zoonomia, or the Laws of Organic Life*, publicado pela primeira vez em 1974, tenha sugerido um relacionamento entre amamentação e o subseqüente desenvolvimento comportamental. Ele escreve o seguinte nessa obra:

> "Todas essas variadas formas de prazer se tornam enfim associadas à forma do seio materno, que o bebê abraça com suas mãos, pressiona contra os lábios e olha com seus olhos, adquirindo assim idéias mais precisas da forma do peito materno, do odor e do sabor do calor, que percebe com seus outros sentidos. E decorre disso, em nossa vida posterior, que quando um objeto da visão é apresentado para nosso exame, contendo linhas ondulantes ou espirais, com qualquer semelhança à forma do peito feminino, esteja onde estiver, num

panorama, como graduações suaves de uma superfície que sobe e desce, ou então nas formas dos vasos antigos, ou em outros trabalhos de lápis ou de cinzel, sentimos uma onda geral incandescente de delícia que parece influir em todos os nosso sentidos, e se o objeto não for grande demais, sentiremos a necessidade de atraí-lo e abraçá-lo com nossos braços e saudá-lo com nossos lábios, como fizemos no princípio de nossa infância diante do seio de nossa mãe".

Pode muito bem ser que o autor do salmo que escreveu: "Elevarei meus olhos até às colinas de onde procede o que me auxilia", estivesse respondendo à influência de tais experiências precoces. Uma coisa é certa: ele não poderia ter sido uma criança de mamadeira.

Erasmus Darwin refaz o percurso do desenvolvimento do sorriso e atribui sua origem à experiência do bebê no seio materno. Escreve o seguinte:

"Pelo ato de chupar o seio, os lábios do bebê ficam fechados em torno do bico até que ele tenha enchido seu estômago seguido pelo prazer ocasionado pelo estímulo desta generosa provisão de alimento. Então, o esfíncter bucal, fatigado pela sucção contínua, relaxa-se; e os músculos antagonistas do rosto agem delicadamente, produzindo o sorriso de prazer, o que não se pode deixar de ver se a pessoa tem conhecimento e contato com bebês.

Disso decorre que, durante nossas vidas, o sorriso está associado ao prazer delicado; é visível em gatinhos e cachorrinhos, quando alguém brinca com eles e faz-lhes cócegas; mas o sorriso marca com mais particularidade os traços humanos. Nas crianças, esta expressão é muito estimulada pela imitação de seus pais ou amigos, que geralmente se dirigem aos bebês com um semblante sorridente; disto decorre que alguns povos são mais lembrados por sua alegria, enquanto outros o são por sua expressão grave".

Essa é uma teoria tão boa da origem do sorriso quanto qualquer outra que já se tenha proposto e deve-se notar que não escapa à atenção de Darwin que a prontidão com que as pessoas sorriem é, em grande parte, culturalmente condicionada. O fato de o sorriso constituir uma evidência universal de prazer, de amizade, pode ser em parte pelo menos devido às origens do sorriso no prazer oral-tátil obtido no seio materno.

O significado do contato tátil com a mãe, especialmente em seu seio, é recordado da maneira mais linda por Kabongo, o chefe Kikiyu de uma tribo na África Oriental. Ele estava com oitenta anos quando do proferiu estas palavras:

"Meus primeiros anos de vida estão, em minha mente, associados a minha mãe. No começo ela estava sempre ali; posso lembrar a sensação reconfortante de seu corpo quando me carregava nas costas, e o cheiro de sua pele no sol quente. Tudo veio dela. Quando eu sentia fome ou sede ela me balançava para a frente de seu corpo e eu conseguia alcançar seus seios fartos; hoje, quando fecho meus olhos, sinto novamente com gratidão a sensação de bem-estar que tinha quando enterrava minha cabeça na maciez de sua pele e bebia o leite doce que seus seios me davam. À noite, quando não havia sol para me aquecer, seus braços, seu corpo, tomavam seu lugar e, conforme fui crescendo e ficando mais interessado em outras coisas, eu podia olhar tudo de meu lugar seguro, às suas costas, sem sentir medo; e quando eu queria dormir, só bastava que eu fechasse meus olhos."

"Tudo veio dela". Estas são as palavras-chave. Sugerem calor, apoio, segurança, satisfação da sede e da fome, conforto, bem-estar, todas as satisfações que a criança deve viver no seio da mãe.

Outro Motivo Pelo Qual os Bebês Apreciam Tanto Mamar no Peito.
Não se sabe em geral que, nos mamíferos, o leite humano é o mais doce de todos, contendo 7% de açúcar de leite, comparado com 4% de açúcar de leite de vaca. É interessante observar que há boas evidências de que não só o recém-nascido humano como também o feto humano deliciam-se com o doce sabor dos fluidos que bebem e os preferem a outros, menos agradáveis. Há alguns anos, o Dr. Karl de Snoo mostrou que o feto, *in* utero, tem um forte apetite por sacarina injetada no saco amniótico. Autores posteriores descobriram, desde então, que uma solução de sacarose administrada por um dispositivo especialmente criado para tal faz com que o recém-nascido sugue mais devagar, ao mesmo tempo em que seus batimentos cardíacos se aceleram. Quanto mais doce a solução, mais lento o ritmo de sucções e mais acelerados os batimentos. Os pesquisadores Crook e Lipsitt sugerem que o decréscimo na velocidade de sucções pode refletir uma forma primitiva de saborear, e que junto com os batimentos cardíacos mais acelerados transmitem uma experiência de prazer.

É evidente, pelas respostas do bebê à situação de chupar o seio, que esta é uma experiência intensamente agradável para ele. Até mesmo as mamadas não nutritivas lhe são muito prazerosas. Field e Goldston descobriram que bebês com chupeta, quando espetados no calcanhar, mostram menos comportamentos de incômodo e menos complicações pós-natais.

É por meio do contato corporal com a mãe que a criança faz seu primeiro contato com o mundo; através deste, passa a participar de uma nova dimensão da experiência, a do mundo do outro. É este contato corporal com o outro que fornece a fonte essencial de conforto, segurança, calor e crescente aptidão para novas experiências, e a base disso tudo está na amamentação, da qual fluem todas as bênçãos e promessas de boas coisas que ainda estão por vir.

4 CUIDADO TERNO, AMOROSO

"O caminho pavimentado da crença, pelo toque
E pela visão, conduz o mais diretamente até o coração humano
E ao recinto da mente."

— Lucretius (c. 60 a.c.) *De Rerum Natura*
V, 105-107

"Desde os primeiros dias de vida,
Não muito tempo depois daquela primeira vez
Em que, ainda bebê, na interação do toque,
Mantinha silenciosos diálogos com o coração de minha mãe,
Tentei mostrar os meios
Pelos quais esta sensibilidade infantil,
Inalienável direito de nascimento de nosso ser,
Em mim era
Magnificada e mantida."

William Wordsworth
The Prelude, 1850, II, 1. 265-272

Naquele livro fundamental intitulado *Psychosocial Medicine: A Study of the Sick Society* (1948), o psiquiatra James L. Halliday escreve:

"Uma vez que os primeiros meses imediatamente após o nascimento podem ser considerados como continuação direta do estado intra-uterino, há necessidade da manutenção de um íntimo contato corporal com a mãe para que sejam satisfeitas as exigências dos sentidos cinestésico e muscular. Isto demanda que o bebê seja carregado no colo com segurança, que o amamentem a intervalos regulares, que seja

---

* *Medicina Psicossocial: Um Estudo da Sociedade Doente*. (N.T.)

embalado, acariciado, que lhe falem, que o tranqüilizem. Com o desaparecimento da ama-seca e a introdução dos carrinhos para bebê, a necessidade de um adequado contato corporal é geralmente esquecida. A rapidez com que o bebê reage à ausência do contato é constatada quando o mesmo é deitado sobre uma superfície plana como uma mesa, sem apoio de mão. Ele reage imediatamente com susto e choro. As mães ansiosas (por qualquer motivo) costumam, quando seguram a criança, pegá-la sem firmeza ou de modo inseguro, ao invés de demonstrar confiança e firmeza, e isto, até certo ponto, explica o adágio 'mães ansiosas, filhos ansiosos'; a insegurança da mãe, por assim dizer, é captada pela criança. A ausência do contato costumeiro com a mãe tem relação com o problema de irritação, que se pode ver em bebês tirados do hospital. Muitos de nós, que já trabalhamos como residentes em hospitais infantis, costumávamos nos mostrar até certo ponto céticos quanto à importância das manifestações de irritação, mas observações recentes demonstraram sua realidade e sua importância prática, no sentido de que bebês privados de seu contato corporal costumeiro com a mãe podem acabar desenvolvendo uma profunda depressão com falta de apetite, definhamento e até marasmo, levando-os à morte. Como resultado dessas informações, algumas voluntárias atualmente trabalham em hospitais infantis com a finalidade de fornecerem às crianças irritadas períodos de colo, acariciando-as, embalando-as etc. (Os resultados têm sido dramáticos.)''.

Os resultados são de fato dramáticos; há inclusive um relato fascinante a esse respeito.

No século XIX, mais da metade dos bebês morriam durante o primeiro ano de vida, geralmente de uma doença chamada *marasmus*, palavra grega que significa "definhar". A doença era conhecida também como atrofia ou debilidade infantil. Inclusive na década de 20, a taxa de mortalidade para bebês com menos de um ano, em diversas instituições e orfanatos espalhados pelos Estados Unidos, rondava perto dos 100%. Foi em 1915 que o Dr. Henry Dwight Chapin, famoso pediatra de Nova York, em relato sobre instituições de assistência à infância, em dez cidades diferentes, revelou o dado abalador de que, com exceção de uma única instituição, todos os bebês com menos de dois anos de idade morriam. Os participantes que discutiram os dados relatados pelo Dr. Chapin na reunião da Sociedade Americana de Pediatria, na Filadélfia, corroboraram plenamente suas descobertas com evidências de suas próprias práticas clínicas. O Dr. R. Hamil comentou com amarga ironia: "Tive a honra de vincular-me a uma instituição, nesta cidade da Filadélfia, na qual a mortalidade entre bebês com menos de um ano, quando admitidos à instituição e lá mantidos por qualquer período de tempo, era de 100%".
O Dr. R. T. Southworth acrescentou: "Posso citar um caso ocorrido

numa instituição de Nova York que não existe mais. Em virtude da mortalidade muito elevada de bebês ali admitidos, era habitual registrar no dossiê de todas as crianças: 'desenganado'. Isso cobria todos os acontecimentos subseqüentes". Por fim, o Dr. J. M. Knox descreveu uma pesquisa que havia feito em Baltimore. De 200 bebês recebidos em diversas instituições, quase 90% morreram em menos de um ano. Os 10% de sobreviventes resistiram, segundo seu depoimento, aparentemente porque eram removidos das instituições por breves períodos e colocados aos cuidados de pais adotivos ou parentes.

Reconhecendo a aridez emocional das instituições para crianças, o Dr. Chapin introduziu o sistema de externato para os bebês do orfanato, ao invés de deixá-los definhar nos sepulcros em que se haviam transformado aquelas instituições. Foi, porém, o Dr. Fritz Talbot, de Boston, que trouxe a idéia do "Cuidado Terno, Amoroso", não tanto em palavras como na prática. De sua ida à Alemanha para uma visita antes da Segunda Guerra Mundial, esse médico voltou impressionado com o que observava na Clínica de Crianças, em Dusseldorf. O diretor da instituição, Dr. Arthur Schlessmann, mostrava-lhe as alas, que eram muito bem arrumadas e limpas, quando a curiosidade do Dr. Talbot foi espicaçada pela cena de uma mulher gorda e idosa que carregava no quadril um bebê bastante atacado pelo sarampo. "Quem é?" "Oh, ela. É a Velha Anna. Quando já foi tentado tudo que há para ser feito a nível médico e o bebê mesmo assim não evolui satisfatoriamente, entregamo-lo para a Velha Anna, e ela sempre tem êxito."

A América, todavia, estava sob a maciça influência dos dogmáticos ensinamentos de Luther Emmett Helt, pai, professor de Pediatria da Policlínica de Nova York e da Universidade de Columbia. Ele era o autor de um panfleto intitulado *Cuidados e Alimentação de Crianças*, publicado pela primeira vez em 1894 e que, em 1935, estava em sua 15.ª edição. Durante seu longo reinado tornou-se a autoridade doméstica suprema sobre a questão, o "Dr. Spock" de seu tempo. Era nesse trabalho que ele recomendava a abolição do berço-embaladeira, que insistia em não se pegar o bebê no colo quando estivesse chorando, que ele fosse alimentado segundo o relógio, e que ele não deveria ser mimado com abundância de carícias, e, no caso de a amamentação natural ser a dieta escolhida, as mamadeiras não deveriam ser abandonadas. Dentro deste contexto, a idéia de um cuidado terno e amoroso teria sido considerada muito "anti-científica", e por isso não foi sequer mencionada. No entanto, como vimos, em lugares como a Clínica Infantil de Dusseldorf, já tinha sido aceita desde o início da década de 10. Não foi senão após o término da Segunda Guerra Mundial, quando se fizeram pesquisas para descobrir a causa do marasmo, que se constatou sua incidência altamente freqüente nos "melhores" lares, hospitais e instituições, e entre bebês que aparentemente recebiam a "melhor" e mais atenciosa assistência física. Ficou evidente que os bebês de lares mais pobres, onde a mãe era boa, mesmo diante de condições não higiênicas, os bebês freqüentemente superavam as desvantagens físicas e cresciam felizes. O que faltava ao ambiente esterilizado dos bebês da classe alta, e que os da baixa recebiam em abundância, era o amor da mãe. Depois de reconhecerem isto ao final dos anos 20, vários pediatras de hospital começaram a introduzir em suas alas um regime rotineiro de atendimento de tipo maternal. O Dr. J. Brennemann, que, durante certo tempo, atendeu num orfanato à moda antiga cuja "mortalidade estava mais próxima de 100% do que de 50%", criou em seu hospital a regra segundo a qual todo bebê deveria ser posto no colo, passeado nos braços e aconchegado, e receber cuidados como se fossem da mãe várias vezes ao dia. No Hospital Bellevue, de Nova York, após a adoção do regime de assistência maternal nas alas pediátricas, os índices de mortalidade para bebês com menos de um ano caíram de 30-35% para menos de 10%, em 1938.

Descobriu-se que, para a criança se desenvolver bem, ela deve ser tocada, levada no colo, acariciada e aninhada nos braços; deve-se falar com ela carinhosamente, mesmo que não seja amamentada. É o toque das mãos, do colo, as carícias, os cuidados, a proteção dos braços que queremos enfatizar aqui, pois parece que, mesmo na ausência de muitas outras coisas, estas são experiências essenciais de tranqüilização que o bebê precisa sentir para que possa sobreviver dentro dos parâmetros da saúde. O ser humano pode sobreviver a privações sensoriais extremas de outra natureza, como a visual e a sonora, desde que seja mantida a experiência sensorial da pele.

Casos capazes de elucidar a considerável importância da estimulação cutânea, na ausência de outros tipos de estimulação, são aqueles poucos em que houve perda de sentidos como visão e audição logo após o parto ou durante o mesmo, ou em que a criança foi mantida num quarto escuro com mãe surda-muda. Os exemplos mais dramáticos do primeiro tipo são os casos de Laura Bridgman e de Helen Keller. Suas histórias são suficientemente bem conhecidas para precisarmos recontá-las aqui, exceto para chamarmos a atenção para o fato de que, depois de terem perdido tanto a visão quanto a audição, estas duas crianças foram, depois de muitos esforços, contatadas pela pele e aprenderam a comportar a totalidade do mundo das experiências, comunicando-se com os outros inteiramente através da pele, e nos níveis mais elevados de interação. Antes de estas duas crianças terem aprendido o alfabeto digital, em outras palavras, a comunicação pela pele, estavam quase que completamente segregadas em relação às interações sociais com outros seres humanos. Eram isoladas e o mundo em que viviam tinha para elas pouco significado; eram quase que completamente não-socializadas. Mas, após os pacientes esforços de suas professoras em conseguirem capacitá-las a aprender o alfabeto digital, o mundo da comunicação simbólica se lhes abriu e seu desenvolvimento como seres humanos passou a acontecer em ritmo acelerado.

O caso de Isabelle é igualmente interessante. Era filha ilegítima e, por essa razão, ela e a mãe foram segregadas do resto da família da mãe num aposento escuro, onde passavam a maior parte do tempo juntas. Isabelle nasceu em Ohio em abril de 1932 e foi descoberta pelas autoridades locais em 1938. Estava então com seis anos e meio de idade. A falta de sol e uma nutrição precária haviam produzido um raquitismo severo. Por isso, as pernas de Isabelle eram tão curvas que quando ficava em pé as solas de seus pés ficavam bem perto de se encostar uma na outra; seu andar parecia apenas roçar o chão. Quando a descobriram parecia mais um animal selvagem do que qualquer outra coisa, muda e com aparência de idiota. Foi imediatamente diagnosticada por um psicólogo como geneticamente inferior. No entanto, a Dra. Marie K. Mason, especialista em vocalização infantil, submeteu-a a um treinamento intensivo e sistemático de reeducação da fala e, apesar de todos os prognósticos em contrário, conseguiu não só ensiná-la a falar normalmente como também a adquirir com as palavras todas as habilidades geralmente a elas vinculadas. Num lapso de dois anos, ela cobriu os estágios da aprediziagem que normalmente levam seis anos para ocorrer. Isabelle saiu-se muito bem na escola, participando normalmente de todas as atividades acadêmicas.

O caso de Isabelle combina com o quadro típico da criança isolada, mal nutrida, idiota, muda que, não obstante todos os revéses, sob um treinamento intensivo, torna-se um ser socializado e normal. A má nutrição não causou qualquer lesão apreciável às células nervosas de seu cérebro e o fato de ter-se desenvolvido normalmente e completado um ajustamento social perfeitamente normal sugere com vigor que ela provavelmente recebeu muita atenção de sua mãe, atenção de natureza basicamente tátil, durante os anos de seu isolamento conjunto.

Os atuais programas táteis para o aperfeiçoamento da fala em surdos congênitos são uma perspectiva altamente promissora.

Laura Bridgman e Helen Keller comunicaram-se pelo tato. Fomos informados de que Isabelle também se comunicava com sua mãe desta forma e com gestos. As incapacitações de Isabelle e sua falta de socialização foram inteiramente devidas a seu prolongado período de isolamento. Sua capacidade de recuperar-se dos efeitos do mesmo foi, sem dúvida, devida ao fato de ter sido adequadamente amada por sua mãe, de ter sido tocada, acariciada, levada ao colo, aninhada em seus braços.

Fala-se que Frederick II (1194-1250), imperador da Alemanha, chamado em seu tempo de *stupor mundi*, "maravilha do mundo", mas denominado pelos inimigos com termos menos elogiosos, que

> "queria saber que tipo e modalidade de verbalização apresentariam as crianças, ao crescer, se não tivessem falado com ninguém antes. Por isso combinou com mães substitutas e com amas que aleitassem as crianças, dessem-lhes banho, mas, de maneira alguma falassem com elas, pois ele queria saber se conseguiriam aprender a falar o hebraico, a mais antiga das línguas, ou talvez o grego, o latim, o árabe, ou talvez a língua falada pelos próprios pais. Mas seus esforços foram em vão porque todas as crianças morreram. Elas não conseguiram viver sem os afagos, as faces sorridentes e palavras amorosas de suas mães substitutas. As canções que as mulheres cantam enquanto embalam o nenê no berço, quando estão pondo uma criança para dormir, e sem as quais o sono não é bom e não dá descanso, são chamadas canções de ninar".

Estas palavras são da autoria do historiador Salimbene, do século XIII.

"Pois não conseguiram viver sem os afagos..." Esta observação constitui o mais antigo pronunciamento de que se tem conhecimento a respeito da importância da estimulação cutânea para o desenvolvimento da criança. Sem dúvida, a percepção do valor das carícias para a criança é muito anterior a este período.

Como escreveu o Dr. Harry Bakwin, um dos primeiros pediatras a reconhecer a importância da presença e do atendimento do tipo maternal em hospitais infantis: "O mais importante para o bebê pequenino parece ser as sensações da pele e a sensação cinestésica. Os bebês são prontamente acalmados com palmadinhas leves e com calor, e choram em resposta a estímulos dolorosos e ao frio. O efeito tranqüilizador de se manter a criança ao ar livre pode ser, em parte, devido aos movimentos do ar sobre a pele".

A referência ao calor e ao ar assinala a presença de influências muito importantes sobre o recém-nascido, exercidas por fatores da situação pós-parto. A temperatura do bebê *in utero* é provavelmente a mesma que a da mãe, mas, durante o processo de nascimento e no período perinatal, a do bebê está um pouco mais alta que a da mãe, variando de 36°C a 37.7°C, com média em torno de 37°C.

A exposição temporária ao ar frio levará o bebê a chorar, mas isto em si não é absolutamente prejudicial a menos que seja prolongada. Os bebês respondem com prazer ao calor e com sofrimento ao frio. Uma lesão neonatal causada por frio pode provocar morte. Normalmente, o calor do corpo da mãe fluindo para o bebê consegue confortá-lo; a ausência desse calor incomoda-o muito. Quando, mais tarde na vida, falamos do "calor" de uma pessoa, em comparação com as que são "frias", estas não são, podemos dizê-lo, apenas figuras de linguagem. Como disse Otto Fenichel:

> "O erotismo da temperatura, em especial, vem muitas vezes associado ao erotismo oral inicial e forma parte essencial da sexualidade receptiva primitiva. Ter contato cutâneo com o parceiro e sentir o calor de seu corpo continua sendo sempre um componente essencial de todos os relacionamentos amorosos. Nas formas arcaicas de amar, em que os objetos servem mais como meros instrumentos de obtenção da satisfação, isto é especialmente notório. O prazer intenso com o calor, manifesto freqüentemente por hábitos neuróticos de banho, é geralmente encontrado em pessoas que mostram simultaneamente outros sinais de orientação passivo-receptiva, principalmente no que isto tem a ver com a regulação da auto-estima. Para tais pessoas, "receber afeto" significa "receber calor". São personalidades "geladas" que "derretem" num ambiente "caloroso", que conseguem ficar sentadas durante horas num banho quente ou diante de um aquecedor".

O recém-nascido humano, mesmo que prematuro, tem uma considerável capacidade para regular sua própria temperatura, porém a variação de temperatura do ambiente dentro da qual continua sentindo-se confortável, sua amplitude de neutralidade térmica, é menor do que no adulto porque ele tem a desvantagem de uma superfície relativamente extensa para troca de calor e uma massa corporal pequena para agir como depósito de calor (massa que absorva o calor). Hey e O'Connell examinaram a zona de neutralidade térmica em bebês vestidos e concluíram que um meio ambiente isento de correntes de ar, a uma temperatura de 27.7°C, é uma condição necessária para que seja perfeita a dimensão térmica para a maioria dos bebês alimentados em seu berço, no primeiro mês de vida. Brück demonstrou que, no caso do recém-nascido, cujo calor interno foi bastante exigido, temperaturas-ambiente abaixo de 27°C - 28.4°C resultarão num resfriamento muito mais rápido de seu corpo do que com adultos.

O bebê vestido tem uma vantagem sobre o despido. O rosto e a cabeça descobertos, em especial o rosto, não serão só as importantes áreas de transpiração para a dissipação do calor, quando isto se torna necessário, como também servem para receber o ar frio que atuará como estímulo à respiração. Glass e colaboradores demonstraram que bebês com baixo peso ao nascer, que não passaram frio porque foram enrolados em cobertor, não são apenas mais fáceis de lidar como ainda têm melhores chances de resistir imediatamente a longo prazo a tensões agudas provocadas por frio.

Uma fonte de calor em geral não lembrada em nossa sofisticada sociedade é a mãe do bebê, como o assinalou o Dr. J. W. Scopes. Enrolar o bebê contra a pele da mãe fornece-lhe calor e um microclima termostaticamente controlado.

O recém-nascido produz seu próprio calor numa série de pontos distribuídos por vários locais de seu corpo. Estes pontos estão associados a um tecido adiposo marrom e localizam-se nas costas; entre as espáduas; no triângulo posterior do pescoço e em torno dos músculos do pescoço que se estendem sob as clavículas em direção às axilas; em ilhas em torno da traquéia, do esôfago, e dos grandes vasos entre os dois pulmões e as artérias que acompanham as costelas e artérias mamárias internas. No abdômen, a maior concentração do tecido adiposo marrom situa-se em torno das glândulas adrenais e dos rins, enquanto que massas menores circundam a aorta. O sangue que flui dos enchimentos interescapulares para dentro do plexo vertebral das veias que rodeiam a medula espinhal podem desempenhar um papel importante na regulação da temperatura do bebê recém-nascido.

Nos recém-nascidos com deficiência respiratória que leve a uma deficiência de oxigênio (hipóxia), ou a um excesso do teor de dióxido de carbono no sangue (hipercapnéia), ou que tenham sofrido traumas no parto, estas condições podem contribuir para o rápido rebaixamento da temperatura (hipotermia). Crê-se que o calor extraproduzido pelo tecido adiposo marrom é especialmente vulnerável no caso de hipóxia.

Há razões para se acreditar que existam dois sistemas de sensibilidade à temperatura, um para o calor e outro para o frio, e que os dois sejam especialmente sensíveis no recém-nascido. Como os adultos, os bebês toleram temperaturas externas altas melhor do que baixas, e preferem o calor ao frio, mas o papel exato que as primeiras experiências com diferentes temperaturas possa exercer em seu desenvolvimento ulterior, exceto pela questão da lesão causada pelo frio, ainda não sabemos e podemos apenas supor que não seja desprezível.

O sentido ou sentidos responsáveis pela percepção da temperatura apresenta muitas complexidades, e estas estão muito longe de serem bem compreendidas. A resposta metabólica a alterações súbitas de temperatura pode ser muito ameaçadora. Por exemplo, como demonstraram Hey e colaboradores, enquanto um bebê pode nascer seguro, num aposento sem correntes de ar e aquecido entre 30.3? e 31.8?C, quando é realizada uma transfusão de sangue nestas mesmas circunstâncias, se o sangue do doador não for ativamente aquecido a temperatura profunda do corpo do bebê irá cair progressivamente. Conforme sugerem estes pesquisadores, há bons motivos para se acreditar que o uso de sangue frio poderia precipitar um colapso circulatório durante uma transfusão. Dá-se o mesmo fenômeno em adultos quando é necessária uma transfusão rápida, com sangue estocado.

O frio exerce um efeito constritor nos vasos sangüíneos e também tende a tornar mais lento o fluxo do sangue, do que resulta o acúmulo de sangue desoxigenado nos vasos capilares; isto provoca cianose, ou seja, a cor azul da pele. A temperatura interfere diretamente nisto, pois o calor a faz subir e o frio, descer.

A prática de banhar os bebês logo depois de nascerem geralmente os expõe a uma perda de calor e ao frio, especialmente quando a camada serosa, a *vernix caseosa** como é chamada, é removida. A *vernix caseosa* é composta de sebo secretado pelas glândulas da pele do próprio bebê e descarta células epiteliais de sua pele. Dentro do meio líquido do útero, isto serve como camada de isolamento que protege a pele do bebê de macerações. Após o parto, a *vernix caseosa* serve como isolamento contra a perda de calor e a penetração do frio. Por este motivo, a prática da remoção desta camada pastosa é considerada indesejável por algumas autoridades. Isto é especialmente verdadeiro quando a temperatura do ambiente for menor que 29.6?C. Em geral, seria boa idéia deixar esta substância como está e colocar o bebê com a mãe até esta sentir-se pronta para amamentá-lo.*

A pressão que o bebê faz para chupar o seio é menor quando o ambiente está a 33.3?C do que a 29.6?C, segundo os dados levantados por Elder, que pesquisou vinte e sete bebês saudáveis nascidos a termo. Cooke constatou que a absorção calórica dos bebês diminuiu quando a temperatura do ambiente subiu de 29.6? para 33.3?C e que a absorção calórica aumentou quando a temperatura ambiente caiu de 33.6? para 29.6?C. Estes dados sugerem que a rotina hospitalar costumeira de embrulhar bastante os bebês para as mamadas pode beneficiar-se se for submetida a uma revisão.

Numa pesquisa com dezoito bebês com mais de um mês de vida, Peter Wolff encontrou os seguintes resultados: tanto a temperatura quanto a umidade têm efeitos importantes sobre a quantidade

---

* Como a *vernix caseosa* seca depressa quando exposta ao ar, isto não representa problema em especial.

de tempo que os bebês dormem, e também sobre seu comportamento e choro. Os bebês mantidos num ambiente cuja temperatura oscilou entre 29.6º e 33.3ºC choraram menos e dormiram mais que quando estiveram num aposento a 28.8ºC.

As respostas à nudez e ao contato com a pele foram interessantes. A partir do terceiro dia, sete dos dezoito bebês começaram a chorar quando eram despidos; choravam com mais vigor ainda a partir da segunda e terceira semanas. Cobri-los com um cobertor não era suficiente para acalmá-los. O que deu certo foi enfaixá-los ou provê-los com um tecido que tocasse em seu peito ou abdômen, como toalhas e cobertores de textura macia e agradável ao toque.

Os evidentes esforços das mães mamíferas para manterem aquecidos seus filhotes, e o comportamento de chocar das aves, testemunham suficientemente a grande importância do calor para o desenvolvimento do jovem. O poderoso impulso dos filhotes para se amontoarem uns em cima dos outros na ausência de uma mãe que os choque ou aqueça serve também para sublinhar a importância de uma condição necessária que pode ser melhor produzida, para os jovens organismos, pelo contato corporal.

Tem sido sugerido que o fator básico nas mudanças induzidas pelo toque das mãos pode ser a temperatura. Schaefer e colaboradores, por exemplo, descobriram que os ratos cujas temperaturas tinham sido rebaixadas evidenciaram a mesma queda de ácido ascórbico no sangue que ratos manipulados. As conclusões destes pesquisadores têm sido criticadas por várias razões metodológicas, mas sem se negar que a temperatura pode ser uma variável importante na produção de múltiplos efeitos em diferentes animais.

O toque de mãos frias não é agradável; o toque de mãos quentes é. Essa observação nos leva a considerar que as sensações cutâneas não podem ser apenas uma questão de toque ou pressão, mas que devem ser em parte uma respota à temperatura. Carícias feitas por mãos frias como gelo dificilmente serão recebidas como reconfortantes e sim como desagradáveis, quando não como realmente dolorosas. "Conforto frio" é algo menos do que conforto. Evidentemente, é a qualidade da estimulação cutânea que transmite a mensagem e esta é elaborada com base numa complexidade de fatores. Um tapa seco e dolorido transmite uma mensagem muito diferente do que um carinho terno e delicado, e as diferenças na pressão sobre a pele podem constituir a diferença entre uma sensação dolorosa e outra agradável. É provável que algo deste gênero ocorra com bebês que são capazes de discriminar, quando levados ao colo, entre os que se importam com eles e os que não, através de uma avaliação de fatores como pressão, intensidade, ritmo, duração, firmeza e outros fatores semelhantes.

São as mensagens que o bebê recolhe com seus receptores localizados nas articulações musculares, a respeito do modo como o pegam, mais do que apenas a pressão exercida sobre sua pele, que lhe dizem o que "sente" por ele aquela pessoa que o está carregando. A pele pertence à classe de órgãos denominados exteroceptores porque recolhe sensações de fora do corpo. Os receptores que são estimulados principalmente pelas ações do próprio corpo chamam-se proprioceptores. É tanto através da pele quanto de seus proprioceptores que o bebê recebe as mensagens do comportamento músculo-articulação-ligamento da pessoa que o está segurando.

O bebê faz as discriminações adequadas de maneira muito semelhante à do adulto quando infere o caráter de uma pessoa a partir da qualidade de seu aperto de mão, no cumprimento. No mínimo, os que não foram dessensibilizados em sua capacidade de fazer inferências dessa maneira são capazes de tirar conclusões com alto grau de precisão. Todos os bebês nascem, sem sombra de dúvida, com este sentido cinestésico e todas as evidências de que dispomos — experimentais, observacionais, experienciais, anedóticas — são propensas a corroborar a noção de que, assim como aprendemos a falar por falarem conosco, e falaremos do modo como nos falaram, também aprendemos a responder à estimulação exteroceptiva da pele e à proprioceptiva dos músculos-articulações da mesma maneira como são condicionados nossos sentidos, ou à semelhança de nossas primeiras experiências de vida.

É bastante provável que uma parte do modo como o indivíduo se coloca corporalmente, posiciona sua cabeça e ombros, movimenta seus membros e tronco, esteja relacionada às suas primeiras experiências condicionadoras. É bem sabido, por exemplo, que a pessoa ansiosa, seja ela bebê, criança ou adulta, tende a enrijecer seus movimentos, a tensionar seus músculos, a erguer demasiadamente os ombros, e até mesmo ficar com o olhar penetrante. Estas condicões, freqüentemente, vêm junto com palidez e secura da pele, para não mencionar outras desordens cutâneas. Nos estados de ansiedade e medo a temperatura da pele tende a cair, presumivelmente em conseqüência da constrição dos vasos sangüíneos que a alimentam. Em situações embaraçosas ou agradáveis é provável que se dê o efeito oposto: a temperatura da pele sobe e, com o rubor, o aumento do calibre dos vasos sangüíneos produz um enrubescimento da pele. Um aluno de biofeedback relata que quando estava ouvindo o debate de dois participantes numa reunião científica, a temperatura de sua pele caiu e retornou imediatamente ao normal após a discussão ter sido resolvida.

Pensamentos e sentimentos são muitas vezes comunicados de modo não-verbal, através de movimentos do corpo. O estudo desses fenômenos é chamado de cinesia. A cinesia diz respeito à investigação dos vários ajustamentos sem que necessariamente sejam conscientizados pela pessoa que os está realizando, pois os seres humanos estão constantemente fazendo esses ajustamentos em função da presença e das atividades de outros seres humanos. Nosso principal estudioso da cinesia, Ray L. Bird-whistell, está convencido de que o comportamento cinésio é aprendido, sistemático e analisável. Ele escreve: "Isto não nega a base biológica do comportamento, mas coloca ênfase mais nos aspectos *interpessoais* que nos expressivos de uma conduta cinésica".

É em seu relacionamento interpessoal com a mãe, a nível tanto exteroceptivo, proprioceptivo, quanto *interoceptivo* — especialmente nos receptores do trato gastrintestinal e estes são de muita importância — que a criança consolida seus primeiros relacionamentos de comunicação. É altamente provável que, durante esse período, ocorra um condicionamento favorável à formação de hábitos. Tais hábitos irão manifestar-se posteriormente em problemas de hipertensão que afetam o trato gastrintestinal e aparecem sob forma de colite hipermotilidade, úlceras e assemelhados; ou que alteram o sistema cardiovascular, manifestando-se como distúrbios cardiovasculares psicogênicos; ou que interferem no sistema respiratório, na forma de condições asmáticas; e, evidentemente, que afetam a pele, configurando uma ampla diversidade de distúrbios.

O Dr. P. Lacombe descreveu um caso memorável de uma mulher gravemente neurótica que manifestou violento comportamento depressivo, além de uma neurodermatose. Sua avó havia dado à sua mãe uma atenção tátil mínima durante a infância e sua própria mãe também falhara no mesmo sentido. Lacombe considera que o distúrbio dessa paciente é a expressão de uma perda no vínculo materno-filial de dependência, do que resultou a fixação na mãe. Perder a mãe é o mesmo que perder o ego, e a perda da pele materna como ponto de contato reaparece nessa paciente como áreas cutâneas chorosas. O cão de estimação da paciente também sofria de problemas de pele, que Lacombe interpreta como devidos à identificação do cachorro com sua dona. O ego, diz Lacombe, "é a percepção do si-mesmo corporal, e o que a pessoa sente e conhece de seu corpo é a pele".

Um exemplo espantoso de um condicionamento cutâneo específico nas primeiras duas semanas de vida, e a subseqüente regressão a esse período tão inicial, é ilustrado por um caso de tricotilomania, ou o ato de puxar o cabelo de modo patológico, relatado pelo Dr. Philip R. Durham Seitz, numa criança com menos de três anos de idade.

"Uma menina branca, com dois anos e meio de idade, foi encaminhada para estudo psiquiátrico por um dermatologista em virtude de uma perda de cabelo que já durava há um ano. Os exames dermatológicos não conseguiam localizar uma causa orgânica para essa alopecia*. O couro cabeludo exibia escassez geral de cabelo cujos fios eram muito delgados; isso era mais evidente no lado direito.

Durante a entrevista inicial, observou-se que a criança se aninhava nos braços da mãe e sugava leite da mamadeira que segurava com a mão esquerda. Enquanto isso, procurava com a direita algum fio remanescente de cabelo no lado direito de seu couro cabeludo. Quando encontrava um cabelo ou um chumaço, ela os arrancava com um movimento dos dedos. Os cabelos eram então levados, enrolados nos dedos como estavam, até o lábio superior, onde ela os esfregava contra o lábio e o nariz. Este processo prosseguia enquanto ela mamava, mas, assim que o bico da mamadeira era retirado de sua boca, cessava de imediato. A mãe comentou que a criança arrancava o cabelo somente quando mamava na mamadeira e que invariavelmente isto era acompanhado pelo ato de arrancar os cabelos e esfregá-los no nariz. O autor foi até a casa onde habitava essa família a fim de observar a criança e também observou-a em seu consultório enquanto ela brincava. Constatou que arrancar o cabelo e esfregá-lo no nariz só ocorria, invariavelmente, quando a criança tomava leite na mamadeira.

Entrevistas posteriores com a mãe eliciaram as seguintes informações: a menina era a única filha de pais da classe média baixa, e ambos manifestavam ajustamentos emocionais até certo ponto precários. O pai tocava na banda do Exército da Salvação e tanto ele como a mãe eram religiosos devotos. Estavam casados há cinco anos, consideravam-se parceiros conjugais inteiramente compatíveis e os dois haviam desejado a criança no momento em que a haviam concebido. No entanto, em virtude das dificuldades que vinham tendo com ela, estavam utilizando contraceptivos para evitar filhos. A menina havia nascido a termo, e o parto não tinha registrado nada de anormal. Durante as primeiras duas semanas a mãe havia dado seu leite para a filha, mas havia abruptamente cessado de fazê-lo na terceira semana porque achava que a quantidade não estava sendo suficiente. O crescimento e o desenvolvimento da menina em seu primeiro ano e meio pareceu normal. Sentou-se com três meses, ficou em pé aos sete, andou aos dez, começou a falar com um ano e meio. Foi desmamada da mamadeira com um ano, após o que começou a comer alimentos sólidos e a beber na xícara.

---

* Alopecia: queda dos cabelos da cabeça, das sobrancelhas ou da barba. (N.R.T.)

Quando a criança estava com dezoito meses foi instituído um programa punitivo de treino à toalete, que incluía reprimendas e tapas toda vez que se sujava. Retrospectivamente, a mãe percebeu que foi logo após o início deste treino de higiene que a criança começou a recusar alimentos sólidos, insistindo em tomar leite na mamadeira, e começou também a arrancar seu cabelo e a esfregá-lo no nariz enquanto mamava. Além disso, tinha se tornado difícil de lidar, resistia a todos os esforços de ensinarem-lhe a adotar hábitos de higiene e chorava muito, não se importava consigo mesma e demonstrava desejo de jogar água em cima de seu corpo."

Com base em suas observações, o Dr. Seitz raciocinou que sua recusa em comer sólidos e sua vontade de continuar mamando na mamadeira sugeriam um desejo inconsciente de retornar a um estágio de aleitamento anterior. As condutas de puxar o cabelo e esfregá-lo no nariz sugeriam que, de alguma maneira, ela desejava reproduzir a situação de aleitamento original. Isto suscitou uma questão: havia alguma coisa que roçasse em seu nariz enquanto mamava no seio da mãe? A hipótese era que algum fio de cabelo em torno da auréola do seio materno pudesse ter sido responsável por essa estimulação. Para verificar esta suposição foram examinados os seios da mãe; viu-se então que "um anel de pêlos longos e ásperos rodeava os bicos".

A fim de testar a hipótese sugerida por essa associação, foi fabricado um bico para a mamadeira cercado por pêlos humanos ásperos, que se salientavam da base para cima. Sua instalação na mamadeira fornecia automaticamente o roçar do nariz da criança toda vez que o bico entrasse em sua boca. Enquanto sugava o bico da mamadeira, ela a virava devagar, esfregando assim os pêlos eriçados no nariz e no lábio superior. Ela não arrancou mais os cabelos. O roçar automático do nariz aparentemente satisfez a necessidade de regredir à experiência original do seio.

A importância desse caso fascinante reside no fato de ser uma demonstração de um condicionamento psicocutâneo precoce, ocorrido durante as duas primeiras semanas de vida. Depois de ter sido amamentada no seio da mãe, provido de pêlos, e de ter sido repentinamente desmamada, essa menininha tentou reeditar as condições vigentes na época da amamentação, providenciando-se cabelos tirados de sua própria cabeça, com os quais acariciava seu nariz e lábio, enquanto sugava um bico de borracha, instalado no final de uma mamadeira de vidro.

"A que outros traços neuróticos", pergunta o Dr. Seitz, "a que outras reações psicossomáticas pode a pessoa tornar-se predisposta em épocas posteriores de sua vida em razão de condicionamentos cutâneos específicos desse tipo? Distúrbios psicocutâneos do nariz? Limpar o nariz com os dedos? Febre do feno, ou rinite alérgica?'' Estas são perguntas pertinentes.

Nariz, Amamentação e Respiração. Os distúrbios psicocutâneos do nariz são um campo fértil para investigações, mas não tenho conhecimento de alguma pesquisa significativa nessa área. Não obstante, está claro pela grande variedade de maneiras com que as pessoas tratam seus narizes que um condicionamento precoce pode muito bem ter desempenhado um papel importante na articulação desse comportamento cinésico das pessoas em relação a esta parte de sua anatomia. Dão puxões, alisam, achatam, comprimem, enrugam, colocam algum dedo dobrado debaixo dele, encostam o indicador nele, coçam, esfregam, massageiam, respiram pesado ou leve, abrem as narinas. Dificilmente se poderia, com razão, atribuir todos estes hábitos ao primeiro condicionamento, mas não se podem alimentar dúvidas de que, em muitos casos, os mesmos estão de alguma forma relacionados a um condicionamento cutâneo precoce. Tem-se dito que o nariz é o portão da vida e da morte. Evidentemente, isto se refere às suas funções respiratórias. Como já indicamos, é provável que um desenvolvimento adequado da função respiratória dependa até certo ponto da quantidade e da qualidade da estimulação cutânea experimentada pelo bebê. Não é improvável que pessoas que tenham recebido inadequada estimulação cutânea durante seu primeiro ano de vida desenvolvam uma respiração superficial e se tornem mais suscetíveis a distúrbios do trato respiratório superior e a distúrbios pulmonares do que os que receberam uma adequada estimulação cutânea. Há razões para se acreditar que determinados tipos de asma são, pelo menos em parte, devidos a uma falta de estimulação tátil no início da vida.

Existe uma alta incidência de asma em pessoas que, no início de sua infância, foram separadas de suas mães. Pôr o braço em torno de um asmático enquanto ele está tendo uma crise pode interrompê-la ou aliviá-la.

Margaret Ribble assinalou a importância da experiência tátil para a respiração.

"A respiração (ela escreve), que é caracteristicamente superficial, instável e inadequada nas primeiras semanas de vida após o parto, é definitivamente estimulada de modo reflexo pela sucção e pelo contato físico com a mãe. Os bebês que não são suficientemente carregados no colo, e em particular se foram bebês de mamadeira, além de perturbações da respiração ainda desenvolvem distúrbios gastrintestinais com grande freqüência. Tornam-se engolidores de ar e sofrem do que popularmente se chamam cólicas. Têm dificuldades com a eliminação ou são propensos a vomitar. Parece que, nesse período inicial da vida, o tônus do trato gastrintestinal depende, de modo especial, de uma estimulação reflexa oriunda da periferia. Deste modo, o toque da mãe tem uma definitiva implicação biológica para a regularização da respiração e da função nutritiva da criança."

Quarenta e quatro anos após esta passagem ter sido redigida, e totalmente ignorante na relação à mesma, o Dr. Bruce Taubman, pediatra com consultório particular na Filadélfia, lançou uma hipótese: o choro contínuo do bebê que tem muitas cólicas ocorre quando os pais, inadvertidamente, deixam de responder às necessidades da criança. Isto sugeriu ao médico que a quantidade de choro poderia ser reduzida ajudando os pais a desenvolverem respostas mais apropriadas a seus bebês. O grupo experimental de mães foi aconselhado a não deixar os bebês chorando, sempre que pudessem, que os pegassem no colo, segurassem, dessem de mamar quando pedissem ou se quisessem só "sugar". Os bebês que foram tratados desse modo reduziram em 70% sua quantidade de comportamentos de choro, em comparação com os bebês com cólicas não tratados assim; estes não apresentaram decréscimo no choro e ainda choraram 2 1/2 vezes mais que os bebês normais de controle.

A cólica é descrita como um estado problemático, de origem desconhecida, que afeta muitos bebês, geralmente com menos de três meses. O modo de chorar geralmente sugere uma dor abdominal, muitas vezes associada a gases. Sejam quais forem suas causas, parece que as observações de Taubman confirmam a afirmação de Ribble, segundo a qual o "tônus do trato gastrintestinal, nesse período tão inicial, depende de algum modo especial de uma estimulação da periferia" e que "o toque da mãe tem uma implicação biológica definitiva na regularização da respiração e das funções nutritivas da criança".

Prosseguindo com o tema da respiração por mais um pouco, antes de retornarmos ao nariz, que é por onde a respiração ocorre basicamente, já se assinalou que, imediatamente após a exposição ao ar atmosférico, os pulmões do recém-nascido, até então não inflados, irão se encher de ar e as variadas mudanças de pressão que ocorrerão no momento do parto darão início à modalidade pós-natal de movimentos respiratórios que prosseguirão por toda a vida da pessoa. A necessidade de respirar é tão imperiosa que uma interrupção de três minutos na mesma é geralmente suficiente para causar a morte. Respirar é o mais imperativo de todos os impulsos humanos, assim como o mais automático. Cada ar que inspiramos, inclusive quando adultos, é precedido por um leve tremor fóbico. Sob condições de estresse, muitas pessoas adotam a respiração forçada, remanescente do parto. Sob tais circunstâncias, a pessoa regride a um nível fetal de atividades e assume uma postura fetal. Em momentos de medo ou ansiedade, uma das primeiras funções a ser afetada é a respiração. Contudo, apesar de sua automaticidade, a respiração é sujeita a controle voluntário e consciente por períodos breves de tempo, como é o do conhecimento de qualquer pessoa que tenha tomado aulas de canto; os iogues sabem como dominá-la por extensões de tempo maiores. Este controle, na realidade, é exercido pelas atividades rotineiras da vida cotidiana, como falar, engolir, rir, soprar, tossir e chupar ou sugar. De fato, respirar não é apenas um processo fisiológico, mas faz parte do modo como se comporta o organismo.

O fato de existirem significativas diferenças de classe na maneira de respirar comprova que muitos dos componentes da respiração são aprendidos. Respirações intensas ou estertorosas, como nos momentos em que se toma o café ou a sopa, ocorre com maior freqüência nas classes mais baixas que em membros das classes mais altas. As diferenças no índice respiratório e na capacidade de combinar oxigênio dos pulmões, como o demonstrou Dill, estão proximamente correlacionadas ao *status* ocupacional. Respirações inadequadas superficiais, associadas a sentimentos crônicos de fadiga em época posterior, comparadas a respirações profundas, saudáveis, também são, em sua maioria, hábitos aprendidos, e podem bem ter algum vínculo com experiências cutâneas havidas no início da vida.

Voltando ao nariz: talvez as variadas formas de se tocar o nariz mais tarde, incluindo catar as sujeirinhas, estejam relacionadas ás primeiras experiências vividas na situação de aleitamento, principalmente no caso da amamentação. Mamando no seio materno, o nariz do bebê está freqüentemente em contato com o mesmo e é bastante possível que as experiências agradáveis ou desagradáveis vividas ali possam ter algo a ver com essas diversas manipulações do nariz em época posterior da vida. A maioria dos macacos e símios catam o nariz e geralmente comem as casquinhas que removem de seu interior. Algumas crianças pequenas também o fazem, e até mesmo adultos já foram observados na mesma conduta. A associação entre catar a sujeira do próprio nariz e comê-la sugere, nesses casos, a possibilidade de alguma forma primitiva de condicionamento e que, em si, a conduta de limpar o nariz com os dedos pode ser uma forma de autogratificação regressiva, que remonta a um período da vida muito próximo do parto. "A vida privada está acima de tudo... só ficar sentado em casa, até limpando o nariz com o dedo e olhando o pôr-do-sol", escreveu o autor russo, V.V. Rozanov.

Mesmo levando-se em conta o fato de a maioria das pessoas portar bactérias de vários tipos no nariz e de as mesmas serem geralmente irritantes, induzindo portanto muitas condutas de manipulação nasal, manipular o nariz, e em especial limpá-lo com os dedos, é uma conduta que dificilmente se pode atribuir com exclusividade à presença das bactérias pruriginosas. Esta é uma questão que merece pesquisas aprofundadas.

Na qualidade de península proeminente, o nariz se constitui em conveniente trecho de aterrissagem da mão, e provê a pessoa com uma área que pode ser acariciada ou manipulada de qualquer outra forma, permitindo-lhe usufruir da reconfortante sensação de se conseguir entrar em contato, apesar de este ter se estabelecido apenas da pessoa para consigo mesma. O nariz, tendo em vista propósitos de tranqüilização, parece ser uma parte especialmente favorecida do corpo. Geralmente reconhecemos este tipo de manuseio como gesto nervoso em outros, sem que tenhamos consciência do mesmo a respeito de nós próprios.

Por que "torcer o nariz" para alguém, ou "cutucar o nariz na cara de alguém" devem ser considerados como gestos de desprezo?

Dos peixes ao homem, a região oral é a primeira parte do corpo a tornar-se sensível a estimulações cutâneas. Os lábios são instituídos como zona erógena, ou seja, como estruturas que conferem prazer, muito antes de o bebê nascer. Já se observou que fetos com cinco meses ou menos chupam o polegar, dentro do útero. A experiência no seio ou mamadeira, embora muito diferente em cada caso, reforça ainda mais a eroticidade dos lábios. Sugar é a atividade principal do bebê no seu primeiro ano de vida, e os lábios, expondo a extensão dobrada da membrana mucosa que reveste a boca, constituem os instrumentos com os quais o bebê efetua a maioria de seus primeiros contatos sensíveis e com os quais incorpora do mundo externo aquilo que lhe for vital. Por conseguinte, não é de surpreender que os lábios estejam mais repletos de terminações nervosas sensoriais que qualquer outra parte do corpo, com exceção talvez das pontas dos dedos. De fato, a representação dos lábios no cérebro excede à área coberta pela recepção sensorial do tronco todo. Lábios, boca, língua, o sentido do olfato, a visão, a audição, estão todos intimamente ligados entre si e à experiência de sugar. Sendo no seio, é um sugar propriamente dito; se for no bico de borracha da mamadeira, é chupar, e estas são duas experiências bastante diferentes. Os dados levantados pelas pesquisas são às vezes contraditórios, no que diz respeito às vantagens da amamentação, quando comparada à da mamadeira, em seus efeitos diferenciais de regime alimentar sobre o comportamento subseqüente. Todavia, uma coisa está absolutamente clara: não é somente o tipo de alimentação que importa para o comportamento futuro, mas, sim, o comportamento da mãe como um todo, durante a situação de alimentação. Mães frias, que deram o leite de seus seios, não se saem tão bem nas tarefas futuras de influir no comportamento dos filhos quanto mães carinhosas que deram mamadeira. Estes foram os resultados, por exemplo, de uma pesquisa conduzida pelo Dr. Martin I. Heinstein, com 252 crianças californianas de Berkeley.

Conforme já tivemos ocasião de verificar, o bebê responde com grande rapidez ao comportamento que a mãe lhe dirige e, o que é mais importante para seu próprio desenvolvimento comportamental, não é tanto a substância com que o alimentam como a atitude com que isto é feito. É exatamente este tipo de experiência que será apreendido pela pele e pelas estruturas membranosas especializadas, como mucosas, que chamamos de lábios. Há uma pergunta para a qual não conheço respostas experimentais adequadas: as crianças que tiveram mães frias ou que foram inadequadamente amamentadas irão em busca de gratificações futuras principalmente através dos lábios, e manifestarão mais essa tendência do que crianças que tenham tido mães carinhosas e tenham sido adequadamente amamentadas? A variabilidade neste sentido, como em outras questões, é sem dúvida considerável e provavelmente muito complexa. Muitas crianças passam realmente uma grande parte do tempo manuseando os lábios com os dedos, e em geral fazendo ao mesmo tempo um som murmurado em "humm", acompanhando assim os movimentos dos lábios manualmente estimulados. Evidentemente têm nisto um grande prazer. A meu ver, chupar o polegar ou outro dedo não é gratificante simplesmente pelo chupar, como também uma certa dose de satisfação é obtida pela estimulação dos lábios. A mão do bebê muitas vezes está apoiada no seio da mãe enquanto mama, ou na mamadeira, quando é aleitado artificialmente; os olhos do bebê seguem todos os movimentos dos olhos da mãe e de seu rosto, e vai ficando cada vez mais acostumado também aos sons que ambos fazem, na situação de amamentação. Não é difícil entender que todos estes fatores se tornam estreitamente ligados e formam um complexo neuropsíquico em desenvolvimento. Disso decorre que, quando a pessoa se torna uma vítima do hábito de fumar, podemos pelos menos em parte hipotetizar que ela se tornou viciada em regredir a esse complexo de prazeres semelhantes aos que sentiu no período mais inicial de sua vida. A sucção, a estimulação labial, o manuseio do cigarro, charuto, cachimbo, o prazer de soprar e ver a fumaça, ou inalá-la, de cheirar e sentir seu gosto, tudo isto é muito gratificante mesmo que os efeitos a longo prazo possam ser letais. Parte do prazer de mascar um goma é provavelmente derivado da constante estimulação oral dos lábios.

Muitos autores que estudaram essa questão consideram que as experiências iniciais com os lábios e boca constituem a chave para compreendermos grande parte de nosso desenvolvimento ulterior. O famoso psicólogo americano G. Stanley Hall acreditava que o primeiro centro da vida psíquica era a boca e o sentido do paladar, acompanhado por um "prazer tátil verdadeiramente estético que surge de se trazer coisas macias aos lábios e coisas duras às gengivas desprovidas de dentes".

Freud faz da atividade dos lábios do bebê no seio o elemento fundamental de sua teoria da sexualidade. Segundo ele:

"Foi a primeira e mais vital das atividades da criança, sugar o seio de sua mãe, ou seus substitutos, que devem tê-la familiarizado com este prazer (da sucção rítmica). Os lábios da criança... comportam-se como zona erógena e, sem dúvida, a estimulação fornecida pelo morno fluxo do leite é a causa da sensação agradável. A satisfação da zona erógena associa-se, em primeira instância, à satisfação da necessidade de alimento... Ninguém que tenha visto o bebê recuando saciado para longe do seio, afundando nos braços da mãe e adormecendo com as bochechas rosadas, onde se abre um sorriso bem-aventurado, pode deixar de pensar que esta imagem persiste como protótipo da expressão da satisfação sexual mais tarde na vida. A necessidade de repetir a satisfação sexual torna-se então distinta da necessidade de ingerir alimento, separação esta que se torna inevitável quando aparecem os dentes e o alimento não é mais obtido pela sucção...".

Embora uma grande parte do que foi atribuído à fase oral do desenvolvimento não tenha sido adequadamente investigada, não pode haver a mais mínima dúvida da existência de um profundo relacionamento entre as experiências orais dos primeiros anos de vida e a competencia sexual posterior. Tampouco pode existir qualquer dúvida quanto à íntima ligação entre a pele e todos os seus apêndices, aí incluídos cabelos, glândulas, elementos nervosos e o comportamento sexual. Existe um ditado francês segundo o qual o amor é a harmonia de duas almas e o contato de duas epidermes.* E, de fato, é no ato sexual que, afora a experiência perinatal do parto, a pessoa experimenta sua mais maciça quantidade de estimulações cutâneas possível, na qual lábios, língua e boca estão em geral ativamente en-

---

* Variação da (frase) de Chamfort: "O amor, tal como existe na sociedade, é apenas a mescla de duas fantasias e o contato de duas peles". S. R. N. Chamfort, *Products of the Perfected Civilization*, Nova York, Macmillan, 1969, p. 170.

volvidas. Também não podemos hesitar diante da íntima relação que se tece entre comer e amar; de tal maneira é estreita essa ligação que, futuramente, comer, em geral, torna-se uma satisfação substituta para o amor e, neste sentido, a obesidade se constitui em muitos casos na evidência de uma frustração amorosa. Oferecer alimento é, muitas vezes, algo mais do que uma mostra apenas circunstancial de amor.

Os gorilas e chimpanzés pegam comida entre os lábios e a oferecem diretamente aos filhotes. Os que já têm dois anos pedem comida às mães, apresentando-lhes seus lábios franzidos; as mães então empurram delicadamente a comida direto para dentro da boca dos filhotes. Além disso, as mães chimpanzés pressionam de leve seus lábios em várias partes do corpo do filhote, até o final de seu primeiro ano de vida. As palmas de suas mãos são apanhadas e tocadas com os lábios da mãe. Quando a boca está aberta, os lábios permanecem próximos dos dentes. Os adultos se tocam da mesma forma, pressionando os lábios contra o braço ou ombro e, às vezes, nas próprias mãos. Um filhote preocupado toca a mãe dessa maneira, e até mesmo um macho chimpanzé adulto age assim enquanto está copulando. Sendo assim, o beijo de cumprimento dos chimpanzés pode ter-se originado do contato labial de procura.

É muito comum entre indígenas alimentar as crianças boca a boca. Por conseguinte, não é raro presenciar que o tocar com os lábios, para demonstrar afeto, pode ter sido reforçado na espécie humana.

O psicanalista Sandor Rado sugeriu que um elemento importante nas primeiras situações de sucção é obter uma sensação prazerosa de saciedade e uma sensação difusa de prazer sensual, da qual todo o organismo participa, e que ele descreve como "orgasmo alimentar".

Sabe-se bem que a mãe experimenta algo semelhante a uma estimulação sexual quando o bebê suga seus seios, assim como é altamente provável que o bebê experimente sensações que, acrescidas de significados, se tornem depois percepções de coisas que lembram uma gratificação sexual. Já constatamos que um atendimento materno inadequado pode afetar seriamente o subseqüente comportamento sexual do filho. Os Harlow, a quem devemos esta observação, também demonstraram que, embora os macacos *rhesus* criados com mães reais tivessem se mostrado mais adiantados em termos de comportamento social e sexual do que os criados por mães substitutas de arame recoberto por tecido felpudo, estes últimos desenvolviam comportamentos sociais e sexuais perfeitamente normais se diariamente tivessem oportunidade de brincar no ambiente estimulador dos outros filhotes. Os Harlow assinalaram, justificadamente, que não se deve subestimar o papel desempenhado pelo relacionamento dos filhotes entre si, como determinante dos ajustamentos na adolescência e idade adulta. É mais do que possível, sugerem os Harlow, que o sistema afetivo dos filhotes entre si "seja essencial para que o animal possa responder positivamente ao mero contato físico com iguais, sendo através da operação deste sistema, provavelmente tanto no homem quanto no macaco, que os papéis sexuais se tornam identificados e, geralmente, aceitáveis.

Na realidade, é possível, e até provável, como sugerem os Harlow, que os contatos entre filhotes sejam necessários para o pleno desenvolvimento da competência social e sexual, mas que, na ausência de qualquer forma de mãe, esse comportamento, mesmo sendo mantidos os contatos com outros bebês, não se desenvolve tão bem quanto em filhotes que tiveram atendimento materno. Certamente se sabe que, no caso dos humanos, bom atendimento materno na ausência de contato com iguais não tem afetado negativamente, com muita seriedade, o desenvolvimento social e sexual de inúmeros indivíduos. E de fato existe uma extensa literatura que mostra a incomensurável importância do comportamento da mãe para o desenvolvimento sexual e social subseqüente de seu filho. Podemos expressar, com um considerável grau de certeza, nossa convicção de que, apoiando-nos nas evidências existentes, apesar do valioso peso das relações afetivas entre bebês, este jamais poderá se igualar à influência do relacionamento afetivo existente na dupla de amamentação, entendendo-se sempre que a mãe seja genuinamente afetuosa. Pouca dúvida se pode ter de que a interação dos jovens entre si é de considerável importância para o crescimento e desenvolvimento social da criança, pois é no dar-receber que acontece entre iguais que as crianças experimentam, testam e aprendem muitas das modulações do comportamento interpessoal.

Como o expressa Yarrow, num excelente levantamento das evidências relativas a este tema, "a mãe, enquanto estímulo social, fornece estimulação sensorial para o bebê através dos meios tátil, visual e auditivo, isto é, com sua manipulação do bebê, seus carinhos e afagos, com sua conduta de falar e brincar com a criança, assim como simplesmente por estar visualmente presente". A privação desses estímulos sensoriais por parte da mãe tem efeitos graves.

Existe uma relação muito clara entre a falta de toque nos primeiros anos de vida e na meninice e a falta de jeito e aspereza nas "brincadeiras" que caracterizam algumas pessoas enquanto são crianças e também mais tarde; são pessoas incapazes de entrar em contato sem causar colisões.

É na região que cerca a boca que o embrião humano responde pela primeira vez a uma estimulação tátil. Portanto, não surpreende descobrir que as primeiras comunicações com o mundo de fora sejam realizadas, pelo bebê, através dos lábios e que isto seja feito de modo tão gradual. Está demonstrado que estimular o recém-nascido na região do lábio desencadeia o reflexo de orientação oral, ou seja, abrir a boca e girar a cabeça na direção do estímulo. Isto acontecerá quando somente um dos lábios for estimulado unilateralmente. Quando ambos forem estimulados ao mesmo tempo, acontecerá o componente de preensão do estímulo, mas cessa a rotação de orientação e se inicia o movimento de sucção. Normalmente este estímulo é o mamilo e a seguir a auréola do seio materno. Esta conduta de esquadrinhar, como se diz — quer dizer, procurar com o nariz e a boca até encontrar o seio —, acontecerá daí em diante toda vez que o bebê for posto em contato com o corpo da mãe ou com qualquer coisa que lembre o seio. Estas duas atividades reflexas, a orientação oral e a preensão labial, são dois estágios distintos do desenvolvimento do comportamento de esquadrinhar. A integração desses dois reflexos na "preensão oral", em bebês de peito, representa um dos primeiros progressos evolutivos realizados pelo recém-nascido, no sentido de apreender o mundo, tanto em geral quanto no particular. Em outras palavras, esses dois reflexos são conhecidos como *padrão de busca*, por um lado, e como *padrão de orientação* ou *sucção*, por outro. O comportamento de pegar o seio com os lábios, envolvendo com estes o mamilo e a auréola, e as mãos que depois fazem movimentos de amassar, aderir e descansar em cima dos seios, representam, como o assinalou Spitz, os precursores e o protótipo das relações objetuais.

Esquadrinhar, ou o *reflexo de esquadrinhar*, como é em geral definido — ou seja, virar a cabeça e mover a boca quando a boca ou bochecha do bebê é tocada; a resposta possivelmente acontece também em presença do odor do seio da mãe — se desenvolvem suficientemente bem, se nos lembrarmos que, do ponto de vista evolutivo, esquadrinhar consiste de dois reflexos, o *reflexo de orientação oral* e a *preensão do estímulo* com os lábios.

Existe uma conseqüência muito importante que decorre de nosso entendimento do que seja o reflexo de esquadrinhar: é o erro geralmente cometido para se dar início à amamentação. Como Aldrich já o assinalou há muito tempo (1942), quando a mão da mãe ou ama é colocada sobre a bochecha da criança, e a sua cabeça é empurrada na direção do seio, o bebê tentará virar a cabeça na direção da mão que faz a pressão, e não na do seio. Em resultado disto, conclui-se erroneamente que o bebê tem aversão pelo seio. Ao invés de tocar a mão, a bochecha do bebê deve ser colocada de modo a poder tocar o seio. As drogas que são dadas á mãe durante o trabalho de parto podem abolir completamente o reflexo de esquadrinhar durante três ou quatro dias após o nascimento da criança.

"Estalar os lábios" é uma antiga expressão de satisfação. É interessante que estalar os lábios seja uma conduta usada pelas mães babuínas, com a finalidade de tranqüilizar tanto seus filhotes quanto os das outras. "A mãe", escreve Irven Devore, "quase não faz som algum, exceto aquele que resulta de estalar de leve os lábios, enquanto cata o pêlo de seu filhote. Estalos com os lábios, que a mãe começa a produzir logo no parto, é um dos gestos mais freqüentes e importantes de todos os que compõem o repertório babuíno. Para ambos os sexos, em todos os níveis etários, esse gesto serve para reduzir tensões e promover a tranqüilidade e a integração social." De ordinário, a aproximação direta de um macho adulto é muito assustadora aos outros membros do bando; portanto, é muito interessante observar que, quando um adulto macho chega perto de um bebê que está com sua mãe, ele o fará dando vigorosos estalos com os lábios. Para chamar o filhote que eventualmente tenha subido numa árvore, a mãe fixará os olhos intensamente em sua direção e dará estridentes estalos com os lábios.

As mães humanas geralmente produzem sons para aquietar seus filhos de uma maneira bastante parecida, ou então franzindo os lábios e produzindo uma variedade de sons. Os bebês, quase que invariavelmente, respondem com prazer a esses sons tranqüilizadores. Fazer tais sons para os bebês, especialmente os que soam levemente como os de sucção, são um dos meios mais eficazes para levá-los a rir através das lágrimas, a ponto inclusive de produzir soluços. Com seis semanas de idade, ou mesmo antes, a atenção de um bebê será imediatamente atraída por tais sons, e, na ausência de tudo o mais, exercerão um efeito calmante sobre a criança. Isto sugere enfaticamente que o bebê identifica os sons e os lábios de onde os mesmos saem com experiências de prazer.

Os carinhos da mãe, o conforto que ela propicia, suas demonstrações de afeto por meio de beijos com os lábios constituem experiências nas quais o bebê vai sendo repetidamente condicionado. Com aproximadamente dois anos de idade, a criança normal terá aprendido a abraçar e a beijar. Se não conseguir fazê-lo, segundo Sally Provence, do Centro de Estudos da Criança, de Yale, estará manifestando um sintoma que pede investigações mais minuciosas. Segundo sua experiência, atraso na manifestação do comportamento de beijar pode indicar problemas neurológicos que interferem com o uso de músculos faciais, ou então assinala um distúrbio como o autismo, caracterizado por uma falta de autopercepção; mas também podem indicar apenas falta de afeto em casa. Mas nem todas as crianças bem tratadas são bichinhos beijoqueiros. Cada indivíduo tem seu próprio estilo de demonstrar afeto e, no início da infância, como assinala Provence, muitas crianças mostram-se duronas. "A única questão real é se a criança entende ou não que beijar é uma forma de comunicação. Se escolher fazê-lo, consegue?"

A observação de Raven Lang de que as mães geralmente falam com seus bebês num tom de voz agudo chamou a atenção para o fato de os mesmos preferirem sons em alta freqüência e vozes femininas às masculinas.

Tocar e Sentir. O comportamento de esquadrinhar que o bebê apresenta é exploratório, rastreador, e tem como finalidade e alvo encontrar o bico do seio e a auréola e prendê-los com os lábios. Embora a conduta de esquadrinhar seja rapidamente abandonada em favor do rastreamento visual, ela é, apesar disso, muito importante na medida em que constitui, entre outras coisas, uma reverificação e uma reafirmação da existência de um outro doador de prazer; este dar prazer que ocorre em virtude de nada além da existência de outro, de sua tangibilidade. Sua tangibilidade é a tranqüilização final, pois, em última instância, não acreditamos na realidade de coisa alguma a menos que possamos tocá-la; nossas evidências devem ser *tangíveis*. Até mesmo a fé, em última instância, assenta na crença de uma *substância* de coisas que virão ou de acontecimentos passados. O que percebemos como realidade por meio dos outros órgãos dos sentidos na verdade não nos é mais do que uma boa hipótese, sujeita à confirmação do tato. Observamos como é que a maioria das pessoas reage diante de um aviso onde se lê "tinta fresca". O mais comum é se aproximarem para testar a superfície com os próprios dedos. O sinal age para elas como um convite para tocar, para verificar. Como diz o velho ditado: "Ver é crer, mas sentir é a verdade". Certa vez, observei numa galeria de arte, uma mulher aproximar-se de uma pintura, olhá-la atentamente e depois passar os dedos sobre uma parte do quadro como se quisesse atingir seu significado tátil.

Ver é uma forma de tocar à distância, mas tocar fornece a verificação e a confirmação da realidade. É por esta razão que o *contato* ocular é uma ilustração perfeita de tocar à distância. Dependendo do contexto, tocar qualquer pessoa com os olhos é considerado afronta ou declaração de interesse. Esfregar os olhos mostrando descrença é como se o esfregar fosse feito para verificar, *palpavelmente*, se o que está sendo visto é realmente extraordinário ou não. Esfregar os olhos fechados com os dedos (coçar as pálpebras) remove metaforica e fisicamente alguma película que possa estar cobrindo os olhos e, ao mesmo tempo, prova que os olhos da pessoa ainda estão lá e estão vendo o que estão vendo — corroborado palpavelmente.

O tato atesta a existência de uma "realidade objetiva", no sentido de que é alguma coisa fora, que não eu mesmo. Como escreveu Walter Ong: "e, no entanto, pelo próprio fato de atestar o não-eu mais do que qualquer outro órgão dos sentidos, o tato implica minha própria subjetividade mais que qualquer outro deles. Quando sinto esta coisa objetiva "do lado de fora', além dos limites de meu corpo, também experimento ao mesmo tempo meu próprio ser. Sinto o outro e eu mesmo, simultaneamente". O Dr. Abraham Levitsky assinalou que, por sua própria natureza, "o tato é próximo e a visão é distante. Permitimos contato com as coisas e pessoas em quem confiamos e de quem gostamos. Afastamo-nos do contato com o que não nos inspira confiança e que nos instila medo".

Afastarmo-nos do que não nos transmite confiança e do que nos dá medo nos faz lembrar que o escuro é muita vezes marcado por uma tangibilidade e um poder sinistro que a luz nunca tem. A própria idéia de um fantasma ou monstro à luz do dia é risível, mas, diante da perda de contato que se segue ao escuro, o mundo se torna um palco para as possíveis improbabilidades. Os fantasmas que nos fazem rir à luz do dia provocam arrepios em nossa pele, durante a noite. A imaginação torna tangível o intangível e puxamos as cobertas por cima da cabeça para deixar os fantasmas do lado de fora.

Uma evidência adicional do tato nas comunicações e verificações ocorre na observação repetidas vezes feitas com macacos e símios os quais, quando confrontados com a imagem de si mesmos num espelho, tocam, alisam ou beijam o reflexo e depois dão a volta atrás do espelho a fim de tocarem a criatura que acreditam estar escondida lá atrás. Robert Yerkes comenta a esse respeito, com base em suas observações de Congo, uma gorila: "É particularmente significativa a exploração tátil desta gorila e a busca em situações nas quais seria de esperar que predominasse o elemento visual. São também importantes o grau de sua persistência no exame da imagem no espelho e suas tentativas para localizar original, além de sua absoluta discordância em tirar o espelho dali". Desde o relato de Yerkes já foram feitos muitos outros, nos mesmos moldes, usando os grandes símios e macacos.

Observam Ortega e Gasset que "está claro que a forma decisiva de nossa interação com as coisas é, efetivamente, o tato. E, sendo assim, tato e contato são necessariamente o fator mais conclusivo na determinação da estrutura de nosso mundo". E Ortega vai ao ponto de dizer que o tato difere de todos os demais sentidos porque sempre envolve a presença imediata e inseparável do corpo que tocamos e de nosso corpo, com o qual tocamos o outro. Diversamente da visão e da audição, no contato sentimos coisas dentro de nós, dentro de nossos corpos. Nas situações em que sentimos o paladar e o odor, as experiências limitam-se às superfícies da cavidade nasal e do palato. Deste modo, decorre que nosso mundo é composto por presenças, coisas que são corpos. E são isto porque entram em contato com as mais próximas de todas as coisas que existem para nós, o "eu" que cada uma de nós é: nosso corpo.

Da evidência tangível do corpo da mãe, da aderência ao seio com lábios, mãos e dedos, da existência de um universo na ponta dos dedos, em sentido muito real, o bebê passa para o desenvolvimento da consciência de seu próprio corpo e do da mãe, que irá se constituir em sua primeira relação objetual. E o que nunca será exagero enfatizarmos aqui é que, embora haja muito mais coisas em jogo, é pela primazia da pele no cenário de suas experiências que o bebê traçará as diretrizes de seu percurso para a formação de relações objetuais.

É principalmente a estimulação da pele do bebê pelo tato que o capacita a sair de dentro de sua pele. Os que foram frustrados neste sentido, permanecerão, por assim dizer, prisioneiros de sua própria pele e agirão, por isso, como se sua pele fosse uma barreira que os mantivesse presos lá dentro; ser tocado torna-se, para tais pessoas, uma invasão à sua integridade.

Em torno da sucção, enquanto composição cutânea ou tátil de experiências, são organizadas as primeiras percepções. Conforme assinalou Ribble: "Em conseqüência do atendimento materno, a criança vai gradualmente combinando e coordenando sugar, ou ingerir comida, com a recepção sensorial: olhar, ouvir e pegar; deste modo, vai se articulando um complexo comportamental relativamente complicado". Os movimentos dos lábios no seio da mãe, a conduta rastreadora de seus olhos e rosto que está sendo treinada, movimentos de dedos e mãos em relação ao corpo da mãe, o tônus da sensação associado a tais experiências, permitem que a criança estipule em sua mente um código por meio do qual possa reconstituir e replicar todos esses estímulos e as experiências que lhe forem vinculadas e, emitindo os sinais adequados, figuras contra o fundo que é o corpo materno, evoca respostas apropriadas. Aquilo que o bebê houver aprendido pela exploração do corpo da mãe, através da pele, dos lábios, da língua, das mãos e dos olhos, ele usa como fundamento de aprendizagens subseqüentes a respeito de seu próprio corpo, investigando-o principalmente com suas mãos. Na realidade, as mais primitivas tentativas de reintegração de si mesmo principiam com experiências orais no seio da mãe. Nestas, a língua desempenha um papel de destaque, pois é um órgão tátil importante; além disso, o recém-nascido é tão capaz quanto o adulto de efetuar discriminações muito nítidas de sabores.

Qual é o significando de se mostrar a língua para alguém em sinal de desafio? Poderia ser um sinal de rejeição desapontada, significando "Não te amo", "Não ligo para você", o oposto exato das sensações usufruídas no seio materno através da língua? Contatos orais genitais, contudo, parecem replicar a experiência da amamentação.

É interessante observar que, no cérebro, a área dedicada aos lábios, no giro central do córtex, é desproporcionalmente grande em comparação com a região disponível para outras estruturas relacionadas (veja a figura 1). Isto é igualmente verdadeiro em termos dos quatro dedos e o polegar, o que nos leva a considerar a mão e os dedos no desenvolvimento do sentido do tato. A própria expressão "sentido do tato" passou a significar, quase que exclusivamente, sentir com os dedos ou com a mão. Na realidade, quando pensamos nas diversas maneiras de empregar o termo "tato" na fala, torna-se aparente que essa variedade de significados seja, em sua maior parte, composta por extensões do significado "tocar com a mão ou dedo(s)".

A evolução da mão como órgão sensório-motor nos primatas, ordem de mamíferos à qual pertence a espécie humana, desempenha um papel importante no sucesso deste grupo formado por aproximadamente 150 espécies viventes. No caso da humanidade, isto é particularmente verdadeiro. Se fizermos um levantamento começando pelos lórises, lêmures, macacos do Velho Mundo e do Novo, e chegando até os símios e humanos, perceberemos uma progressiva capacidade de manusear, explorar e diferenciar objetos e superfícies dentro do alcance do indivíduo, através do tato.

O filósofo Immanuel Kant (1724-1804) chamava a mão de o cérebro humano externo, e o psicólogo G. Revesz observou que a mão é freqüentemente mais inteligente e dotada de maior energia criativa que a cabeça. Entre animais, observou ele também, parece existir uma certa correlação entre capacidade mental e destreza manual. Ele percebeu que, no caso dos seres humanos, havia um evidente relacionamento recíproco entre a mão e o desenvolvimento do intelecto. "A mão operacional", disse, "é o instrumento do olho". Acrescentou ainda que a mão representa o símbolo e o modelo de todas as ferramentas importantes. Idéias semelhantes já haviam sido expressas por Sir Charles Bell (1774-1842), grande fisiologista e anatomista, em seu tratado sobre *A Mão* (*The Hand*, Bridgewater). Creio ter sido Frederic Wood Jones quem, em 1920, em seu trabalho extraordinário sobre a mão, chamou pela primeira vez a atenção para esta como órgão.

Na qualidade de instrumento do tato, a mão é, de longe, o mais informativo de todos os nossos órgãos, com a possível exceção apenas, e *ocasionalmente,* do cérebro. É muito interessante que, quando se procura num dicionário os vários significados da palavra tato, se descobre que é provável ser este verbete o mais extenso de todo o volume. No magnífico *Oxford English Dictionary* é, de longe, o mais extenso, com catorze colunas repletas. Em si, isso constitui alguma forma de testemunho da influência que a experiência tátil da mão e dos dedos tem tido em nossas imagens e em nossa fala.

Originalmente (em inglês, NT*) derivada do francês antigo *touche,* a palavra é definida pelo *Oxford English Dictionary* como "a ação ou um ato de tocar (com a mão, dedo ou outra parte do corpo); exercício da faculdade de sentir um objeto material". *Tocar* é definido como "a ação, ou um ato de sentir alguma coisa com a mão etc.". O termo operacional é *sentir.* Embora o tato não seja em si uma emoção, seus elementos sensoriais induzem alterações neuronais, glandulares, musculares e mentais que, combinadas, denominamos emoção. Disto decorre que o tato não é sentido como uma simples modalidade física, como sensação, mas também, efetivamente, como emoção. Quando falamos de sermos tocados, especialmente por algum gesto de beleza ou simpatia, queremos descrever o estado de estarmos emocionalmente mobilizados. E quando descrevemos alguém como "tocado profundamente" (*touched to the quick*) é outro tipo de emoção que temos em mente. O verbo "tocar" passa a querer dizer ser sensível aos sentimentos humanos. Ser "não-me-toques" significa ser hipersensível. "Manter contato" significa que, independente da distância entre duas pessoas, elas permanecem se comunicando. Isto é o que a linguagem teve como propósito original de sua estrutura funcional: colocar e manter humanos em contato com humanos. As experiências pelas quais o bebê passa em contato com o corpo de sua mãe constituem seu meio primário e fundamental de comunicação, sua primeira linguagem, sua primeira forma de entrar em contato com outro ser humano, a gênese do "toque humano".

O *Oxford English Dictionary* registra, a respeito do "tato", que é "o mais geral dos sentidos do corpo, difuso por todas as partes da pele, mas (no homem) desenvolvido especialmente nas pontas dos

---

* Segundo o Novo Dicionário Aurélio da Língua Portuguesa, Ed. Nova Fronteira, 1ª edição, 8ª impressão, 1975, Tocar tem, entre suas 42 acepções em português, as seguintes: pôr a mão em, palpar, ter contato com, fazer ouvir, comover, agitar, chegar a, estar junto de, confinar com. *Tato* é um verbete curto: o sentido através do qual recebemos as sensações de contato e pressão, as térmicas e as dolorosas. O ato de apalpar, de tatear. Cautela, prudência, tino. Habilidade, capacidade, vocação. (N.T.)

dedos e lábios". É através dos lábios que o bebê absorve a realidade, além das substâncias ingeridas para formar seu corpo. Por um determinado período, é o único meio de julgamento que o bebê tem a seu dispor. É por isto que, assim que consegue, põe as coisas na boca a fim de julgá-las, e continua agindo assim muito tempo depois de ter articulado outras formas de percepção e julgamento. A estas ele chegará após um certo período, tendo passado pelas pontas dos dedos e pelas palmas das mãos, mãos que descansaram no seio da mãe, palpável e continuamente reconfortante. No parto, nenhum dos sentidos do bebê está tão desenvolvido quanto o do tato. Embora todos os seus sentidos estejam funcionando e desempenhem um papel cada vez mais importante em sua percepção e comunicação com o mundo externo, especialmente com a mãe, nenhum é tão básico quanto o do tato. É do sentido do tato que depende o bebê: lábios, contato corporal generalizado e depois pontas dos dedos e mão toda.

O desenvolvimento inicial do ser começa com as respostas às condições da vida experimentadas pela criança. Quando ele investe na direção do seio para obter o que quer, isto representa uma experiência decisivamente crítica em seu desenvolvimento. Ele se sente estimulado a agir por si, sabendo que continuará alcançando seu objetivo com o incentivo da mãe ou dos outros. Como assinalou Bruno Bettelheim, é por esse motivo que potencialmente se torna tão destrutivo alimentar o bebê por esquemas de relógio; não é só que a experiência da alimentação se torna mecanizada e rotinizada, mas, o que é mais importante, o bebê é privado da sensação de que foi por seus próprios sinais que resultou a satisfação de sua fome. Desconsiderar os sinais que ele emite desencoraja-o e ele fica propenso a perder o impulso para desenvolver técnicas mentais e emocionais para enfrentar o ambiente, e assim para desenvolver adequadamente a si mesmo, a sua personalidade. O sinal, o gesto, a comunicação que passa despercebida, em qualquer idade, pode ser uma experiência dolorosa. E numa idade tenra é especialmente dolorosa e pode até resultar numa virtual cessação completa da tentativa de fazer uma comunicação.

O bebê que está adequadamente satisfeito recebe a sensação de que o mundo está à sua disposição. Quando no seio, o mundo está na ponta de seus dedos e, apesar de talvez ser exagerado dizer, como o faz Bruno Bettelheim, que toda sua capacidade posterior para fazer coisas por sua própria iniciativa possa ser conseqüência dessa primeira convicção, seu comentário provavelmente está bem perto da verdade, tendo em vista propósitos práticos. Reva Rubin, diretora do departamento de enfermagem obstétrica da Universidade de Pittsburgh, encontrou uma progressão definida e uma seqüência organizada na natureza e na quantidade de contato que a mãe tem com seu filho. Ela constatou que a mãe passa de pequenas áreas de contato para áreas gradualmente maiores, e que usa no começo apenas as pontas dos dedos, depois as mãos incluindo as palmas e muito mais tempo depois, os braços, como extensão de seu corpo todo.

"Os contatos iniciais feitos pela mãe com o bebê são de natureza exploratória. As pontas dos dedos são também usadas, mas de um modo até certo ponto rígido. O que não necessariamente significa um gesto destituído de graça. Nessa altura, a mãe geralmente deslizará uma ponta de dedo por sobre o cabelo do bebê, e não a mão toda, para descobrir que é sedoso. Traçará seu perfil e contornos com a ponta dos dedos. Quando dirige a cabeça da criança na direção da comida, o fará com a ponta dos dedos; se precisar apoiar sua cabeça durante o banho, usará o dedo indicador e o polegar, mas não a palma; se precisar virá-lo de lado, parece tocar em partes do filho com a ponta de seus dedos. Ela sem dúvida usa seus braços e mãos para recebê-lo, porém com passividade. Nesse estágio, seus braços não são participantes ativos do tato. Mais tarde, seus braços irão segurar com firmeza, mas, por ora, ela apenas carrega o bebê como se ele fosse um buquê de flores, com braços tão rígidos que fica cansada."

Na exploração usando a ponta dos dedos, assinala Reva Rubbin, o envolvimento é tênue. Como durante a fase de cortejar, ao se fazer contato não se tem certeza de como será recebido. Isto é válido no estágio de cortejar marcado por avanços tentativos, antes que o estágio de segurar nas mãos tenha sido estabelecido, com sua manifestação de confiança e comprometimento recíproco. No toque materno, o estágio da ponta dos dedos precede o do compromisso.

O compromisso parece aguardar alguma resposta pessoalmente evocativa, por parte do bebê. Pode ser um arroto, mas freqüentemente é a maneira particular de ele se aninhar, ou ainda mais vezes é como ele manifesta um prazer desmedido (três meses mais tarde). Essa resposta deve vir do bebê, e de mais ninguém, para que a sensação de parceria, de mutualidade, possa evoluir nesse tipo de relacionamento. O sinal particular que satisfaz as exigências da mãe pode variar. Deve-se assinalar também que, nesse período, ela estará muito vulnerável a sinais de rejeição. Mas se a jovem mãe for dotada de um ego basicamente forte, ela irá à busca, até certo ponto otimista, de sinais positivos de mutualidade, para a progressão desse relacionamento.

O próximo estágio do toque materno chega gradualmente e sobrepõe-se ao estágio anterior. Agora a mão toda é usada para dar um máximo de contato com o corpo do bebê. É mais provável que a mãe dê apoio ao bebê, segurando-o pelas nádegas com a palma de uma das mãos, enquanto a outra, às suas costas, estará em contato completo com a criança. Ambas as mãos estarão relaxadas e confortáveis, coincidindo com seus sentimentos pela criança, mensagem que esta recebe com a sensação de segurança que lhe é assim transmitida, na medida também em que sua responsividade ao firme e tranqüilizador apoio da mãe cria uma sensação que ela absorve através do toque e das sensações interoceptivas que vive nesse relacionamento de mútuas gratificações.

Em algum momento entre o terceiro e o quinto dias, a mãe avançará da ponta dos dedos para a mão toda, em concha, para acariciar a cabeça do bebê. Sua própria linguagem corporal evolui gradualmente de dar banho na região anogenital a distância, da ponta dos dedos — isto é, de uma fase exploratória de busca de informações — para um envolvimento mais íntimo através do uso de toda a sua mão.

Lembrando-me aqui de nossa discussão sobre a estimulação cutânea em mamíferos, no período perinatal, como fator que contribui para as habilidades aperfeiçoadas por parte da mãe mamífera não-humana (pp. 45-46). Os comentários de Reva Rubin, que se seguem, são de grande interesse:

> "As mães que tiveram alguma experiência muito recente de contato corporal apropriado e significativo por parte de uma pessoa provedora, por exemplo, durante o trabalho de parto, o parto, ou o período pós-parto, usam as mãos com mais eficiência. Isto é verdade tanto para... primíparas quanto para... mães que já tiveram mais de um filho. Por outro lado, se as mais recentes experiências de contato com seu próprio corpo tiverem sido de natureza remota e impessoal, ela parece ficar mais tempo nesse estágio, quando estiver incumbida do bebê".

Essas observações são muito importantes e deveriam fazer-nos considerar com seriedade se não seria boa idéia instituir a prática de carícias corporais regulares ministradas pelo marido, na esposa, durante a gestação, o trabalho de parto e após o nascimento do bebê. Num nível exclusivamente teórico, isto poderia parecer aconselhável. Temos, além disso, as evidências experimentais e o respaldo de observações como as de Reva Rubin para sugerir não só que tal estimulação deverá ser fornecida pelo marido à esposa, como também que isto poderia se tornar uma prática obstétrica de rotina.

Numa mesa redonda realizada em outubro de 1974, a Sra. Raven Lang, parteira leiga de Vancouver, disse que ensina aos maridos de mulheres grávidas a massagearem, durante o parto, o períneo de suas esposas. Ela descobriu que este método é muito eficaz na prevenção de dilacerações perineais e na eliminação da necessidade de episiotomias.

Entre parênteses, é interessante saber o que pensam alunas de enfermagem iniciantes a respeito de tocar na pele de mulheres grávidas. Reva Rubin nos diz que, na maioria dos casos, as alunas acham que tocar no corpo de outra pessoa constitui uma invasão de áreas que não devem ser violadas. Sua incapacidade de acompanhar o tempo das contrações da mãe em trabalho de parto foi devida á relutância que manifestaram em apoiar mais do que a ponta de seus dedos no abdômen das mulheres. Nada que as parturientes mesmas tivessem tentado, ou que as próprias instrutoras tivessem dito, ajudou a derreter o gelo das mãos das alunas que, segundo a professora Rubin, eram "rígidas, desajeitadas, frias e inúteis". A pele, disse-lhe uma aluna, é uma coisa estranha: "é macia e elástica; lisa e firme como mármore, só que quente".

Diante, porém, de um treino que progrida sem grandes contratempos e do acúmulo de experiências, as enfermeiras novatas, como as mães de primeira viagem, acabarão por desenvolver sua habilidade de obter informações através do tato como meio de discriminar o diagnóstico e como veículo de comunicações pessoalmente significativas.

"Serão capazes de ler e de identificar, pelo tato, a quantidade de calor corporal produzida por uma tarefa geral ou localizada, do corpo; e também os tipos de suor produzidos por esforço físico ou psicológico. Irão discernir texturas de pele e reconhecer mudanças tanto favoráveis quanto desfavoráveis. Reconhecerão um pedido de contato, de orientação, de ser controlada, e serão capazes de fornecer, em doses adequadas, os toques pertinentes a cada caso. E, uma vez que o toque é sempre individualizado, as comunicações interpessoais efetuadas por meio de toque serão provavelmente significativas de uma maneira que a linguagem verbal não consegue alcançar."

Klaus e colaboradores estudaram o comportamento maternal em doze mães normais, quando de seu primeiro contato pós-natal com os filhos, bebês normais, nascidos a termo, despidos; esses contatos se deram de meia hora a treze horas e meia após o parto. Foram também estudadas outras nove mães durante seus primeiros três contatos táteis com bebês prematuros. Foi constatada uma progressão organizada nas mães de bebês a termo. Começaram com toques de ponta de dedo, nas extremidades da criança, e, entre quatro a oito minutos, passaram a movimentos de massagem e de contato palmar com o tronco, em ritmo compassado. A rápida progressão de toques de ponta de dedo para contatos compassados de palma de mão, dentro de um lapso de dez minutos, não concorda muito com a observação de Rubin, segundo a qual o contato próximo e palmar só se desenvolve após vários dias. Nos primeiros três minutos, o contato pela ponta dos dedos apresentou-se em 52% dos casos, enquanto que o contato palmar, em 28%. Nos últimos três minutos da observação, o contato pela ponta dos dedos decresceu em 26% e o contato palmar aumentou em 62%. Foi registrado um intenso interesse em contato olho a olho, no primeiro encontro.

As mães de bebês normais que puderam tocá-los nos primeiros três a cinco dias de vida seguiram uma seqüência semelhante, mas em ritmo muito mais lento.

O Dr. H. Papousek afirmou que as mães que não desejaram a gestação tocam mais tempo e mais vezes com a ponta dos dedos, o que está correlacionado à quantidade de choro presente nos bebês. Nas gestações desejadas, as mães escolhem mais contato palmar, e os bebês são mais calmos nos primeiros dias.

As observações de Rubin, Klaus, Kennell e outros sugerem que existe um comportamento específico à espécie nas mães humanas, quando do primeiro contato que têm com seus filhos. "Devido ao fato de este período da vida parecer tão crítico", escrevem Klaus e colaboradores, "as rotinas contemporâneas, tanto sociais quanto hospitalares, que atualmente separam a mãe de seu bebê doente ou prematuro por períodos prolongados, exigem uma reavaliação muito criteriosa". Realmente, embora já se tenha feito um certo progresso, essa reavaliação está atrasada de muito, pois as evidências atualmente disponíveis tornam claro que a separação é prejudicial tanto para o prematuro, quanto para o bebê nascido a termo, como para a mãe. Tais separações têm efeitos duradouros.

Existem hoje abundantes evidências de que bebês prematuros saem-se muito melhor quando as mães podem pegá-los, depois de apropriadamente instruídas a lavarem as mãos, colocarem máscaras e cobrirem os cabelos. Barnett e colaboradores, da Faculdade de Medicina da Universidade de Stanford, estimularam 41 mães a segurarem seus bebês prematuros a qualquer momento do dia ou da noite, do que resultou um benefício considerável para todos os envolvidos: bebês, mãe, enfermeiras e médicos. Não houve o tão temido aumento de infecções e também não houve complicações de espécie alguma. Observações similares foram feitas por outros observadores. Um editorial do *British Medical Journal* (6 de junho de 1970) comenta a esse respeito:

> "Pode muito bem ser que o período pós-parto imediato seja o momento mais importante para o contato inicial entre mãe filho, como acontece com os animais. Muitas (mas certamente não todas) mães sentem o forte desejo de um contato de pele com o bebê, imediatamente após o mesmo ter nascido; pensam que é importante que devam estar

completamente acordadas e não anestesiadas no momento do parto e querem dar o peito para o bebê, imediatamente".

O editorial passa a seguir a apresentar estes incríveis comentários:

"Ninguém provou que seja aconselhável para a mãe ou para o bebê prematuro que este contato íntimo deva ser criado imediatamente após o parto, ou mais tarde, durante o período de permanência no hospital, ou que a ausência de contato cause algum dano. Não se pode provar tudo e nem tudo vale a pena ser provado. Grande dispêndio de tempo e esforços pode servir para se tentar provar uma coisa apenas pelo prazer de se prová-la; coisa que, apesar de ser em si mesma importante, não vale a pena tentar provar, talvez porque a resposta pareça óbvia. Há ocasiões nas quais é preciso se tomar decisões médicas baseadas em bom senso e naquilo que parece natural e normal".

A esse respeito, é esclarecedor um relato publicado em 1975, sobre dados de 614 trabalhos de parto induzidos por drogas, todas desnecessárias, a maioria das quais exerceu efeitos indesejáveis tanto sobre a mãe quanto sobre o bebê. Sheila Kitzinger, redatora do relatório, diz o seguinte:

"Não era somente a visão do bebê ou ouvi-lo, mas o contato físico com ele, que funcionava como sinal inequívoco da ligação que acontecia entre a mãe e o recém-nascido; nos relatos que descreviam o encontro pelo tato entre mãe e bebê era evidentemente esse elo tátil que desencadeava a onda de sentimentos. Certa mãe que havia sofrido uma cesariana acordou e encontrou seu bebê esperando para ser-lhe posto nos braços e, quando o segurou, 'levou-o com lágrimas de felicidade'. Outra mulher disse: 'Não senti nada especial quando vi Catherine pela primeira vez no ar e a ouvi chorar, mas assim que a recebi para que segurasse por uns poucos segundos, logo depois pensei que ela era fantástica'. As próprias mães geralmente pediam principalmente para tocar: 'Eu queria tanto aconchegar e tocar minha filha antes que fosse embrulhada'. Negar a oportunidade para fazer isso pareceu ser não somente o pior momento, como foi interpretado como ato de agressão por parte da autoridade médica. As mulheres descreveram que, quando tentaram pôr o bebê no peito, por exemplo, o mesmo era 'arrancado' ou 'agarrado e puxado' para longe delas, ou então a parteira 'não acreditava no que estava vendo', ou 'ficava chocada', ou levava o bebê embora porque a mãe não deveria fazer aquilo, pois o bebê 'ficaria doente', ou então levavam-no embora porque diziam ser preciso pesá-lo, dar-lhe banho, medi-lo, vesti-lo, colocá-lo num berço aquecido ou entregá-lo ao pediatra. Outras mães disseram que não tiveram permissão para segurar os filhos logo depois de nascidos 'porque eles estavam muito ocupados com a placenta'. Estas mães foram claras em sua relutância de entregar o filho e algumas sentiram uma raiva desesperada".

Sostek, Scanlon e Abramson, numa pesquisa com 34 mães e seus primogênitos normais, descobriram que as mães cujos filhos tinham sido afastados por um lapso mínimo de vinte e quatro horas, em virtude de febre na mãe sem outros sintomas, mostraram confiança reduzida e níveis mais elevados de ansiedade no período neonatal do que as mães cujos filhos não tinham sido afastados. Estas mudanças foram todavia transitórias. O desenvolvimento dos bebês, depois de um ano, não diferia dos demais. A pesquisa citada confirma os dados de uma maior confiança materna após um contato pós-parto extenso.

Em conseqüência das drogas que são administradas à mãe, especialmente os analgésicos injetados no espaço epidural, na parte baixa das costas, ela muitas vezes não percebe o contato cutâneo entre ela e o bebê, enquanto ele está nascendo. A criança é "trazida", nascida e vivida de modo insensível, e por isso não é de espantar que muitas vezes a mãe não consiga ter nenhum sentimento particular por aquele filho. Mais de uma mãe já comentou a respeito dessas condições: "Se não me tivessem trazido o bebê de volta, eu não teria dado pela falta dele". Um comentário muito habitual que se ouve dessas mães, quando o filho lhes é trazido pela primeira vez, após uma ausência de vinte e quatro horas no berçário, é: "Olá, pequeno estranho".

Klaus e Kennell observaram que quando o recém-nascido é afastado de sua mãe a tendência que esta apresenta é de uma ostensiva hesitação e falta de habilidade quando passa a assumir os cuidados do bebê. São-lhe necessárias várias visitas para aprender as tarefas simples de atendimento materno, que consistem em trocar fraldas e dar peito, coisas que a maioria das mães aprende depressa. "Quando a separação é prolongada", escrevem esses pesquisadores, "as mães dizem que às vezes esquecem por alguns momentos que até têm filho. Depois que o bebê prematuro vai para casa, é espantoso ouvir com que freqüência a mãe relata que, apesar de gostar da criança, ela ainda pensa que ela é de outra pessoa, da enfermeira-chefe do berçário, ou do médico, mas não dela mesma."

O período *maternal sensível*, segundo a terminologia empregada por Klaus e Kennell para descrever o período imediatamente subseqüente ao parto, é importante mas não crucial ao vínculo que liga não só a mãe e a criança, como àquele que une mãe, pai, filho e outras crianças da família, desde que estes outros membros do grupo tenham oportunidade de participar nas boas-vindas ao novo indivíduo que vai existir no seio da família. Os partos hospitalares eram caracterizados por uma separação entre bebê e mãe, após o parto, pela interdição do pai durante o nascimento de seu filho, e era necessário que a mãe projetasse as emoções vividas no obstetra ou em qualquer outra pessoa eventualmente presente que desempenhasse alguma função de ajuda... ou que ficasse gravemente frustrada, ingressando no rol das candidatas à depressão puerperal. Está documentado que uma porcentagem bem superior a 80% de mulheres que deram à luz em hospitais sofre de depressão puerperal. A condição de desamparo em que a mãe é colocada, quando seu filho é afastado, é avassaladoramente deprimente, em especial quando todos os seus impulsos estão a postos para torná-la a mais ativa participante na manutenção do sustento de seu filho fora do útero, mais ainda do que já o havia sido quando ele estava dentro de seu ventre. Quando isto lhe é negado, o atendimento materno que deveria prestar ao bebê é impedido de acontecer, ela pode vir a considerá-lo um corpo estranho, ou até mesmo, como se expressou a respeito o Dr. E. Furman, chegar a maltratá-lo porque as exigências feitas pela criancinha interferem na satisfação de suas necessidades pessoais.

A Dra. Marjorie J. Seashore e colaboradores pesquisaram os efeitos da interdição da interação precoce entre mãe e bebê sobre a confiança materna, no contexto de partos prematuros. Um grupo com 21 mães de prematuros foi impedido de ter interação física com os bebês nas primeiras duas semanas após o parto, e um grupo controle de 22 mães pôde cuidar de seus bebês prematuros no berçário do hospital, durante o mesmo período. A separação resultou em menor autoconfiança em primíparas, mas não em multíparas; no entanto, mesmo no caso destas, a separação teve um efeito negativo nas que inicialmente evidenciaram baixa autoconfiança.

Um ano depois foi constatado que as mães que não tinham sido separadas dos filhos tocavam-nos mais do que as que tinham sido afastadas. As mães de bebês de sexo masculino que não tinham se separado riam para os filhos, sorriam e falavam com estes mais do que as mães nos outros grupos correspondentes. As mães de filhas das quais tinham sido afastadas após o parto comportavam-se como as mães de meninos que não tinham se afastado dos filhos nas primeiras duas semanas. As mães primíparas passavam muito mais tempo com os bebês em brincadeiras inespecíficas e com comportamentos distais de envolvimento, como olhar, falar, sorrir e rir. Comportamentos próximos de envolvimento, como tocar e segurar a criança, foram essencialmente afetados pelo sexo do bebê. As mães tocavam mais os meninos, mas as meninas ficavam mais tempo no colo.

Klaus e Kennell resumiram os resultados de 17 pesquisas nas quais estudaram a quantidade de contato entre mães e bebês recém-nascidos, e de sete outros estudos de natureza semelhante, além de muitos mais. A conclusão a que chegaram depois de recolhidas todas as informações é que os grupos onde houve um contato inicial, geralmente dentro dos primeiros trinta minutos, mostraram um índice significativamente maior de comportamentos de envolvimento. Os dados levantados por De Chateau, em Umea, na Suécia, são típicos: grupos onde houve contato materno-filial após o parto eram compostos por mães que amamentavam seus filhos duas vezes mais tempo que as dos grupos controle (contatos após os primeiros trinta minutos); e também passavam mais tempo olhando diretamente no rosto de seus filhos, ao passo que as mães dos grupos controle dedicavam-se mais a limpá-los. Como comentam Klaus e Kennell, "os dois grupos parecem focalizar extremidades diferentes do bebê. Um grupo de mães ocupava-se em limpar o filho, enquanto que o outro estava dando amor". Bebês que tinham contato inicial com suas mães choravam menos e sorriam e riam mais do que os bebês dos grupos controle. A amamentação dos primeiros durou em média 175 dias, a dos segundos, 108.

Numa tentativa de compreender como funciona o relacionamento mãe-bebê normal, o Dr. Myron A. Hofer, do departamento de psiquiatria do Hospital Montefiore, e da Faculdade de Medicina Albert Einstein, no Bronx, em Nova York, estudou os efeitos da separação materna em ratos com duas semanas de idade, quando a sobrevivência é possível na ausência da mãe. Depois de um dia, os que foram separados das mães mostram diferenças nítidas em relação aos que tiveram atendimento normal das mães. Os filhotes separados mostram menos condutas locomotoras e menos comportamentos de cuidarem de si mesmos e geralmente são menos ativos; a temperatura corporal caiu em média 1 a 2°C abaixo do nível normal. Quando era fornecido calor, tornavam-se mais ativos; na realidade, mostraram mais condutas locomotoras, exploratórias, de cuidados a si próprios, defecativas e de micção, sendo mais lentos para adormecer do que os filhotes da mesma ninhada que foram normalmente cuidados por suas mães. Parece que a experiência de separação num ambiente desconhecido provoca um estado de excitabilidade aumentada, que o atendimento fornecido pela mãe tende a regularizar.

Durante as primeiras doze a dezoito horas, os ritmos cardíaco e respiratório sofreram reduções de até 40% nos ratos separados. Estes índices voltavam ao normal diante de vigorosas estimulações táteis, como uma beliscada no rabo, por exemplo. Os índices também conseguiam ser mantidos dentro dos padrões de normalidade na ausência da mãe, durante mais ou menos vinte e quatro horas, se fosse fornecido leite suficiente para produzir ganho de peso normal. Trabalhos experimentais subseqüentes são consistentes com a opinião de que nesse período de desenvolvimento o sistema nervoso central é "informado" a respeito da quantidade de elementos de nutrição presente nas vísceras e regula correspondentemente o ritmo cardíaco.

Pergunta o Dr. Hofer "o que é que isso nos informa sobre a transferência de informações dentro do relacionamento entre mães e filhos?" Sua resposta é a seguinte: "Aparentemente, a mãe funciona como agente externo de regulação fisiológica para o bebê, através do leite que lhe fornece". A mãe mantém um determinado nível de responsividade no tônus cardíaco, através do leite fornecido; mantém o tônus da responsividade comportamental pela oferta de calor de seu corpo, e também tende a reduzir a longo prazo os níveis de excitabilidade pela estimulação tátil e olfativa. O Dr. Hofer conclui que os efeitos da separação precoce da mãe são os efeitos da súbita perda de informações. A partir dessas pesquisas, fica claro que a organização funcional depende de certos tipos de estimulação sensorial específica desde o início da vida e que as principais dentre elas são a tátil e a olfativa.

Finalmente, numa declaração muito importante, o Dr. Hofer enfatiza que, no tocante aos efeitos a longo prazo das primeiras experiências de vida, faríamos bem em aceitar a coexistência de vários processos fisiológicos e comportamentais discretos postos em atividade pelas experiências iniciais de vida, cada um dos quais interage com processos subseqüentes de desenvolvimentos. Em virtude dos diferentes programas de desenvolvimento seguidos pelos subsistemas comportamental e fisiológico do indivíduo, o padrão de respostas resultante pode ser muito diferente nas diferentes idades.

Ainda há muito que se pesquisar sobre a natureza das mudanças fisiológicas que se dão na mãe e no bebê durante diversos períodos, os sensíveis, de seu desenvolvimento recíproco. Porém, seja prematuro ou nascido a termo, está claro que a mãe precisa de seu bebê imediatamente após o mesmo ter vindo à luz, tanto quanto este precisa dela. Ambos estão prontos para desenvolver um conjunto completo de potencialidades: o papel de mãe, num dos casos, o de tornar-se humano, no outro. Quanto mais precoce for o início de sua interação, melhor para bebê e mãe. Qualquer interrupção no contato físico entre ambos durante o período neonatal, quer dizer, nas duas ou três primeiras semanas, afeta prejudicialmente a ambos. Fisiologicamente, a interação física entre mãe e filho ativa e estimula as alterações hormonais (e outras) essenciais que, em cada um, contribuem para seu funcionamento ótimo. Psicologicamente, o envolvimento de um com o outro é intensamente aprofundado. A presença de um, para o outro, constitui a consolidação contínua de suas forças mútuas, seu envolvimento recíproco.

Não obstante, uma grande porcentagem de obstetras, de hospitais em que trabalham e de pediatras parece não estar a par desses fatos. Durante um debate em mesa redonda, realizado em 1974, sobre o envolvimento materno, uma das mulheres que participava (Sra. Suzanne Arms) "expressou exasperação diante da relutância geral em aceitarem a importância e os benefícios do contato materno-filial precoce. O Dr. Klaus concordou que os obstetras não haviam aceitado essa postura, e o Dr. Quilligan acrescentou que os pediatras, na realidade, estimulam a separação". "A primeira coisa que o pediatra faz é colocar o bebê numa incubadeira portátil e tirá-lo da sala de parto." Felizmente, desde 1974 já têm sido feitos alguns progressos nesse sentido.

Há uma evidente e urgente necessidade de serem realizados trabalhos importantes de reformulação das atitudes de obstetras e pediatras, no tocante aos cuidados dispensados à mãe e à criança.

Entre outras coisas, precisamos compreender mais inteiramente sobre o que hoje se compreende que o bebê absorve suas pistas informativas a partir do comportamento que a mãe lhe dirige. Bateson e Mead, escrevendo a respeito de Bali, dizem o seguinte:

> "A criança balinesa é carregada à vontade no quadril, como na maioria das aldeias das planícies, ou numa sacolinha, como em Bajoeng Gede, mas mesmo quando as mãos das mães são substituídas pela sacolinha, a adaptação da criança é a mesma, passiva, ajustando-se para um completo relaxamento aos movimentos do corpo da mãe. Ela chega até a dormir, e sua cabeça acompanha balançando o compasso da pilagem de arroz que a mãe está executando. A partir do contato com o corpo da mãe, o bebê recebe as pistas informativas relativas ao mundo externo, se é confiável ou deve ser diretamente temido, e, embora a mãe possa ter-se treinado para sorrir e pronunciar palavras corteses a um desconhecido e a alguém de uma casta superior, não manifestando abertamente qualquer temor em seu rosto artificialmente sorridente, o bebê que berra em seu braço trai o pânico que a invade por dentro".

Os meios cinésicos que permitem à criança responder aos estados internos da mãe, independente de quais pareçam ser os externos, já foram discutidos. É universalmente confirmada a observação de que a criança é capaz de fazê-lo em resposta às mensagens que recebe do comportamento músculo-articulatório de sua mãe.

Embora já tenha sido escrito muito a respeito dos vínculos entre a mãe e o recém-nascido e entre os pais e o filho, é importantes reconhecer que os laços entre os irmãos e o novo membro da família são tão importantes para o desenvolvimento dos relacionamentos familiares e fraternais quanto os outros. Os que já presenciaram a ligação que se forma entre irmãos, um com apenas vinte meses e outro recém-nascido, a surpresa, o prazer e o interesse que se manifestam diante desse novo fenômeno, alimentam poucas dúvidas de que a qualidade do relacionamento a desenvolver-se dali por diante entre eles está associada a esse vínculo inicial. Como disse certa mãe, "Jeremy e Heather têm uma relação fascinante, completamente oposta daquilo que muitos poderiam ter esperado que acontecesse entre uma criança que está começando a andar e um bebê usurpador. Acredito que a ternura e a dedicação que ele mostra por ela e o fascínio com que ela o vê podem ser em parte atribuídos ao elo que se formou no parto. Jeremy adora carregá-la e acariciá-la e nunca objeta em repartir seu "leitinho" com ela. Eles até dormem juntos numa cama ao lado da nossa".

Pegar e Aprender. É evidente, tomando-se como base os movimentos exploratórios da criança com as mãos, que estas desempenham um papel importante na descoberta das características e limites do mundo em que vive. É fascinante também observar como bebês muito pequenos batem as palmas das mãos, a princípio como reflexo, depois com óbvio contentamento. É possível que isto constitua a origem de seus futuros aplausos, em situações onde sentem prazer ou exprimem aprovação.*

Nos primeiros dois ou três meses, o bebê agarra as coisas principalmente por reflexo. Não é antes da vigésima semana de vida, mais ou menos, que ele será voluntariamente capaz de agarrar um objeto e até mesmo esse ato de preensão terá que passar por diversos estágios evolutivos, desde a preensão ulnar (na borda do dedo mínimo), vigente nos primeiros meses, até a radial (na borda do polegar), passando depois para a preensão dedo-polegar, com cerca de nove meses. Aos seis meses, o bebê transfere objetos de uma mão para outra. Brinca com os artelhos e, como se estivesse comprovando as coisas, leva tudo à boca; esta atividade será abandonada por volta do final de seu primeiro ano. Após este período, a evolução da criança é de crescente precisão manipulatória, de modo que, por volta dos três anos de idade, ela consegue vestir-se completamente e também se despir sozinha.

Essas habilidades são principalmente alcançadas por meio de uma aprendizagem que permeou a pele e os órgãos de sentido localizados nas articulações e músculos, no contexto do relacionamento de *feedback* entre mãe e criança e no das experiências associadas ao mesmo. A aprendizagem é definida como aumento na força de qualquer ato através de repetições, sendo que a criança deve ser constantemente

---

* Para uma discussão do problema aí suscitado, vide M. Mead e F. C. Macgregor, *Growth and Culture*, Putnam, Nova York, 1951, pp. 24-25.

reforçada por gratificações agradáveis recebidas no vínculo com a mãe; quanto maior a satisfação, maior o fortalecimento do vínculo entre o estímulo e a resposta. O oposto também é verdadeiro, ou seja, quanto mais forte o incômodo, maior o enfraquecimento do vínculo.

A modalidade de aprendizagem efetuada através desses órgãos de sentido é muito nitidamente descrita por Margaret Mead, em seu relato da criança balinesa. Em Bali, a criança passa a maior parte de seus primeiros dois anos de vida dentro do círculo dos braços, e depois no quadril de outro ser humano, agradavelmente consciente de sua presença. O bebê é carregado envolto num tecido muito frouxo em seu corpo que, às vezes, é aberto sobre seu rosto quando entram em casa com ele e suspenso numa sacolinha em torno do ombro da mãe, pai, ou de um jovem adolescente. O bebê dorme e acorda sem sair dos braços da mãe. Com cerca de dois meses de idade, ainda dentro da sacolinha, o bebê é sentado de pernas abertas em torno do quadril e então é firmemente atado ao corpo que o transporta. A mãe sente-se livre para pilar o arroz sem dar mais atenção ao bebê, e este aprende a ajustar-se a todos os seus movimentos. Se adormecer, pode ser deitado dentro de casa, numa cama tipo plataforma, mas, quando acorda, é imediatamente levado para o colo. Praticamente a única ocasião em que uma criança com menos de cinco ou seis meses está fora dos braços de alguém é quando está tomando banho. Uma vez que a criança é quase que invariavelmente carregada no quadril esquerdo, seu braço direito está enganchado debaixo do braço de quem a carrega, ou então estendido em torno das costas dessa pessoa; por isso, quando estende a mão esquerda para algo que lhe seja oferecido, o adulto que o transporta empurra a esquerda para trás, pois é proibido receber coisas com a mão esquerda, e estende a direita para fora. Desta maneira, o comportamento de ir atrás das coiss ocorre numa situação supervisionada e culturalmente padronizada. No decurso do primeiro ano de vida, a criança é carregada por todas as espécies de pessoas, homens e mulheres, jovens e velhas, habilidosas ou não. Goza assim de uma ampla variedade de experiências do mundo humano, de sensações variadas com diferentes superfícies de pele, odores diversos, ritmos corporais variados, maneiras diferentes de ser carregada e uma experiência correspondentemente reduzida com objetos. Os únicos objetos que habitualmente toca são seus próprios ornamentos: um colar de contas com uma pequena caixa de prata incrustada, a qual ele mastiga quando seus dentes estão nascendo, e seus próprios braceletes e tornozeleiras de prata.

"Deste modo, a criança aprende a vida dentro dos braços de uma pessoa. Aprende a comer, à exceção da experiência de ser alimentado durante o banho, a rir, brincar, ouvir, observar, dançar, sentir-se com medo ou relaxado dentro dos braços humanos." A criança urina nos braços de quem a está carregando e percebe que a urina não é levada em conta. Defeca e sente a falta de aborrecimento no modo como é chamado um cachorro para limpar o chão, o bebê, a sacolinha e o corpo do transportador. A criança está descontraída e, em geral, quem a transporta não está dando atenção a isto. Uma vez que o bebê passa muitas horas no quadril da mãe, enquanto ela pila o arroz, é muito interessante sabermos que Colín McPhee, maior autoridade mundial sobre música balinesa, descobriu que o tempo básico da música de Bali é o mesmo tempo dos movimentos de pilar o arroz executados pelas mulheres. Os etnomusicólogos não parecem ter se dedicado ao estudo das possíveis relações entre experiências da infância e a natureza da música de uma cultura em particular. Este, porém, parece nitidamente ser um campo fértil para pesquisas. Há pouco tempo, John Chernoff abordou esse tema, quando estudou a música de povos africanos. Seu livro é uma leitura que vale a pena ser feita.

O condicionamento que a criança balinesa recebe em relação ao corpo da mãe está aparentemente relacionado à facilidade com que as crianças maiores adormecem quando encostam em outras pessoas. Algumas adormecem em pé, no meio de uma platéia que assiste a algum espetáculo, descontraídas, oscilando de leve. O ambiente esperado para cair no sono é a proximidade absoluta de outros corpos. Durante cerimônias de vários tipos, as pessoas conseguem ficar amontoadas num espaço pouco maior que uma cama de casal, algumas sentadas, outras cochilando, outras dormindo.

As roupas para a criança são uma coisa que ligam-na à mãe. Isto é muito diferente do significado que o vestuário tem no mundo ocidental, onde é usado para separar a mãe da criança. Em Bali, o xale da mãe serve como sacolinha, como coberta para a criança, como fralda e como travesseiro dobrado sob sua cabeça. Quando ela está assustada a mãe puxa o pano sobre seu rosto; ela pode também fazer isso quando a criança dorme. A criança é atada a quem a carrega por um tecido que não é nem distintamente seu, nem do portador, e uma vez que as crianças não são nem vestidas nem despidas em horários regulares, ao longo do dia, nem as roupas nem os hábitos de dormir diferenciam o dia e a noite para os balineses. Não desenvolvem um padrão internalizado de tempo, pois dormem e acordam a qualquer hora, conforme dite o impulso ou o interesse particular.

Durante os primeiros anos de vida, a criança é alimentada no banho, e a mãe e o pai geralmente brincam com a água e manipulam os genitais do menino; sendo assim, a situação do banho torna-se um momento de intenso prazer corporal. No entanto, é um prazer de tipo misto, no qual a criança é manuseada como se fosse um marionete capaz de fazer movimentos atrapalhados mas não humanos, e esta atitude contrasta agudamente com o relacionamento de contato mais íntimo que ela tem com quem a carrega, quando suga um seio ou come pedacinhos de comida nos braços de alguém. É altamente significativo que, assim que tem idade suficiente para andar até a fonte, a criança se banha sozinha e, daí em diante, o banho se torna um prazer solitário, realizado coletivamente, mas de modo retraído.

Esse levantamento das primeiras experiências cutâneas das crianças balinesas podemos ver, como se estivesse em alto relevo, os efeitos de certos tipos de experiências, para as quais a pele representa o mais importante dos receptores sensoriais sobre o comportamento ulterior do indivíduo, inclusive sobre o ato de dormir em contato corporal com outra pessoa. Neste sentido, pode-se perguntar se o hábito moderno cada vez mais freqüente de maridos e esposas ocuparem camas separadas não estaria ligado aos menos freqüentes relacionamentos táteis entre mães e filhos modernos.

Separar a mãe da criança que ela acabou de dar à luz, vestir o bebê com roupas e outras dissociativas, certamente servem para reduzir a quantidade de contato intercutâneo e de comunicação entre mãe e bebê. Ao invés de dormir nos braços de outra pessoa, como acontece para o bebê de Bali, o ocidental passa a maior parte de suas horas acordado, e durante todo o tempo em que está dormindo, fica sozinho e distante dos outros. A pessoa passa a vida toda, antes de casar, dormindo numa cama só para si e, quando se casa, acha impossível ajustar-se ao hábito de dormir na mesma cama com alguém, exceto com a finalidade de fazer amor. Decorre daí a popularidade de camas gêmeas poder realmente ser correlacionada à prática de educação de filhos, dentro da qual, desde a mais tenra idade, a criança é condicionada a "ir" dormir sozinha. Ela "vai" dormir. Sua separação contribui para uma posterior sensação de distanciamento, e para o distanciamento em relação aos membros de sua família.* Como disse o professor Jerome Singer: "Os prazeres do leito conjugal tanto para mulheres quanto para homens vão muito mais longe do que as satisfações sexuais em si e as estimulações eróticas, refletindo, em grande medida, a qualidade da segurança e a proximidade de um companheiro que desde cedo vemos manifestos nos rituais infantis no momento de irem para a cama".

---

* Para uma discussão antiga desta questão, vide A. Mongagu, "Some Factors in Family Cohesion", in *Psychiatry*, 7, 1944, pp. 349-352.

Para serem ternos, amorosos, carinhosamente atentos, os seres humanos precisam receber ternura, amor, cuidados em seus primeiros anos de vida, desde o momento em que nascem. Sendo carregados nos braços de sua mãe, sendo acariciados, aninhados, confortados, o ambiente humano familiar, ao qual as crianças de Bali sempre podem voltar, é encontrado nos "braços conhecidos dos pais e irmãos, com os quais temor e conforto, interesse e sono já foram vividos. Os corpos estão sempre lá, os corpos de outras pessoas nos quais se encostar, se enroscar, perto dos quais dormir".

Os contatos próximos e a estimulação tátil rítmica que acompanham os movimentos corporais do adulto que carrega a criança, os tapinhas carinhosos, os carinhos, os toques suaves que ela recebe desta forma ou das mãos ou outras partes do corpo do seu carregador, são calmantes, reconfortantes, tranqüilizantes. O ritmo desse tipo de estimulação tátil que a mãe transmite para a criança que tem nos braços é quase que universalmente reproduzido nas canções de ninar entoadas para as crianças dormirem. As crianças infelizes, assustadas ou perturbadas de algum outro modo podem, em geral, ser acalmadas e devolvidas a uma sensação de segurança quando levadas nos braços de alguém que as conforte. Colocar os braços em volta do outro é comunicar amor a este outro; uma outra palavra para isto pode ser segurança. Quando a pessoa está emocionalmente perturbada, balançar o corpo ritmicamente propicia conforto.

Pendurar-se na Mãe, Mãe, Outros Carregadores. Os bebês símios permanecem em constante contato com o corpo da mãe durante os primeiros quatro ou cinco meses depois de nascerem. Diversamente dos outros mamíferos que vêm à luz relativamente subdesenvolvidos e ficam dentro do ninho ou do lar preparado pela mãe, os assim chamados nidícolas (afeitos ao ninho) ou nidífugas (que fogem do ninho), que estão tão bem desenvolvidos que podem acompanhar o pai ou até mesmo sobreviver por si próprios, os bebês símios se penduram em suas mães. Todos os macacos e símios são afeitos a se pendurar nas mães. Em momentos de perigo, a sobrevivência depende de o filhote ter condições de se agarrar ao pêlo da mãe, de modo que ela possa transportá-lo durante a fuga. Em momentos de medo ou ansiedade, esse comportamento persiste até a idade adulta. Os machos adultos olham ao redor, buscando um companheiro amistoso para abraçar ou pegar pela mão.

Como outros bebês primatas, o humano é também afeito a se pendurar na mãe, e deveria ser constantemente carregado em contato com o corpo da mãe, durante os seus primeiros dias de vida. Como assinala o Dr. Wolfgang Wickler, famoso etólogo da Universidade de Munique, a totalidade do repertório comportamental do bebê é adaptado para isso. O bebê se agarra á mãe, especialmente ao seu cabelo. O bebê só fica desesperado quando é separado de sua mãe. Como diz Wickler: "Não é biológico pôr nossos bebês em berços. É sintomático disso que os bebês chorem de solidão numa freqüência anormal, em nossa cultura, ao passo que dificilmente isso é verificado em pessoas primitivas".

Pôr um bebê num berço é destinar a um confinamento solitário esta que é a mais sociável de todas as criaturas de contato. A prisão, que é o berço moderno, não substitui de modo algum o aconchego do berço-embaladeira de antigamente, admirável invenção milenar descartada pelas sociedades contemporâneas. Por quê? A resposta a esta pergunta constitui em si uma história de caso. Serve para ilustrar como nossa ignorância a respeito dos fatos mais elementares relativos às necessidades dos bebês nos leva, em nome do progresso, a abandonar a mais preciosa das práticas, substituindo-a pela pior delas. A resposta também servirá para esclarecer mais alguns aspectos das atividades funcionais da pele, na manutenção da saúde física e mental.

História Natural do Berço e a Pele. A história do declínio e da queda do berço é típica em seus modismos, adoções temporárias, falácias e autoritarismo mal informado e mal orientado. Por volta de 1880, era tido como certo por médicos e enfermeiras que havia perigo em se satisfazer exageradamente a criança. Pensava-se que muitas das queixas que os bebês apresentavam eram devidas a uma bem-intencionada interferência de pais dedicados. Em breve veio a ser corroborado por "autoridades" que a mais evidente e a mais primitiva forma de estragar o bebê era o berço-embaladeira. Portanto, este tinha que desaparecer. O Dr. John Zahovsky, de St. Louis, ao se lembrar desse período, diz o seguinte:

> "Tive oportunidade de seguir esse ataque ao berço-embaladeira durante o início de minha carreira profissional. Pareceu-me então que a maior influência emanava dos hospitais infantis de Nova York, Filadélfia e Chicago, pois muitos dos autores presentes nas revistas femininas mais em voga tinham sido treinados naquelas instituições. Por volta de 1890 todas essas revistas publicavam numerosos artigos sobre os cuidados que deveriam ser dispensados ao bebê. Em muitos deles havia verdadeiros ataques contra o uso do berço-embaladeira".

A conhecida educadora de enfermeiras, Lisbeth D. Price, em seu manual sobre enfermagem publicado em 1892, enfatiza (com grifo) que o bebê *"jamais deverá ser embalado ou tranqüilizado no ombro da enfermeira*". E, evidentemente, isso também significava que as mães, em especial, deveriam igualmente desistir dessa atitude.

Na América, por volta de 1890, no século passado, o ataque contra o berço-embaladeira foi amplamente divulgado através de artigos sobre cuidados infantis, publicados em sua maioria nas principais revistas femininas de então. A maior influência nessa campanha contra o berço-embaladeira era praticada pelo pediatra a quem já fizemos referência em relação a um tema ligado a este, Dr. Luther Emmett Holt. Durante mais de uma geração, o Dr. Holt sustentou seus ataques contra esse berço. Na primeira edição de seu muito utilizado manual sobre pediatria (1897), escreve: "Induzir sono, embalar e todos os demais hábitos deste tipo são inúteis e podem ser prejudiciais. Sei de um caso em que o hábito de embalar durante o sono foi mantido até a criança ter dois anos; no momento em que os embalos eram interrompidos, a criança acordava".

Foi Holt o responsável pela redação do que se tornou o guia mais popular de criação de filhos, por quase cinquenta anos. Seu título era *The Care and Feeding of Children: A Catechism for the Use of Mothers and Children's Nurses*,* e sua primeira edição surgiu em 1894. Este livreto foi lido por milhões de mães e futuras mães. Neste, em resposta à pergunta "É necessário embalar?", Holt escreve: "Absolutamente não. É um hábito de fácil aquisição, mas difícil de ser perdido e muito inútil, além de ser, ás vezes, prejudicial". Novamente, escrevendo em 1916, Holt aconselha que o berço não deve ser do tipo que balança, a fim de que "a prática desnecessária e viciosa não seja mantida". Não é preciso imaginar o efeito que o termo *viciosa* exerceu numa grande quantidade de mães.**

O ataque contínuo contra o berço-embaladeira, liderado por um dos mais influentes pediatras de seu tempo, terminou conseguindo transformá-lo em algo obsoleto; o modelo antiquado foi descartado

---

* *Cuidados e Alimentação de Crianças: Catecismo para Uso de Mães e Enfermeiras.* (N.T.)
** O leitor que desejar conhecer que espécie de homem poderia ter alimentado tais idéias, deverá ler um perfil escrito por um de seus últimos assistentes, em conjunto com outro pediatra: Edwards A. Park e Howard H. Mason, "Luther Emmett Holt (1855-1924)", *in Pediatric Profiles* de B. S. Veeder (Ed.), St Louis, Missouri, Mosby, 1957. Podemos citar alguns trechos: "Seus modos eram mais do que sérios, eram zelosos. Nada havia a seu respeito que pudesse ser descrito como impressionante, talvez devido à ausência de qualquer traço de maior destaque. Ele parecia mais uma máquina humana, altamente eficiente e perfeitamente coordenada. Para nós, parecia austero e inabordável". Não se tem conhecimento de ter dito "bom-dia" à sua secretária durante os muitos anos em que ela trabalhou para ele, como tampouco se tem registro de que ele alguma vez tenha elogiado algo ou alguém (p.58). Finalmente, a respeito do livro *The Care and Feeding of Children*, os autores comentam: "Não é nada mais que justo assinalar que, recentemente, alguns pediatras vêm percebendo que, em virtude de sua rígida postura diante da educação infantil, esse trabalho tem exercido uma influência prejudicial"(p.53).

em favor do novo: o berço estático, perigosamente semelhante a uma cela de prisão. O próprio fato de, desde os primórdios da história humana, as mães terem sempre embalado os filhos para dormirem nos braços foi interpretado como uma prática arcaica; também foi igualmente visto como antiquado embalar bebês em berços, uma prática certamente não "moderna". Lamentavelmente, precipitação para se ser "moderno" pode pôr a perder valiosas instituições e virtudes antigas. Diante de tantas vozes autoritárias levantadas contra o berço-embaladeira, criticando-o por ser "criador de maus hábitos", "desnecessário e vicioso", por "estragar" a criança e até arruinar sua saúde, mãe alguma que tivesse amor de verdade pelo seu filho poderia, em sã consciência, desconsiderar a instrução de interromper uma prática tão "perniciosa".

As mães da época tiveram ainda mais facilidade para adotar as novas condutas porque, nesse período (entre 1916 e 1930), a mais nova escola de psicologia a influir no pensamento coletivo estava começando a se expandir: o "behaviorismo" de John Broadus Watson, professor de psicologia na Universidade Jonh Hopkins. Segundo seu sistema, a única abordagem consistente para se estudar a criança deveria basear-se em seu comportamento. A alegação fundamental era que só o que fosse objetivamente observável poderia constituir um dado científico. O que não podia ser observado — os desejos, as necessidades e os sentimentos da criança — era excluído do interesse do behaviorista e, por conseguinte, tratado como se não existisse. Os behavioristas insistiam em considerar as crianças como se fossem objetos mecânicos que podiam ser acionados à base de "dar corda", de acordo com a vontade da pessoa; as crianças estavam à mercê de seu ambiente e os pais poderiam transformá-la em qualquer coisa que desejassem através de seu próprio comportamento. A sentimentalidade deveria ser evitada porque qualquer demonstração de amor ou contatos físicos próximos deixavam a criança por demais dependente de seus pais. Os behavioristas insistiam que as pessoas deveriam almejar como melhor estimular a independência, o bastar a si mesmo, e evitar qualquer dependência do afeto de terceiros. Não se deveria estragar as crianças com afeto.

Foi através de seu livro intitulado *Psychological Care of Infant and Child*,* publicado em 1928, e no qual Watson homenageia Holt irrestritamente, que este autor e seus discípulos conseguiram reforçar e sofisticar ainda mais os erros de Luther Emmett Holt. As mães foram incentivadas a se manter emocionalmente distantes de seus filhos, a desistir de os beijar, afagar, levar ao colo. Não deveriam res-

---

* 'Cuidados Psicológicos de Bebês e Crianças'. (N.T.)

ponder depressa demais a seus pedidos de comida ou atenção. Suas habilidades, dizia Watson, deveriam ser treinadas para a conquista do mundo. A fim de consegui-lo, as crianças deveriam ser ensinadas a dominar seus horários de alimentação, seu treino de banheiro, além de outras tarefas, segundo um regime severo. São as técnicas de resolução de problemas e a infindável absorção em atividades, com as quais a criança deve ser preparada, que irão capacitá-la a enfrentar as exigências da sociedade americana. Essa criança será "tão livre quanto possível de sensibilidade a pessoas e, praticamente desde o nascimento, será até certo ponto independente da situação familiar".

Watson escreveu que "existe uma maneira sensata de tratar as crianças... Nunca as abrace, ou beije, ou deixe que sentem em seu colo. Se for preciso, beije-as uma só vez na testa quando elas dizem boa-noite. Pela manhã, cumprimentem-nas dando as mãos. Se se saírem extraordinariamente bem diante de uma tarefa difícil, dêem-lhes um tapinha leve de aprovação na cabeça. Experimentem. No prazo de uma semana, vocês perceberão como é fácil ser perfeitamente objetivo com os filhos e, ao mesmo tempo, carinhoso. E ficarão profundamente envergonhados do modo sentimental e enjoativo como vinham até então lidando com eles". Assim procedia o erudito psicólogo, destituído de qualquer bom senso, causando graves desastres. Bertrand Russel aprovou esse livro. O *Parents Magazine* elogiou-o como obra que deveria constar da biblioteca de "toda mãe inteligente" e o *Atlantic Monthly* referiu-se ao mesmo como "um presente divino enviado aos pais".

Esta forma mecânica e insensível de criar as crianças influenciou muito a psicologia durante certo tempo e exerceu um efeito profundo no pensamento e na prática psiquiátrica. Os pediatras aconselhavam os pais a se manterem sofisticadamente distantes de seus filhos, à distância de um braço, e a educarem-nos segundo um programa caracterizado tanto pela objetividade quanto pela regularidade. As crianças deveriam ser alimentadas segundo os horários e *não* quando pedissem, e só a intervalos definidos a regulares. Se chorassem nos intervalos de três a quatro horas entre as refeições, deveriam deixá-las chorar até que o relógio anunciasse a chegada da próxima refeição. Durante esses períodos de choro, as crianças não deveriam ser apanhadas no colo, pois se o adulto cedesse a impulsos assim tão fracos a criança ficaria mimada, e daí em diante, toda vez que quisesse algo iria chorar. E por isso, milhões de mães sentavam-se e choravam junto com seus bebês, e sendo mães genuinamente amorosas e obedientes ao que se pensava de melhor sobre a questão, resistiam heroicamente ao "impulso animal" de pegar os filhos no colo e confortá-los. A maioria das mães sentia que isso não podia ser correto, mas quem eram elas para discutir com as autoridades? Ninguém jamais lhes disse que uma "autoridade" é alguém *com a obrigação* de saber.

Uma mãe angustiada recorda de modo pungente esse período de sua vida através dos seguintes versos:

> *"Disseram-me que bebês não deviam ser segurados;*
> *Que isso iria mimá-los e fazê-los chorar.*
> *Eu queria fazer o melhor para eles,*
> *E os anos se passaram rapidamente*
>
> *Agora estão vazios meus braços saudosos;*
> *Não existe mais a sublime sensação*
> *Se eu tivesse de volta meus bebês,*
> *Ficaria com eles nos braços o tempo todo!".*

No que tange às assim chamadas autoridades e aos supostos especialistas, é particularmente importante compreender que é característico da pessoa instruída que ela nunca tome decisões finais a respeito de questão alguma de importância primordial, e que a pessoa instruída é aquela que superou as deficiências do sistema educacional.

Repetiu-se enfaticamente que dar muita atenção à criança provavelmente a mimaria e que a prática de embalar bebês até dormirem, tanto no berço-embaladeira quanto nos braços, era considerado como hábito da pré-história da educação infantil. E, deste modo, o berço-embaladeira foi finalmente banido para o sótão ou para o depósito de ferramentas e o bebê recebeu um berço imóvel. A opinião era que, de um só golpe, eliminava-se o antiquado hábito de dar atenção e prestar cuidados aos bebês e ficava-se livre de uma peça "arcaica" do mobiliário. As mães estavam decididas a serem modernas e isentas de sentimentos. É lamentável registrar que todas as nações que resolveram "ficar modernas", também descartaram o berço-embaladeira.

Na Índia e no Paquistão, por exemplo, onde as pessoas mais "esclarecidas" começaram a introduzir práticas ocidentais, o berço-embaladeira está também passando a ser considerado "antiquado" e a sofrer a ameaça de um destino semelhante ao que lhe sucedeu no mundo ocidental. O Dr. Brock Chisholm, famoso psiquiatra e antigo diretor da Organização Mundial de Saúde, relata o episódio de uma visita que fez a um grande hospital geral no Paquistão. Ele escreve o seguinte:

> "Enquanto andávamos por um corredor que funcionava como varanda de um dos lados do edifício, passamos por uma porta telada de

uma ala. De repente, alguém me apontou, com grande entusiasmo, alguma coisa bem distante no horizonte, na direção oposta da ala. Bom, do ponto de vista de um antigo oficial de inspeção do Exército, estava perfeitamente clara a situação: havia alguma coisa por perto que eles não queriam que eu visse. Portanto, estava completamente seguro de que, fosse o que fosse que estivesse escondido por trás daquela porta telada, era algo que eu devia ver. Se só vemos o que as pessoas querem que vejamos, jamais descobriremos coisa alguma.

Portanto insisti, mesmo correndo o risco de ofender alguém, que queria visitar aquela ala, e quando insisti os guias começaram a se desculpar dizendo que eu realmente não gostaria de vê-la, em absoluto, que o padrão estava muito velho, estavam envergonhados daquilo, esperavam modificá-lo, esperavam que a Organização Mundial de Saúde pudesse ajudá-los a obter dinheiro para a adoção de padrões modernos e novos para essa ala em particular, porque realmente estava em condições muito precárias. Era um padrão com cem anos de existência.

Contudo, ainda insisti que seria de meu agrado ver até antigüidades. Entrei para visitar a ala com o relutante séquito atrás de mim, e presenciei a melhor ala-maternidade que já tinha podido encontrar, comparando com as de qualquer outro país, e muito melhor que as que eu havia encontrado na América do Norte. Ali estava uma ampla ala-maternidade com camas dos dois lados. Os pés de cada leito tinham extensões para o alto de mais ou menos um metro, e um berço-embaladeira era pendurado nesses suportes, entre as camas. O bebê ficava no berço e percebi, enquanto vistoriava a ala, que ao menor vagido de incômodo, o pé da mãe saía das cobertas e com os dedos ela balançava o berço. Ao segundo vagido, que mostrava que o bebê estava realmente acordado, ela chegava perto do berço, pegava o filho nos braços, pois aí é que ele deve ficar a maior parte de seu tempo".

Acrescenta o Dr. Chisholm:

"Queriam se livrar daquele sistema perfeito e maravilhosamente organizado para colocarem os bebês atrás de proteções de vidro, do mesmo modo que fazemos, mantendo-os em alas de inspeção onde podem ser vistos a distância por seus pais amorosos quando estes os visitam, e depois levados até suas mães, se estas forem boazinhas e se comportarem do modo como as enfermeiras mandarem! Queriam fazer tudo isso porque os ocidentais lhes haviam dado a impressão de seus métodos serem superiores aos deles".

Este é um relato triste visto que, em seu impulso para irem na direção do "progresso" e do "avanço" ocidental, os povos do Oriente e de outros países tecnologicamente desenvolvidos, que até pouco tempo vinham preservando muitas de suas antigas virtudes, estão servilmente prestando-se a nos imitar, inclusive pagando o preço de absorverem nossos piores erros.

Em nosso meio, o berço-embaladeira deixou de existir quando entrou em moda a noção de que dar carinho, tocar amorosamente ou embalar uma criança colocava seu desenvolvimento em risco, impedindo-a de ser uma pessoa independente e não-mimada. Embalá-la no berço foi até considerado especialmente retrógrado e repreensível.

Embora essa noção seja completamente destituída de fundamentos e tenha sido prejudicial para milhões de crianças, muitas das quais posteriormente vieram a ser pessoas perturbadas, a abordagem behaviorista e mecanicista na educação de crianças ainda prevalece numa extensa porcentagem. Os "partos" hospitalares, a alta tecnologia adotada pelos obstetras, a remoção de bebês de perto das mães depois do nascimento, a incapacidade de amamentá-los logo após o parto, a eliminação da amamentação natural e sua substituição pela alimentação de mamadeira que passa a ser então estimulada, as desvantagens da chupeta e assim por diante, constituem algumas das melancólicas evidências da desumanizadora abordagem vigente na criação de pessoas em contraposição à criação de seres humanos.

Depois de ter passado o tempo todo de sua vida precedente aconchegado pelas envolventes paredes do útero de sua mãe, o bebê sem dúvida sente-se mais confortável se o colocarem bem envolvido e encostado no macio revestimento do berço-embaladeira do que se o abandonarem num berço comum, espaçoso, em que fica deitado de barriga para cima, ou de barriga para baixo, exposto à superfície monótona e entediante, branca e uniforme, seja dos lençóis, seja do teto, tendo apenas as travessas laterais do berço como barras de prisão para romper a monotonia desse cenário árido e unidimensional. Como o expressou Sylvester:

> "Bebês pequenos criados em berços muito grandes são, com freqüência, bebês muito assustados, porque estão distantes demais de superfícies que poderiam servir-lhes de abrigo. Muitas vezes parecem inibidos na manifestação de impulso para experimentar e investigar. Bebês incomodados por situações novas ou por pródromos (sintomas premonitórios) de doenças físicas geralmente se aproximam de um abrigo acolhedor (os braços da mãe, as laterais do berço), dando assim vazão espacial à sua necessidade de constranger protetoramente os limites de seus pré-egos".

Não podemos deixar de nos indagar intrigados se a inexplicável ocorrência de "morte no berço" ou da "síndrome da morte infantil repentina" — quer dizer, encontrar morte no berço um bebê que tenha se mostrado perfeitamente saudável e para a qual não se podem encontrar causas — não teria, pelo menos em parte, sido causada por uma estimulação sensorial inadequada, principalmente de qualidade tátil. A estimulação sensorial inadequada pode não ser o único fator envolvido nas mortes de berço, mas pode muito bem ser um fator predisponente. É raro que uma criança com mais de um ano seja encontrada morta inesperadamente. A maioria desses óbitos de berço ocorre em bebês que têm entre um e seis meses. Seria muito interessante saber qual a incidência de mortes infantis repentinas em bebês criados em berços-embaladeiras, comparada com a de bebês criados em berços modernos.*

Síndrome da Morte Infantil Repentina, Respiração Pré-Natal e Cuidados Maternos. A síndrome da morte infantil repentina (ou morte de berço) é caracterizada principalmente pela cessação da respiração após um ou mais episódios de apnéia (ausência de respiração). Até este momento, após muitas investigações, autópsias, pesquisas anatômicas, fisiológicas, bioquímicas e de tecidos e órgãos variados, as causas, ou causa, desta síndrome (SMIR) permanecem desconhecidas. Não posso me arrogar qualquer conhecimento especializado nessa questão, mas, no decurso de leituras e trabalhos escritos a respeito do tato, em muitas de suas formas, enquanto fator do desenvolvimento humano, tornou-se claro que a estimulação tátil, entre muitos mais fatores, desempenha um papel importante no desenvolvimento da respiração pós-natal.

Já se sabe há muitos séculos que os bebês que não respiram no momento do parto podem ser estimulados a fazê-lo através de alguma modalidade de estimulação cutânea. Isto também se aplica a bebês durante episódios de apnéia. Todos os mamíferos, à exceção dos humanos, lambem os filhotes após o parto. Isto serve à função de estimular os tratos gastrintestinal, geniturinário e também o respiratório.

Dentro do útero, o feto respira por meio do oxigênio que recebe da placenta e de seu próprio fígado. No parto, o bebê precisa adaptar-se a uma nova forma de respiração, muito diferente da respiração pré-natal. Nessa adaptação, como no tocante à maioria de suas outras funções, os bebês humanos demonstram uma grande variabilidade.

---

* Uma leitora desse parágrafo enviou-me um levantamento de seu jornal local, de autoria de uma enfermeira que, reconhecendo os sintomas de morte infantil repentina em sua própria filha de sete meses, ligou nela um aparelho que monitora os batimentos cardíacos do bebê. Quando seu coração pára, o alarme dispara, e a mãe reinicia sua respiração simplesmente tocando a menininha."About People", *in The Sacramento Bee*, 15/01/1974. Desde então, esse tipo de alarme tem sido amplamente utilizado.

O feto humano normalmente recebe grande dose de estimulação cutânea durante o trabalho de parto e o parto propriamente dito e, uma vez que os humanos nascem num estado altamente imaturo, se comparados à maioria dos mamíferos, são presentemente avassaladoras as evidências no sentido de eles continuarem precisando de grandes doses de estimulação tátil. Suas mães são normalmente capazes de providenciar-lhes isso em abundância com seus momentos de colo, de carícias, de amamentação, e assim por diante. A satisfação dessas necessidades básicas é benéfica tanto para o bebê quanto para a mãe.

No momento do parto o bebê ainda respira como em seu período pré-natal e deve necessariamente adaptar-se às pressões de um ambiente atmosférico, processo que conta com a previsível assistencia da mãe. As evidências apóiam insistentemente que, no caso de ela não conseguir ajudá-lo de maneira adequada, o bebê em muitos casos não aprenderá a respirar como deve e permanecerá para sempre uma pessoa com respiração superficial. Tem-se sugerido que esta respiração superficial, em muitos casos, é um fator para o surgimento de episódios de apnéia, alguns dos quais podem provocar a morte.

Evidentemente, não é isso que acontece a todos os bebês que tenham passado por um atendimento materno deficiente, mas parece provável que de fato ocorra numa porcentagem de bebês presumivelmente vulneráveis, e em especial naqueles que não conseguiram fazer a transição da respiração superficial pré-natal para a respiração pós-natal profunda.

Estamos sugerindo aqui que os dois fatores críticos para muitos dos casos de SMIR são: (1) atendimento materno inadequado; (2) fracasso decorrente de (1) na adaptação à respiração pós-natal. Em prol do primeiro fator, a melhor e mais convincente evidência vem de uma pesquisa conduzida pelo Dr. Arno Gruen. Nesse estudo, o Dr. Gruen relatou os resultados de entrevistas com pais de bebês que haviam morrido de SMIR. Resumindo com as próprias palavras deste pesquisador, foi descoberto que "os antecedentes neurofisiológicos da SMIR residem num atendimento materno que reforça o sono MOR,* que diminui a excitabilidade através do impedimento das expectativas esperadas e que, com sucções enfraquecidas, torna o estado onírico do bebê por demais preocupante. Sob tais circunstâncias, a ocorrência de apnéia pode causar a morte".

Ainda levará algum tempo antes que o levantamento do Dr. Gruen seja publicado, mas quando isto acontecer, deverá ser lido por todos que se interessem pela SMIR, visto que um sumário breve não

---

* Movimentos Oculares Rápidos.

lhe fará justiça. A essência das observações do Dr. Gruen reside na repetida confirmação de que um atendimento materno deficiente é o principal fator para a produção de condições que levam ao surgimento da SMIR, especialmente no período de seis a nove meses. As evidências sugerem que essas condições são o desenvolvimento apropriado de muitas mudanças anatômicas e fisiológicas no sistema respiratório, de sua articulação fetal para a pós-natal, que é muito mais complexa.

No berço moderno, o bebê recebe o peso exercido por uma sucessão de cobertas que ficam presas nas laterais e no pé do berço e, deste modo, fica parcialmente cercado por ar; não é bem isso que ele quer ou precisa. O que ele realmente quer e necessita é o contato suportivo de um ambiente reconfortante e aconchegante, que transmita segurança e tranqüilidade por um constante contato com o mundo, coisa que não é vivida diante de um contato de suspensão no ar. O bebê se acalma e sabe que tudo está bem, principalmente mediante as mensagens que recebe através da pele. O tipo de contato que recebe no ambiente aconchegante do berço-embaladeira é muito tranqüilizador para ele, pois que este tipo de berço propicia uma espécie de réplica, de continuação da vida que viveu até então dentro do útero, e isto é bom e reconfortante. Quando o bebê se sente incomodado ou inseguro, pode resmungar, e se a mãe ou outra pessoa balança o berço, isto surtirá um efeito calmante. Balançar o bebê tranqüiliza-o porque dentro do útero materno ele estava sendo naturalmente embalado pelos movimentos normais de seu corpo. Estar confortável significa ser confortado e, para o bebê, este conforto deriva em grande medida dos sinais que recebe da pele. O maior de todos os confortos é ser embalado nos braços da mãe, em seu colo, ou ser carregado às suas costas. Conforme disse Peiper, não há "melhor sedativo". Diz ele: "É necessário embalar um bebê pequeno saudável apenas uma vez quando ele está a ponto de chorar, e para isso serve o berço-embaladeira, braços de alguém ou o carrinho de passeio. Ele imediatamente se aquieta e começa a chorar de novo, assim que o movimento se detém momentaneamente. Ele certamente não chorará se isso for feito de modo correto".

É absurdo sugerir que o berço-embaladeira é prejudicial porque o bebê terá desenvolvido o hábito de necessitar ser embalado antes de adormecer. Se embalar um bebê no berço forma vício, o mesmo ocorre com a amamentação no seio ou na mamadeira. Não obstante, as crianças são desmamadas do seio ou mamadeira, a menos que rapidamente demais, sem quaisquer dificuldades sérias ou efeitos secundários. Milhões de bebês que foram embaladas para dormir cresceram e tornaram-se adultos capazes de adormecer sem a necessidade de serem embalados. As crianças acabam por perder a necessidade de serem embaladas, assim como também perdem suas roupinhas de bebê.

Cadeiras de balanço ainda são populares entre os idosos, especialmente em zonas rurais não sofisticadas, onde a "modernidade" não conseguiu êxito absoluto em suas incursões, comparável ao que efetuou em áreas urbanas e cosmopolitas. É estranho que ninguém tenha alguma vez sugerido que a cadeira de balanço é "desnecessária e viciosa" para os adultos, ou que os adultos serão incapazes de relaxar a menos que possam fazê-lo com os préstimos de uma cadeira de balanço. Na realidade, as cadeiras de balanço para adultos, e em especial para os idosos, são altamente recomendáveis por razões semelhantes às que tornaram o berço-embaladeira tão altamente recomendável para bebês. O balançar, tanto para bebês quanto para adultos, acelera a produção cardíaca e ajuda a circulação, estimula a respiração e diminui a congestão pulmonar, estimula o tônus muscular; e, não de importância menor, alimenta a sensação de envolvimento. Especialmente os bebês, quando embalados, sabem que não estão sozinhos. Resulta de balançá-lo uma estimulação geral celular e visceral. Mais uma vez, especialmente nos bebês, o movimento de balanço ajuda no desenvolvimento de um funcionamento eficiente do trato gastrintestinal. O intestino está ligado frouxamente à parede posterior da cavidade abdominal por dobras de peritônio. Os balanços ajudam os movimentos intestinais como se fossem um pêndulo, e isto serve para melhorar seu tônus. O intestino sempre contém quilo líquido e gases. O movimento de balanço faz com que o quilo se mova para trás e para frente da mucosa intestinal. A distribuição geral do quilo por todo o intestino ajuda inquestionavelmente a digestão e provavelmente a absorção. Num texto de 1934, Zahovsky declara que "os bebês que são regularmente embalados depois de mamar, têm em geral menos cólicas, menos enteroespasmos (espamos intestinais) e tornam-se mais felizes que os que são deitados em seus berços sem serem balançados. Eu mesmo já usei várias vezes esta terapia física, inclusive recentemente, para aliviar o incômodo de bebês dispépticos ... Acredito firmemente que o berço-embaladeira ajuda na amamentação natural". O Dr. Zahovsky conclui com as palavras: "Acredito que algum dia deixe de ser uma desgraça criar o bebezinho no berço-embaladeira e até mesmo cantar-lhe uma canção de ninar quando for sua horinha de dormir".

Lamentavelmente, foi preciso que se escoassem muitos anos antes que alguém pudesse ecoar as palavras do Dr. Zahovsky. O berço-embaladeira deve ser devolvido ao bebê. Ou melhor, jamais deveria ter sido descartado. As razões apresentadas para seu ostracismo estavam completamente destituídas de fundamento, eram absolutamente injustificadas e baseavam-se apenas em concepções errôneas a respeito da natureza e das necessidades da criança e também na noção ridícula de que embalar uma criança em seu berço faz-lhe algum mal. São consideráveis os benefícios de embalar uma criança. Quando o bebê está quente demais, balançá-lo tem um efeito refrescante, pois acelera a evaporação do suor da pele. Quando o bebê está frio demais, balançá-lo ajuda a aquecê-lo. Esse aquecimento tem um efeito hipnótico sobre o bebê e é tranqüilizante para seu sistema nervoso. Acima de tudo, o movimento de balançá-lo produz uma suave estimulação de praticamente todas as áreas de sua pele, com subseqüentes efeitos benéficos de natureza fisiológica variada.

Como primeiro passo para o retorno altamente desejável e em última instância possível do berço-embaladeira, permitindo-lhe ocupar seu lugar de direito,* em alguns hospitais foram introduzidas cadeiras de balanço. Por exemplo, no Hospital Riverside de Toledo, Ohio, cadeiras de balanço vêm sendo regularmente usadas como parte do programa de atendimento infantil. Em 1957, uma cadeira de mogno foi dada de presente de Natal pelos auxiliares de enfermagem do Riverside, que coletaram fundos para a aquisição do que haviam decidido, em votação, ser "o novo equipamento mais necessário" no hospital. Em cada um dos três berçários há uma cadeira de balanço, inclusive na ala dos prematuros. A Sra. Herbert Mercurio, supervisora obstétrica, afirma que as antigas cadeiras de balanço são sempre usadas pelas enfermeiras e auxiliares nos momentos de alimentar os bebês. "É o melhor jeito de alimentar os bebês e, ao mesmo tempo, pô-los para dormir. Para a enfermeira também é relaxante." As cadeiras de balanço são usadas para aquietar os bebês que choram. A Sra. Mercurio não tem dúvidas quanto à utilidade das cadeiras de balanço, sua praticidade, e recomenda seu uso em casa. "Uma cadeira de balanço", observa, "não mimará demais a criança. Isto é uma coisa de que elas gostam, embora dispensem-na em pouco tempo."

É bastante possível que a cadeira de balanço usada desta maneira tenha algumas vantagens sobre o berço-embaladeira. Penso que estes dois elementos de mobiliário poderiam muito bem tornar-se parte rotineira do equipamento doméstico nos lares que têm um bebê pequeno, satisfazendo assim, ao mesmo tempo, as necessidades de embalar tanto a criança quanto o adulto.**

---

* Para pessoas habilidosas no manejo de instrumentos simples, modelos de berço-embaladeira podem ser solicitados a Craft Patterns, Dept. L., Elmhurst, Illinois, 60126.
** Para uma exposição das vantagens da cadeira de balanço, vide R. C. Swan, "The Therapeutic Value of the Rocking Chair", in The Lancet, vol. 2, 1960, p. 1441; J. Yahuda, "The Rocking Chair", in The Lancet, vol. 1, 1961, p. 109. Há um bom levantamento das atividades de um clube dedicado à preservação do uso da cadeira de balanço em T. E. Saxe Jr., Sittin' Starin' "n" Rockin', Hawthorn Books, Nova Iorque, 1969.

As pesquisas feitas sobre o efeito de embalar bebês humanos indicam seus consideráveis benefícios. Neal estudou os efeitos de embalar prematuros com dois a três meses de idade. Foram embalados durante um período igual ao de sua prematuridade e foi constatado que os prematuros que tinham sido balançados mostraram-se significativamente superiores aos não embalados, quanto ao desenvolvimento do comportamento de rastrear estímulos visuais e sonoros, quanto à maturação dos músculos que erguem a cabeça e comandam o rastejar, quanto à tonicidade muscular, á força da preensão manual e ao aumento de peso. Além disso, não surgiram edemas nos prematuros embalados, ao passo que em alguns dos não embalados os mesmos se apresentaram. A Sra. Neal sugere que a estimulação dos balanços que a mãe apresenta durante a gestação constitui um importante *input* sensorial para o desenvolvimento normal e que os prematuros são indevidamente prejudicados por terem nascido antes do tempo, e isto cria uma privação de estimulações dirigidas a eles.

Woodcock observou os efeitos de embalar bebês prematuros de sexo feminino numa cesta mecânica, uma hora por dia, durante seis dias. No sexto dia, tiveram seus ritmos cardíacos medidos como índice de reatividade, quando expostos ao estímulo de uma campainha. Descobriram que as crianças que tinham sido embaladas apresentaram um número de respostas significativamente menor e levaram menos tempo para concluir a aceleração, em comparação com as menininhas que não tinham sido embaladas. O ritmo cardíaco menos intenso e as respostas de aceleração nos bebês embalados sugerem um desenvolvimento maturacional mais adiantado.

Um relato fascinante da descoberta acidental dos benefícios de movimentos de balanço em pacientes mentais seriamente comprometidos foi feito pelo Dr. Joseph C. Solomon. Este observou que os pacientes transferidos de seus aposentos no hospital para outra cidade, usando trem como meio de transporte, embora anteriormente tivessem tido necessidade de serem controlados com camisas-de-força e protetores de mão, ficavam muito calmos e sossegados assim que o trem se colocava em movimento. Solomon raciocinou que, uma vez que no útero a criança é submetida a uma quantidade considerável de movimentos passivos, parte do contato humano ausente desses pacientes, quando crianças, poderia ter se originado no fato da a mãe não os ter tomado nos braços para embalar; entre outras coisas, isto teria estimulado seu aparelho vestibular. Solomon sugere que movimentos ativos e propositais desenvolvem-se com facilidade e prazer quando o movimento passivo proporcionado pela mãe tiver sido satisfatoriamente internalizado como função interior integrada.

"Por outro lado, quando há pouca oportunidade para a internalização de movimentos passivos derivados da mãe, os embalos ativos tornam-se uma providência habitual para a autocontenção. É um método de defender o ego em formação da sensação de ter sido abandonado. Esta constatação obedece ao princípio da Segunda Lei de Newton. Se você empurra ativamente alguma coisa, é como se alguma coisa estivesse empurrando você. Deste modo, o bebê alcança o objetivo de não se sentir completamente sozinho. É como se alguém estivesse sempre ali. Neste sentido, é outra providência de autocontenção semelhante à sucção do polegar, ao cobertor-de-segurança, a roer as unhas, à masturbação."

O Dr. William Greene Jr., no decurso de uma pesquisa com um grupo de pacientes que sofriam de doenças dos vasos linfáticos e sangüíneos, descobriu que uma grande porcentagem dos mesmos havia manifestado a doença após uma perda, geralmente da mãe ou da mãe substituta. A associação entre enfermidade vascular e perda de apoio materno sugeriu ao Dr. Greene que o feto, longe de ser um passivo recipiente de nutrição, é realmente um membro ativo de uma parceria em andamento. Dentro do útero, sugere Greene, o feto pode sentir e responder a "vibrações, pressões e sons oferecidos pela pulsação vascular da mãe, e que emanam principalmente da aorta, além de talvez também dos vasos sangüíneos abdominais". O feto em crescimento, estimulado pelas funções internas da mãe, pode estar ciente da presença ou ausência destas, de sua constância e de suas alterações. A atividade intra-uterina, para o feto, pode constituir-se no "ambiente externo", da mesma forma como, um pouco mais tarde, o funcionamento de seu próprio sistema irá constituir, para o récem-nascido, seu ambiente externo. Dentro do útero, o feto pode perceber as funções internas da mãe como uma espécie de objeto exterior, tornando-se consciente de si mesmo como ser separado de tais estímulos. O Dr. Greene sugere que o bebê, separado da mãe no momento do parto, está "exposto a novos estímulos... diferentes, menos persistentes, exóticos e, principalmente, até certo ponto ao acaso". Todavia, essas mudanças não precisam ser totais. Os movimentos de balanço e tapinhas carinhosos que a mãe aplica no recém-nascido podem dotá-lo de "um tipo de percepção objetual que faz a ponte com o parto e... se torna o modelo de todas as percepções que virão posteriormente". Embalar o bebê "tende a uma sincronia com o ritmo respiratório da mãe e/ou com o do bebê", enquanto que os tapinhas "aproximam-se dos ritmos cardíacos da mãe e/ou do bebê". Em outras palavras, a mãe que embala e dá carinhosos tapinhas em seu bebê pode, em alguma medida, recriar os estímulos de sua respiração e do pulso, ritmos estes que foram significativos para o filho antes de seu nascimento; deste modo, ela dá ao bebê, diante do ambiente novo, a tranqüilidade de um ambiente conhecido, algo de que ele tanto necessita.

Manipular Prematuros. Neste sentido, os dados sobre bebês prematuros são extraordinariamente interessantes. Por exemplo, Freedman, Boverman e Freedman, numa pesquisa com cinco anos de gêmeos pareados em grupo experimental e de controle, descobriram que os gêmeos embalados, após uma tendência de peso ter sido estipulada entre sete a dez dias após o parto, aumentaram de peso em ritmo mais rápido, diariamente, do que os gêmeos controle não-embalados, embora a vantagem constatada em todos os casos fosse somente temporária. Os gêmeos experimentais foram embalados durante trinta minutos, duas vezes por dia.

O prematuro pode apresentar mais tarde na vida uma variedade de déficits. No entanto, um fator que tem recebido atenção insuficiente por parte das pesquisas até agora efetuadas é a possibilidade de a privação sensorial poder contribuir para tais comprometimentos. Os possíveis efeitos adversos da vida, dentro do ambiente controlado e monótono da incubadora onde permanece o bebê prematuro, recebendo estimulação tátil e emocional mínima durante várias semanas, foram o tema de um estudo piloto conduzido por Sokoloff, Yaffe, Weintraub e Blase. Estes pesquisadores estudaram quatro meninos e uma menina de baixo peso no nascimento e comparam-nos a um grupo semelhante. O grupo experimental foi acariciado cinco minutos a cada hora, durante dez dias, enquanto que o grupo controle recebeu apenas o atendimento rotineiro de enfermagem. Os bebês que receberam contato com as mãos foram mais ativos, recuperaram seu peso inicial de nascimento com mais rapidez, pareciam chorar menos e, depois de sete a oito meses, mostravam-se mais ativos e saudáveis em medidas de crescimento e desenvolvimento motor. Apesar de a amostra ser muito pequena, esses dados endossam os de Hasselmeyer, que descobriu que bebês prematuros que receberam estimulação sensorial, tátil e cinestésica mais intensa mostraram-se significativamente mais dóceis, especialmente antes das mamadas, em comparação aos bebês controle que não tinham sido estimulados.

Tiffany Field, Saul Schanberg e seus colaboradores executaram um estudo admiravelmente bem controlado sobre os efeitos de estimulação tátil-cinestésica fornecida a 28 prematuros com trinta e uma semanas de gestação em média e com peso corporal médio de 1.288 gramas, durante um período temporário de atendimento na unidade de terapia intensiva. A estimulação consistia em tocar o corpo carinhosamente e em mover passivamente os membros das crianças diariamente, por três períodos de quinze minutos cada, por dezoito dias. Descobriu-se que, comparados aos bebês controle de outro grupo igualmente pareado, os prematuros estimulados tiveram 47% de acréscimo no seu ganho de peso diário (média: 25 x 17 gramas), eram mais ativos e alertas durante observações de comportamento feitas em momentos de sono e vigília e mostraram uma habituação, uma orientação e uma variação do estado do comportamento mais maduros, segundo a escala Brazelton, que investiga as habilidades do bebê mais importantes para ele desenvolver relacionamentos sociais. Finalmente, os pesquisadores também sublinham o fato de os prematuros estimulados ficarem seis dias a menos no hospital do que os não-estimulados, o que equivale a uma economia de despesas da ordem de 3.000 dólares por criança. Concluem: "Estes dados sugerem que a estimulação tátil/cinestésica pode ser um meio economicamente eficiente de facilitar o crescimento e a organização comportamental, mesmo em neonatos prematuros muito pequenos".

Klaus e Kennell concluíram, baseando-se em suas próprias pesquisas e num minucioso exame do trabalho de outros, que o contato precoce entre mãe e prematuro é vitalmente importante para ambos. As mães que tocaram e exploraram cedo os corpos de seus bebês mostraram um envolvimento crescente com eles, maior confiança quanto a sua capacitação como mães e maiores habilidades estimuladoras e provedoras, quando comparadas às mães que não tiveram contato precoce com seus filhos. Na realidade, as pesquisas precisaram ser interrompidas porque as enfermeiras consideravam-nas por demais dolorosas, pois observavam de perto quão desfavorável era o resultado nas duplas de contato tardio, quando contrastadas às de contato precoce.

Quando as crianças fizeram três anos e meio, as mães que tinham tido um contato precoce com elas, ainda prematuras, passavam mais tempo olhando-as durante as refeições e as mesmas apresentavam QIs significativamente mais elevados, 99 versus 85, índice este obtido pelas crianças que tardiamente contataram suas mães.

As pesquisas revelaram que se um prematuro pequeno for tocado, embalado, acariciado ou aconchegado no colo durante sua permanência no berçário, apresenta menos períodos de ausência de respiração (apnéia), goza de um aumento acelerado de peso e também progride em termos do funcionamento do sistema nervoso central.

Após muitos anos de observação, Klaus e Kennell formaram a impressão nítida de que, quanto mais cedo a mãe venha para a unidade de prematuros e toque seu bebê, mais rápido se dá sua recuperação da gestação e do parto. O levantamento que realizaram a esse respeito confirma por completo e de modo impressionante essa impressão. A importância da participação do pai nesses contatos íntimos com o prematuro deverá receber maior atenção do que até agora lhe foi concedida, pois que é nesse momento que se inicia um vínculo profundo entre o bebê e seu pai; o valor deste elo de ligação dificilmente poderá deixar de ser superestimado.

O que em todos os nossos hospitais é mais necessário agora, segundo o Dr. A. J. Solnit, é "um ambiente caloroso, receptivo, flexível, centrado preferivelmente nas pessoas e não nas técnicas".

O balançar do próprio corpo comumente presenciado em pacientes de hospitais psiquiátricos tem sido objeto de comentários e observações freqüentes que acentuam sua característica de ato autoreconfortante em momentos de sofrimento, manifestado por pessoas que em outras condições não o exibem. Em muitos povos de língua semítica, inclusive judeus ortodoxos, balanços do corpo todo geralmente acompanham orações, luto e período de estudo. Evidentemente, trata-se de uma forma de comportamento tranqüilizador.

O comportamento e as motivações de todos os bebês são dirigidos para a manutenção do contato com a mãe. A busca de contato é o fundamento através do qual se desenvolvem todos os comportamentos subseqüentes. Quando essa busca de contato é frustrada, o bebê se vale de comportamentos tais como agarrar partes de si mesmo, chupar seu(s) dedo(s), embalar-se ou balançar-se. Estes comportamentos constituem uma regressão à estimulação pelo movimento passivo que experimentou dentro do útero, os movimentos de balanço, de embalar e a sucção dos dedos com os antebraços apertados contra o corpo. Balançar-se e outras atividades repetitivas semelhantes substituem a estimulação do movimento passivo, da mesma forma que agarrar partes de si mesmo e chupar os dedos substituem a estimulação social pela auto-estimulação. O Dr. William A. Mason e seu colega, Dr. Gershon Berkson, na época pertencente ao Centro Regional Delta de Pesquisas com Primatas, da Universidade de Tulane, em Nova Orleans, testou o relacionamento presumível entre o balançar do próprio corpo e a qualidade da estimulação maternal. Esses pesquisadores compararam dois grupos de macacos *rhesus*, que haviam sido separados de suas mães quando de seu nascimento. Um grupo foi criado com uma substituta social recoberta de pano, que se deslocava livremente pela gaiola segundo um esquema regular; o outro grupo foi criado com um dispositivo idêntico ao da mãe que se mexia, exceto que esta só ficava parada. Os três criados com as bonecas estacionárias desenvolveram, todos, um padrão persistente de balançarem seu corpo estereotipadamente, ao passo que os criados com os robôs que se moviam não mostraram evidências de tal comportamento.

Parece provável, por isso, que o balançar do próprio corpo represente uma forma de satisfação substituta da necessidade de estimulação por movimentos passivos que normalmente seria obtida com a mãe em quem se pode agarrar ou que carrega o filho(te) em contato com seu corpo.

A opinião de Solomon de que o movimento de balançar estimula o aparato vestibular é, sem dúvida, bem fundamentada, mas deixa de levar em conta que, durante os movimentos, a própria pele passa por uma série complexa de deslocamentos, para não mencionar os movimentos dos proprioceptores e dos interoceptores, além dos movimentos impressos aos órgãos internos. Tudo isto é erotizante. Balançar-se ou embalar-se representa uma forma de carícia a si mesmo, uma autotranqüilização, e, enquanto tal, geralmente se constata em momentos de sofrimento e de luto. É significativo que a região da América em que a cadeira de balanço permanece mais popular deva ser a Nova Inglaterra, terra do bacalhau e de peixes aparentemente frios.

Para a situação de amamentação, a cadeira de balanço é um dispositivo excelente não só para o bêbe, como também para a mãe. As cadeiras de balanço são confortáveis e relaxam os dois. Enquanto a mãe balança de manso, melhora a circulação de suas pernas. O movimento de ir para frente e para trás estimula o aparato vestibular do ouvido interno do bebê e isto contribui para que ele tenha melhor controle de sua postura e de seu equilíbrio. A cada mudança de posição, enquanto o bebê está deitado sobre o ventre da mãe, ele toma consciência de diferentes movimentos. Diante da segurança da presença da mãe como pano de fundo, ele aprende a interpretar e a usar as sensações produzidas em seu aparato vestibular. Mais tarde, esta capacidade de interpretar tais sensações irá ajudá-lo a desenvolver e a manter o equilíbrio necessário para aprender a ficar em pé e andar. A estimulação inicial, contida nos movimentos suaves da cadeira de balanço, facilitar-lhe-ão aprender a equilibrar-se sobre seus próprios pés.

Prematuros, Tato, Sistema Vestibular. A Dra. Anneliese Korner e colaboradores do Centro Médico da Universidade de Stanford descobriram numa pesquisa piloto que quando colocavam bebês prematuros em camas d'água de comprimento suficiente para que eles entrassem da cabeça aos pés, e que ficavam oscilando de leve, havia uma significativa redução no número de interrupções temporárias da respiração (ataques apnéicos), especialmente se isso fosse realizado nos primeiros quatro dias de vida pós-natal. A justificativa teórica desse experimento foi que a estimulação proprioceptiva-vestibular compensatória, semelhante à que predominava no ambiente intrauterino, poderia beneficiar o bebê. Esses pesquisadores descobriram também que prematuros muito pequenos, com graves problemas de pele, ou prematuros em recuperação cirúrgica, ou recebendo nutrição parenteral (por outras vias que não através do trato alimentar), também pareciam beneficiar-se dos períodos de flutuação na cama d'água.

A Dra. Korner, na esperança de superar algumas desvantagens presentes no ambiente em que são criados os prematuros, e com a finalidade de compensar formas de estimulação predominantes *in utero*, mas minimamente fornecidas pelas práticas de assistência ao prematuro, articulou uma série de experimentos destinados a ajudar os prematuros a acelerar seu desenvolvimento. Já se sabe há muito tempo que uma das maneiras mais eficientes de se acalmar um recém-nascido aflito é pegando-o e encostando-o no ombro. Em várias pesquisas anteriores, Korner e colaboradores haviam inadvertidamente percebido que essa intervenção, além de tranqüilizar os bebês, tornava-os mais espertos e vivos, dispostos a rastrear as pistas fornecidas pelo ambiente. Uma vez que essa exploração visual é altamente propiciadora das formas primitivas de aprendizagem por meio das quais o bebê motormente deficiente tem melhores condições de se familiarizar com o ambiente, nele incluindo a mãe, surgiu a questão de ser o contato ou a estimulação do sistema vestibular e a ativação do reflexo antigravitacional que produziam esse efeito. Experimentos subseqüentes provaram que era mais a estimulação vestibular que o contato que evocava um nível significativamente mais intenso de alerta visual. Além disso, evidenciou-se que não era a posição ereta em si que aperfeiçoava a conduta visual do bebê, e sim ele ser movimentado, tanto vertical quanto horizontalmente, que melhorava seu desempenho de rastreamento visual de modo significativo.

Ocorreu à Dra. Korner que os prematuros poderiam beneficiarse de uma permanência na cama d'água oscilante (correspondendo às respirações da mãe), especialmente projetada para eles como estímulo que, contribuindo para sua movimentação, também lhes serviria para numerosos outros aspectos clínicos. Pensava-se que a cama d'água ajudaria a proteger a pele frágil de bebês muito pequenos e que a macia proteção para a cabeça poderia reduzir a incidência de crânios de conformação assimétrica e a de sangramentos intracranianos. Postulou-se depois que a flutuação na cama d'água reduziria a necessidade do bebê de enfrentar prematuramente o impacto total da gravidade, conservando, portanto, energia, e que a incidência de episódios apnéicos seria reduzida.

Prematuros com idade variando entre 27 e 34 semanas foram aleatoriamente distribuídos em grupos experimental e de controle.

O grupo experimental foi colocado na cama d'água oscilante antes do sexto dia de vida pós-natal. O grupo experimental permaneceu na cama d'água durante sete dias e noites. As oscilações cobriam dos pés à cabeça. O grupo controle foi colocado em camas d'água não oscilantes. O grupo experimental recebia entre 12 e 13 oscilações por minuto, suaves, dificilmente visíveis, a intervalos de hora inteira de imobilidade, durante trinta minutos. Constatou-se que a apnéia (anunciada pelo soar de uma campainha 20 minutos depois de iniciada) ficou significativamente reduzida no grupo de prematuros que tinham o estímulo da oscilação, quando comparados aos do grupo que não tinha. Descobriu-se que a cama d'água não oscilante foi clinicamente util para prematuros que sofriam de todo tipo de problemas, inclusive cirurgia recente.

Num outro grupo que nunca tinha passado por cama d'água, houve uma significativa diferença no número de incidências apnéicas, quando comparado com os prematuros que ficavam na cama d'água imóvel. Seis dos sete prematuros tiveram apnéia na cama d'água oscilante, em comparação com os que ficavam num colchão de espuma, tipo padrão.

O aspecto de maior interesse no trabalho de Korner não é só o que esclarece quanto ao papel desempenhado pelo sistema vestibular, mas também que este tem um papel importante no que em geral se atribui exclusivamente apenas à estimulação tátil, e isto é de suma importância ser levado em conta no atendimento dispensado ao bebê. É igualmente interessante que os progressos de desenvolvimento registrados nos bebês de povos indígenas, quando comparados aos que se referem aos bebês de mesma idade de origem ocidental, sejam quase que certamente devidos à maneira pela qual são carregados pelas mães, às costas, na frente, ou mesmo enfaixados sobre uma tábua. A moda cada vez mais freqüente entre mães ocidentais, e por parte também de alguns pais, de carregar os filhos da mesma maneira deverá resultar num desenvolvimento comportamental mais avançado, em resultado da estimulação tátil, vestibular e social recebida por esses bebês.

Faremos aqui uma pequena digressão para definir as formas de toque, pois compreendê-las é importante no trato dispensado a prematuros. Distinguem-se três formas de toque, principalmente pelos papéis que desempenham no comportamento. O *toque social* estimula os vínculos sociais, a dependência, a integridade emocional; os efeitos do tocar em situações sociais, a estimulação e a privação social constituem, então, a mais ampla área de nosso interesse. No *toque passivo*, o organismo é tocado; o contato com a pele do sujeito é efetuado por algum agente externo, como uma superfície áspera que é deslizada sobre dedos imóveis. Isto se opõe ao *toque ativo*, no qual o organismo toca, e se refere ao iniciar e desempenhar atos que efetivem o contato pele-objeto, sua exploração e uso manipulativo da pele; disto decorre a estimulação dos sistemas receptores nos músculos, tendões, articulações: o sistema cinestésico.

O termo *háptico* refere-se ao toque em seu mais amplo sentido e geralmente é usado para indicar o toque de exploração e manipulação, em contraste com as sensações táteis, que resultam da estimulação dos receptores passivos.

Com total independência do trabalho da Dra. Korner, os Drs. Jerry White e Richard Labarra constataram que a estimulação tátil e cinestésica de bebês prematuros relativamente grandes, nas duas primeiras semanas de vida, durante um período de dez dias, resultou em acelerado aumento de peso, 10% maior que nos bebês controle, não estimulados. Os bebês estimulados foram descritos como "de bom apetite", capazes de aproveitar bem a alimentação, além de serem mais ativos e alertas. Em vista de seus resultados e dos de outros pesquisadores, os autores sugerem que, considerando-se o ambiente brando e relativamente monótono do berçário de prematuros, as privações sensoriais, perceptivas e possivelmente motoras sofridas pelo mesmos nessas circunstâncias poderiam ser evitadas, do que eles muito se beneficiariam, desde que métodos práticos e positivos de intervenção pudessem ser incorporados às rotinas do berçário, a fim de amenizar tais condições. Eles sugerem que as mães poderiam aumentar a estimulação oferecida aos filhos, enquanto estes ainda estão no berçário, mantendo-a depois em casa. Instruções práticas desse tipo poderiam começar a fazer parte dos programas de treinamento oferecidos ao casal que espera um filho.

Todavia, "estímulos intensificados" para prematuros precisam ser cuidadosamente pesquisados, pois há evidências de que facilmente se exagera na dose e estimula-se o bebê prematuro além do adequado. O Dr. Peter Gorski, do Hospital Monte Sião e do Centro Médico de São Francisco, chamou a atenção do público para o fato de alguns prematuros serem prejudicialmente afetados por ruídos, luz e toques sociais. Descobriu que a apnéia e a bradicardia (retardamento dos batimentos cardíacos) precediam em muitos casos contatos sociais táteis. Bebês prematuros frágeis, sugere o Dr. Gorski, "são extremamente sensíveis a intervenções táteis, e em alguns casos estas lhes são excessivas".

Aparentemente a interação social pode sobrecarregar, com facilidade, o sistema nervoso do bebê prematuro. Ao discutir o problema com os pais, Gorski apresenta a situação por uma óptica positiva, ao explicar por que um estímulo excitante pode ser excessivo para um bebê dotado de baixos níveis de energia. "Não queremos que os pais sintam que fazem mal ao filho ou que a criança os está rejeitando, e não queremos, em absoluto, que eles tenham medo de aproximar-se do bebê. Eles simplesmente precisam entender quão desgastante pode ser para um bebê fraquinho a interação social."

Será a unidade de atendimento especial o melhor lugar para um prematuro? Na Inglaterra, onde ainda ocorrem muitos partos em casa, ficou demonstrado há muito tempo que os índices de sobrevivência para prematuros nascidos em casa são mais elevados que para os nascidos em hospital.

O Dr. Allen Gottfried, da Universidade do Estado da Califórnia, em Fullerton, comentou sobre as possíveis inadequações das unidades de atendimento e de convalescença, no caso de prematuros. Numa pesquisa com prematuros que estavam nessas unidades hospitalares, Gottfried concluiu que o toque parece o mais importante dos fatores na regulação do comportamento e do desenvolvimento. Ele descobriu também que, embora os prematuros dessas unidades recebam em torno de setenta contatos diários na unidade de atendimento intensivo, e perto de quarenta e dois na de convalescença, o que eles recebem é principalmente um toque não-social. As respostas ao choro dos bebês, durante os contatos, ocorreram em aproximadamente 21% dos casos, mas as atendentes tentaram acalmá-los num número menor do que a metade dessas ocasiões. Quando realmente o tentavam, era geralmente falando com o bebê e raramente tocando-o. Gottfried observa que, como o havia sugerido Speidel, o fracasso em responder tranqüilizadoramente ao choro do bebê está associado a uma queda dos níveis de oxigênio no sangue (hipoxemia), e com base nisto sugere que sejam indicadas alterações nas unidades de atendimento intensivo e de convalescença de prematuros. Assinala também que a falta de responsividade aos gritos do bebê pode servir para atrasar o desenvolvimento de potencialidades e reações sociais. Ele conclui que, de qualquer modo, seus dados "indicam que a natureza do ambiente tátil de bebês, em unidades de atendimento especial, pode não ser propiciadora de um nível ótimo de desenvolvimento".

Está claro, a partir de um estudo de muitas investigações, das quais apenas uma pequena fração pôde ser citada aqui, que os prematuros beneficiam-se em grande medida de toques sociais suaves, mas que em muitas formas de comportamento que envolvem toques sociais, como abraçar, aconchegar, pegar no colo e encostar no ombro, aninhar nos braços, embalar, carregar e movimentos semelhantes, outros benefícios incidem também, mas em resultado de uma estimulação proprioceptiva-vestibular de natureza inteiramente inconsciente. Vale o mesmo para o bebê prestes a começar a andar. Para este é recomendável que dispositivos para seu transporte, berços, jogos, diversões e assemelhados, dotados da faculdade de estimular seu aparato proprioceptivo-vestibular, sejam organizados de modo a não estimular excessivamente a criança.

"Balançar, Música, a Dança
But O for the touch of a vanish'd hand
And the sound of a voice that is still!"*

Estaria Tennyson, ao escrever palavras tão pungentes, recordando-se consciente ou inconscientemente de suas experiências primordiais com a mãe? Tem-se dito que a música veicula as coisas que não se podem dizer. Em muitas músicas existe uma qualidade tátil sensivelmente insinuante. Considera-se que *Liebstod*, de Wagner, representa a versão musical de uma relação sexual que atinge o orgasmo e retrata a entrega e o relaxamento subseqüentes. *L'Aprés-Midi d'un Faune*, de Debussy, transmite as mais táteis das nuanças sexuais. Na música *rock* de nossos dias, tão apropriadamente denominada, pela primeira vez na história da dança do mundo ocidental os casais que participam não mais se tocam em momento algum e permanecem separados durante a dança toda; praticamente quase que o tempo todo dançam ao som de uma música ensurdecedoramente alta, cuja letra geralmente fala a respeito dos próprios pais ou da geração mais velha em geral, e que numa alta freqüência contém a sentença "Você não entende" ou "Onde é que você estava quando precisei de você?" ou outras palavras que transmitem essa idéia.

Como observou Lawrence H. Fuchs, essas canções são altamente críticas em relação à geração mais velha; enfatizam a hipocrisia da sociedade, a solidão do bom diante de um mundo carente de amor e os males da injustiça social. "Constituem não apenas um manifesto rebelde mas a admissão do isolamento e da confusão, como o exemplifica Dylan quando diz que sua existência está amarrada a 'botes de confusão'."

Sons de vários tipos podem ser vividos e experimentados por suas qualidades táteis como, por exemplo, quando alguém diz que a voz de outra pessoa é "macia", é como "veludo" ou "acaricia". A música pode ser vivida de maneira semelhante. Sally Carrighar, em sua autobiografia, nos conta que, aos seis anos, quando ouviu um famoso violinista tocar, "parecia que estava recebendo aquele som magnífico não apenas pelos ouvidos, mas através da pele de todo o corpo".

---

* Mas, ai, para o toque de uma mãe desaparecida. E o som de uma voz que esta muda! (N.T.)

Edmund Carpenter comenta que "os cantores determinam a altura do som pela sensação que o mesmo lhes causa. Essa experiência não é diferente da do *rock*, em que a pessoa sente a música, geralmente com o corpo todo".

Lawrence K. Frank, num artigo brilhante sobre comunicação tátil, escreve: "A potência da música, com sua disposição rítmica e as variadas intensidades de sons, depende em grande medida do fornecimento de um substituto auditivo para as experiências táteis primárias em que... os tapinhas rítmicos são especialmente eficientes para acalmar os bebês".

Será que danças como o *twist* e outras posteriores da mesma variedade de *rock*, assim como a música *rock*, representam, pelo menos em parte, reações à falta de estimulação tátil inicial, à privação sofrida em ambientes antissépticos, desumanizados, tais como os criados por obstetras e hospitais? Onde, além de num ambiente como este, deveríamos encenar o mais importante de todos os acontecimentos dramáticos: o parto e as boas-vindas a um novo membro "ao seio da família"?

Os adolescentes são os mais envolvidos pelo *rock* e o mais numeroso contingente de seus grupos. Isto não é surpreendente. Pois são eles que permanecem mais próximos que todos os outros das condições contra as quais protestam através de suas músicas, danças e outras formas de expressão. Sob tais circunstâncias, é altamente desejável que o jovem deva protestar dessas formas contra as condições que consideram tão intoleráveis. Infelizmente, porém, os jovens não são sempre claros quanto à natureza de todas as coisas que necessitam ser modificadas. Isto seria esperar demais. Contudo, nas áreas em que são mais perceptivos, como modos de criar crianças, instrução escolar, relações humanas, geralmente eles enxergam muito além dos mais velhos. *Amor* é uma palavra que passou a lhes ser prenhe de significado, a lhes significar muito mais do para que a maioria dos adultos e, se eles atuam demonstrativamente neste sentido, podem ainda assim ter êxito em refazer o mundo.

É interessante o que, em fevereiro de 1974, George Thiess, presidente da Arthur Murray Inc., comentou a respeito do aumento de 20% a 35% nas matrículas em seus estúdios de dança; assinalou que os homens não ficavam mais envergonhados de dançar. Os casais estavam começando a fazer coisas juntos. A dança hostil — seu modo de referir-se ao *rock* — "não funciona mais porque os casais estão se relacionando entre si de modos diferentes dos que prevaleciam nos anos 60". Referiu-se a esses grupos de dança como "toque-tecas".

Os meneios contemporâneos, realizados em público por casais separados que pretendem passar por dança, têm um matiz evidentemente sexual e sugerem um embaraço inverso que impede a díada de entregar-se à proximidade da dança tátil, em que um corpo toca a outro. A forma contorcionista na dança contemporânea parece uma declaração narcisista de pessoas que estão sozinhas, em companhia uma da outra.

Em muitas culturas indígenas e em algumas seitas cristãs, a dança durante o transe serve para transmitir uma sensação de contato com os seres sobrenaturais.

A sensibilidade tátil com que o bebê nasce já passou por uma boa dose de desenvolvimento preparatório dentro do útero. Sabemos que o feto é capaz de responder tanto à pressão quanto ao som, e que os batimentos de seu próprio coração, a uma velocidade de mais ou menos 140 por minuto, e que o batimento do da mãe, numa freqüência de 70, funcionam para ele como uma espécie de mundo sincopado de som. Diante da informação de que o bebê está imerso no fluido amniótico e por aí recebe o sinfônico batimento de dois corações, não surpreende saber que o efeito calmante de sons rítmicos vem sendo associado, segundo as hipóteses de alguns pesquisadores, à sensação de bem-estar que se presume existir dentro do útero, em relação aos batimentos do coração materno.

O Dr. Lee Salk demonstrou que, tanto em macacos quanto na espécie humana, a mãe tem uma preferência acentuada pelo lado esquerdo de seu corpo, no momento de ficar com o bebê no colo. Uma vez que o ápice do coração fica mais exposto desse lado, é razoável pensar que a preferência por esse lado representa, para mães primatas, uma atenção à necessidade do bebê de continuar ouvindo o ritmo tranqüilizante dos batimentos cardíacos do coração de sua mãe. No entanto, como a maioria delas é destra, é mais provável que segurem o filho com o braço esquerdo, deixando assim livre a mão direita, colocando a cabeça do bebê em oposição ao ápice do coração. Pode ser esta a explicação real para a maneira de segurar o bebê do lado esquerdo, presente na maioria das mães.

Pressupondo que expor o bebê ao som de um batimento cardíaco normal, imediatamente após o parto, ajudaria a amenizar o trauma de nascimento, em virtude do prosseguimento de um estímulo familiar que provê segurança, o Dr. Salk expôs vários bebês de um berçário hospitalar à gravação em fita de sons autênticos de batimentos cardíacos normais, numa freqüência de 72 batimentos pareados por minuto. Os resultados foram muitíssimo interessantes. Um número significativamente maior (69.6) de bebês expostos aos sons aumentou de peso após as primeiras vinte e quatro horas de vida ao passo que apenas 33% dos bebês do grupo não exposto aumentou de peso. Um ou mais bebês estavam chorando 38,4% do tempo durante a fase de batimentos do experimento, mas 59.8% do tempo, se o som não estava presente. A respiração era mais profunda e regular no grupo de bebês expostos aos sons do que no grupo controle. Dificuldades respiratórias e gastrintestinais declinaram durante o período de sons de batimentos cardíacos.

O Dr. Salk concluiu que o som de um batimento cardíaco normal, durante os primeiros dias e semanas de vida pós-nata, pode contribuir muito bem para um melhor ajustamento emocional do bebê, em época ulterior de sua vida. Em virtude de seu profundo significado biológico como primeiro som, como som sempre provedor de segurança, tal qual o que foi experimentado quando a proximidade com a mãe foi a maior possível, o som do batimento cardíaco ou seu equivalente consegue, mais tarde, amenizar temores quando tudo o mais não funcionar.

Em seu iluminado poema *The Prelude*, Wordsworth lembra "that first time/In which a Baby, by intercourse of touch,/I held mute dialogues with my Mother's heart".*

No caso de haver uma conexão, qual é a natureza desse vínculo entre os batimentos cardíacos do coração da mãe e os do feto, e a pulsação e o ritmo da música? *Zwei Herzen in Dreiviertel Takt — Dois Corações em Três por Quatro* foi um filme de muito sucesso no início da década de 30. A canção básica, que deu ao filme seu título, era uma valsa escrita, como todas as valsas, num andamento três por quatro: 1, 2, 3. O coração do bebê, na maior parte do tempo, quando este ainda está no útero de sua mãe, bate duas vezes para cada uma vez que bate o da mãe. É possível que esta justaposição de significados represente uma reverberação de experiências infantis ou uterinas? O Dr. Joost Meerloo pensa que é provável.

"Toda mãe (escreve ele) sabe intuitivamente que, a fim de pôr o filho para dormir, ela precisa balançá-lo, repetindo assim a dança nirvânica (do feto dentro do útero). A canção de ninar "Dorme Nenê" leva, sem empecilhos de qualquer espécie, a memória da criança de volta para o mundo que ela acabou de deixar. O *rock* faz o mesmo para as crianças mais velhas. É simplesmente isso! Ritmo e reviravoltas no espaço levam cada um de nós de volta às reminiscências da equanimidade nirvânica.

Mas, ouçam bem. Isto não implica que a dança não represente mais que uma recordação regressiva, mesmo que, para a maioria de nós, ritmos sincopados, música e contraponto a intervalos regulares provoquem um anseio oceânico profundo e o desejo de receber a proteção maternal, que uma vez foi o mundo feliz em que vivemos".

---

* Aquela primeira vez/ Em que, ainda Bebê, na interação do toque,/ mantinha silenciosos diálogos com o coração de minha Mãe." (N.T.)

O Dr. Merloo também chama atenção para o que ele denomina "dança láctea", a interação rítmica entre mãe e criança durante os momentos em que o bebê está sugando o leite do seio materno. O tipo de experiência que o bebê viveu no seio, crê o Dr. Merloo, irá influenciar os interesses e humores rítmicos futuros do indivíduo. Privações na amamentação, ser levado tardiamente ao seio ou não ser em absoluto amamentado pode fazer com que os ritmos reprimidos venham à tona de modo e em circunstâncias inadequadas. "Em resultado dessa suposta frustração oral, tais crianças podem retirar-se desoladas para um canto, exibindo espontaneamente a dança láctea, balançando-se e girando no vácuo. São essas as crianças a quem os médicos aplicam o rótulo sofisticado de esquizofrênicas precoces. Efetivamente, algumas dessas crianças podem permanecer como zumbis dançantes pelo resto da vida, sempre buscando, com o ritmo enregelado e o desassossego, o nirvana perdido."

O Dr. Merloo considera importante descrever essas primeiras raízes biológicas da dança porque em sua prática clínica ele se deparou com "muitos estudantes de dança que usavam suas aspirações nesse sentido, não só para criar a beleza do gesto e do movimento, mas também como meio de retornar sem problemas aos humores frustrados e desesperados que vinham carregando desde a infância".

"O encanto e a sedução que nos são impostos por essas vibrantes recordações", ele acrescenta, "podem tragar-nos para o fundo do desespero de uma repetição contínua das lembranças tristes, da mesma forma como elas podem muito facilmente conduzir-nos aos mais elevados triunfos da criação livre de um contragesto: a dança. Daí em diante, nossos movimentos tornam-se mais leves do que o ar, posturas etéreas no espaço, distantes de todo peso."

Pensa o Dr. Merloo que na dança se revelam as primeiras passagens da existência de uma pessoa. "Toda vez que o ritmo, a cadência, a síncopa atingem o ouvido e o olho humano, a pessoa é tragada sem resistência alguma de volta aos próprios primórdios de sua existência; juntamente com outras pessoas, sofre uma regressão comum. A pista para o contágio emocional é a inadvertida regressão comum pela qual *todas* as pessoas passam quando sons e ritmos especiais alcançam seus ouvidos. É por isto que batidas leves, chamamentos rítmicos, gritos musicais, o *jazz* são tão contagiantes."

A disposição para responder a estímulos rítmicos parece ser geneticamente originada, mas a maneira de se expressar essas respostas é determinada culturalmente. Por exemplo, manter um acompanhamento de alguma música com batidas leves do pé é uma atividade aprendida culturalmente, em especial por meio de imitação inconsciente. A maior parte das pessoas não tem consciência de estar acompanhando um ritmo musical dessa maneira. A respeito desse ponto lembro-me de ter lido, há muitos anos, a autobiografia do grande filólogo húngaro Arminius Vambery. Ele foi um lingüista extraordinariamente bem-dotado. Seu árabe era perfeito. Isto permitiu-lhe, disfarçado de árabe, fazer uma peregrinação a Meca, quando ela ainda era uma cidade proibida a infiéis como ele. Em Meca foi homenageado por um dos líderes locais, como dignitário árabe em visita, vindo de uma parte remota do globo. Enquanto estavam tocando música, o líder aproximou-se de Vambery e lhe disse, com bom humor: "Você é europeu". Vambery ficou espantado: "Como foi que você descobriu?". Respondeu o líder: "Eu o observei. Durante a música, você acompanhou o ritmo com o pé. Nenhum árabe jamais faz isso"*.

Parece que existe uma predisposição natural para o movimento rítmico no homem. A maneira desse movimento ser realizada, todavia, é culturamente condicionada. O contato corporal característico dos salões de baile representava uma proximidade formalizada, dentro do ritmo, que não poderia ser consentida em outras situações, exceto entre marido e mulher e entre pais e filhos. Depois disso, na década de 20, foi introduzido na América o contato facial, associado ao contato corporal durante a dança. Mais uma vez isto era um ato formalizado que não seria permitido em outras circunstâncias, exceto no caso de parentes. Estaria esse face a face representando uma tentativa de obter o contato cutâneo negado a tais pessoas, no início de suas vidas? Não poderia ser também o caso de o *rock and roll* e outras variedades contemporâneas populares de música e dança representarem uma resposta semelhante? Pelo menos em parte, mas a nível fortemente fundamental, não poderiam essas formas se originar de uma resposta perifrásica a uma experiência precoce insuficiente em termos de conforto, balanços, giros, estimulação cutânea?

No universo carente de berços que embalem, de canções de ninar, dilacerado pelas lutas de poder, que é o nosso século XX, *rock* e as canções de ninar lamentosas, às vezes lindas, geralmente marcadas por uma estridência percussiva, possivelmente representam efeitos compensatórios para a falta de solicitude exibida pelos pais, no passado, diante das necessidades táteis de seus filhos, de seus pedidos de afeto. A ignorância demonstrada a respeito dessas necessidades é um fato extensamente presente. Não significa, porém, que seja incorrigível. A música de um segmento da população e de um período de sua história podem às vezes ter uma relação direta com o tipo

---

* Esta é uma anedota que estou citando de memória. Pode ser encontrada em Arminius Vambery, *The Story of My Struggles* (Londres: Fisher Unwin, 1904).

de experiências iniciais de condicionamento ou com a falta das mesmas, tais como o indivíduo as tiver experimentado. Se isto é ou não verdade no caso atual, em relação à pele, não pode ser decidido antes que muitas mais informações de pesquisas tenham sido coletadas sobre esse tema tão envolvente. É uma conjetura interessante e vale a pena dar-lhe continuidade, se não pelo menos pelos esclarecimentos que pode proporcionar a respeito dos micromecanismos do desenvolvimento humano, ou, em outras palavras, pela luz que pode lançar sobre um outro aspecto ainda da natureza humana.

No mundo todo, é amplamente usado o toque em momentos de transe, como meio de comunicar uma sensação de contato com o mundo fenomênico, assim como o mesmo é utilizado para comunicação com o mundo do sobrenatural. Em ambos os casos, o dançarino é subtraído a seus padrões normais de contato com os membros de sua comunidade. As danças haitianas, balinesas, bosquímanos e pentecostais são bons exemplos de algo que pode ser universalmente verdadeiro.

Nas danças comunitárias e na Dança dos Fantasmas dos índios da América do Norte, é a proximidade entre os dançarinos que transmite sua unidade e segurança que encontram por estarem tão perto uns dos outros.

Roupas e a Pele. Nossa discussão abordou a possível relação entre os tipos de experiências com as primeiras estimulações cutâneas e os tipos de música e dança que podem decorrer, especialmente em resposta à ausência de um adequado provimento de colo com seus embalos e estimulação cutânea. Isto nos remete a uma outra interessante questão, a saber, o relacionamento entre roupas, pele e comportamento.

Irwin e Weiss viram que os bebês vestidos tinham índices muito menores de atividade do que quando estavam despidos. Isto levantou uma dúvida: a redução na atividade seria devida a uma limitação mecânica imposta pelas roupas, ou possivelmente à eliminação da auto-estimulação, ou pelo eventual alívio das contrações da fome, ou, por fim, pela redução ou aumento de isolamento em relação à recepção de estímulos?

A resposta correta a essas perguntas é, provavelmente, que todos os quatro fatores estão interferindo, mas que o último deles é o mais importante — o isolamento que as peças de vestuário representam para estímulos vindos de fora.

É difícil dizer se o hábito de vestir roupas no bebê desde o começo de sua vida tem ou não alguma relação com o desenvolvimento de diferenças comportamentais, fazendo uma distinção entre essas condutas e as que se constatam em culturas nas quais nem adultos nem crianças vestem roupas. As roupas e tipos diferentes de roupas provavelmente afetam a pele diversificadamente o bastante para que os comportamentos resultantes sejam diretamente passíveis de constituir uma reação aos efeitos que tais peças exercem sobre a pele. Pode-se conjeturar que as notáveis inovações de vestuário adotadas pelos jovens e fenômenos como cabelos compridos, barbas e outras híspidas formas de embelezamento facial para os homens possam ter alguma relação com os tipos iniciais de experiência ou falta de experiência no âmbito tátil. Cabelo e pêlos são importantes apêndices da pele e realmente constituem a via de acesso através da qual grande parte da estimulação epidérmica acontece. Possivelmente, o cabelo que os homens começaram a usar e as barbas que deixaram crescer, no final dos anos 60, representem em alguma medida uma expressão da necessidade de amor que lhes foi negada anteriormente, na forma de uma ausência de carícias, tapinhas carinhosos e movimentos amorosos com as mãos, no início de suas vidas. A peça musical *Hair*, que teve sucesso mundial, fez o elogio, entre outras coisas, aos cabelos longos e à nudez. Talvez não seja ir longe demais com a imaginação propor-se a idéia de que esse texto estava efetivamente suplicando por mais amor, pedindo para que tocar fosse feito do jeito certo, que fosse eliminado o esfregar errado.

Durante a Primeira Guerra Mundial, quando as mulheres começaram a usar rolinhos para ondular os cabelos e a encurtar suas saias, Eric Guill, famoso estilista inglês, tipógrafo e escultor, escreveu a seguinte quadrinha:

"Se as saias ficassem muito mais curtas
Disse a melindrosa com um soluço
Haverá mais duas bochechas para empoar
E um lugar a mais para ondular."

O que será que ele teria pensado se visse as minissaias, as garçonetes *topless*, as blusas transparentes e os biquinis?

Depois de ter sido extinta a presença de Anthony Comstock, da Sra. Grundy e do Censor,* e de ter-se ampliado cada vez mais o leque de nossas liberdades, pode ser que a maciça exposição da pele e de suas especializações intergumentais tenha alguma associação com a necessidade de sentir a satisfação cutânea por parte dos que não a tiveram no início de sua existência.

---

* Figuras ligadas à censura. (N.R.T.)

A crescente popularidade de "praias de nudismo" e de "banhos de vento" pode não estar completamente desvinculada disso. A cama d'água que, nos últimos anos, alcançou uma certa popularidade, é presumivelmente atraente em virtude de suas qualidades sensuais "aconchegantes". Ao invés das qualidades estatisticamente "indiferentes" da cama padronizada, essa oferece uma série estimuladora constante de abraços e carícias, conforme a pessoa se movimenta dentro desse envolvimento, além de ser um apoio abrangente durante o sono, que lembra os tempos em que adormecíamos em cima do corpo de nossa mãe. Muitos jovens casais, com um ou dois filhos, vêm se manifestando entusiasticamente a respeito das virtudes da cama d'água. Além de funcionar bem como cama, ainda serve como um ótimo berço-embaladeira. A cama d'água precisa ser enchida quase que ao ponto máximo de sua capacidade e instalada dentro de uma moldura a fim de proteger as costuras contra pressão excessiva. Já que o bebê poderá dar um jeito de escorregar para o espaço entre a cama e a moldura, ele nunca deverá ficar sozinho em cima da cama d'água. Revestimentos e roupas de cama ajudam a proteger a cama contra furos. Os pais podem dormir confortavelmente com seus bebês nessa cama, e com muito menos interrupções do que quando o bebê está no berço dele. Os bebês e seus irmãos maiores adoram correr e pular em cima da cama d'água e não há a menor preocupação de assim se estragar o colchão. No caso de não ser possível um colchão de água, uma cama normal pode ser rebaixada até uma altura segura, ou então o colchão pode ser posto diretamente no chão, como medida de precaução que evitará aos menorzinhos tropeçarem e caírem da cama.

As roupas interrompem muito a experiência das sensações agradáveis vindas pela pele; por isto, a atual atitude de usar poucas roupas pode representar tentativas de gozar experiências que tenham sido anteriormente negadas. A estimulação natural da pele, a atuação do ar, do sol e do vento sobre o corpo podem ser muito agradáveis. Flügel, que conduziu uma pesquisa a esse respeito, descobriu que essa estimulação natural da pele é freqüentemente descrita em termos "ardentes", usando-se qualificativos como "celestial", "perfeitamente deliciosa", "como respirar feliz", além de expressões semelhantes de prazer. A expansão do movimento nudista quase que certamente reflete o desejo de maior liberdade e comunicação por meio da pele.*

---

* Uma das primeiras e mais sérias discussões sobre o nudismo e a desvantagem de usar roupas pode-se ter no livro de Maurice Parmales, *The New Gymnosophy*, Hitchcock, Nova York, 1927. Vide também o livro que trouxe o nudismo para a América, de F. Merrill e M. Merrill, *Among the Nudists*, Garden City Publishing Co., Nova York, 1931.

É muito interessante que isso assuma a forma de comunicação visual através do exame do corpo desnudo. Todos os nudistas são unânimes quando afirmam que isso reduz muito a tensão sexual e é de grande valor terapêutico geral. Tocar, mesmo entre marido e mulher, era estritamente proibido em todos os campos de nudismo, mas essa regra atualmente está passando por certas modificações. Hartman, que conduziu um sério estudo sobre nudistas, expressou seu prazer ao ver "nudistas praticando jogos que envolviam contato físico, mas que não implicavam quaisquer atividades sugestivas. Eu tinha ouvido muito a respeito da regra do não tocar, mas, durante o período da pesquisa, fui calorosamente abraçado por homens e mulheres e descobri que essa cordialidade não tinha nada a ver com excitação sexual. Esse contato foi uma das experiências mais agradáveis da pesquisa". Hartman assinala que a cultura americana tem sido considerada como a cultura do não tocar. Suas observações sobre o nudismo levaram-no a crer que os nudistas podem ter inadvertidamente agravado a situação. Ele diz: "Creio que um crescimento pessoal muito maior acontece entre pessoas que alimentam uma forma de contato afetivo pelo toque entre si, especialmente quando as pessoas são proximamente relacionadas e, em geral, entre todas as pessoas. Pude constatar que a regra do não tocar está em vias de extinção".

A associação entre nudez e sexo é evidentemente tão forte que, onde se permite tocar o corpo vestido, a mesma parte do corpo é tabu para ser tocada quando está despida. No entanto, essa regra não se aplica a pais e filhos pequenos. Conforme as crianças vão ficando mais velhas, o contato físico vai se tornando mais restrito e, por volta da adolescência, está completamente encerrado, de modo que os adolescentes que se tocam quando vestidos deixam de fazê-lo quando estão em campos de nudismo.

Uma das conseqüências do hábito de usar roupas desde o início da infância é que a pele deixa de desenvolver a sensibilidade que teria naturalmente, se não se tivessem usado habitualmente as roupas. Foi observado, por exemplo, que nos povos iletrados a pele é muito mais responsiva a estímulos do que nos europeus. Kilton Stewart, em seu livro *Pygmies and Dream Giants*, fala sobre os negritos filipinos e "sua alta sensibilidade a coisas rastejantes; ficavam muito espantados de que uma formiga pudesse subir pela minha perna sem que a sentisse".

As diferenças individuais em termos da sensibilidade cutânea são extraordinárias. Existem os que, quando tocam outra pessoa, sentem "uma espécie de corrente elétrica" passando entre eles. Outros não sentem nada disso. É também interessante notar que, embora algumas pessoas conservem essa sensibilidade até a velhice, outros são propensos a perdê-la por volta da meia-idade. É altamente possível que, nesses casos, haja a interferência de mudanças hormonais.

A "eletricidade", que é com muita freqüência mencionada metaforicamente para descrever o que se passa entre duas pessoas que se tocam, pode ser realmente mais do que uma simples metáfora. A pele é um condutor elétrico de excepcional qualidade. Podem-se medir mudanças elétricas na superfície epidérmica de vários modos, e um dos mais conhecidos é o psicogalvanômetro ou, como vem sendo erroneamente chamado, "detetor de mentiras". Mudanças emocionais que agem através do sistema nervoso autônomo geralmente produzem um aumento da condutividade elétrica da pele (decréscimo de sua resistência), nas palmas das mãos e solas dos pés. Pouca dúvida pode haver de que, na estimulação tátil, são transmitidas mudanças elétricas de uma pessoa a outra.

Finalmente, vale a pena dizer que a pele geralmente contém pouca umidade e que a pele fria e seca é um bom isolante, constituindo a melhor proteção contra choques elétricos.

Comportamento Materno Aversivo. Nem todas as mulheres que engravidam querem os filhos e, depois que estes nascem, não é incomum que as mães demonstrem comportamentos aversivos para com eles. A Dra. Louise Biggar relatou fatos muito interessantes a esse respeito. Ela descobriu que assim como os macacos que são rejeitados pela mãe esforçam-se o mais possível para se aproximar delas ou pendurar-se, a criança humana comporta-se de maneira muito parecida e, tal como a mãe macaca repele e, em algum nível, simultaneamente atrai o filhote, assim o fazem as mães humanas. Isto resulta numa situação tipo duplo vínculo, semelhante à descrita por Bateson e colaboradores quanto à esquizofrenia. Sinais conflitantes de repulsa e aproximação por parte da mãe colocam o bebê numa situação de duplo vínculo. Seria de se esperar que, como corresponde, os bebês emaranhados nesse tipo de elo manifestem determinadas reações comportamentais, como raiva, conflito e agressão.

Pesquisas realizadas com três amostras independentes de bebês e mães confirmaram a teoria. Descobriram que quanto maior fosse a aversão da mãe pelo contato físico com o bebê, durante os primeiros três meses de vida da criança, mais raiva parecia predominar no humor do bebê e em suas atividades, nove meses depois. Foi ainda constatado que "quanto mais a mãe tivesse demonstrado aversão inicial pelo contato físico com o bebê, mais freqüentemente esse agrediria ou ameaçaria raivosamente agredir a mãe, em situações isentas de tensão". O grau de segurança das crianças estudadas foi avaliado aos seis anos de idade, durante uma reunião de três minutos com a mãe, após uma hora de separação. Ficou evidente que as crianças que com um ano de idade tinham sido consideradas muito seguras, iniciavam uma conversa com a mãe em tom pessoal e eram altamente responsivas a nível de conversações, também iniciando alguma forma de contato físico.

As crianças de seis anos que tinham sido bebês muito inseguros mostraram três padrões principais de comportamento. Um grupo era lingüisticamente evitativo, respondendo minimamente a perguntas e falando sobre coisas ao invés de sobre si mesmas; mostravam tendência a evitar uma orientação ventral em relação à mãe, atravessando a sala ou afastando-se. Outro grupo rejeitava a mãe, dizendo "não me aborreça", "por que é que você não vai se sentar lá adiante?". O terceiro padrão, de rara incidência, foi denominado "cuidados inadequados". Consistia em crianças comportarem-se de modo paterno/materno em relação à mãe ou pai, refletindo outra espécie de organização do vínculo de dependência. A partir do momento em que o bebê humano já alcançou o estágio de formar vínculos de dependência com os que cuidam dele, Biggar observa sabiamente que a disponibilidade física e tátil de determinadas pessoas está continuamente monitorada pelo bebê e, assim, se torna um princípio organizador de seu comportamento.

O trabalho de Biggar mais uma vez endossa vigorosamente a importância fundamental do tato no início do desenvolvimento e novamente acentua as sérias conseqüências de uma privação praticada pelas figuras que desempenham os papéis no vínculo de dependência.

Efeitos Sofridos Pela Mãe Diante da Separação Mãe-Bebê. Já se escreveu muito a respeito dos efeitos sofridos pelo bebê, quando da separação mãe-bebê. Mas, até recentemente, pouco se disse sobre os efeitos dessa distância sobre a mãe. Atualmente existem muitas pesquisas mostrando que a separação do bebê logo após o nascimento, com duração de vinte e quatro horas ou menos, tem probabilidade de produzir na mãe uma diminuição na confiança materna, acompanhada de ansiedade. Sostek, Scanlon e Abramson comentaram a esse respeito com base num levantamento da literatura específica. Psicologicamente, tanto a mãe quanto o bebê experimentam muitas vantagens com o mais íntimo contato possível logo após o nascimento. O que aparentemente não recebeu suficiente atenção foi o âmbito dos efeitos fisiológicos que ocorrem na mãe quando o bebê é afastado dela. Há séculos que as parteiras sabem que simplesmente deixar o recém-nascido e a mãe em contato cutâneo provoca no útero contrações que, desse modo, aceleram o retorno uterino a dimensões normais. A única vez que presenciei uma discussão sobre esse tema foi numa comunicação ao *Child-Family Digest*, em 1954, feita pela Sra. Betsy Marvin McKinney (a que já se fez referência em página anterior). A importância da comunicação da Sra. McKinney é tal, que está apresentada na íntegra, no Apêndice 2. O hábito de separar mãe e bebê depois do parto ainda é mantido em muitos hospitais, embora seja bom dizer que essa tendência está se dirigindo agora no sentido oposto, e que em muitas instituições foram criados centros familiares de maternidade, como parte do hospital, ou então esses centros foram organizados e são dirigidos por leigos bem treinados.

Se fosse apenas pelo motivo fundamental de que a primeira linguagem de comunicação entre recém-nascido e sua mãe ocorre através da pele, pelo tato, esses dois não deveriam ser separados, exceto quando um ou outro precisassem descansar ou dormir, ou durante a vigência de infecção na mãe. Qualquer prática obstétrica que desconsidere essas diretrizes deve ser abandonada.

No caso dos mamíferos investigados até agora, e muitos o foram, a separação entre o recém-nascido e a mãe, por um período tão breve quanto uma hora, provocará indiferença e até mesmo rejeição do bebê por parte da mãe.

"Percepção Dermo-Óptica". Algumas pessoas alegam ter peles tão sensíveis que são capazes de "ver" com elas. Uma vez que a pele é derivada da mesma camada ectodérmica que os olhos, a nível embriológico, vários investigadores vêm defendendo a noção de que, nessas pessoas, a pele pode ter conservado algumas propriedades ópticas primitivas e que isso lhes permite ver com a pele. Esta postura foi energicamente defendida pelo romancista francês Jules Romains, em seu livro de 1919, *Vision Extra-Rétinienne*. A intervalos regulares, essa idéia reaparece na imprensa, quando se comenta sobre alguma pessoa com "visão sem olhos", ou sobre alguém capaz de ver pelas órbitas, quando o globo ocular foi removido, ou pelos dedos, ou através da pele do rosto, depois de uma oclusão dos olhos.

Na realidade, não há evidências de espécie alguma capazes de enfrentar por um só momento o exame crítico da afirmação de que alguém tenha sido capaz de ver com a pele. O que parecem ser desempenhos monumentais geralmente são frutos de truques. Martin Gardner discutiu muitos casos supostamente relacionados à percepção dermo-óptica e descartou-os taxativamente. As capacidades sensoriais da pele são notáveis o suficiente para que não sejam em absoluto necessárias alegações exageradas sobre seus poderes. A capacidade de pessoas cegas, como Laura Bridgman, Helen keller e Madame de Staël, que costumavam passar as mãos pelo rosto de suas visitas para terem uma idéia de qual seria sua aparência, é digna de nota. Mas o que jamais se alegou foi que essas senhoras estivessem vendo através da pele. Todos temos uma capacidade estereognóstica, ou seja, a capacidade de perceber objetos e formas pelo tato — e, em sentido metafórico, a maioria dos seres humanos quase consegue "ver" a forma do objeto que tiver tocado. As pontas dos dedos são as partes do corpo caracterizadas pela maior sensibilidade de "leitura", quer dizer, de esteriognição, de formas de objetos através do tato. O alfabeto Braille, à base de três pontos verticais e três horizontais, possibilita aos cegos lerem os trabalhos mais complexos em qualquer língua. No método Braille, o leitor não "vê", mas interpreta os pontos no cérebro conforme a leitura efetuada pelas pontas dos dedos. Este código foi inventado por um menino cego de quinze anos, Louis Braille (1809-1852).

Se fossem necessárias quaisquer evidências para demonstrar a mente da pele, elas poderiam fundamentar-se nas capacidades sensoriais apenas das pontas dos dedos. Estas capacidades, na forma de receptores sensoriais que captam estímulos, os transmitem depois ao cérebro, na forma de impulsos nervosos complexos. Por meio de repetições, ou seja, pela aprendizagem, essas capacidades tornam-se habilidades que dão à pessoa condições de efetuar as discriminações finas que dotam as sensações particulares de significados particulares. Uma habilidade é uma capacidade treinada, e todo ser humano tem que aprender a fazer essas discriminações finas. Da mesma forma como tem que aprender a habilidade da estereognose, ele também aprende a desenvolver as sensibilidades intrínsecas à sua pele, ou então não as aprende. Esta variedade particular de aprendizagem é quase que inteiramente determinada pelas experiências cutâneas e assemelhadas que a pessoa tiver vivido durante seus primeiros anos de vida e na meninice.

Dermografia. Dermografia ou dermatografia é escrita na pele ou a projeção de pápulas mediante pressão, geralmente no espaço das costas. Pode-se escrever sobre a pele usando um instrumento rombudo. Quando as pápulas mostram-se avermelhadas, ocorreu uma hiperreação do nervo vago (vagotonia); quando estiverem predominantemente brancas, estará envolvido o sistema nervoso simpático. As pápulas em si são produzidas pelo escoamento, de fluido dos capilares para o tecido circundante; esse escoamento, por sua vez, parece resultar da dilatação local dos vasos sangüíneos. A pele de qualquer pessoa fica marcada por pápulas se for friccionada com suficiente freqüência ou se for golpeada com força suficiente, mas, em casos anormais, toques moderados são suficientes para produzir a dermografia. Se a dermografia tem ou não alguma relação com as experiências cutâneas daquele organismo, depois de seu nascimento, é algo que até o momento não se sabe.

Durante muitas gerações as crianças vêm brincando de traçar letras nas costas umas das outras, competindo para ter o maior número de reconhecimentos corretos. Também os adultos podem fazer essa brincadeira, com graus variados de competência. É claro que o cérebro é capaz de traduzir padrões de receptores táteis estimulados em termos de letras e imagens simples. Até onde sei, ninguém jamais estudou a variabilidade na tradução dessas mensagens dermatográficas entre diferentes adultos. Penso que não seria temerário demais predizer que quaisquer correlações significativas podem ser constatadas entre tais habilidades dermatográficas e as primeiras experiências cutâneas havidas no começo da vida.

Os Drs. Paul Bach-y-Rita e Carter C. Collins, do Instituto Smith-Kettlewell de Ciências Visuais, da Universidade do Pacífico, Faculdade de Ciências Médicas, em São Francisco, basearam-se no conhecimento de que o cérebro tem a habilidade de traduzir mensagens dérmicas e descobriram que essas traduções ocorrem também quando os estímulos originam-se do conjunto de eletrodos ou de pontos de vibração ligados a uma câmera. Após algumas horas de treinamento, sujeitos cegos podem reconhecer figuras geométricas e objetos como cadeiras e telefones. Um treinamento adicional produz a habilidade de julgar a distância e até mesmo a de identificar fisionomias.

A pele e a retina do olho são únicas em termos de seus receptores sensoriais serem distribuídos segundo um padrão. Isto permite que tanto a retina quanto a pele captem regularidades e padrões de estímulos e os convertam prontamente em imagens no cérebro. Usando uma distribuição de eletrodos, montados sobre uma matriz elástica que pode ser usada pela pessoa às costas ou sobre seu abdômen, embaixo de roupas comuns, é instalada uma câmera sobre a cabeça da pessoa cega, como uma lâmpada de mineiro. Esta câmera pode transmitir aos eletrodos as informações captadas que, por sua vez, são transmitidas para a pele. A informação é então traduzida no cérebro, formando a noção do que é. No decurso dessa pesquisa, descobriu-se que a pele abdominal "vê" melhor que a das costas ou dos antebraços.

As capacidades perceptivas espácio-temporais da pele são consideráveis. O tempo é vivido quase que tão bem pela pele quanto pelo ouvido. A pele pode captar uma interrupção de cerca de 10 milésimos de segundo numa pressão mecânica contínua ou numa campainha tátil. As discriminações visuais são de cerca de 25-35 milésimos de segundo. A pele capta localização de distâncias sobre sua superfície com muito mais eficiência do que o ouvido é capaz de localizar sons a distância. Valendo-se dessa informação, o Dr. Frank A. Geldard, do Laboratório de Comunicação Cutânea na Universidade de Princeton, trabalhou na elaboração de um alfabeto opto-háptico, que pode ser disparado contra a pele rápida e vividamente. Os símbolos são fáceis de aprender e ler e formam uma linguagem que pode ser chamada "inglês corporal". Geldard demonstrou que a visão de Rousseau, em seu tratado de educação de 1762, *Émile*, sobre a possibilidade de comunicação através da pele, foi realmente um notável trabalho de previsão. Geldard demonstrou que a pele é capaz de receber e de ler mensagens rápidas e sofisticadas. "Há toda a probabilidade", diz ele, "de que possam ser criadas e usadas linguagens epidérmicas de grande sutileza."

Em 1907, Maria Montessori mostrou que as crianças pareciam aprender mais rapidamente quando sentiam as letras, além de observarem-nas. Tem-se sugerido recentemente que se crianças cegas de nascença puderem sentir "visualizações", então, talvez, seja um processo natural a transferência da sensação de um padrão para o reconhecimento de sua imagem visual. Infelizmente, os fatos não apóiam essa sugestão: para os cegos de nascença as coisas não têm distância espacial e por isso eles são incapazes de julgar a distância. Mesmo depois de terem recuperado a visão, continuam por certo tempo incapazes de visualizar a distância. Para o cego congênito não existe o "espaço tátil". Quando tornam-se capazes de ver, tudo é uma completa novidade e mostram-se altamente incapazes de reconhecer visualmente quaisquer objetos com base em sua experiência da forma tátil dos mesmos.

Um relato dramático e esclarecedor da incapacidade de uma pessoa sem visão de reconhecer visualmente objetos com os quais já estava tatilmente familiarizada antes de recuperar a visão é oferecido por Sheila Hocken em seu livro *Emma and I*.

A percepção dermo-óptica é um mito, mas a percepção através da pele por meio de seus outros atributos é uma realidade. A pele possui a habilidade de responder a uma grande variedade de modalidades. Já estão disponíveis dispositivos eletrônicos que vibram num contorno idêntico ao de letras do alfabeto, o que daria a uma pessoa cega, após um pouco de prática, condições de ver. Além da comunicação vibrotátil, a pesquisa prossegue no sentido de codificar alfabetos por meio de eletropulsações. B. Von Haller Gilmer e Lee W. Gregg, do Instituto Carnegie de Tecnologia, estão insistindo nessa linha de abordagem. Estes pesquisadores assinalam que a pele raramente ou nunca está "ocupada", fato que lhe permite aprender, tornar-se acostumada a códigos que não podem sofrer interferências, sejam quais forem as circunstâncias. O sinal vibrotátil ou eletrotátil não pode ser calado. Tampouco a pele pode fechar seus próprios olhos; não pode sequer tapar seus próprios ouvidos e, nesse sentido, lembra mais de perto os ouvidos do que os olhos. Von Haller Giomer e Gregg postulam que, por sua própria natureza, a pele não sofre a negativa interferência de excessos verborrágicos, como ocorre com a palavra falada e escrita. Talvez a pele tenha possibilidades de códigos, eles sugerem, até mesmo superiores a outros canais por causa de sua "simplicidade". A pele pode ser ímpar na combinação das dimensões espácio-temporais da audição e da visão; o ouvido é melhor na dimensão temporal, enquanto que o olho é superior na espacial.

Com um aparato projetado por J. F. Hahn para emissão e medida de pulsação de ondas quadradas à pele e sua resistência, Von Haller Gilmer e Gregg realizaram pesquisas exploratórias tanto com sujeitos normais quanto cegos. Determinadas áreas da pele podem ser estimuladas à razão de uma pulsação por segundo, com duração de um milissegundo, até um limite máximo de duas horas, sem haver registro de dor. Portanto, é viável uma linguagem pulsátil assim que as pulsações para esse código tiverem sido elaboradas. Essa linguagem artificial, cujos elementos são definidos por sensações cutâneas, tem possibilidades consideráveis. Colocando as sensações cutâneas numa correspondência unívoca com os sons elementares da fala (fonemas), esses pesquisadores estão efetivamente usando um computador programado (intérprete de código) como análogo ao receptor humano de comunicações. Com a ajuda desse computador, esperam construir um sistema que possa proporcionar as informações necessárias a partir das quais possa ser criado um bom código.

O toque a determinados intervalos nunca foi apropriadamente investigado. O termo *intervalo* na música significa a diferença de altura ou tonalidade entre duas notas quaisquer. A grande variedade de intervalos que se experimenta no tato conduzem informações para o cérebro, que então dota-os de significado. Como na música, também na experiência tátil os intervalos podem ser tanto concordantes quanto discordantes. A psicofísica deste tema ainda não foi explorada até o momento.

Comichão e Coçar. A comichão é uma sensação cutânea irritante que provoca o desejo de coçar ou esfregar a pele. Coçar, que é o meio usual de aliviar a comichão, se faz raspando com a unha e/ou a ponta dos dedos a área afetada. A psicossomática da comichão e do coçar é bem conhecida. William Shakespeare, famoso por seus conhecimentos e cultura, expressa-se através de Caius Marcius em *Coriolanus* (I,i, 162):

> *"What's the matter, you dissentious rogues,*
> *That, rubbing the poor itch of your opinion,*
> *Make yourselves scabs?"**

Uma "comichão" mental, por assim dizer, freqüentemente irá expressar-se como comichão na pele. Musaph, que redigiu uma monografia fascinante sobre essa questão de comichão e coceira, descreve-as como atividades "derivadas", quer dizer, são atividades que derivam de uma transdução ou "disparo" por uma área de pele em resposta a experiências relacionadas ao início de vida da pessoa, aí preparadas. Por exemplo, em situações de frustração, emoções de raiva podem ser convertidas infra-simbolicamente em comichão e coceira. As várias formas psicossomáticas de pruridos — quer dizer, comichão da pele induzida funcionalmente — geralmente representam o esforço inconsciente para chamar uma atenção que no início da vida foi negada, especialmente a que foi negada à pele. Sentimentos de frustração, raiva e culpa não expressos, assim como poderosas necessidades de amor reprimidas, podem encontrar uma expressão sintomática na forma de movimentos de coçar, mesmo na ausência de comichão.

Seitz chamou atenção para o coçar clandestino de muitas pessoas que se sentem envergonhadas porque esse hábito faz com que sintam sensações agradáveis de natureza erótica. Por exemplo, Martin Berezin descreveu o caso de uma mulher de 48 anos que sofria de um severo prurido anal e tão severo era seu caso que ela havia provocado escoriações perineais de tanto coçar. No decurso de sua psicoterapia, descobriu-se que coçar o ânus era algo equivalente à masturbação, descoberta esta que se confirmou quando ela trocou a área de coceira para os genitais externos. Diante desta resolução de seu conflito, seu prurido desapareceu por completo.

A qualidade erótica de coçar em excesso é relativamente óbvia. Um antigo provérbio diz: "Melhor que fortuna é coçar onde precisa". Montaigne, em seu ensaio *"Da Experiência"*, escreve: "Coçar é uma das mais doces recompensas da natureza e a mais à mão", embora ninguém menos que James I da Inglaterra tenha declarado que: "Ninguém além de reis e príncipes deveria ter comichão porque a sensação de coçar é sublime". E o colérico personagem Thomas

---

* O que há, patifes arruaceiros/Que esfregando a pobre coceira de suas opiniões/Conseguem formar cascas? (N.T.)

Carlyle chegou a ponto de dizer: "O auge da felicidade humana é coçar onde se precisa". O alívio da tensão emocional proporcionado por um movimento de coçar foi retratado por Samuel Butler (1612-1680) em *Hudibras*:

> "*He could scruples dark and nice,*
> *And after solve 'em in a trice:*
> *As if Divinity had catch'd*
> *The itch, on purpose to be scratched.*"*(I.I. 163)**

Ogden Nash resume toda a questão sucintamente em sua quadrinha "Taboo to Boot":

> "*One bliss for which*
> *There is no match*
> *Is when you itch*
> *To up and scratch*".**

Brian Russell assinala que a privação de amor resulta geralmente em comichão, numa comichão de ser amado. "O paciente com eczema generalizado, cuja pele sofre recaídas a cada insinuação de alta do hospital, regressa a um estágio infantil de dependência marcado pelo mudo apelo: 'Sou desamparado. Vocês têm que cuidar de mim'."

Coçar pode ser uma fonte simultânea de prazer e desprazer, exprimindo culpa e uma tendência autopunitiva. Perturbações da sexualidade e hostilidade são quase sempre características presentes em pacientes com prurido.

Os benefícios recíprocos implicados no antigo ditado "Você coça as minhas costas que eu coço as tuas", transmite algo mais que uma simples metáfora.

Em agosto de 1971, um circuito fechado de televisão foi instalado na Torre do Tribunal de Chicago a fim de proteger os escritórios de prováveis ladrões. Mas antes que fosse anunciada a existência dos monitores de TV, escreve Clarence Petersen, eles revelaram

---

* Ele conseguia criar escrúpulos nefandos ou doces
Depois resolvê-los num átimo;
Como se a Divindade tivesse contraído
Sarna, com a finalidade de ser coçada. (N.T.)
** Uma bênção para a qual
Não há igual
É quando a gente sente uma comichão
Dos pés até a cabeça e se coça todo então. (N.T.)

"uma coisa muito significativa a respeito da natureza humana. Mais do que qualquer outra coisa, a natureza do ser humano é coçar. É simplesmente espantoso quantas pessoas se coçam e, evidentemente, isto leva em conta somente os que são suficientemente desinibidos para se coçarem". Realmente, dar uma coçadinha de leve ou em regra são formas de comportamento tão freqüentemente deliciadas que praticamente todos nós ficaríamos espantados se fôssemos tomar consciência da freqüência com que recorremos às mesmas.

Os prazeres de se ter as costas coçadas são filogeneticamente muito antigos; até mesmo os invertebrados são tranqüilizados por movimentos leves que esfreguem suas costas e é bem sabido o quanto os mamíferos apreciam-no. Assim como o homem, também outros mamíferos gostam de coçar as costas na ausência de comichões e muito mais quando há o estímulo de uma. O instrumento conhecido como coçador de costas é um dispositivo muito antigo; os modelos elétricos mais recentes são anunciados como "muito melhores que um amigo, dotados de uma mão que vibra para cima e para baixo como se fosse real". Desta maneira, as meras qualidades prazerosas de uma pele apropriadamente estimulada testemunham a favor de sua necessidade de ser estimulada agradavelmente. Neste sentido, praticamente todo tipo de estimulação cutânea que não tenha a intenção de machucar é caracterizado por um componente erótico. Sob circunstâncias adequadas, até mesmo tocar o dorso da mão pode ser sexualmente excitante. É altamente provável que as diferenças de grau de sensibilidade cutânea exibidas pelas pessoas em relação aos prazeres deriváveis da estimulação da pele em todos os estados e condições de ser sejam grandemente influenciadas pelas primeiras experiências de estimulação cutânea. Com certeza, os experimentos dos Harlow e outros testemunham abundantemente o fato de que em macacos, símios e outros mamíferos dá-se o mesmo fenômeno que a pesquisa psiquiátrica endossa por completo quanto aos seres humanos.

Banhos e a Pele. A delícia que sentem os bebês num banho quente, sua alegria em espadanar a água e fazer sons gorgolejantes, sua grande relutância para saírem da água atestam o prazer que sentem com a estimulação hídrica da pele. Portanto, talvez não seja surpreendente que o banheiro tenha se tornado templo dos lares americanos e que o banho diário tenha se tornado uma celebração ritual do hino ao asseio pessoal. As mulheres consideram o banho relaxante; os homens consideram a ducha estimulante. E, em geral, ambos gastam um tempo consideravelmente maior no banho do que se poderia julgar necessário, fossem seus propósitos apenas os de higiene pessoal. Poderá ser que, além de gozar as delícias derivadas da estimulação cutânea que homens e mulheres conseguem ter cada qual a seu modo, estariam estes prazeres representando em parte um ritual rememorativo dos prazeres originalmente vividos no ambiente aquático do útero materno e com as primeiras experiências do banho no primeiro ano de vida?

É muito interessante que homens, e eventualmente mulheres, que em outras circunstâncias raramente cantam, comecem repentinamente a cantar quando estão imersos na banheira ou embaixo do chuveiro. Qual pode ser a explicação para isto? Além disso, uma elevada proporção de atividades masturbatórias ocorre no banho de imersão ou ducha. Por quê? Sem dúvida, a estimulação da pele pela água é muito diferente na ducha do que é na banheira. A súbita e contínua estimulação da pele pelo chuveiro induz ativas mudanças respiratórias que, no seu jeito apropriado, tendem a resultar em canções. Isto tem chance muito menor de acontecer diante da estimulação suave da água contida numa banheira. No entanto, nos dois casos, a fricção da pele tem possibilidade de induzir sensações eróticas que levam a atividades masturbatórias.

O intensificado prazer que se deriva da estimulação tátil na água é uma descoberta casual que muitos casais amorosos já fizeram. Na água, a pele parece assumir novas propriedades, tornar-se excitadoramente lisa, muito mais agradável ao tato, e intensifica muito os prazeres da comunicação sexual.

O enorme aumento no número de piscinas particulares e a corrida às praias no verão, onde os banhos são decorrentes dos períodos de exposição ao sol e ao vento suave, servem como prova adicional para testemunharmos o grande prazer vivido com as excitações sensoriais que decorrem de se tirar a roupa e expor a própria pele aos elementos. Há muitos anos, o Dr. C. W. Saleeby, num livro intitulado *Sunlight and Health**, fez eloquentes comentários a esse respeito. Referindo-se à pele, escreveu o seguinte:

"Este órgão admirável, vestimenta natural do corpo, que cresce continuamente pela vida toda; que tem pelo menos quatro conjuntos diferentes de nervos sensoriais distribuídos por ela; que é essencial na regulação da temperatura; que é à prova d'água, de fora para dentro; que permite que o suor excretado escape livremente; que, quando íntegra, é resistente a micróbios; que pode rapidamente absorver a luz do sol: este órgão mais maravilhoso, versátil e lindo de todos é, em sua maior parte, revestido, empalidecido e cegado por roupas e só gradualmente pode ser devolvido ao ar e à luz que constituem seu ambiente natural. Então, e somente então, podemos aprender do que é capaz".

---

* *Luz do Sol e Saúde*. (N.T.)

Praticamente todas as pessoas, desde Platão até o presente, que já escreveram sobre o tema, elogiam as vantagens da nudez como superiores ao corpo vestido; mas o homem contemporâneo e a mulher, em especial, deixam completamente de entender as necessidades da pele e, por causa desta ignorância, geralmente causam a si mesmos um mal extenso e irreparável. A adoração do sol, praticada por um contingente cada vez mais numeroso de adeptos atualmente, não só resulta em ressecamento, enrugamento e outras lesões de pele, como ainda, em muitos casos, inicia o desenvolvimento de câncer de pele. Os sinais mais visíveis de lesão cutânea atribuídas à idade, como assinalou o Dr. John M. Knox, são de fato resultantes de exposição à luz do sol. A exposição moderada à luz solar não só é desejável como necessária. A exposição desmedida não só é desnecessária como perigosa. É uma reflexão relativamente triste sobre a loucura humana pensarmos nos bilhões de dólares que as mulheres gastam com cosméticos para cuidar de sua pele, na forma de loções, bálsamos, cremes e coisas do gênero, enquanto ao mesmo tempo expõem exageradamente sua pele ao sol, que é a pior das influências possivelmente lesíveis. Vinte minutos de exposição ao sol do meio-dia de verão podem resultar em vermelhidão da pele decorrente de queimadura. A maioria das pessoas passa horas na praia expondo-se ao sol, do que pode decorrer um doloroso resultado de bolhas por queimadura. É interessante que a noção de bronzeamento como sinal de saúde tenha surgido na década de 20. Isto corresponde ao período em que os massacrantes ensinamentos dos behavioristas estavam fazendo com que os pais se aproximassem de seus filhos como se estes fossem autômatos; carícias e outras formas de estimulação cutânea da criança estavam sendo reduzidas a um mínimo. Possivelmente existe aqui também uma conexão. O bronzeamento pode significar, a nível simbólico: "Veja, o sol continuou a sorrir para mim e eu me expus com total liberdade e desinibição a seus raios envolventes. Fui bem e calorosamente amado(a)".

Pele e Sono. A pele continua sendo o mais alerta dos órgãos dos sentidos, durante o sono, e é o primeiro a recuperar-se depois do despertar. Os órgãos dos sentidos da pele e os localizados profundamente, de tipo proprioceptivo, parecem atuar no desencadeamento dos movimentos do sono. A pele sobre a qual a pessoa fica deitada por muito tempo fica superaquecida pela falta de ventilação e, em resultado disso, mensagens desencadeantes de mudanças de posição são comunicadas aos centros apropriados. A análise dos registros de batimentos cardíacos durante o sono normal tem mostrado que mais ou menos seis minutos antes de a pessoa adormecida mexer-se, seu coração começa a bater mais rápido. Depois que a posição é modificada, durante o sono, os batimentos cardíacos voltam lentamente ao ritmo normal.

Anna Freud comentou sobre a íntima relação existente entre as necessidades de sono e de contato cutâneo: "Adormecer é dificultado para o bebê pela separação mantida entre seu corpo e o calor do corpo materno". A Srta. Freud também chama a atenção para o inter-relacionamento entre sono e movimentos corporais passivos, ou seja, o balanço. A criança descontraída dorme, a criança com problemas sofre com perturbações do sono. O sono normal funciona como um barreira a estímulos. O sono perturbado é uma condição marcada pela vulnerabilidade a excitações de origem interna. As crianças que passaram por breves períodos de separação de suas mães sofreram durante os mesmos de perturbações do sono. Conforme Heinicke e Westheimer declaram em seu livro, pronunciando-se sobre esse tema: "Constatamos que não é apenas mais intensa a inquietação para estar com os pais concomitante à perturbação máxima do sono, mas... que também estas estão diretamente relacionadas ao anseio de estar com os pais". Após o terceiro dia, passa a existir um pronunciado declínio nas perturbações do sono dessas crianças, mas as dificuldades em adormecer e medo de ficarem sozinhas mostram-se ostensivamente mais freqüentes. Além disso, "um maior número de crianças teve perturbações persistentes do sono no período subseqüente à reunião (ou equivalente) do que o manifestado pelas crianças que não tinham sido separadas". As separações dessas crianças de dois anos duraram de duas a vinte semanas. Em algum ponto desse primeiro período de vinte semanas, depois da reunião, sete das dez crianças que tinham passado pela separação demonstraram consideráveis dificuldades de adormecer ou permanecer dormindo, ou em ambas as situações. A duração das dificuldades de sono prolongou-se por um período de uma a vinte e uma semanas, com mediana em quatro semanas.

Esses resultados apóiam energicamente a sugestão de que uma interferência precoce no processo normal de atendimento por parte da mãe para com seu filho, não só após o bebê ter feito fortes identificações com ela, mas até mesmo antes, pode afetar seriamente a capacidade desse organismo de adormecer ou de permanecer dormindo. E que, especialmente no início da infância, a mãe pegar no colo, carregar, aninhar e embalar o bebê constituem atos dotados de papel significativo no desenvolvimento de padrões futuros de sono, capazes de persistir por toda a vida dessa pessoa.

A privação de necessidades táteis, assim como a privação de quaisquer outras necessidades, provoca sofrimento no bebê e uma ansiedade de separação. Portanto, essa criança fará soar o sinal de desconforto que tem a finalidade de chamar atenção para esta ou aquela necessidade: o choro. Aldrich e colaboradores descobriram que entre as causas geralmente menos reconhecidas para choro em bebês está a necessidade de serem acariciados e movimentados ritmicamente. Esses pesquisadores descobriram um relacionamento constante entre a quantidade e a freqüência de choro e a quantidade e a freqüência de atendimento prestado ao bebê: quanto mais cuidados, menos choro. Os bebês continuarão chorando mesmo quando virem que há alguém se aproximando, ou quando a mãe falar com eles. No entanto, cessarão imediatamente de chorar quando forem apanhados ao colo e acariciados. A estimulação tátil de natureza efetiva é então, evidentemente, uma necessidade primária, a qual deve ser satisfeita para que o bebê possa desenvolver-se como ser humano saudável.

E o que é um ser humano saudável? Aquele que é capaz de amar, trabalhar, brincar e pensar de modo crítico e livre de preconceitos.

5 EFEITOS FISIOLÓGICOS DO TOCAR

"*A Province packed up in two yards of skin.*"*

John Donne, *The Seconde Anniversarie*, 1612

Depois de se estudar as pesquisas sobre as respostas humanas e animais ao tocar, fica-se impressionado pela freqüência das ostensivas vantagens em termos de saúde, estado de atenção e responsividade exibidas pelos filhotes que foram carregados no colo, em comparação com os que não o foram, ou que apenas receberam um mínimo de atenção tátil. Weininger, numa pesquisa não publicada de seu início de carreira, com amostra de dez bebês no início de sua décima semana de vida, cujas mães haviam sido ensinadas a acariciar as costas dos filhos, relatou que, aos seis meses, esses bebês apresentavam uma incidência menor de resfriados, gripes, vômitos, diarréias, do que os bebês do grupo controle cujas mães não tinham sido instruídas a acariciar os bebês. O que está se tornando cada vez mais evidente é que, subjacentes a essas e a muitas outras diferenças, encontram-se mudanças significativas nas estruturas neurológica e imunológica e em funções a essas ligadas.

A contundente evidência de que a pele tem uma função imunológica vem sendo cada vez mais confirmada por numerosos pesquisadores independentes. Descobriram que a pele, mais particularmente sua camada mais externa, a epiderme, produz uma substância que é indistinguível imunoquimicamente da timopoietina, hormônio da glândula timo, que está ativa na diferenciação de linfócitos T. Os linfócitos T são responsáveis pela imunidade celular. São chamadas linfócitos T porque, decorrente do fato de no embrião terem origem

---

* Um reino empacotado em duas jardas de pele. (N.T.)

nas células que são produzidas na medula óssea, as mesmas migram (pelo menos a metade delas) para a glândula timo, onde são processadas até se tornarem os linfócitos T. De algum modo até agora não compreendido, o timo confere *competência imunológica* aos linfócitos T, ou seja, dota-os da capacidade de se diferenciarem em células capazes de desempenhar determinadas funções especificamente imunológicas. Existem milhares de linfócitos T individualmente diferentes, cada um deles capaz de reagir a um antígeno específico e de destruí-lo.

A estimulação tátil tem efeitos profundos sobre o organismo, tanto fisiológicos quanto comportamentais, e isto só se tornou conhecido recentemente. Desconhecia-se exatamente como eram produzidos tais efeitos a nível fisiológico e bioquímico. Só nos últimos anos é que essa questão começou a ser mais considerada e discutiremos a seguir algumas dessas pesquisas mais recentes. A natureza das mesmas servirá para aumentar cada vez mais nosso conhecimento da maneira como o tocar ou o não tocar produzem seus múltiplos efeitos.

O Dr. Martin Reite e seus colaboradores do Grupo de Pesquisa em Psicobiologia do Desenvolvimento, do Centro Médico da Universidade do Colorado, descobriu que os macacos da espécie *Macaca radiata*, depois que se separam de suas mães por duas semanas, sofrem de uma supressão em seu funcionamento imunológico. Depois de devolvidos às mães, ao término de uma separação de catorze dias, seus corpos retornam a um nível normal de proliferação de linfócitos.

Uma depressão semelhante na resposta dos linfócitos foi observada num par de macacos da espécie *Macaca nemestrina*, que haviam sido criados juntos, quando, na décima-sétima semana, foram separados durante onze dias e depois reunidos; nesse momento, sua resposta de linfócitos voltou ao normal.

Os Drs. Stephen Butler e Saul Schanberg, da Faculdade de Medicina da Universidade Duke, demonstraram que a ODC (ornitina descarboxilase), enzima necessária à biossíntese das poliaminas putrescina e espermina, produtos finais da enzima, que estão intimamente relacionados à regulação das sínteses protéicas e ácido-nucléicas, e que também são reguladores importantes do crescimento e da diferenciação, é afetada pelo hormônio no rato prestes a ser desmamado e supostamente atua de modo decisivo na bioquímica do estresse. Em filhotes de rato com dez dias de idade, descobriu-se que, quando são separados de suas mães por um período breve, como uma hora, acontece um declínio significativo na ODC. O efeito atinge o ponto máximo entre duas a quatro horas de privação materna, e nesse momento a ODC do cérebro estava 60% abaixo da que se encontrou nos filhotes controle da mesma ninhada, os quais tinham recebido atendimento igual. O retorno à mãe inverte rapidamente o declínio induzido pela privação em todas as regiões do cérebro e também no coração. Pode haver pouca dúvida de que efeitos semelhantes são produzidos nos bebês humanos que passam por privação materna de maior ou menor intensidade.

Em outra série de experimentos, Kuhn, Evoniuk e Schanberg descobriram que a privação materna estava associada a uma supressão específica de resposta tissular aos hormônios peptídeos promotores do crescimento ao hormônio do crescimento e ao lactogênio placentário. Quando os filhotes de rato desse experimento foram devolvidos a suas mães, houve um rápido retorno aos níveis normais.

Os investigadores concluíram que alguma sutil interação mãe-filhote era o fator responsável pela inversão de efeitos negativos presentes em filhotes pré-desmamados, maternalmente privados; suas suspeitas eram que as experiências táteis poderiam ser fatores de primeira ordem nesses efeitos. Para testar suas hipóteses, foram feitos os seguintes experimentos: filhotes prestes a serem desmamados, com oito dias de idade, foram afastados das mães e colocados num ninho confortável e, num dos grupos, foram submetidos a algum número entre dez e vinte toques curtos nas costas e cabeça, relativamente pesados, a cada cinco minutos, ministrados com uma escova de pêlo de camelo com 2.5 cm de diâmetro, cujas cerdas haviam sido amaciadas de leve com água. Em outros experimentos, duas formas diferentes de estimulação foram testadas: toques mais suaves e lentos realizados com mesmo número e duração, ou um único beliscão no rabo. Os filhotes privados, experimentalmente não tratados de nenhuma dessas maneiras, foram mantidos num recipiente isolado da mesma incubadora, e não manipulados absolutamente, exceto no começo e no final dos experimentos.

No primeiro experimento, foram comparados os níveis de atividade cerebral, cardíaca e hepática da ODC, após cinco manipulações experimentais diferentes: os filhotes do grupo controle deixados com a mãe por duas horas; os filhotes maternalmente privados por duas horas; e os maternalmente privados que receberam toques pesados, toques leves e beliscão no rabo. A atividade cerebral, cardíaca e hepática dos filhotes de rato maternalmente privados, que não eram manipulados, caiu a níveis significativamente mais baixos que os evidenciados pela atividade dos ratos do grupo controle. De modo semelhante, a atividade ODC em filhotes manipulados com beliscão ou toques leves também se mostrou significativamente abaixo da dos níveis de controle. Nenhuma dessas formas de estimulação produziu um aumento significativo da ODC que fosse superior aos dos ratos maternalmente privados da mesma ninhada. Por outro lado, a atividade da ODC no cérebro, coração e fígado dos filhotes maternalmente privados, que foram tocados de modo pesado, permaneceu nos níveis de controle da ODC ou foram superiores.

Em outros experimentos, resultados semelhantes foram obtidos para o hormônio do crescimento (HC) e, num terceiro experimento, foi investigada a possibilidade de a estimulação tátil poder elevar o nível da atividade da ODC e nível do HC no soro, já rebaixados pela privação materna. A atividade da ODC no cérebro, coração e fígado e os níveis de HC no soro em filhotes privados de mães por quatro horas foram comparados à de filhotes que haviam sido privados por duas horas e depois acariciados fortemente pelo mesmo período de tempo. Os níveis de HC no soro e de ODC no cérebro e no coração de filhotes que haviam sido tocados não foram significativamente diferentes dos do grupo controle. Por outro lado, tanto a atividade da ODC quanto o nível de HC no soro, em filhotes maternalmente privados e não manipulados absolutamente por quatro horas, mostraram-se significativamente mais baixos do que os dos animais de controle. A atividade hepática da ODC em filhotes tocados também foi significativamente elevada, acima da dos filhotes maternalmente privados e não estimulados, embora a atividade realmente não tivesse voltado ao nível dos filhotes controle da mesma ninhada.

Schanberg e seus colaboradores confirmaram há pouco tempo, de maneira contundente, esses dados originais e mostraram que o declínio de ODC que se segue à separação entre mãe e filhote ocorre antes mesmo da invervação dos tecidos periféricos em filhotes de ratos. Ao comentarem sobre a significação de seus resultados, os pesquisadores assinalaram a extraordinária semelhança existente entre os sintomas por eles produzidos em animais e o retardo de crescimento e de desenvolvimento do comportamento exibido por crianças conhecidas como "anãs psicossociais". Os filhotes de rato separados da mãe exibiram uma grande parte dos mesmos efeitos fenotípicos que se constataram em macacos também separados de suas mães. Só podemos ter poucas dúvidas de que tais efeitos envolvem mecanismos fisiológicos ou psiconeuroimunológicos semelhantes.

Os dados desses e de outros experimentos aportam as evidências experimentais que já se suspeitava existirem há muito tempo, a saber, que existem diferenças bioquímicas significativas entre os seres humanos que se beneficiaram de uma estimulação tátil adequada e os que não se beneficiaram; essa confirmação provavelmente mostrar-se-á capaz de aplicação para qualquer período da vida. A pessoa não amada, de qualquer idade, tem probabilidade de ser uma entidade bioquímica muito diferente da que foi adequadamente amada. Durante muitos anos, certas formas de "incapacidade para crescer ou desabrochar", geralmente caracterizadas por graus variáveis de retardamento mental, foram diagnosticadas como decorrência de insuficiência do hormônio da pituitária, especialmente de seu produto chamado hormônio do crescimento, até que se descobriu que a inadequação da pituitária, o assim chamado hipopituitarismo idiopático, e os problemas por ele causados são realmente devidos a um amor inadequado por parte dos pais, especialmente a mãe. Este problema está sendo atualmente denominado de "nanismo psicossocial", ou "nanismo por carência maternal" ou "hipossomatotropinismo reversível".

A Dra. Elsie W. Widdowso, da Universidade de Cambrige, parece, em 1951, ter sido a primeira pessoa a mostrar que um ambiente desagradável poderia estar afetando tanto o crescimento das crianças quanto o peso. A causa desse ambiente desagradável era uma superintendente severa e castradora que governava o orfanato com mão de ferro, comparando-se com as crianças de orfanatos próximos que eram cuidadas por mulheres genuinamente interessadas por elas.

Os Drs. G. F. Powell, J. A. Brasel e R. M. Blizzard, do departamento de pediatria da Faculdade de Medicina da Universidade John Hopkins, foram os primeiros a identificar que o assim chamado hipopituitarismo idiopático não era devido a uma má formação da glândula pituitária, mas que era, ao contrário, o resultado de condições psicossociais desfavoráveis. Das treze crianças por eles estudadas, todas tinham vindo de lares insatisfatórios. O ambiente adverso estava associado a comportamentos bizarros, defeitos de fala, retardamento mental, peso e altura diminuídas, além de déficits endocrinológicos e fisiológicos.

Num outro caso típico, uma gêmea fraterna, que tinha severo retardo em seu crescimento desde seu sétimo ano de vida, começou a se recuperar após entrar numa escola. Seus ritmos de crescimento físico, psicológico e social foram invertidos a um ponto tal que, com treze anos, ela estava aproximadamente igual ao outro irmão gêmeo em todos os sentidos. Descobriu-se retrospectivamente que esta criança havia sido intermitentemente afastada de sua casa, era difícil, seus pais não gostavam dela e ela havia sido considerada por eles como permanentemente retardada, tanto no sentido físico quanto mental. Além disso, "ela comia rápido demais e não parecia apreciar os momentos de colo", comentário esse muito significativo, pois a regra geral é que as crianças não amadas tendem a substituir com comida o amor que não conseguem receber, sendo no princípio desajeitadas quando estão no colo, porque não estão acostumadas a isso e não sabem como responder. Essas últimas são observações de minha autoria e não dos autores.

Os clássicos trabalhos sobre separação materno-filial de Margaret Ribble. René Spitz, Anna Freud e Dorothy Burlingham, William Goldfarb, Ashley Montagu, John Bowlby, James Robertson, todos publicados entre 1943 e 1957, chamaram atenção para os efeitos indesejáveis da privação materna e, embora na maioria dos casos mal se tivesse feito referência ao tocar, é muito claro em cada uma dessas pesquisas que um componente principal da produção de todos esses efeitos negativos sobre a criança era a falta de contato com a mãe.

6 PELE E SEXO

> *"For touch,*
> *Touch, by the holy powers of the Gods!*
> *Is the sense of the body; whether it be*
> *When something from without makes its way in,*
> *Or when a thing, which in the body had birth,*
> *Hurts it, or gives it pleasure issuing forth*
> *To perform the generative deeds of Venus."*
> — *Lucretius (c. 96 B.C.-C. 53 B.C.),*
> *De Rerum Natura, II, 434.**

A verdadeira linguagem do sexo é fundamentalmente não-verbal. Nossas palavras e imagens são imitações pobres das profundas e intrincadas sensações que experimentamos em nosso íntimo. Incertos quanto ao tocar ser uma forma de compartilhar experiências com outros, permitimos a nossos temores e incômodos que limitassem as ricas possibilidades da comunicação não-verbal. A expressividade sexual tem um poder que a maioria das pessoas está apenas começando a explorar.

O ditado francês (citado em capítulo anterior), segundo o qual a relação sexual é a harmonia de duas almas e o contato de duas epidermes, enfatiza com elegância uma verdade essencial: o maciço envolvimento da pele na reunião sexual. A verdade é que em nenhuma outra relação a pele é tão completamente envolvida como na relação sexual. O sexo tem sido inclusive considerado a mais completa for-

---

* Pois o tato,
Pelos divinos poderes dos deuses!
É o sentido do corpo seja quando
Algo que vem de fora entra,
Seja quando uma coisa, que do corpo nasceu,
Machuca-o ou confere-lhe prazer
Capacitando-o a cumprir os generosos desígnios de Vênus. (NT).

ma de toque. Em seu mais profundo sentido, o tato é a verdadeira linguagem do sexo. É principalmente através da estimulação da pele que tanto o homem quanto a mulher chegam ao orgasmo, durante o coito; no caso do homem, principalmente através dos receptores sensoriais localizados no pênis; no da mulher, através dos receptores sensoriais da vagina e áreas circunvaginais da pele. Tanto no homem quanto na mulher as áreas púbica e suprapúbica, recobertas de pêlos, são altamente sensíveis; o *mons veneris* das mulheres, todavia, é muito mais sensível que a área correspondente o é nos homens. A este respeito, é interessante comentar que os pêlos femininos da região suprapubiana tendem a ser crespos e a formar uma pequena almofada, em contraste com os masculinos, que são mais propensos a serem longos e não tão crespos. O *mons veneris* feminino também é mais abundantemente revestido de tecido gorduroso do que a região suprapubiana dos homens. Estas são provavelmente diferenças adaptativas ocorridas em resposta à postura prona* e horizontal adotada pelo homem, sobre a mulher, durante o ato, em contraste com a posição supina** horizontal que esta assume.

Várias funções são atendidas por esses dispositivos anatômicos. No caso de ambos os sexos, evitam-se assim tanto esfoladuras quanto contusões da pele, assim como uma pressão excessiva contra o púbis ósseo, enquanto a excitação sexual cresce. Os pêlos suprapubianos, quando estimulados em sua base, servem para produzir certas alterações quimiocondutoras nas terminações nervosas que, juntamente com as terminações nervosas que inervam diretamente a pele, induzem uma intensificação da excitação sexual. A região perineal, que se estende da base dos genitais externos até o ânus, inclusive, também é revestida com pêlos e nervos sensoriais altamente erotogênicos. Na realidade, a região anogenital de ambos os sexos é dotada dos folículos capilares sensíveis táteis mais abundantemente invervados de que qualquer outra parte do corpo. Os mamilos de ambos os sexos são igualmente muito sensíveis, assim como os lábios. A estimulação dos mamilos é sexualmente excitante. Mas nas mulheres não grávidas assim como nas grávidas e nos homens, a estimulação produz um aumento significativo na secreção do hormônio prolactina da glândula pituitária; esse hormônio mantém a lactação e inibe a ovulação. Os lábios e os genitais externos são especialmente bem-dotados de terminações nervosas sensoriais ramificadas côncavas e em forma de disco, que entram cada uma delas em contato com uma única célula epitelial aumentada. Essas terminações nervosas são escassas na pele com muitos pêlos. Na mulher, a fricção do *mons ve-*

---

* Prona : deitado de barriga para baixo. (N.R.T.)
** Supina : deitado de barriga para cima. (N.R.T.)

neris pode induzir o orgasmo. Raramente alcança-se efeito semelhante no homem, friccionando-se a região suprapubiana. Por isso, a mulher pode masturbar-se sem estimular diretamente a vagina, ao passo que o homem se masturba estimulando o pênis diretamente. Para ambos os sexos, os estímulos com maior poder de incitamento sexual imediato são de natureza tátil. Durante a fase preliminar do sexo, assim como durante a relação propriamente dita, a estimulação manual e oral de zonas erógenas intensifica em muito a experiência sexual. Um pouco de reflexão nos sugerirá que pode existir uma certa relação entre essas experiências sexuais e as que tivemos — ou não — no seio de nossa mãe. Isto é especialmente verdadeiro no caso da exploração do corpo que o bebê efetua através de seus dedos. É muito interessante saber que as pontas dos dedos em si são erógenas. A estimulação recíproca das pontas dos dedos de duas pessoas sexualmente interessadas uma na outra pode ser instigante do ponto de vista sexual. Durante o coito, a respiração se aprofunda e isto tem o efeito de limpar o CO_2 do sangue; por sua vez, isso altera o equilíbrio iônico dos fluidos corporais, resultando daí um aumento da excitabilidade nervosa, expressa num formigamento da pele, principalmente na ponta dos dedos.

A pergunta que precisamos fazer é: há alguma diferença entre pessoas que gozaram de atenção materna adequada e as que sofreram carência nesse sentido, quanto ao modo de responderem à estimulação cutânea nas relações sexuais, nas trocas de carícias, nos coitos? As evidências atualmente disponíveis mostram em abundância que as pessoas que tiveram um bom atendimento por parte da mãe são claramente superiores em todos os relacionamentos táteis às que não o tiveram. Podemos nos recordar de que nenhuma das fêmeas de Harlow que tinham sido criadas sem mães foi capaz de colocar-se posturalmente como fêmea e nem de corresponder enquanto tal. "Foram engravidadas não em virtude de seu próprio empenho, mas por causa da paciência, persistência e perspicácia dos machos reprodutores." Aparentemente, um atendimento materno adequado é necessário ao desenvolvimento da conduta sexual saudável. E, em nosso contexto presente, "atendimento materno adequado significa um complexo de estimulações cutâneas que, entre outras coisas, ativam os sistemas de respostas táteis do bebê e, desde cedo em sua vida, preparam-no com essas experiências para um posterior funcionamento adequado em todas as situações que envolvam a tatilidade. Isto parece ser especialmente verdadeiro a respeito do comportamento sexual. Da mesma forma como a pessoa aprende a identificar-se com seu papel sexual, ela também aprende ou não as respostas comportamentais que se apresentam em resultado do condicionamento que se iniciou originalmente através da pele.

René Spitz, num filme realizado sobre a dupla de amamentação, mostrou de que modo a mãe que amamenta comunica uma espécie de educação sexual vital para o bebê enquanto ele se alimenta em seu seio. Isto fica o mais claro possível na maneira como ela lhe oferece o seio, na qualidade e na quantidade de contato íntimo e direto que fomenta entre ela e seu filho, na presença ou ausência de inquietação, comportamento frígido ou irritado durante o aleitamento, e outros momentos dedicados ao cuidado do bebê; todos estes momentos constituem a primeira lição pré-verbal de educação sexual. As mães que amamentam descrevem freqüentemente como *sexy* a experiência da amamentação e, podemos conjecturar, essa nuança *sexy* não está isenta de uma influência duradoura sobre o desenvolvimento erótico dessa pessoa.

"No início da vida", escreve Anna Freud,

> "ser tocado de leve, aconchegado no colo e tranqüilizado pelo tato libidiniza várias partes do corpo da criança, ajuda a consolidar uma imagem corporal e um ego corporal saudáveis, aumenta sua *catexis* com libido narcisista e, simultaneamente, promove o desenvolvimento do objeto de amor ao cimentar o vínculo que existe entre criança e mãe. Não há dúvidas de que nesse período a superfície de pele em seu papel como zona erotogênica cumpre uma função múltipla em termos do crescimento da criança".

O fato de a mãe segurar o filho no colo e aconchegá-lo tem um papel muito eficiente e importante no subseqüente desenvolvimento sexual da criança. A mãe que ama seu filho envolve-o com seus braços. Puxa-o para perto de si num abraço apertado e, seja qual for seu sexo, é isto que, quando forem adultos, desejarão e serão capazes de fazer com os seres que vierem a amar. As crianças que tiverem sido inadequadamente levadas ao colo e pouco acariciadas sofrerão, na adolescência e idade adulta, de uma carência afetiva profunda desse tipo de atenção. O Dr. Marc H. Hollender, do departamento de psiquiatria da Faculdade de Medicina Vanderbilt, em Nashville, Tennesse, relatou uma parte de uma pesquisa bem maior sobre a necessidade de contato corporal, conduzida com 39 mulheres portadoras de distúrbios psiquiátricos relativamente agudos, dos quais o mais comum era a depressão neurótica. Na pesquisa maior, o Dr. Hollender e seus colaboradores descobriram que a necessidade de ser abraçada e aconchegada, como outras necessidades, varia de intensidade conforme as pessoas, e, para a mesma pessoa, conforme a época. Constatou-se que, para a maior parte das mulheres, o contato corporal é agradável mas não indispensável. Contudo, numa porção extrema da amostra encontraram mulheres que consideravam o contato corporal desagradável e até mesmo repugnante, enquanto que em outro extremo havia mulheres que sentiam o desejo por contato corporal tão intenso que mais parecia um vício.

A necessidade de contato corporal, como as necessidades orais, pode tornar-se mais intensa durante períodos de estresse. Mas, enquanto os anseios orais podem ser prontamente satisfeitos de modo isolado, com comida, cigarro, álcool e congêneres, os anseios por contato corporal dificilmente podem ser satisfeitos sem a participação de uma outra pessoa.

Do grupo de 39 pacientes do sexo feminino, 21, ou um pouco mais que a metade, tinham usado o sexo para provocar em algum homem a conduta de abraçá-las. Vinte e seis das mulheres haviam solicitado diretamente um abraço. Nove mulheres das que tinham pedido diretamente para serem abraçadas não tinham usado sexo, e quatro das que tinham não haviam feito nenhuma solicitação direta.

É claro então que essas mulheres podem oferecer aos homens uma oportunidade sexual, quando seu desejo real é serem abraçadas ou aconchegadas. Conforme expressou uma dessas mulheres, ao descrever seu desejo de ser abraçada, "é como uma espécie de dor. Não é a mesma coisa que desejar a presença de alguém que não está lá, numa forma de anseio emocional; é uma sensação física".

Hollender cita uma ex-garota de programas que disse: "De certo modo, usei o sexo para que me abraçassem". Recorrer à relação sexual como meio de viver o contato corporal tem sido comentado por Blinder em sua discussão sobre as perturbações depressivas. Diz ele: "Na melhor das hipóteses, as experiências sexuais dessas pessoas intensamente infelizes parece mais uma tentativa de efetuarem alguma forma de contato humano, enquanto incompleto, do que uma tentativa de atingir a satisfação física". Malmquist e colaboradores declaram, num relato relativo a 20 mulheres que haviam tido três ou mais gestações ilegítimas: "Oito das vinte declararam que estavam plenamente cientes de que para elas a atividade sexual era o preço a ser pago para terem momentos de aconchego e contato reconfortante. A atividade prégenital foi descrita por essas oito mulheres como mais agradável do que o coito em si, que era apenas algo a ser tolerado". Observações semelhantes já foram realizadas por outros pesquisadores.

Hollender e colaboradores comentam: "O desejo de ser abraçado e segurado é aceitável à maioria das pessoas, desde que seja considerado como parte componente de sexualidade adulta. O desejo de ser aconchegado e abraçado de modo maternal é considerado infantil demais; e para evitar embaraço ou vergonha, as mulheres encobrem-no pelo desejo de serem abraçadas por um homem como parte da atividade adulta da relação sexual".

Se alguém perguntar por que não seria ainda mais desejável para essas mulheres serem abraçadas por outras mulheres, a resposta é que elas realmente usam de vários truques para persuadirem amigas a abraçarem-nas, mas quando isto acontece elas rapidamente sentem-se incomodadas e se afastam, numa reação de fuga que nunca ocorre com os homens. A maioria dessas mulheres associava seu desejo de ter um abraço à sexualidade "adulta", a algo que inequivocamente não tivesse a menor indicação de homossexualidade. De qualquer modo, não querem ser ostensivamente consideradas como lésbicas. Uma dessas mulheres declarou que quando era abraçada por uma mulher, seu rosto enrubescia e ela havia desenvolvido o receio de que, caso alguém pudesse vê-la, acabaria pensando que ela era homossexual. Uma outra disse: "Não quero que nenhuma mulher me toque. Penso nas lésbicas".

Hollender e colaboradores acreditam que, para algumas mulheres, a necessidade de ser abraçada ou aconchegada é um determinante primordial de sua promiscuidade. Pode muito bem ser que essas mulheres tenham, com alta freqüência, um forte impulso inconsciente para serem abraçadas por mulheres que representariam suas mães, necessidade essa que foi reprimida e as leva a procurar contato corporal com homens e mulheres num contexto heterossexual; os homens são pagos com uma sexualidade desinteressada, e as mulheres, com o afastamento de um contato físico próximo demais, pelo temor de que suas verdadeiras razões possam ser descobertas até por elas mesmas. O enrubescimento de uma dessas mulheres é talvez um dado significativo nesse sentido. Algumas das pacientes dessa pesquisa eram tão avessas à relação sexual com seus maridos ou quaisquer outros parceiros que preferiam privar-se da satisfação de um poderoso desejo de serem abraçadas para não submeterem-se a relações sexuais.

O que se observa no intenso anseio dessas mulheres por serem abraçadas e aconchegadas é uma resposta a uma necessidade que foi em grande extensão não resolvida durante os primeiros anos de vida. Isto evidencia-se nos casos em que mulheres, quando meninas pequenas ainda, haviam se voltado para os pais na esperança de receberem o calor e o amor que não puderam receber de suas mães. Voltaram-se para eles não como pais, mas como substitutos da mãe. Já mulheres adultas, passaram a usar o sexo como meio de obtenção de gratificações de cunho materno. Para muitas dessas mulheres a mensagem não-verbal é: ser abraçada é ser amada. Na opinião de Hollender, quanto mais intenso o desejo de ser abraçada, mais provavelmente ele decorre da busca de segurança, resposta esta condicionada durante os primeiros anos de vida.

Numa pesquisa posterior, em que um grupo original de 39 mulheres participantes do primeiro projeto foi acrescido de outras pessoas até ficar com 112 indivíduos, com idade variando entre 18 e 59 anos, foram coletadas informações sobre as correlações entre o desejo de serem abraçadas e diversos padrões comportamentais e reações subjetivas. Descobriu-se que um desejo forte de ser abraçada ou aconchegada correlacionava-se a uma propensão geral para abertura nas manifestações emocionais. Eram mulheres que se interessavam pela oralidade e dela obtinham muito prazer, sentiam-se confortáveis em relação à sexualidade, aceitavam-se, estavam livres para sentir e expressar hostilidade, respondiam de maneira amistosa ou afetuosa depois de alcoolizadas, respondiam positivamente a alguma outra forma de contato corporal, a bailes, e derivavam prazer de comportamentos táteis de outros tipos.

Numa pesquisa sobre o desejo de ser abraçada durante a gravidez, Hollender e McGhee descobriram uma variabilidade bastante interessante. Em muitos casos, havia um aumento nítido da necessidade de ser abraçada, que estava associado a uma necessidade de tranqüilização e busca de segurança. Em algumas mulheres que se sentiam fisicamente isentas de atrativos, houve decréscimo na necessidade de serem abraçadas. Sugerem os pesquisadores que essas podem estar realmente expressando uma diminuição dessa necessidade ou então podem estar reagindo contra um desejo subjacente que ou não podem aceitar ou não têm como esperar que seja gratificado. Esta última possibilidade pode ser a explicação para o caso de mulheres que não têm parceiros regulares ou que se consideram muito isentas de atrativos. O desejo nesses casos pode ser então bloqueado ou mesmo negado antes que alcance a consciência.

Como é o *status* comparativo entre os sexos quanto ao desejo de ser abraçado e de abraçar? Hollender e Mercer investigaram essa questão. Os sujeitos dessa pesquisa foram 30 homens e 45 mulheres, que variavam na idade entre 18 e 54 anos. Eram pacientes de duas pequenas unidades de psiquiatria ou eram atendidos como pacientes de ambulatório das mesmas instituições. Descobriu-se que um número relativamente expressivo de homens anseia ser abraçado e que alguns não têm nenhuma intenção sexual em mente; já outros sentem que é mais masculino abraçar do que ser abraçado. Aparentemente, embora os homens possam aceitar seu desejo de serem abraçados, essa necessidade ou não alcança a intensidade que atinge nas mulheres, ou, caso o faça, não é relatada.

Gravidez nos Primórdios da Adolescência. Somente nos Estados Unidos, mais de um milhão de meninas adolescentes engravida anualmente. O índice de aumento mais rápido nas gestações ocorre na faixa das meninas que estão abaixo de quinze anos; essas crianças não estão fisiológica, social nem psicologicamente preparadas para o papel da maternidade. Têm sido dados todos os tipos de explicação para essa epidemia de gestações em adolescentes e, sem dúvida, há uma enorme variedade de condições peculiares a cada pessoa, condições essas responsáveis pela situação. Mas parece que a ninguém ocorreu que uma ausência de tatilidade agradável no final da meninice pode ser uma dessas condições.

A Dra. Elizabeth McAnarney, que tem uma vasta experiência com meninas adolescentes grávidas, levantou a questão de se o coito, no caso de meninas de dez a quatorze anos, não poderia representar um comportamento com finalidades não-sexuais; além disso questionou se jovens no início da adolescência não estariam praticando o coito prematuramente em busca de proximidade e aconchego com outro ser humano, e não tanto com a intenção de obter prazer sexual. Ela observa que no período de sua vida em que a necessidade que o adolescente sente de tocar está muito maior, os toques foram, em grande medida, se não completamente, interrompidos. Tais adolescentes podem se valer de sua recém-adquirida capacitação genital e habilidade para o coito para satisfazerem a necessidade de tocar, de serem abraçados. Segundo as palavras da Dra. McAnarney:

"Quando os impulsos sexuais tornam a vir à tona na adolescência... o adolescente começa a reconhecer que o genitor do sexo oposto não pode ser seu objeto de amor. Além disso, o tabu do incesto proíbe que o adolescente e esse genitor tornem-se emocional ou fisicamente íntimos demais. A combinação de distanciamento emocional que ocorre quando o jovem se rende à perda do genitor do sexo oposto, com o tabu do incesto, pode ser a principal razão teórica pela qual os adolescentes e seus pais não se dedicam mais a tocar-se".

Ann Landers, cuja coluna de jornal tem aproximadamente 70 milhões de leitores de todos os segmentos da sociedade, pediu-lhes que respondessem à seguinte questão: "Você se contentaria em ser bem abraçado(a) e tratado(a) com ternura, esquecendo-se do 'ato'? Responda Sim ou Não". Em quatro dias, mais de 100.000 respostas começaram a chover. Dos que responderam, 72% disseram "Sim": eles se contentariam em ser apenas abraçados de perto e tratados com ternura, esquecendo-se do sexo. Dos 72%, 40% tinham menos que 40 anos de idade.

Ann Landers concluiu, através de seu levantamento, que praticamente dois terços das mulheres que responderam "sim" estavam dizendo que queriam ser valorizadas, sentir que eram importantes para alguém; também concluiu que palavras ternas e abraços carinhosos eram mais recompensadores que um "orgasmo produzido por um macho silencioso, mecânico, voltado apenas para si mesmo".

A fim de descobrir se havia alguma interferência de diferenças culturais no desejo de serem abraçadas existente em mulheres, os Drs. L.T. Huang, R. Phares e M. H. Hollender pesquisaram a questão em cinco grupos de mulheres asiáticas que viviam em Kuala Lumpur, na Malásia. No total, foram pesquisadas 190 mulheres:
24 chinesas educadas segundo padrões chineses;
65 chinesas educadas segundo padrões ingleses;
25 malasianas educadas segundo padrões malasianos;
34 malasianas educadas segundo padrões ingleses;
42 indianas educadas segundo padrões ingleses.

Todas as participantes eram casadas, a maioria com idade variando entre 20 e 30 anos. Os resultados foram extraordinários. As chinesas educadas segundo padrões chineses mostraram, dentre todas, o menor desejo de serem abraçadas e consideravam esse desejo como algo a ser mantido em segredo. No extremo oposto estavam as chinesas liberadas, de educação inglesa, que preferiam ser abraçadas e não eram propensas a manter em segredo esse desejo. A educação inglesa não teve efeito semelhante nas mulheres da Malásia, para as quais o efeito, no máximo, é contrário, pois as mulheres educadas segundo os padrões malasianos expressam a necessidade de serem abraçadas e são menos propensas que as malasianas de educação inglesa a negarem tal desejo. Estes resultados parecem ser consistentes com a maior liberdade relativa de manifestação de sentimentos e sensações sensuais e de deleite sexual em grupos de educação malasiana. Os autores concluíram que sua pesquisa demonstra que fatores culturais, bem como os de ordem psicológica, exercem uma influência profunda sobre o desejo de serem abraçadas. Acrescentam que essa influência é semelhante à exercida pela cultura sobre a responsividade sexual.

Lowen já publicou diversos históricos de caso sobre mulheres que sofriam de uma falta de estimulação tátil na primeira etapa de suas vidas e que, posteriormente, dedicaram-se a atividade sexuais numa tentativa desesperada de conseguir um pouco de contato com seus próprios corpos. "Esta atividade compulsiva", escreve Lowen, "pode dar a impressão de essas pessoas serem excessivamente sexuais. No máximo são subsexuais, pois que sua atividade deriva de uma necessidade de estimulação erótica mais do que de uma sensação de carga ou excitação sexual. A atividade sexual desse tipo nunca leva à satisfação orgástica ou ao preenchimento orgástico, deixando, porém, a pessoa vazia e desapontada."

Esses pontos são importantes, pois chamam atenção para o fato de que, no mundo ocidental, é altamente provável que a atividade sexual, na realidade a frenética preocupação com o sexo que caracteriza a cultura ocidental, em muitas casos não seja a expressão de um interesse sexual em absoluto, e sim uma busca de satisfação de uma necessidade de contato. Como comenta Lowen: "O ego que não está assentado na realidade da sensação corporal torna-se desesperado".

É significativo que praticamente exista a nível universal uma identificação entre tato e sexo. No caso especial das pessoas de língua inglesa, como disse Bruce Maliver a respeito da maioria dos americanos (incapazes de se sentir confortáveis diante do tocar como forma de fazer uma declaração amistosa ou afetiva), eles consideram o contato físico entre adultos quase que exclusivamente como prelúdio ao sexo, do que decorre estar o mesmo sujeito à gama usual de tabus sexuais. Insinuações de interesse sexual são prontamente comunicadas por um toque de mão ou um membro, por um delicado apertão na mão, no braço ou no ombro. E, mesmo sem a relação propriamente dita, um pode levar o outro ao orgasmo tocando suavemente, acariciando, alisando com mãos amorosas. A relação sexual deveria significar exatamente o que a palavra implica: comunicação entre duas pessoas na qual o coito desempenha seu papel e onde não constitui a totalidade da experiência da realização do amor. Sem uma comunicação tátil — que o corpo sente e diz de modo não-verbal — a experiência do sexo só pode ser agudamente incompleta.

Falando estritamente, como o mostrou Freud, o corpo todo é uma zona erógena e, como declarou Fenichel, o erotismo tátil é comparável ao prazer sexual que se pode derivar com o olhar (escopofilia). Ambos os tipos são desencadeados por estímulos sensoriais de um tipo específico, em situações particulares. No desenvolvimento das satisfações orais e anais pré-genitais até a primazia genital, em que as excitações sexuais se tornam orientadas pela genitalidade e preponderam em relação à zona erógena extragenital, a estimulação sensorial normalmente "funciona como instigadora de excitação e desempenha uma parte correspondente nos prazeres iniciais. Se essa estimulação tiver sido relegada a plano omisso durante a infância, permanece isolada, cobrando uma gratificação completa só para si e, desse modo, compromete a integração sexual".

Os autores do capítulo sobre "Sexualidade", no admirável livro intitulado *Our Bodies, Ourselves* citam uma mulher que, numa discussão de grupo, observou que embora não quisesse a relação sexual, queria ficar fisicamente muito perto de alguém, queria ser abraçada e tocada e sentia que "tudo faz um conjunto".

Embora a necessidade de ser abraçado possa ser sentida como algo bastante distinto da relação sexual, não obstante é quase sempre um dos principais elementos da necessidade de sexo e, em muitos casos, conforme já vimos, pode ser uma necessidade ainda mais intensa. Como se expressaram os autores acima citados: "A partir do momento em que nascemos, todos começamos a nos fazer sentir bem tocando-nos e brincando com nossos corpos. Algumas dessas experiências são explicitamente sexuais". São essas primeiras experiências táteis e o prazer que as mesmas nos deram que procuramos sentir de novo, com um parceiro escolhido, pela vida afora.

Um trágico exemplo de busca de contato físico através do sexo como forma de obter a certeza de ser amada e o alívio da ansiedade é o caso da falecida Janis Joplin, famosíssima cantora. Myra Friedman, em sua biografia dessa artista, diz o seguinte:

"Janis respirava, pensava, sentia, agia, num nível primitivo que era praticamente absoluto. Apesar de seus vinte anos de idade, ainda era como uma criança magoada e súplice que quer precisamente aquele tipo de amor que é completo no abraço físico; no sexo, de certa forma, existia um sinônimo válido para aquilo que ela buscava. Não era o amor como o procura um adulto; não havia partilha, não havia interesse, comprometimento, entrega, nenhuma daquelas coisas. Mas era realmente amor a ela. Em sua fome de afeto, ela praticamente se desvairava. Sua busca constante de contato físico ecoava os sons dos anseios infantis e a frustração de que essa necessidade não pudesse ser jamais impedida de produzir uma ansiedade insuportável. Nesse sentido, o sexo era seu paliativo, uma fuga da tensão que não podia ser suportada; por isso, o alívio sexual tinha, para ela, uma importância extraordinária, insubstituível".

No caso das mulheres pesquisadas por Hollender e por Lowen, a necessidade de serem abraçadas quase que certamente foi evitada e, portanto, permaneceu isolada e fazendo pressão, a uma grande distância de sua necessidade conturbada e desintegrada de terem relações sexuais. A única necessidade real que conheceram foi a pré-genital, a de serem postas no colo e aconchegadas e, principalmente, de serem amadas dessa maneira. O alto índice de correlação entre o comportamento maternal e os comportamentos da criança um pouco mais velha, a respeito de outras variáveis, torna altamente provável uma conexão entre deficiências parentais iniciais e o posterior anseio de ser abraçado. Como se expressou Jurgen Rueseh:

"Sabemos que para assegurar-se o desenvolvimento saudável, qualquer pessoa tem que ser suprida com o tipo certo de estímulo, no momento certo e na quantidade certa. No caso das crianças, isto é especialmente verdadeiro. Respostas quantitativamente impróprias dos pais para as mensagens primitivas dos filhos como 'Estou com frio', 'Estou molhado', 'Estou cansado', 'Basta', estipulam circuitos retroalimentadores comprometidos... Respostas qualitativamente impróprias podem causar distúrbios que de modo algum são diferentes dos produzidos pelas respostas quantitativamente inadequadas. Oferecer comida quando a sede é que se destaca, oferecer líquidos quando é um frio excessivo que deve ser cuidado, são exemplos que dispensam explicações".

Nas mulheres pesquisadas por Hollender, a evitação da necessidade de serem abraçadas, o distanciamento desta necessidade da satisfação sexual, pode ser explicada se levarmos em conta um fato reconhecido (desde 1898, por Albert Moll) sobre o impulso sexual: esse pode ser dividido em dois componentes, um limitado à aproximação física e mental com outra pessoa, o *impulso de contretação* (de *contrectare*, "tocar", "pensar sobre"), e outro, na medida em que era restrito aos órgãos periféricos, chamado de *impulso de detumescência* (de *detumescere*, "parar de inchar", "ceder"). Moll deixa muito claro que cada impulso, a princípio, funciona com absoluta independência do outro, como podemos constatar em crianças que são altamente táteis, mas que não demonstram nenhum concomitante interesse sexual pelos outros até que tenha decorrido mais tempo de seu desenvolvimento. No caso de se dar uma falha no desenvolvimento da contretação em conseqüência de experiências táteis inadequadas, a pessoa pode tornar-se fixada na satisfação dessa necessidade, com a conseqüente exclusão do desenvolvimento da necessidade da detumescência.

Tato e Comunicação. Já se comentou que, em última instância, toda tragédia é uma falha de comunicação. Também já se disse que a criança que recebe uma estimulação cutânea inadequada sofre de um defeito no desenvolvimento integrativo de seu organismo como ser humano, sofre de uma deficiência na comunicação da experiência do amor. Ao ser delicadamente tocada, acariciada, carregada no colo, aconchegada, confortada, e ao receber as verbalizações carinhosas típicas para bebês, a criança aprende a tocar delicadamente, a acariciar, a aconchegar, a confortar e a emitir as mesmas verbalizações e a amar os outros. Nesse sentido, o amor é sexual no mais saudável sentido desse termo. Implica envolvimento, interesse, responsabilidade, ternura e percepção atenta das necessidades, sensibilidades e vulnerabilidades do outro. Tudo isto é comunicado ao bebê através da pele, nos primeiros meses de sua vida, e gradualmente reforçado pela alimentação, sons e pistas visuais, à medida que se desenvolve. Não mais se pode pôr em dúvida que a prioridade das primeiras percepções do bebê sobre sua realidade é realizada através da pele. As mensagens que ele recebe através de tal órgão precisam ser tranqüilizadoras, reconfortantes e agradáveis para que ele possa vingar. Mesmo no aspecto da ingestão de alimento, como Broody ressaltou em sua excelente pesquisa sobre atendimento materno, "salvo em condições de segurança e conforto corporais, nenhum bebê, independente do quão faminto pudesse estar, parecia apreciar estar sendo alimentado".

As evidências de que dispomos, sugerem enfaticamente que uma inadequada comunicação com o bebê através da pele tem probabilidade de resultar num desenvolvimento inadequado de suas funções sexuais posteriores.

A colocação de Freud de ser a pele uma zona erógena diferenciada em órgãos dos sentidos e em zonas erógenas especiais, chamadas de anal, oral e genital, refere-se realmente a zonas erógenas táteis, e aquilo que ele chama de sexualidade infantil parece ser, como observou Lawrence Frank, principalmente tatilidade. À medida que o crescimento e o desenvolvimento prosseguem, essa sensibilidade tátil vai gradualmente sendo transformada em relações interpessoais, em atividades auto-eróticas e, por fim, em atividades sexuais. Deve-se lamentar que na ênfase de Freud, ou extra-ênfase poder-se-ia dizer, sobre a natureza erógena da pele, essa tenha passado a ser principalmente e quase que exclusivamente vista como significativa para o desenvolvimento apenas sexual. Esta visão erógena da pele criou obstáculos, até certo ponto, para o reconhecimento de seu papel no desenvolvimento de outros traços de comportamento.

Seria tolo pretendermos possuir a esse respeito mais conhecimentos do que os que efetivamente dispomos, pois, embora milhares de monografias, livros e artigos tenham sido escritos a respeito de praticamente todos os aspectos do sexo, o papel das primeiras experiências cutâneas presentes na situação do atendimento prestado pela mãe tem sido amplamente negligenciado. Brody pergunta se "o mais precoce erotismo da pele e dos músculos não teria recebido menos que o reconhecimento que lhe é devido pelo papel que desempenha nas gratificações oriundas do erotismo oral e das sensações nos primeiros meses de vida" (p.319) A resposta é um sim enfático. Por isso, apoiamo-nos aqui principalmente em conjecturas e inferências, mais do que em sólidos fundamentos alcançados com pesquisas.

O fato de os machos terem genitais externos proeminentes, pênis, escroto e gônadas, torna a manipuação dos mesmos pela mãe, pelo próprio bebê, e pelos outros, muito mais convidativa e fácil do que ocorre com as fêmeas. É provável, por conseguinte, que, em todas as culturas, os bebês de sexo masculino passem por uma estimulação genital consideravelmente maior que as meninas. Esta diferença de anatomia sexual pode ainda, pelo menos em parte, explicar a maior freqüência da masturbação — que é uma autogratificação pela estimulação da pele — em meninos do que em meninas. A estimulação precoce dos genitais externos de meninos, pela mãe, outras pessoas, ou por ambos, pode surtir toda espécie de efeitos no futuro desenvolvimento das condutas.

Escreve Lawrence Frank que "é notável"

"o fato de, em nossas discussões sobre o desenvolvimento da personalidade de crianças e sua sexualidade, termos dado tão pouca atenção às experiências cutâneas táteis vividas pelo bebê. Como todos os mamíferos jovens que são lambidos, cheirados, aconchegados e mantidos na proximidade da mãe, os bebês humanos têm uma necessidade aparentemente parecida de contatos próximos, de tapinhas carinhosos e de carícias, de tranqüilizações táteis que o acalmem e recuperem seu equilíbrio quando se sentirem magoados, assustados ou zangados".

Essa sensibilidade tátil é intensa principalmente nos genitais.

"A tatilidade do bebê, como suas outras necessidades orgânicas, transforma-se gradualmente conforme ele vai aprendendo a aceitar a voz da mãe como uma substituição; as suas palavras e tons de voz tranqüilizadores oferecem-lhe um equivalente dos íntimos contatos físicos; sua voz repreendedora e zangada serve como punição e o faz chorar como se tivesse apanhado. As carícias se tornam a forma principal de intimidade e de manifessação do afeto, acompanhadas das palavras e tonalidades de voz apropriadas. Todos os contatos físicos tornam-se significativos e coloridos pela emoção."

Frank prossegue então assinalando que, durante o assim chamado período de latência — que vai de quatro, cinco anos até mais ou menos doze, e durante o qual é sublimado o interesse pelo sexo —, as meninas, e os meninos especialmente, têm menos probabilidade de procurar e receber contatos táteis com seus pais. No entanto, a sensibilidade tátil reaparece mais forte que nunca na puberdade ou imediatamente após e torna-se então uma necessidade — objetivo primordial tocar e ser tocado, não apenas como estimulação sensorial impessoal, mas como realização e satisfação simbólica da busca de intimidade, aceitação, tranqüilização e reconforto; para os que tiveram tido deficiência nessa área, ocorre a manutenção da fuga desses contatos.

Diante da continuação do desenvolvimento, a necessidade da tatilidade

"... torna-se um dos componentes mais importantes das abordagens sexuais e dos coitos; nesses momentos, as primeiras experiências infantis de tatilidade adequada ou carente podem comandar a capacidade do jovem para responder. A sensibilidade tátil-cutânea dos genitais, na puberdade, torna-se mais aguda e, nos meninos, torna-se o foco principal de sua sexualidade, ao passo que as meninas conservam mais o caráter de tatilidade generalizada predominante na infância, ao mesmo tempo em que exibem sensibilidade especial nos seios, grandes lábios e clitóris. As práticas auto-eróticas podem servir tanto como satisfação vicárias quanto como preparo para o coito.

A enorme variedade de significados que o sexo pode ter para pessoas diferentes: uma linguagem que tem tipos de coisas a dizer para o outro que não podem ser ditas de nenhuma outra maneira; uma troca de amor; um meio de magoar ou explorar os outros; uma modalidade de defesa; um trunfo para barganha; uma forma de autonegação ou auto-afirmação; afirmação ou rejeição da masculinidade ou feminilidade, e assim por diante, para não mencionar as manifestações anormais ou patológicas que o sexo possa ter; todos eles são, em maior ou menor intensidade, influenciados pelas primeiras experiências táteis.

No mundo ocidental em particular, números incontáveis de pessoas foram criadas segundo a crença de que prazeres sensuais são errados; realmente, todos os prazeres do corpo são errados e os piores. Decorre daí que tais prazeres são poderosamente desencorajados. Os bebês têm seus polegares arrancados de dentro de suas bocas; se, durante seus primeiros anos de vida, persistem nesse gesto, são punidos ou ficam com o braço imobilizado. Acariciar os genitais ou sentir o próprio corpo com alegria são condutas igualmente desestimuladas. Como assinalou Gay Luse, esta é uma mensagem destrutiva, que implica que existe algo de errado com o próprio corpo e com as sensações e sentimentos gostosos que se tem por si próprio.

Não só a destrutividade pode afetar a sensação que a criança desenvolve por si mesma, como ainda as proibições parentais e suas punições podem afetar seriamente os sentimentos que transitam de pais para filhos e vice-versa, especialmente nos que a criança alimenta por um genitor repressor. O resultado será uma diminuição séria e completamente desnecessária de todos os afetos envolvidos.

Como assinala Lowen:

"A qualidade da intimidade física entre mãe e filho reflete os sentimentos da mãe a respeito da intimidade sexual. Se o ato sexual é por ela encarado com nojo, todo contato corporal vem tingido por essa nuança de sentimento. Se a mulher tem vergonha de seu corpo, ela não pode ofertá-lo generosamente ao bebê de peito. Se sente repugnância diante da metade inferior de seu corpo, sentirá uma certa repulsa quanto tocar nessa parte do corpo do filho. Cada contato com a criança é uma oportunidade para que esta experimente os prazeres da intimidade ou para que seja repelida pela vergonha e pelo medo da mesma. Quando a mãe tem medo da intimidade, a criança sentirá esse medo e o interpretará como rejeição. A criança que é filha de uma mulher temerosa da intimidade desenvolverá uma sensação de vergonha a respeito de seu próprio corpo".

O Dr. Andrew Barclay, da Universidade Estadual de Michigan, chamou atenção para o fato de que entre as modalidades de aspectos que diferenciam meninos e meninas no parto podem-se contar: (1) os meninos mantêm seus olhos mais abertos que as meninas; (2) os meninos se mexem mais; (3) as meninas param de chorar quando são levadas ao colo. Em conseqüência disso, os meninos são mais levados ao colo durante os primeiros seis meses e, já que não param de chorar quando estão nos braços do adulto, são carregados para cá e para lá e embalados por mais tempo. Depois de seis meses, as meninas são mais levadas ao colo por não serem tão ativas e serem mais receptivas ao colo e afagos que os meninos, os quais resistem mais a essas iniciativas dos adultos em favor de se deslocarem por si sós. Estas diferenças talvez sirvam para explicar por que os meninos são mais facilmente excitáveis por estímulos visuais, enquanto que as meninas o são mais por estímulos táteis. Barclay conclui que a transição de ser carregado para o deixar de sê-lo, no caso dos meninos, e de não serem carregadas para passarem a sê-lo, no das meninas, conduz a diferenças de papel sexual.

Nos primeiros seis meses de vida, como apontou Erikson, a criança está aprendendo confiança e desconfiança; as mudanças nas seqüências de carregar meninos e meninas no colo pode influir na aprendizagem da confiança-desconfiança de um modo tal que interfira e modele os papéis sexuais. Uma vez que os meninos são relativamente submetidos a uma carência quando deixam de ser carregados con tanta freqüência quanto no início, eles devem ser mais propensos a desconfiar dos outros que as meninas. As crianças de sexo feminino são relativamente encorajadas quando aumenta o tempo em que ficam no colo, e por isso as mulheres devem confiar mais nas pessoas em geral que os meninos. As experiências do dia-a-dia confirmam este nexo.

Entre os mitos que subjazem às condutas educativas dos pais ocidentais estão: (1) "homenzinhos não choram"; (2) "boas meninas não fazem isso". Depois de ouvirem o mito número um por um tempo suficiente, os meninos aprendem que negar seus sentimentos é ser "crescido". Nossa atitude de endossar este mito tem produzido adultos capazes de negar seus sentimentos por tanto tempo que depois não sabem mais o que sentem, quem são e, portanto, não têm mais certeza de como devem se comportar. São essas pessoas que exigem uma estimulação extrema, tal como a oferecida por filmes de sexo explícito, pelo frenesi do esporte, para então sentirem realmente alguma coisa.

Persuadir meninas de que "boas garotas não fazem isso" é treiná-las para que neguem sua sexualidade. Meninas "boazinhas" não se tocam, nem deixam os meninos fazerem-no, e assim por diante. Algumas mulheres, depois de anos de esforços, conseguem libertar-se desses primeiros condicionamentos; outras, porém, jamais o conseguem.

Qualquer manifestação de afeto ou contato físico tende a ser interpretada como sexual. Isto é em si altamente signicativo porque de fato a tatilidade está relacionada de perto ao desenvolvimento do comportamento sexual e praticamente sempre conserva algo desta qualidade. No entanto, na pessoa que sofre de uma carência tátil, o componente sexual da tatilidade permanece confuso e repleto de ansiedade. Disto decorre que tais pessoas prefiram evitar tocar as outras e se ressintam quando são tocadas, exceto sob condições especiais.

Carências de experiência tátil sofridas no início da vida podem provocar comportamentos calculados para obter substitutos capazes de satisfazer tais privações táteis, na forma de automanipulação variada, como masturbação, sucção de algum dedo, artelho ou do polegar, puxadinhas ou toques nas orelhas, nariz ou cabelos. É um fato interessante que, em povos iletrados, onde geralmente se dá às crianças toda a estimulação tátil de que essas precisam, raramente ocorre sucção de dedo ou polegar. Moloney, por exemplo, escreve: "Minhas observações na África, no Taiti e nas ilhas que o circundam, nas ilhas Fiji, nas do Caribe, no Japão, no México e em Okinawa, confirmam-me o fato de que a maioria dos bebês dessas áreas é amamentada e carregada pela mãe. Nessas regiões, notei que a sucção do polegar era praticamente inexistente."

Moloney acredita que o polegar se torna um substituto da mãe, da mesma forma que as bolinhas de papel para as crianças esquizóides ou esquizofrênicas que com tanta freqüência as enrolam entre os dedos. Como o expressou Lowenfeld, os dedos funcionam como antenas ou sensores que testam os arredores para atividades motoras subseqüentes.

A queixa tantas vezes repetida pelas mulheres sobre o desajeitamento, a rudeza e a incompetência dos homens em suas abordagens sexuais e na própria relação sexual, a respeito da falta de habilidade dos homens durante a fase preparatória e sua incapacidade para compreender o significado da mesma, quase que seguramente reflete de modo substancial a falta de experiências táteis que esses homens devem ter padecido durante a infância. A aspereza com que tantos homens lidam com as mulheres e crianças constitui ainda outra evidência da carência pela qual passaram em termos das primeiras experiências táteis, pois é difícil conceber alguém que tenha sido amorosamente querido e acariciado na infância e que não tenha aprendido a aproximar-se de uma mulher ou de uma criança com uma ternura especial. A própria *ternura* implica delicadeza, maciez de toque, cuidado. O gorila, um animal tão gentil, é a mais freqüentemente difamada das criaturas quando as mulheres desejam descrever as investidas sexuais do homem comum. O sexo parece ser considerado mais um alívio às tensões do que um ato profundamente significativo de comunicação dentro de um relacionamento humano profundamente envolvente. Em muitos de seus elementos, o relacionamento sexual reproduz a amorosa ligação mãe-criança. Como o expressa Lawrence Frank:

"A comunicação tátil no adulto que está copulando, tanto em sua fase preparatória, quanto durante a relação propriamente dita, vem sendo elaborada e refinada por algumas culturas até tornar-se o mais intrincado e surpreendente conjunto de padrões eróticos que, por meio de toda uma variedade de estimulações táteis de várias partes do corpo, servem para excitar, prolongar, intensificar e evocar comunicações. Vemos aqui a comunicação tátil reforçada e elaborada por atividades motoras e verbais, pela estimulação concomitante de nível visual, auditivo, olfativo, gustativo e também a nível dos músculos mais profundos, combinando-se para compor um relacionamento-personalidade orgânico, que pode ser uma das experiências humanas mais intensas. É ou pode ser considerada uma experiência estética no sentido de não comportar ou comportar muito poucos elementos cognitivos, propositais ou instrumentais, ao lado da perda maior ou menor de orientação espácio-temporal. Mas os processos sexuais elementares do organismo humano podem ser transformados e focalizados para um relacionamento amoroso interpessoal com uma pessoa identificada, com a qual o outro está buscando comunicar-se, usando o sexo não para procriação, como é quando a fêmea no ardor do cio procura unir-se para ser fertilizada, mas, ao contrário, como uma 'outra linguagem' para a comunicação interpessoal. Vemos aqui como o modo tátil primário de comunicação, em grande parte recoberto e substituído pelos sinais e símbolos auditivos e visuais, é convocado a funcionar novamente como intensidade orgânica elementar, desde que as pessoas não tenham perdido a capacidade para se comunicarem com o si-mesmo através das experiências táteis".

Pode-se muito bem indagar: se os homens são afetados pela falta de experiências táteis iniciais dessa maneira, como são afetadas as mulheres? A resposta é: de maneira basicamente semelhante à sofrida pelas mulheres que discutimos no início deste capítulo, desejosas de serem abraçadas e aconchegadas. Essas mulheres são mais ou menos afetadas pela frigidez, problema que conseguem ocultar facilmente fingindo-se excitadas quando não o estão, ou praticando uma aparente ninfomania que, na realidade, anseia profundamente por satisfações de nível tátil. Mais uma vez devemos enfatizar que não estamos aqui sugerindo que esses problemas são inteiramente devidos aos resultados de carências táteis do início da vida, mas que talvez possam sê-lo, pelo menos em parte.

As mulheres sempre se queixaram maciçamente da falta de ternura dos homens na questão da sexualidade e também em outras situações. Será que esta deficiência não se tornou ainda mais epidêmica recentemente, em virtude mais uma vez, pelo menos em parte, do abandono da amamentação natural e da redução das experiências táteis das crianças?

Muitas mães começam logo a rejeitar as demonstrações de amor dos filhos com base na falsa suposição de que, a menos que se comportem assim, farão com que eles se tornem profundamente dependentes delas. Há muitos pais que rejeitam os abraços de seus filhos porque, como um médico me disse, enquanto pai que adota essa atitude: "Não quero que ele se torne um desses" (quer dizer, homossexual). A apavorante ignorância revelada por essas atitudes é muito prejudicial e seus efeitos devem servir para reforçar a incapacidade dos homens de se relacionarem tatilmente com outros seres humanos.

Privação Tátil e Masturbação Excessiva Durante a Infância. O relacionamento entre privação tátil, durante o começo da vida e a infância, e o sexo, fica muito evidente nos vários casos relatados de excessiva masturbação precoce em crianças. Na ausência ou negação de uma calorosa estimulação tátil, a criança às vezes se volta para seu próprio corpo para ter gratificações. O Dr. Glen McCray, num relato sobre cinco casos, quatro meninas e um menino, descobriu que a masturbação excessiva pode ser produzida por uma negação fantasiada ou real de afeto dos pais, e pode também aparecer quando do nascimento de um novo irmão, da ausência prolongada de um dos genitores, da perda real ou por divórcio ou por morte de um deles. Em cada um dos casos de masturbação excessiva do Dr. McCray, o problema cedeu quando as atitudes dos pais mudaram e quando estes tornaram-se capazes de reinstalar uma estimulação tátil apropriada. Tocar, segurar no colo, dar tapinhas, "lutar" e outros jogos que envolvem muito contato corporal foram encorajados e executados pelos pais que conseguiram substituir seus próprios sentimentos eróticos em favor da necessidade de seus filhos receberem mais contato físico.

Privação Tátil e Violência. Os Harlow, numa pesquisa famosa, relataram fatos sobre o comportamento adulto de cinco fêmeas de macacos *rhesus* que nunca tinham tido uma mãe de verdade. Quando se tornaram mães, essas macacas mostraram-se completamente inúteis: duas se mantiveram indiferentes por completo a seus filhotes e três comportaram-se com tanta violência que era preciso apartá-los freqüentemente. Pistas normalmente apropriadas demonstradas pelos filhotes para eliciarem comportamentos maternais resultavam em repulsa e rejeição ou outras condutas brutais. Segundo sugestão dos Harlow, dizer que "a privação de gratificações normais da necessidade de contato e de se pendurar, na infância, que pode tornar impossível à fêmea adulta a manifestação de relacionamentos normais de contato com seus próprios filhos", é uma explicação excessivamente simplificada para esse comportamento e concordamos que seja. Pelo contrário, sugerem eles que a "afeição materna no macaco é um sistema altamente integrado, global, e não uma série de componentes isolados que variam independentemente ... dependendo mais das experiências sociais gerais que de experiências específicas". A experiência tátil é fundamental mas não é a única experiência necessária ao adequado desenvolvimento social dos animais e dos seres humanos. Seja como for, existe um paralelo espantoso entre o comportamento das macacas sem mãe em relação a seus filhos e o das mães humanas que maciçamente deixaram de ter mães adequadas quando elas mesmas tinham que ter recebido um atendimento materno de certo tipo. Segundo as descobertas dos Drs. Brandt F. Steele e C. B. Pollosk, da Universidade do Colorado, feitas quando estudavam os pais de crianças maltratadas em três gerações de famílias, eles se mostraram invariavelmente carentes de afeto físico quando eles próprios haviam sido crianças. Além disso, sua vida sexual adulta era extremamente precária. As mulheres nunca tinham orgasmo e a vida sexual dos homens era insatisfatória.

O paralelo entre as macacas adultas que não tinham tido mãe e os desastres sofridos pelos adultos que maltratam crianças quando eles mesmos passavam pela infância é uma coisa apavorante. O Dr. James H. Prescott, neuropsicólogo do desenvolvimento, que trabalha no Instituto Nacional de Saúde Infantil e Desenvolvimento Humano, em Bethesda, Maryland, acredita que uma das causas principais da violência humana provém de uma falta de prazer corporal durante o período formativo da vida. Ele escreve que "pesquisas recentes endossam a perspectiva de que a carência de prazer físico é um dos principais ingredientes na expressão da violência física. A associação rotineira de sexo com violência fornece uma pista para se entender a violência física em termos da privação de prazer físico". Prossegue então assinalando que, diversamente da violência, as pessoas parecem nunca ter prazer suficiente, e por isso estão constantemente buscando novas formas que, em última instância, parecem ser substitutas para os prazeres sensoriais naturais do tocar. Experimentos de laboratório convenceram o Dr. Prescott de que a privação do prazer sensorial é a principal causa básica da violência. Existe uma relação recíproca entre os dois fatores: *a presença de um inibe o outro*. A ira não é possível na presença do prazer. Um animal irado e violento irá acalmar-se quando eletrodos estimularem os centros de prazer de seu cérebro. O Dr. Prescott sugere que, durante o desenvolvimento, determinadas experiências sensoriais criarão uma disposição neuropsicológica de busca ou da violência ou do prazer, em época posterior da vida. Escreve este pesquisador:

"Estou convencido de que os diversos comportamentos sociais e emocionais anormais resultantes do que os psicólogos chamam de privação 'materno-social', ou seja, da falta de cuidados ternos e amorosos, são causados por um tipo particular de privação sensorial, a privação *somatossensorial*. Derivado da palavra grega para 'corpo', este termo refere-se às sensações do tato e do movimento do corpo que diferem dos sentidos da visão, audição. olfação e paladar. Creio que a privação do toque, do contato e dos movimentos corporais é a causa básica de numerosos distúrbios emocionais que incluem comportamentos depressivos e autistas, hiperatividade, aberrações sexuais, abuso de drogas, violência e agressões".

Pode ser que o Dr. Prescott esteja exagerando um pouco na abrangência dos efeitos da privação somatossensorial, mas, se suas alegações tiverem um mínimo de exagero estão mesmo assim na direção correta e, em sua maior parte, como o atestam abundantes evidências, são dignas de mais atenção do que até agora receberam. Como o disse Prescott, inúmeras pesquisas sobre a delinqüência juvenil e sobre criminosos revelaram um lastro comum de lares desfeitos, pais negligentes ou que maltratam seus filhos. Pode-se tomar o caso de praticamente qualquer indivíduo violento e pesquisar sua história de vida durante a infância e, com certeza, pode-se predizer que virá à tona ter tido ele uma meninice carente de amor, falta de cuidados ternos e amorosos.* Todavia, devemos deixar muito claro

---

* Para uma discussão minuciosa desse aspecto, veja-se A. Montagu, *The Direction of Human Development* (ed. revista), Nova York, Hawthorn Books, 1970.

que existe um certo número de casos registrados de pessoas que sofreram de falta de amor em suas infâncias e que, de algum modo, saíram desse período mentalmente bastante saudáveis.*
A propósito, pode-se constatar que muitos estupradores, quase que invariavelmente do sexo masculino, não são tão motivados pela necessidade sexual quanto pela necessidade de cometerem atos brutais contra mulheres. Pode ser que, entre outras coisas, a criança iguale uma privação tátil à rejeição materna, experiência esta que em época ulterior de sua vida fará com que a pessoa recorra à violência sexual contra as mulheres. Pode ser também que um mecanismo semelhante esteja implicado na opressão geral que as mulheres sofreram nas mãos dos homens.

Há algumas evidências de que, no incesto, a força propulsora raramente é a necessidade sexual, mas muito mais a necessidade de proximidade, de calor humano, de cuidados.

Ser tratada com aspereza tem sido considerado por muitas mulheres, especialmente pelas que pertencem às classes trabalhadoras, como sinal incontestável de amor. Existe, por exemplo, a famosa súplica das mulheres Cockney para seus homens: "If yer loves us, chuck us abaht".** O elemento sexual estava nítido na epidemia de flagelações da Idade Média como punição que a Igreja primeiramente aprovou e depois proibiu, quando percebeu a sensualidade nelas envolvida. O fato de as participantes dessas flagelações mostrarem-se mais do que ansiosas para receber as carícias do chicote, sugere que muitos bebês medievais recebiam uma quantidade inadequada e uma qualidade imprópria de estimulação tátil.

Bater em crianças, seja qual for a intenção, como forma de disciplina ou por outros motivos, torna a pele um órgão de dor ao invés de órgão do prazer. Por razões que não são difíceis de discernir, as nádegas têm sido o ponto escolhido com mais freqüência para se espancar a criança. Esta região está intimamente associada aos órgãos sexuais e é inervada pelos nervos sensoriais que formam parte do plexo nervoso ligado às funções sexuais. Por isso, espancar as nádegas pode produzir sensações distintivamente eróticas nas crianças, inclusive o orgasmo sexual. É sabido que as crianças se comportam de modo errado deliberadamente a fim de receberem essa "punição" desejada, fingindo estarem sofrendo enquanto ela dura.

---

* Para uma noção do caso mais espantoso já registrado, veja-se A. Montagu, *The Elephant Man*, Dulton Books, Nova York, 1979. Vide também D. Beres e S. J. Obers, "The Effects of Extreme Deprivation in Infancy on Psychic Structure in Adolescence: A Study in Ego Development", in *The Psychoanalytic Study of the Child*, vol. 5, International Universities Press, Nova York, 1950, pp. 212-235; A. M. Clarke e A. D. B. Clarke, *Early Experiences: Myth and Evidence*, Free Press, Nova York, 1976.
** "Se você me ama, me moa de pancada." (N.T.)

Rousseau relata que, quando estava com oito anos (mas na verdade estava com dez), aprendeu a conhecer o prazer sexual por meio de espancamentos administrados por suas governantas, as quais costumavam deitá-lo sobre os joelhos a fim de dar-lhe *a posteriori* o que ele merecia. Longe de sentir-se incomodado por tais ataques à sua integridade, ele fala do quanto os apreciava e que finalmente tiraram sua cama do quarto da governanta, quando ela percebeu quais eram os efeitos que suas punições estavam tendo sobre seu pupilo.

Haja ou não algum elemento de sadismo pervertido na personalidade de um disciplinador em particular, o início do condicionamento da associação entre dor e prazer sexual produzido pelas sessões de espancamento pode resultar numa patologia permanente,* distúrbio conhecido pelo nome de *algolagnia*. A algolagnia é um distúrbio em que a dor e a crueldade provocam um prazer sexual voluptoso. Pode ser tanto passiva quanto ativa. A algolagnia masoquista torna a experiência da dor, do nojo ou da humilhação, algo que produz excitação sexual. A algolagnia sádica é oposta, tornando a imposição de dor, incômodo, medo ou humilhação a outros uma fonte de prazer sexual para quem está infligindo tais emoções.

Espancar e bater de mão aberta a fim de punir crianças é ainda uma prática adotada com excessiva freqüência. Infligir dor às mesmas por estes meios priva-as do conforto que a pele geralmente lhes comunica; em conseqüência disso, podem vir a associar sua própria pele e a dos outros ao medo do contato e à dor, passando assim a evitar contatos de pele mais tarde na vida.

Num grande número de vezes, morder, beliscar, arranhar e apertar, como formas de carícia que até chegam a causar dor, estão mescladas à sexualidade normal e são apreciadas por um ou outro dos parceiros, ou por ambos. Quando a sexualidade é patológica, esse comportamento geralmente encontra-se intensificado. A pele se torna um fator dominante na experiência do prazer sexual. Flagelar-se, geralmente nas nádegas e coxas, tem sido uma das formas mais rotineiras de perversão sexual, sendo, para tanto, usado todo tipo imaginável de látego. Há muito tempo existem no continente europeu em especial e, sem dúvida, existiram ou continuam existindo similares nas Américas do Norte e do Sul, estabelecimentos em que os clientes — em sinal de consideração — são minuciosamente flagelados em busca de satisfação sexual.

"Velhos sujos" dando beliscões no traseiro de mulheres constitui um exemplo de perversão sexual que a sociedade claramente en-

---

* Para uma boa discussão dos efeitos patológicos dos espancamentos, veja-se J. F. Oliver, *Sexual Hygiene and Pathology*, Filadélfia, Lippincott, 1965, pp. 63-67.

tendeu e considera não de todo destituído de graça. É muito interessante, mas existem mulheres que exibem da mesma forma seu interesse pelos homens, dando beliscões em suas nádegas com paixão tal que deixam-nos marcados de preto e azul. Na fase de excitação sexual, toda a qualidade sensorial da pele está intensificada. Sensações que em circunstâncias ordinárias seriam dolorosas, geralmente se tornam muito agradáveis. Algumas mulheres, enquanto têm um orgasmo, pedirão gritando que as machuquem e gostarão da dor que lhe for infligida, dor sempre diretamente relacionada à pele e nela sentida. Outras apreciam as "mordidas de amor". Como diz Van de Velde, "as mulheres são ostensivamente mais viciadas em dar mordidas de amor do que os homens. Não é absolutamente incomum que uma mulher de natureza passional deixe uma recordação da união sexual no ombro do homem, na forma de um contorno ligeiramente arqueado e oval de marcas de dentes. A mordida acontece quase que sem exceção *durante o coito* ou imediatamente após, ao passo que as mordidas de amor, geralmente mais leves, suaves, ou pelo menos não tão perceptíveis, que o homem dá na parceira, fazem parte do jogo erótico anterior ao coito, ou em seu estágio final". No caso do homem, "muitas marcas azuis ou esfoladuras nos braços da mulher testemunham o *tourbillon* masculino". Van de Velde acredita que a inclinação feminina para morder durante o ato sexual decorre principalmente do desejo de dar um beijo mais intenso do que é humanamente possível. É por assim dizer um desejo de deixar uma impressão integumentar permanente, uma intensificação das sensações táteis. "Na realidade", escreve Van de Velde, "tanto o parceiro ativo quanto o passivo sentem um prazer erótico particularmente agradável nas mordidinhas breves, delicadas, suaves ou agudas, mas nunca realmente dolorosas, que trocam entre si homem e mulher conforme o jogo do amor se acelera, e especialmente quanto estas carícias são aplicadas em rápida sucessão e em pontos adjacentes". A linha divisória entre o normal e o anormal é muito tênue quando se trata desse tema, que por sinal foi admiravelmente discutido por Havelock Ellis e outros.

A freqüência extraordinária com que pessoas portadoras de anormalidades sexuais sofrem de patologias da pele sugere não apenas um efeito psicossomático centrífugo, mas um fator centrípeto causal. Isto está evidenciado na freqüência com que tais pessoas procuram resolver seus conflitos sexuais aferrando-se a um relacionamento íntimo, dependente e passivo com a mãe ou sua substituta. Pode-se postular como praticamente certo que aconteceu no início da vida dessas pessoas uma falta de atendimento materno adequado e principalmente de uma adequada comunicação por meio da pele.

Escopofilia, a que já fizemos referência, ou seja, o prazer que se obtém de olhar, pode tornar-se uma perversão, quando então é conhecida como *voyeurismo*. O voyeurismo pode restringir-se exclusivamente aos genitais ou estar associado ao domínio pelo nojo, como no olhar que se fixa nas funções excretoras. Pode ainda, ao invés de ser preparatório para a finalidade sexual, chegar a suplantá-la, quando então é exibicionismo.

No primeiro ano de vida, olhar as coisas, tocá-las e levá-las à boca estão intimamente associados. A associação especial entre olhar e tocar é ainda mais íntima. As experiências de urinar e defecar são capazes de promover um alívio agradável e uma sensação de calor. Se, porém, as necessidades orais são gratificadas de modo insatisfatório e chegam a ser caracterizadas pela ambição, pela voracidade, pela incapacidade de chegar à saciedade, junto com temores pelos aspectos hostis decorrentes desses processos, as funções visuais podem passar a ter uma qualidade compulsiva correspondente, devoradora, e ser mais tarde defendida por complexos sistemas inibidores de diversos tipos. Ao invés de as funções libidinosas orais, anais, táteis e visuais estarem harmoniosamente integradas, tornam-se associadas de modo anárquico e disfuncional. Deste modo, olhar chega a substituir as saídas sexuais normais, como na escopofilia, da mesma forma como acontece com o tato e suas modalidade anormais como beliscar, arranhar ou morder, com ou sem o desejo concomitante de infligir dor, ou as várias formas de exibicionismo. Geralmente as mulheres não exibem sua região genital, mas exibem seios e nádegas. Isto elas têm feito há milênios, acompanhando as mudanças da moda com toda a naturalidade. Era costumeiro na Creta antiga as mulheres exibirem os seios e, em diversos momentos do mundo ocidental, dispositivos para chamar atenção para os seios e para as nádegas também estiveram muito em moda. Mas aquela que parece ser a mais ousada de todas as tentativas de chamar atenção para os genitais externos, a saber, a minissaia, é um fruto dos anos 60. Os vestidos *topless* não chegaram a fazer moda, e as blusas transparentes alcançaram apenas uma limitada popularidade.

Esses fenômenos, no entanto, não são absolutamente nenhum sentido de evidências patológicas de perturbações sexuais. O que evidenciam é a expressão da necessidade de amar, e uma vez que amor e sexo tornaram-se identificados no mundo ocidental, a atração sexual torna-se um meio de alcançar o "amor". Desta maneira, o amor se coloca como "superficial". Quanto mais pele está exposta, mais amável se torna a mulher. Este tipo de escopofilia tornou-se normal para a maioria dos homens do mundo ocidental, os quais, assim que percebem uma mulher dotada de uma distribuição apropriada de seus atributos curvilíneos, migram fototropicamente em sua direção. Disto decorre a ênfase sobre a nudez. Nestes casos, não é tanto a pele como o sexo o mais envolvido. O verdadeiro exibicionista, porém, pode ser um puritano absoluto no que tange à nudez, podendo inclusive jamais consentir que a esposa o veja nu ou vice-versa. As atitudes puritanas desse tipo são bem conhecidas como peculiares a famílias de exibicionistas. Nestas, privações cutâneas e outras congêneres são comuns durante a infância e a meninice.

A motivação das mulheres que fazem *strip-tease* confirma nossas hipóteses. Skipper e McCaghy estudaram 35 destas mulheres e descobriram que perto de 60% vinham de lares desfeitos ou instáveis, nos quais o pai, de alguma forma, era inadequado. Na falta de uma resposta forte de um pai, essas meninas precisaram recorrer a substitutos. Quando desnudam seus corpos, essas profissionais do *strip-tease* podem estar simplesmente pedindo a atenção e o afeto que lhes foram negados pelo pai. As moças dessa pesquisa estimaram que entre 50% e 75% das que trabalham com esta ocupação são lésbicas. Este fato tende a corroborar ainda mais a suposição de que essas mulheres ainda alimentam a sensação de terem sido rejeitadas pelo pai, experiência esta vivida durante a infância.

Anatole Broyard capta algo da pungência dessa tragédia na revisão de um livro intitulado *Fathering* quando escreve: "Seria muito gostoso imaginar que o pai voltou para casa e que a situação está resolvida: num cabaré de terceira categoria, enquanto a banda toca um arranjo pesado de *I've Got You Under My Skin*, uma moça está nua de frente para o público, com face impassível, quando um homem de meia-idade corre até o palco e a ajuda a vestir de novo suas roupas".

Toque Bom e Toque Ruim. Em 1984, o Centro Nacional contra Abusos Infantis, de Washington, relatou que mais de um milhão de crianças tinham sido objeto de abuso no ano precedente. Acredita-se que pelo menos 30% das meninas e 10% dos meninos são sexualmente molestados antes de completarem dezoito anos. Os relatos praticamente diários de abuso sexual contra crianças veiculados pelos meios de comunicação de massa divulgaram para muitos pais que talvez estejam agindo errado quando acariciam seus filhos, que talvez não devessem abraçá-los e beijá-los ou tocá-los de qualquer modo.

Este estado de alarme é compreensível numa sociedade que tanto confundiu amor, sexo, afeto e toque. Mas os pais que são genuinamente amorosos nada têm a temer com seus atos de demonstração de afeto pelos filhos ou por qualquer outra pessoa. As zonas erógenas, porém, devem ser evitadas; incluem lábios, mamilos, genitais externos e nádegas. Os lábios porque, além de sua eroticidade, são freqüentes transmissores de infecções por meio de beijos. Nos momentos de banho, essas áreas devem ser lavadas sem hesitação, mas não devem se tornar foco de atenção especial.

Nas sociedades pré-industriais, as assim chamadas "sociedades primitivas", esse conselho seria justificadamente considerado absurdo e ridículo, pois essas pessoas não fazem tanta confusão a respeito dessas questões quanto os povos do mundo considerados "civilizados". Todos os habitantes do mundo ocidental compreendem que tocar é socialmente permitido desde que evite quaisquer implicações de sexo. Se pais e outras pessoas tiverem isto em mente, nada terão a temer. Não pode haver nada de errado com pais e filhos dormirem juntos ou tomarem banho juntos. O acerto ou erro de cada conduta depende dos motivos dos pais e do que seu filho acaba acreditando a respeito.

Diferenças Sexuais de Tatilidade. As diferenças sexuais em termos de sensibilidade tátil tornam-se aparentes desde imediatamente após o parto: as meninas têm limiares de tato e dor mais baixos que os meninos e esta é uma diferença que se sustentará por toda a vida. Em todas as idades, as mulheres são muito mais responsivas aos estímulos táteis do que os homens e dependem muito mais do tato para a excitação erótica do que aqueles que são mais excitáveis pelos estímulos visuais. Pelo menos em parte, essa diferença parece ser genética, embora as diferenças culturais sem dúvida também desempenhem seu papel no desenvolvimento da responsividade tátil nos dois sexos.

Os meninos respondem menos que as meninas a palavras e a toques e por isso os pais consideram mais gratificante falar com e tocar as meninas do que os meninos; dentro de poucos meses, as meninas mostram mais interesse que os meninos por rostos. Beverly Fagot, da Universidade do Oregon, estudou as diferenças sexuais nas brincadeiras de crianças que estavam começando a andar e as relacionou ao comportamento de seus pais. Descobriu que os pais reúnem-se mais a brincadeiras com meninos do que com meninas, mas, paradoxalmente, também permitem mais aos meninos que brinquem sozinhos. Uma vez que os meninos são mais vezes deixados sozinhos pode ser que em resultado disto se tornem mais independentes que as meninas.

A estimulação tátil é muito mais significativa para as mulheres do que para os homens. Como diz Fritz Kahn, o contato corporal para uma mulher é um ato de grande intimidade e uma concessão de longo alcance. Daí decorre que uma mulher chegue à indignação

quando, depois de ter recusado um contato íntimo com um homem, ele a toque contra sua vontade; ela o repelirá com palavras fulminantes: "Mas como ousa me tocar!".
A qualidade singular da tatilidade feminina já há muito é reconhecida por frases populares como "toque feminino".

Outra diferença sexual a respeito do interesse tátil está na maior freqüência com que as parafilias — respostas obsessivas a estímulos inaceitáveis a fim de alcançar o orgasmo — ocorrem nos homens, em comparação com a incidência em mulheres. São exemplos a necrofilia (atração por cadáveres), exibicionismo (exposição dos genitais), coprofilia (excitação pelas fezes), masoquismo (prazer com a dor), urofilia ou urodinismo (excitação quando alguém urina na pessoa), narratofilia (necessidade de ouvir episódios eróticos), pictofilia (excitação por meio de imagens), escatofilia (conversa de baixo calão), zoofilia (excitação por animais), voyeurismo (xeretismo), sadismo (excitação por causar dor ou impor punições) e esfregação (conduta de apertar-se e esfregar-se contra o corpo de outras pessoas, para alcançar o orgasmo, geralmente em locais lotados). Estas parafilias são em grande extensão anormalidades masculinas. As parafilias não só são incomuns em mulheres como se limitam quase que praticamente ao tato, a sentir e a tocar uma outra mulher nos casos de homossexualidade, ou a sentir e a tocar animais de estimação nos casos de zoofilia. Roubar substitutos de amor ou da gestação, como na cleptomania, pode servir como estímulo sexualmente excitante para mulheres. Enquanto que sentir e ter contato são essenciais para a excitabilidade feminina, o homem é eroticamente atraído a distância.

Diferenças Sexuais nas Experiências Táteis. À exceção dos Estados Unidos, há poucas informações disponíveis a respeito das diferenças entre sociedades civilizadas no que tange às experiências táteis às quais cada sexo é exposto. Margaret Mead chamou atenção para o fato de as mães americanas serem mais dispostas a aproximarem-se de suas filhas que de seus filhos, observação que tem sido muitas vezes confirmada. Goldberg e Lewis, por exemplo, descobriram que, com um ano de idade, as meninas mostram mais comportamentos de ligação afetiva em relação às mães que os meninos. Sobretudo, descobriram que, para os dois sexos, a quantidade de toques que a mãe propicia está correlacionada à quantidade de ligação afetiva nessa idade. Por comportamento de ligação afetiva, Goldberg e Lewis querem dizer desejo de proximidade da mãe, tocá-la e reagir ao afastamento da mesma.

Erikson faz uma imagem da mãe americana, baseando-se em sua experiência clínica, como pessoa que "no início do desenvolvimento de seu filho... deliberadamente subestimula-o sexual e emocionalmente", com "uma certa falta determinada de maternalismo". Sears e Maccoby, numa pesquisa retrospectiva de padrões de criação de filhos nos Estados Unidos, descobriram que as meninas recebem mais demonstrações de afeto que os meninos e que as mães parecem ser mais felizes por darem à luz meninas do que por terem meninos. Foi também constatado que, à semelhança da pesquisa dos Fischer numa cidade da Nova Inglaterra, as meninas eram desmamadas mais tarde que os meninos, sugerindo que o desmame tardio indicava uma atitude mais indulgente para com as meninas. Clay, em sua pesquisa sobre as interações táteis entre mãe e bebê dos Estados Unidos, também descobriu que as crianças de sexo feminino recebem mais estimulação tátil que as de sexo masculino. Reva Rubin, professora associada de enfermagem na Universidade de Pittsburgh, afirma que é sua impressão "os meninos serem menos carregados, menos acariciados e levados ao colo por menores períodos que as meninas". As meninas, quando bebês, são mais responsivas ao serem tocadas, tanto delicada quanto brutalmente e, em poucos minutos, demonstram mais interesse pelos rostos que os meninos de mesma idade.

Talvez essa diferença de experiências táteis responda pelo menos em parte pelo fato de as mulheres americanas serem muito menos tensas a respeito da tatilidade do que os homens americanos.

Há evidências de que os extrovertidos são mais excitáveis a nível tátil e mostram uma excitação sexual mais intensa.

Gêmeos e Tato. É interessante saber que, aparentemente, os gêmeos recebem menos toques que os filhos de partos simples. Lytton, Conway e Sauvé, pesquisando 46 pares de gêmeos de sexo masculino, 17 dos quais eram idênticos e 29 fraternos, compararam este grupo com 44 meninos não gêmeos, com idade variando entre vinte e cinco e trinta e cinco meses. Descobriram que os pais dos filhos não gêmeos mostravam mais afeto pelas crianças, com "ações positivas" relativamente mais numerosas, tais como abraçar ou mostrar aprovação; também falavam significativamente mais com esses filhos do que os pais de gêmeos em relação aos seus. Decorrendo disto, esses pais também usavam mais "comportamentos de controle", implicando em mais ordens e proibições ao lado de mais explicações e sugestões. Os gêmeos falavam muito menos que os filhos não gêmeos e seu vocabulário era menos maduro. A carga dupla de criar gêmeos parece permitir menos tempo e energia disponíveis a cada criança em particular, do que resultam efeitos significativos sobre os gêmeos.

Além disso, sabe-se que o distanciamento temporal mínimo de irmãos tem efeitos adversos consideráveis sobre o desenvolvimento intelectual do mais novo, em comparação com um espaçamento familiar maior. A gemelaridade afeta as duas crianças adversamente, pois não há nenhum espaçamento entre o nascimento dos filhos.

7 CRESCIMENTO E DESENVOLVIMENTO

"O homem é um animal que cresce e seu direito inato é desenvolver-se."
— Anônimo.

Crescimento é o aumento das dimensões. Desenvolvimento é o aumento da complexidade. Qual é o papel que eventualmente teria a experiência tátil no crescimento e no desenvolvimento do organismo? Tanto para animais em geral quanto para os humanos em particular, as evidências são inequivocamente claras: as experiências táteis desempenham um papel fundamentalmente importante no crescimento e no desenvolvimento de todos os mamíferos estudados até o momento, assim como provavelmente também para os não-mamíferos.

Lawrence Casler chamou atenção para o fato de os efeitos negativos da privação materna, tão habilmente discutidos por Bowlby e outros, serem provavelmente resultantes de privações perceptivas nos sistemas tátil, visual e provavelmente vestibular. O vestíbulo é a parte central do ouvido interno ligado adiante à sóslea, órgão fundamental da audição que fica acima e atrás dos canais semicirculares; é deste complexo de estruturas interligadas que recebemos nossa sensação de equilíbrio. As privações perceptivas estão sem dúvida implicadas, mas isto é somente uma outra forma de fazermos referência à privação social e aos elementos aí contidos, de natureza complexa. Quando viermos a saber consideravelmente mais a respeito dos componentes do amor materno do que temos conhecimento hoje, estaremos sem dúvida em condição de o descrevermos como uma função de fatores bioquímicos, fisiológicos, sinésicos, táteis, visuais, auditivos, olfativos e outros. A partir de observações com animais não-humanos poderemos obter alguns esclarecimentos sobre a maneira como a experiência tátil, com a qual nos ocupamos aqui, pode afetar o crescimento e o desenvolvimento dos humanos. Sendo assim, iniciaremos com uma discussão dos dados relativos a animais não-humanos e depois passaremos às evidências dos efeitos da experiência tátil em nossa própria espécie.

Evidências Relativas a Animais Não-Humanos. Numa série de experimentos executados pelo Dr. John D. Benjamin, da Faculdade de Medicina da Universidade do Colorado, em Denver, Colorado, um grupo de 20 ratos de laboratório, que recebeu exatamente os mesmos tipos e quantidades de alimentos e condições de vida, foi acariciado e aconchegado pelo pesquisador, enquanto outro grupo foi tratado friamente. "Parece tolice", teria dito um dos pesquisadores, "mas os ratos mimados aprenderam mais depressa e cresceram mais rápido".

Longe de parecer tolice, é exatamente isso que esperaríamos que tivesse acontecido. O organismo vivo depende, em grande medida, da estimulação do mundo externo para seu crescimento e desenvolvimento. Estes estímulos precisam, em sua maioria, ser de natureza agradável, como também devem sê-lo na aprendizagem. Portanto, como seria de se esperar, os animais que foram manipulados depois de nascidos mostram-se então mais propensos a condutas menos emocionais em testes a campo aberto, a defecar e urinar menos e a exibir mais interesse pela exploração de um ambiente não familiar, do que os animais que não foram manipulados no período anterior ao desmame. São também mais aptos para aprender respostas condicionadas de evitação. A manipulação desses animais antes de serem desmamados também resulta em peso cerebral maior e num maior desenvolvimento do córtex e do subcórtex. Foram encontrados teores mais elevados de colesterol e da enzima colinesterase nos cérebros de ratos acariciados, quando comparados aos não acariciados, o que então indica um estágio mais avançado de desenvolvimento neural, em especial no tocante à formação de revestimentos gordurosos que envolvem as fibras nervosas, as camadas de mielina.

Os ratos acariciados mostram mais vitalidade, curiosidade e capacidade de resolução de problemas que os ratos não acariciados. Tendem também a ser mais dominadores que os não acariciados.

O crescimento do esqueleto e do corpo é mais adiantado nos ratos acariciados que nos não acariciados do grupo controle; o alimento é melhor aproveitado e anteriormente já citamos evidências mostrando que os animais experimentais acariciados mostram menos emotividade em situações de estresse. (Vejam-se as páginas 46-47.) Também já se chamou atenção para o fato de os animais acariciados, quando adultos, mostrarem um sistema imunológico mais eficientemente desenvolvido do que o de ratos que durante o início de vida não foram acariciados. Este é realmente um resultado notável. No momento não sabemos ao certo como é que isto acontece de fato, mas tem-se sugerido que hormônios ambientalmente responsivos talvez afetem o desenvolvimento da função do timo, glândula esta que desempenha um papel significativo no estabelecimento de uma competência imunológica. O hipotálamo, que sabidamente desempenha um papel na regulação da imunidade, também pode estar implicado neste caso. (Vejam-se páginas 194-199.)

Acariciar promove uma maturação mais rápida do eixo pituitária-adrenais, quer dizer, do sistema de alarme-reação do corpo. Os ratos acariciados durante sua infância recuperam-se de choques eletroconvulsivos num nível altamente significativo quando comparados ao nível alcançado pelos animais não acariciados.

Seria de se esperar que as primeiras estimulações táteis fossem, a respeito de vários aspectos, mais importantes que a estimulação tátil posterior para o desenvolvimento do organismo, e realmente isto é o que se constatou experimentalmente. Neste sentido, Levine descobriu que ratos manipulados exibiam maior estabilidade emocional, medida pela atividade excretora, pela atividade geral, e assim por diante, quando comparados aos ratos não manipulados. Além disso, os ratos intensamente acariciados, que receberam mais do que a dose habitual de manipulação, eram melhores nas situações de aprendizagem e retenção que os ratos manipulados normalmente e que os não manipulados.

Larsson descobriu que manipular repetidamente ratos machos em fase de crescimento torna-os sexualmente mais responsivos às fêmeas. Desta maneira, o início da puberdade foi aparentemente adiantado em vários dias. Ratos manipulados duas vezes por minuto, durante poucos segundos, e depois colocados próximos às fêmeas, demonstraram menores intervalos intercopulatórios e aumento nas ejaculações: de 3.7 a 5.3 por hora. A atividade sexual, por conseguinte, foi bastante intensificada em resultado das manipulações.

Embora possa haver pouca dúvida de que fatores genéticos participem da estrutura de comportamento com a qual os animais respondem aos manuseios ou carícias, há evidências inequivocamente claras de que todos os animais respondem positivamente ao serem manipulados ou acariciados e respondem com mais eficiência a quaisquer testes ou experimentos aos quais sejam submetidos, quando comparados a animais que não passaram por tais experiências táteis. Urie Bronfenbrenner resumiu esses resultados com muita propriedade.

"Em primeiro lugar, os efeitos são salutares para o organismo em geral, tanto a nível fisiológico quanto psicológico. Por tais motivos, tem-se demonstrado que a manipulação estimula a capacidade futura do organismo de resistir a estresses, seu nível geral de atividades e sua capacidade de aprendizagem. Em segundo lugar, a presença ou ausência das manipulações tem seu impacto máximo nos primeiros dez dias de vida, apesar de efeitos significativos terem sido registrados com animais que foram manipulados quando já estavam com cinqüenta dias de idade.

A nível orgânico, o crescimento e o desenvolvimento são controlados por fatores endócrinos e neurais. Sabe-se, sem sombra de dúvida, que os fatores emocionais são capazes de influir no crescimento e no desenvolvimento do organismo, principalmente através da ação diferencial dos hormônios. Os animais que gozaram de experiências táteis adequadas responderão muito diversamente do que os que deixarem de passar pelas mesmas. As diferenças são mensuráveis emocionalmente em alterações neurais, glandulares, bioquímicas, musculares e cutâneas. São constatadas diferenças entre animais manipulados, e não manipulados, e os resultados obtidos têm sido na direção esperada, ou seja, em todos estes aspectos, os animais manipulados são mais adiantados que os não manipulados.

Creio que podemos presumir com alguma margem de segurança que o animal inadequadamente acariciado é uma criatura emocionalmente insatisfeita. Até o momento, a satisfação das necessidades táteis não tem sido considerada uma necessida básica; define-se como necessidade básica aquela que deve ser satisfeita para que o organismo sobreviva. Mas o fato é que a necessidade de tatilidade *é* uma necessidade básica, já que deve ser satisfeita para que o organismo sobreviva. Se ocorrer uma cessação completa da estimulação cutânea, o organismo morre. O organismo privado de sua pele não consegue sobreviver. Em geral ocupamo-nos, como é de se esperar, da qualidade, quantidade, freqüência e períodos de sensibilidade durante os quais o organismo deve receber determinadas quantidades e qualidades de estimulação tátil ao invés de considerações tipo tudo-ou-nada. E o que as evidências indicam em abundância é que existem períodos sensíveis no desenvolvimento de todo organismo dotado de pele, durante os quais esse integumento externo precisa receber estimulação suficiente para que o organismo possa desenvolver-se de modo saudável.

O período anterior ao desmame, quando quer que ocorra, é de importância crítica nesse sentido, pois as novas complexidades da existência introduzidas na vida do recém-nascido e do neonato confrontam-no com o tipo de inseguranças que assola o besouro virado de costas, cujas patinhas perdem o contato com o solo. O bebê pede evidências tangíveis de segurança, precisa da experiência de contatos reconfortantes com outro corpo.

Evidências com Bebês. O desenvolvimento inicial do sistema nevoso do bebê é, em medida considerável, dependente do tipo de estimulação cutânea recebida. Não pode haver dúvidas de que a estimulação tátil é necessária ao seu desenvolvimento saudável. Como diz Clay:

"A necessidade de estimulação periférica da pele e de contato se mantém pela vida toda, mas parece ser mais intensa e crucial na fase inicial da ligação afetiva reflexa. Ribble chega inclusive ao ponto de dizer que o sistema nervoso do bebê exige certo tipo de provimento estimulador, nesse período inicial. Certamente, a criança muito pequena necessita de um período ótimo para a gratificação de suas necessidades sensuais, que são tanto orais quanto táteis. É por isto que os anos pré-verbais são considerados um período crítico para a aprendizagem tátil. Desse período em diante, declinam as necessidades de contato tátil, mas a estimulação tátil precisa ser ainda graduada segundo a idade, para gratificar adequadamente as necessidades evolutivas do organismo humano".

As evidências indicam claramente que a pele é o órgão sensorial primário para o bebê humano e que durante seu período de ligação afetiva reflexa é a experiência tátil o elemento crítico para o prosseguimento do crescimento e do desenvolvimento. Isto pode ser constatado de diversas maneiras, mas principalmente no crescimento e no desenvolvimento da sensibilidade tátil no bebê que recebe uma quantidade adequada de estimulação tátil, em comparação ao bebê que recebe uma quantidade inadequada.

Há todos os motivos para se crer que, assim como a salamandra desenvolve um cérebro e um sistema nervoso mais completo em resposta à estimulação periférica, o cérebro e o sistema nervoso do ser humano também se submetem à mesma influência.

Yarrow, numa pesquisa sobre os efeitos do atendimento materno inicial sobre os bebês, afirma que seu resultado talvez mais surpreendente tenha sido a extensão em que o progresso do desenvolvimento nos primeiros seis meses de vida parece estar sob a influência da estimulação materna. A quantidade e a qualidade da estimulação estavam altamente correlacionadas ao QI materno. "Estes dados sugerem", escreve Yarrow, "que as mães que apresentam estimulação intensa e freqüente e que encorajam a prática de habilidades desenvolvimentais tendem a produzir com sucesso filhos que conseguem um rápido progresso de desenvolvimento." Sugere Yarrow que essa conclusão é reforçada pela situação das instituições nas quais a privação de estímulos no início da infância age como fator causal no retardo do desenvolvimento.

Yarrow também relata que várias crianças reagiram com perturbações da tatilidade a quaisquer dificuldades no relacionamento mãe-filho, em decorrência de comprometimentos no contato com elas no início de suas vidas.

Provence e Lipton, comparando 75 bebês institucionalizados com 75 bebês criados em família, descobriram que os institucionalizados reagiram de modo esquisito quando foram levados ao colo, empregaram muito tempo em se balançar, eram normalmente silenciosos e dormiam em excesso. "Não adaptavam bem seus corpos aos braços dos adultos, não se aninhavam e era visível uma ausência de maleabilidade... Pareciam um pouco bonecos recheados de pó de serragem; mexiam-se, dobravam-se com facilidade nas juntas certas, mas davam a impressão de serem duros, ou de madeira." O movimento corporal de balanço apareceu na maioria desses bebês quando estavam com cinco para seis meses, e, quando estavam com oito, todos os bebês apresentavam a mesma conduta. Provence e Lipton distinguiram quatro tipos de movimento corporal de balanço: (1) um movimento passageiro de balançar o corpo como reação normal à frustração; (2) movimento de balançar o corpo como atividade auto-erótica em crianças que haviam sofrido alguma intensidade de privação materna; (3) movimento de balanço corporal como negação da atenção e sinal de extrema preocupação em crianças que sofriam de psicose infantil; (4) balanços que servem à finalidade de descarga ou à de auto-estimulação.

Shevrin e Toussieg, da Clínica Menninger, observando o comportamento tátil comprometido de seus pacientes juvenis, postularam a existência de uma necessidade de nível ótimo de estimulação tátil no início da infância, que de algum modo lhes havia sido negada. "Estes distúrbios sérios foram encontrados na história de todas as crianças que estudamos até o momento." Quandos os bebês recebiam estimulação tátil demais ou de menos, segundo esses pesquisadores, os conflitos que apareciam interferiam seriamente no desenvolvimento psíquico. O curso desses conflitos pode ser acompanhado no trajeto dos pensamentos e atos de crianças seriamente comprometidas, de qualquer idade. A maneira principal pela qual essas crianças enfrentam seus conflitos táteis não é pela repressão ou pelo uso de outros mecanismos psíquicos de defesa; elas produzem ou um aumento defensivo dos limiares para todos os estímulos que emanam do ambiente ou do interior do próprio corpo, ou procedem a uma flutuação protetora em termos da distância física que interpõem entre si próprias e outras pessoas. As produções de fantasia dessas crianças aportam evidências poderosas do conflito que geralmente assume a forma de uma elaborada negativa da necessidade de proximidade. No entanto, a necessidade de estimulação tátil persiste a despeito disso tudo. Shevrin e Toussieg lançam a hipótese de que determinados comportamentos rítmicos, como balançar o corpo, são usados para tentar impedir uma perda total da estimulação tátil decorrente do excessivo aumento dos limiares.

É vigorosa a necessidade que o bebê tem de contato corporal. Se essa necessidade não for adequadamente suprida, mesmo que todas as demais sejam adequadamente gratificadas, ele sofrerá. Uma vez que as conseqüências de falta de satisfação de necessidades básicas como fome, sede, descanso, sono, eliminação vesical e intestinal e evitação de estímulos perigosos e dolorosos são por demais evidentes, estamos conscientes da importância de satisfazê-las. No caso das necessidades táteis, as conseqüências de as mesmas não serem satisfeitas estão longe de serem óbvias e, portanto, tais necessidades têm sido muito negligenciadas. É importante que comecemos a compreender o quanto é necessário para o crescimento e para o desenvolvimento saudável da criança que suas necessidades táteis sejam adequadamente satisfeitas.

Até recentemente, não tínhamos muitas evidências diretas de que a estimulação tátil ou sua ausência afetassem o crescimento e o desenvolvimento, físico ou psicológico, do bebê humano. A ausência dessas evidências diretas deve-se simplesmente ao fato de não terem sido suficientemente baseadas no caso dos seres humanos. Atualmente, como já vimos, não só temos abundância de evidências diretas sobre essa questão, no caso dos animais não humanos, como também uma quantidade razoável de evidências diretas sobre bebês humanos, que endossam por completo a visão segundo a qual a estimulação tátil é, pelo menos, tão importante para o crescimento físico e psicológico do bebê humano quanto o é para o filhote não humano.

A impossibilidade de as necessidades táteis serem satisfeitas demonstra o quanto podem ser prejudiciais para o bebê humano essas carências e atestam como é importante que sua gratificação seja precoce.

A síndrome da carência materna, que consiste nos efeitos causados por uma quantidade mínima de atendimento materno, envolve sem dúvida privações sensoriais substanciais entre outros fatores. É um fato interessante que quase invariavelmente a pele dessas crianças, ao invés de exibir uma qualidade firme e rosada como no bebê saudável, mostre uma palidez profunda e uma perda de tônus, bem como várias outras desordens.

Patton e Gardner publicaram relatos detalhados de crianças que haviam sofrido carência materna e mostram, com esses dados, quão profundamente seu crescimento, tanto físico quanto mental, tinha sido comprometido; na situação da privação materna, o crescimento ósseo de uma criança de três anos era apenas a metade do crescimento ósseo de uma criança normal. As crianças emocionalmente carentes de toda parte sofrem de severos retardos em seu crescimento, tanto físico quanto comportamental. A literatura a este respeito é hoje em dia considerável.

Como já vimos antes (pp. 198-199), está comprovado que as crianças emocionalmente comprometidas em decorrência de um ambiente doméstico desfavorável mostram-se propensas a sofrer de hipopituitarismo, com suas deficiências de ACTH e de hormônio de crescimento sendo os déficits mais comuns; associam-se a este quadro estatura menor e retardo mental. Quando essas crianças são levadas para um ambiente favorável, mostram um aumento espetacular em seu crescimento e no desenvolvimento da secreção normal do hormônio de crescimento.

Os mecanismos fisiológicos envolvidos na privação tátil parecem estar nitidamente relacionados aos implicados na privação materna e nos comprometimentos emocionais, sejam quais forem os meios pelos quais são induzidos. Todos esses mecanismos somam-se na configuração de uma série complexa de processos expressos pelo termo *choque*.

O processo do parto representa uma prolongada série de choques que todo bebê experimenta, e nada existe com poder maior para amenizar os efeitos destes choques que acariciar e amamentar o bebê, gestos que a mãe tem toda possibilidade de executar para seu filho, praticamente logo depois de seu nascimento. Se receber através de sua pele a tranqüilização necessária, os efeitos do choque do nascimento serão gradualmente mitigados. Mas se o bebê não for agraciado com essa oportunidade de aliviar o impacto do choque, este permanecerá agindo e afetará, com intensidade maior ou menor, seu crescimento e desenvolvimento subseqüente.

Atualmente já sabemos muito mais sobre a natureza do choque e de seus efeitos que há alguns anos. De fato, hoje estamos em posição de discutir a natureza do choque a nível celular.

Essencialmente, o choque é um distúrbio molecular produtor de perturbações metabólicas que implicam a metabolização aeróbica da glucose; disto resultam quantidades maiores de ácido lático que contribuem substancialmente para a ansiedade, para a produção de aminoácidos, de ácidos gordurosos e de ácidos fosfóricos. O metabolismo deficiente de ácidos produz uma ruptura nas membranas dos sacos das enzimas digestivas e líticas, conhecidas como lisosomas, do que resulta a morte da célula. A energia da qual a célula depende — a ATP (adenosina trifosfato) — diminui e disto decorre um comprometimento da síntese de proteínas e do funcionamento pulsátil da membrana da célula. O distúrbio a nível da síntese protéica interfere no crescimento e na capacidade de suportar choques; o distúrbio da função pulsátil da célula resulta em inchaço. A circulação tende a retardar-se, a pressão do sangue cai, as células vermelhas do sangue tendem a aglutinar-se, o suprimento de oxigênio aos tecidos do corpo fica reduzido, existe um definhamento geral, e isto vai até que o coração pára e o cérebro não recebe mais estímulos. Isto, evidentemente, é o último e extremo estágio do efeito de um choque que não tem alívio; é, porém, muito provável que todos esses processos ocorram até certo ponto em graus variáveis nos bebês que recebem uma estimulação cutânea inadequada. E, assim como no caso do choque, o processo é geralmente reversível pelo uso de volumes de sangue, de antiácidos, de oxigênio, de corticosteróides, de vasodilatadores e de soluções produtoras de energia, como a glucose, o potássio e a insulina, de modo que as conseqüências da inadequada estimulação cutânea vividas pelo bebê podem ser revertidas dando-lhe todo o cuidado terno e amoroso de que necessita, principalmente na forma que ele melhor e mais imediatamente compreende: a tatilidade cálida, carinhosa, envolvente. São notáveis os efeitos destas satisfações das necessidades táteis no bebê.

Temerlin e colaboradores, numa pesquisa com 32 meninos retardados, sem fala, com idade média de nove anos, descobriram que as crianças que receberam ativo atendimento do tipo maternal e máximo contato cutâneo aumentaram seu peso de maneira consideravelmente maior que os sujeitos do grupo controle, durante a vigência do experimento.

O Que o Bebê Sente. No caso de bebês nascidos a termo, dor e tato não estão bem diferenciados. Observa McGraw:

"Depois de apenas algumas horas ou dias de nascidos, alguns bebês não manifestam qualquer resposta visível a irritações cutâneas, como espetadas por alfinete. É impossível sabermos se essa ausência de resposta pode ou não ser atribuída a um mecanismo sensorial subdesenvolvido ou à falta de conexão entre os centros somático e sensorial, ou entre os centros receptores e os mecanismos que governam o choro. Tais bebês geralmente respondem a uma estimulação profunda por pressão. De qualquer modo, este período de hipoestesia é breve; por volta da primeira semana, dez dias, a maioria dos bebês responde à irritação cutânea".

A relativa insensibilidade do recém-nascido à estimulação cutânea foi constatada por diversos pesquisadores.

Com o crescimento, aumenta o número de receptores sensoriais na pele, que então abrangem uma área mais extensa e encontram-se mais próximos entre si. Parte da reduzida sensibilidade do recém-nascido pode ser devida, como o sugere Greenacre, à fadiga sensorial do parto.

No princípio, o sentido tátil do bebê é muito generalizado; age como efeito maciço mais do que como efeito em ponto crítico muito bem discriminado. Tato e dor não estão muito bem diferenciados, e o desenvolvimento da discriminação crítica de estímulos táteis obedece basicamente o mesmo curso que o desenvolvimento do retorno das sensações depois que um nervo é cortado. A fisiologia deste fenômeno foi descrita por Henry Head, famoso neurologista inglês, com certa minúcia. À medida que as sensações começam a voltar, são sentidas de modo muito generalizado; isto foi denominado por Head de sensação *protopática*. O tato, que no começo só é discernível para a área em geral, torna-se com o tempo mais localizado e crítico, de modo que a pessoa pode situá-lo com exatidão. Isto é o chamado tato *epicrítico*. No início, o sentido tátil do recém-nascido é principalmente protopático; só aos poucos é que ele vai desenvolver sua capacidade epicrítica que então possibilita a localização do ponto de incidência do estímulo com precisão.

É aproximadamente entre sete e nove meses de idade que a localização específica realmente começa a se desenvolver e passa então a estar bem delimitada por volta do décimo-segundo, décimo-sexto meses.

É provável que os bebês sejam individualmente diferentes em termos de sua sensibilidade a nível de pele. Como disse Escalona: "Não pode haver dúvidas de que alguma coisa como percepção ou consciência da pele, ou sensações do tipo geradas pela pele, ocorram com insistência e freqüência ao longo do dia para alguns bebês e menos para outros". Depois, a autora assinala que os bebês de pele sensível receberão uma quantidade incomum de atenção e colo. Tendem a receber uma considerável quantidade de estimulação tátil durante a maior parte do tempo em que estão acordados ou semiacordados. No mundo ocidental, é provavelmente vantajoso para o bebê ter pele sensível, assaduras ou outros distúrbios dermatológicos, pois que estes serão, pelo menos, motivos que lhes assegurarão algo mais parecido com a quantidade certa de estimulação cutânea. Ribble acredita que a troca de fraldas, pelo menos na América, é algo que "invariavelmente se faz em excesso". Ela considera que o desejo de manter o bebê sequinho nos primeiros meses é algo mal colocado, "exceto pelo conforto dos adultos incumbidos da criança". Acrescenta que a freqüente troca de fraldas pode conduzir a atenção da criança para esta área, "estimulando assim reações emocionais posteriores que irão se tornar profundamente misturadas à função de eliminação". Em muitos casos, pode muito bem ser que isto aconteça. Escalona observa que existem diferenças extraordinárias na qualidade e na quantidade de estimulação tátil às quais os bebês estão expostos, e que "a vida do bebê é em grande medida uma sucessão de toques sentidos nitidamente, de sons, visões, movimentos e temperaturas, e coisas assim". (p. 36).

É quase certo que a referência feita por Escalona a "toques sentidos nitidamente" deixa de descrever de modo minucioso o que sentem o recém-nascido e o bebê pequenininho. Por outro lado, as evidências indicam o bebê tende a sentir de modo mais protopático que epicrítico e que só gradualmente é que aprende a discriminar sensações em pontos distintos. A impressão é que se trata de uma providência adaptativa e admirável o bebê não conseguir sentir nitidamente a princípio, só de modo mais generalizado, pois é mais essa sensação geral de segurança, em vez da sensação "nítida" e específica, que ele precisa em seus primeiros dias. Não que o bebê seja incapaz de discriminar e de localizar sensações em pontos distintos. Ele é, sem dúvida, capaz de fazê-lo, mas que, podemos dizer com uma certeza quase absoluta, na maioria das vezes não é "nitidamente". Sobre estas bases de uma experiência tátil generalizada é que ele assentará seu aprendizado futuro e refinará os toques, sons, visões, movimentos e temperaturas que sentir nitidamente, até que estas percepções se tornem modalidades específicas, individualmente distintas e significativas.

Alguns bebês nascem com uma hipersensibilidade tátil e, quando são tocados, sentem dor. Aparentemente, isto atrapalha a obtenção de conforto pela proximidade e prejudica a sensação de união, de fazer parte de outra pessoa. Lourie comenta que, se um bebê com tais características permanecer isolado, isto poderá resultar numa duradoura expectativa de que a dependência envolve dor; disto poderá desenvolver-se o masoquismo e, para algumas dessas pessoas, a dor tornar-se-á não só uma necessidade como ainda um prazer. Geralmente essa anormalidade do desenvolvimento é superada por volta do primeiro ano, mas, caso não o seja, poderá resultar a formação de um medo de ser tocado associado à desconfiança em relação a qualquer vínculo de dependência.

Há mais de trezentos anos, Thomas Hobbes escreveu: "Pois não há idéia na mente de uma pessoa que antes não tenha sido gerada nos órgãos do sentido". O contorno, a forma e o espaço do mundo exterior da realidade, suas figuras e fundos dos quais elas emergem, são gradualmente construídos pelo bebê a partir dos elementos básicos de sua experiência, que entra por todos os seus sentidos, sempre contingentes, correlacionados, mensurados e avaliados pelo critério do tato. Se este objeto que me dá tanto prazer o faz por um tempo consistentemente longo, passo a identificar seu rosto com prazer e, depois de algum tempo, todas as suas partes tangivelmente visíveis.

Todavia, é minha pele que me informa basicamente que esta face me é uma fonte de prazer, pois, sendo bebê, é principalmente por minha pele que posso fazer esses julgamentos. E isto também acontece com todas as demais sensações que experimento.

Como é que esta sensação, seja ela qual for, sente? Dado que os diversos sentidos são na realidade receptores de pele de diferentes tipos, os olhos, ouvidos, nariz e certamente a língua "sentem" mais do que vêem, ouvem, cheiram e degustam. Assim que tem condições para tanto, o bebê testa tudo que pode colocando a coisa na boca, e o que ele sente ali com a mão e a boca irá informá-lo do que deseja saber. Aos poucos, partirá para aumentar a distância entre o que sente a nível tátil e o que experimenta por intermédio dos outros sentidos, até chegar a ser capaz de reconhecer cada experiência ou objeto como algo separado e distinto de tudo o mais, dotado de atributos que lhes são específicos ao invés de valer-se apenas do veredicto da pele.

Como afirmou Sylvester: "A sensibilidade e a seletividade da mãe em suas respostas facilitam a transição da orientação predominante oferecida pelos receptores de proximidade, para a orientação fornecida pelos receptores de distância. Nos estágios iniciais, a segurança do bebê é uma questão de contato epidérmico e de sensações cinestésicas, que ocorrem quando ele é levado ao colo e apoiado. Mais tarde, a segurança deriva também da orientação fornecida pela visão e pelo som e também pela capacidade de o bebê manter contato com sua mãe por intermédio destas modalidades perceptivas". Sylvester prossegue comentando que, às vezes, o bebê continua a depender do contato de pele e deixa de desenvolver a capacidade de usar a visão e o som para orientar-se e comunicar-se. Isto pode acontecer em virtude das "atitudes maternas primárias", ou como resultado das condições que promovem a sensibilização da pele (como é o caso de eczema infantil, ou da perda ou ausência de outros órgãos sensoriais). Segundo esse autor, geralmente os primórdios dos "defeitos habituais de orientação ou imagem corporal" podem ser atribuídos a essas dificuldades do início da vida.

A mãe que esteja mutuamente adaptada a seu filho responderá ritmicamente às necessidades da criança. Sua flexibilidade irá refletir-se no desenvolvimento perceptivo da criança. A mãe, como fonte principal das ondas ascendente e descendente de estímulos recebidos pela criança é, portanto, também a fonte principal de seu conforto e a realizadora das tarefas que serão futuramente assumidas pelo ego do filho. Segundo Sylvester, "se a mãe impede o filho de regular a aproximação e o afastamento de modo autônomo, este poderá reagir às ameaças aproximando-se ainda mais ou fugindo diante de objetos inanimados. É possível que essa substituição forçada de pessoas por dispositivos mecânicos seja uma das raízes da mecanização humana".

Nos primeiros dias pós-natais, o bebê se dedica a recuperar-se do choque do nascimento e, nos meses seguintes, estará ocupado com a organização de suas percepções táteis, visuais, auditivas, gustativas, e assim por diante. Baseando-se nestas experiências, o bebê começa a se diferenciar do mundo que não é ele mesmo. Os objetos que a princípio pareceram não ter permanência tornam-se agora os primeiros invariantes conceituais de seu equipamento mental. A diferenciação do si-mesmo em relação ao mundo dos objetos é uma conquista notável e para sua consecução o tato desempenha um papel de destaque. As três principais dimensões que emergem desta diferenciação são o *si-mesmo* (agente da ação), os *objetos* (objetos da ação) e a *relação de ações* entre as duas primeiras. Em virtude da progressiva diferenciação que o si-mesmo sofre em relação a outras pessoas, aumenta a necessidade de comunicação, necessidade esta que, como o assinalou Sinclair, torna-se cada vez mais premente à medida que a crescente mobilidade da criança reduz seu contato físico direto com os demais. As formas mais primitivas de vocalização têm a finalidade de comunicar os estados e necessidades emocionais do bebê. As capacidades lingüísticas posteriores irão se desenvolver a partir dessas vocalizações.

"Desde seu primeiro dia de nascido, o bebê é objeto de reações por parte de outras pessoas, às quais ele também reage", escreve Escalona. A natureza desses contatos, que são mais freqüentes, variados e complexos quanto mais velha for ficando a criança, é talvez o determinante individual mais importante de sua maneira de experimentar o mundo e sentir o tipo de relacionamento humano que será capaz de ter à medida que for crescendo". (p. 48).

O bebê desenvolverá uma sensação de confiança ou de desconfiança, dependendo de suas impressões sensoriais recebidas principalmente através da pele, sejam elas gratificantes ou não. A sensação de espaço, tempo e realidade do bebê é uma coisa só, inicialmente vivida como algo que é duradouramente gratificante; depois, como algo que é perceptivamente significativo e, mais tarde, como acontecimentos que podem ser antecipados. O tempo cronológico permanece destituído de sentido até muito tempo depois, no desenvolvimento infantil. Os primeiros passos no desenvolvimento do domínio do tempo e do espaço foram imaginados por Escalona como algo parecido com o seguinte:

"No início, o mundo é uma sucessão de sensações e estados sensoriais diferentes. O que varia é a qualidade, a distribuição e a intensidade das sensações. Exceto pela diferença na natureza das sensações implicadas, a fome que dizemos originar-se de dentro e um som agudo ou um vento frio, que não podemos imaginar exceto como algo que nos atinge de fora, são entre si indistinguíveis. Não há percepção de coisas, como aproximação, afastamento ou qualquer espécie de direção. Mesmo que o bebê gire sua cabeça na direção do mamilo e o prenda com os lábios, sua sensação é a de que o mamilo está ou é; não existe nenhum outro estado contra o qual comparar este. Luz e escuridão; dureza e maciez; frio e calor; sono e vigília; os traços do rosto da mãe vistos de baixo para cima, frente a frente, de cima para baixo; ser apanhado e solto; ser deslocado e deslocar-se; a visão de pessoas que andam; cortinas, cobertores, brinquedos; tudo isto chega perto, se afasta e abrange a totalidade da experiência, seja qual for a constelação em que ocorra, a cada segundo individual de tempo. Diante do fato da recorrência, desenvolvem-se ilhas de consistência. Por exemplo, uma certa forma de ser apanhado no colo, certas sensações cinestésicas e a mudança do ambiente visual propiciada pela posição vertical coadunam-se na percepção consciente de ser erguido e movido como uma entidade''.

A importância de experiências recorrentes do mesmo tipo é a essência deste processo de desenvolvimento e Escalona acredita que essas "ilhas de consistência", com um ritmo definido e uma qualidade de algo que é sempre o mesmo, quanto a importantes experiências como a da alimentação e do banho, podem permitir aos bebês alcançarem uma sensação de si próprios como entidades em relação às quais acontecem coisas, e que são dotados da possibilidade de fazer acontecerem coisas. "O bebê que não é apanhado no colo, que não é levado de lá para cá, que não é embalado, tem menos chances de tomar consciência de si próprio por intermédio da sensação do movimento passivo; é também menos propenso a reconhecer o toque e o ritmo corporal característicos de sua mãe." (p. 42)

No começo de sua vida, o bebê não é só destituído de estrutura psíquica como também de limites corporais e psíquicos. Ele é incapaz de distinguir entre dentro e fora, entre "eu" e "não-eu"; em resumo, encontra-se num estado de não-diferenciação psíquica. Neste estágio, as identificações primárias que ele efetua são dirigidas para suas necessidades de gratificação enquanto parte de seu corpo. E, como assinala Spitz, a identificação primária é dificultada pelas mães que privam seus filhos da gratificação de necessidades inerentes ao serem tocados:

"Elas restringem extensamente as oportunidades para a identificação primária quando privam a ocorrência de experiências táteis. Contudo, para que o bebê possa diferenciar-se de sua mãe, essas identificações primárias, de natureza tátil e outras, precisam ser enfrentadas, separadas e dominadas. Primeiro, a motilidade dirigida a ações, e logo depois a locomoção são as providências que a criança toma para abordar a identificação primária e alcançar sua diferenciação. Quando tiver sido completada essa diferenciação em relação à mãe, o bebê pode formar as identificações secundárias que consolidarão seu caminho para a autonomia e a independência".

Tennyson, em seu magnífico poema elegíaco *In Memoriam*, refere-se ao processo de individuação que compreendeu com inteira clareza. Embora tivesse sido publicado em 1850, muitas de suas partes já haviam sido escritas muito tempo antes.

"The baby new to earth and sky,
What time his tender palm is prest
Against the circle of the breast,
Has never thought that 'this is I'.

But as he grows he gathers much,
And learns the use of 'I' and 'me',
And finds 'I am not what I see,
And other than the things I touch',

So rounds he to a separate mind
From hence clear memory may begin,
As thro' the frame that binds him in
His isolation grow defined.

This use may lie in blood and breath,
Which else were fruitlesss of their due,
Had man to learn himself anew
Beyound the second birth of Death.(XLV)"*

O processo que Mahler chamou de individualização-separação leva à individualização através de identificações secundárias. Ao adotar as técnicas que a mãe usa para cuidar de seu filho, por meio de uma identificação com as mesmas, o bebê dá o primeiro passo no sentido da formação de seu ego, estágio das identificações secundá-

---

* O bebê novo ao céu e à Terra, / Quando sua macia palma de mão é apertada/ No círculo do peito/ Ainda não pensou nenhuma vez "Isto sou eu"./ Mas crescendo absorve muito/ E aprende os usos do "eu" e do "mim"./ E descobre "não sou o que vejo,/ Sou outro que não as coisas que toco"./ Vai assim delineando uma mente distinta/ De onde pode originar-se a memória clara/ Enquanto pela moldura que o cerca/ Sua isolação cresce em definição/ Assim este uso pode repousar no sangue e na respiração/ Que de outra maneira seriam estéreis/ Tivesse o homem que redescobrir/ Além do segundo nascimento da Morte. (XLV) (N.T.)

rias que tem início na segunda metade do primeiro ano de vida. Nesta, o bebê adquire as técnicas e providências por meio das quais alcança a independência de sua mãe. Nesses primeiros seis meses, as experiências táteis são fundamentais ao desenvolvimento do estágio da identificação primária e ao mecanismo da identificação secundária. Erasmus Darwin, em seu *Zoonomia,* publicado em 1794, já tinha chegado exatamente às mesmas conclusões:

> "As primeiras idéias às quais nos acostumamos são as do sentido do tato, pois o feto deve experimentar algumas modalidades de agitação e exercer uma certa ação muscular dentro do útero. Com grande probabilidade, pode-se supor que forme alguma noção de seu próprio corpo, do útero e da tenacidade do fluido que o circunda lá dentro...
>
> Muitos dos órgãos dos sentidos estão confinados a uma parte pequena do corpo, como as narinas, o ouvido, os olhos, ao passo que o sentido do tato é disperso por toda a pele, existindo porém num grau mais intenso de delicadeza nas pontas dos dedos, polegares e lábios. O sentido do tato, portanto, está muito espaçosamente disposto com a finalidade de incluir corpos pequenos e para adaptar-se às desigualdades dos maiores. O contorno dos corpos pequenos parece ser aprendido pelas crianças através de seus lábios tanto quanto de seus dedos, sendo por esta razão que põem todos os objetos novos dentro de suas bocas, quando são saciados com comida, e também o fazem quando estão com fome. Os cachorrinhos parecem aprender a noção de seu corpo principalmente nas brincadeiras em que usam a boca.
>
> Formamos nossas idéias tangíveis dos objetos tanto pela simples pressão desse órgão do tato contra um corpo sólido, quanto movendo esse nosso órgão do tato ao longo da dita superfície. No primeiro caso, aprendemos o comprimento e a largura dos objetos pela manutenção desta pressão contra nosso órgão do tato em movimento.
>
> Por isso é que somos tão lentos na aquisição de nossas idéias tangíveis e tão lentos para recordá-las, pois, se eu agora pensar a idéia tangível de um cubo, quer dizer, se pensar em seu contorno e na solidez de cada parte dessa figura, devo conceber a mim mesmo passando meus dedos por ele, e até certo ponto recuperando a sensação dessa idéia como na primeira vez em que a impressão desse cubo se formou nas pontas de meus dedos; portanto, levo muito tempo para recordar-me distintamente".

As modalidades de espaço, tempo e realidade, contorno, forma, profundidade, qualidade, textura, a tridimensionalidade de nossa visão e outras, são quase que certamente desenvolvidas, em grande medida, com base nas experiências táteis do bebê. Segundo as afirmações de Escalona, "a consciência do corpo no espaço e de um espaço que circunda o si-mesmo precisa acontecer em milhares de maneiras. Quando as pernas do bebê chutam e se estendem, aumenta a pressão da fralda, seus pés tocam no cobertor, na manta, na beirada de seu berço. Quando abana os braços, encontra as laterais do berço, encontra o vazio, ou a superfície onde está deitado, ou partes de seu próprio corpo. Quando o suspendem no ar, sente temporariamente a ausência do contato com qualquer coisa firme, exceto a parte do corpo pela qual está sendo seguro pelas mãos de sua mãe. Sensações cinestésicas simultâneas são muito diferentes das de antes; os contornos e o alcance de sua visão mudam de modo estranho quando é colocado na vertical. É na época em que a coordenação visual e a focalização dos olhos se dão com mais facilidade que os movimentos corporais dotados de propósito começam a aparecer".

Conforme veremos no próximo capítulo, as variedades de experiências às quais as crianças são expostas, tanto na própria cultura quanto em diversas culturas, fazem uma diferença muito significativa em termos do ritmo de seu amadurecimento e das formas assumidas por seus relacionamentos com outras pessoas.

Landauer e Whiting coletaram algumas evidências interessantes que sugerem que o tipo de manipulação que resulta em aumento de tamanho em roedores como conseqüência de efeitos de estresse, segundo suas suposições, é igualmente atuante na espécie humana. Para esclarecer parcialmente essa questão, pesquisaram em várias culturas a relação entre práticas de cuidados infantis aparentemente geradores de estresse e a estatura de homens adultos, em aproximadamente 80 sociedades diferentes, sobre as quais havia informações disponíveis. As formas de estresse que estudaram foram as seguintes:

1. *Perfurantes:* nariz, lábios, circuncisão, infibulação etc.
2. *Modelantes:* distenção de braços, pernas, modelagem da cabeça etc.
3. *Externas:* calor, banhos quentes, fogo, luz solar intensa etc.
4. *Frio extremo:* banhos, exposição à neve, ao frio etc.
5. *Estressantes internas:* emoções, irritantes, enemas.
6. *Abrasivas:* fricção com areia etc.
7. *Estimulação sensorial intensa*
8. *Imobilização:* enfaixamentos.

Depois de analisados os dados, descobriu-se que "nas sociedades em que as cabeças e membros dos bebês foram repetidamente moldados ou alongados, ou em que suas orelhas, narizes ou lábios foram perfurados, nas quais foram circuncisados, vacinados, inoculados, em que marcas tribais lhes foram feitas por cortes e queimaduras de pele, a estatura média do homem adulto esteve cerca de cinco centímetros acima da constatada em sociedades nas quais estes costumes não eram praticados."

Pode-se muito bem levantar a questão relativa à diferença entre "manipular" e "tocar suavemente". Muitos pesquisadores interpretaram que "manipular" significa o equivalente a uma experiência geradora de estresse, ao passo que "tocar suavemente" vem sendo considerado a experiência reconfortante e tranqüilizadora para o animal exposto àquela. As práticas que Landauer e Whiting usaram como critério são sem dúvida alguma estressantes em alto grau. Todavia, persiste a mesma e real dúvida de se não seriam em parte também agradáveis. As práticas que esses autores consideraram significativamente correlacionadas ao crescimento acentuado estão, em sua maioria, associadas a um *status* melhor, à passagem de uma etapa para a seguinte, a um maior poder de atração e, portanto, a uma auto-estima mais forte. Portanto, sejam resultados diretos ou indiretos das experiências táteis estressantes, as recompensas agradáveis subseqüentes a estas manobras são dignas de consideração. Num número incontável de sociedades, a pele decorada por incisões, perfurações, pela fricção de sujeira nas feridas, tatuagens e práticas assemelhadas, embora dolorosas, foram voluntariamentre queridas em virtude de seus efeitos gratificantes. Até para os roedores que foram manipulados as gratificações não faltam, pois a liberação sem penalidades do momento da manipulação para o momento seguinte de liberdade de ação dentro da gaiola pode-se considerar como recompensa. Para os seres humanos, a combinação entre experiências cutâneas estressantes e experiências altamente recompensadoras após as primeiras, provavelmente constitui-se em fator influente no aumento constatado do índice de crescimento.

Fisiologicamente, o envolvimento do eixo simpático-adrenal, associado à secreção do hormônio de crescimento pela pituitária, diante da conjugação de condições acima descritas, seria suficiente para explicar os resultados observados.

Anormalidades de desenvolvimento que supostamente são resultados diretos da falta de contatos adequados com a figura materna muitas vezes se manifestam em distúrbios reativos de pele. Como diz Flanders Dunbar, resumindo as evidências a este respeito: "Pode-se muito bem dizer que a pele, como outros órgãos dos sentidos, tem probabilidade de adoecer quando o contato do paciente com seus pais e com o mundo externo tiver sido perturbado no início de sua vida, e a impressão é que muitas desordens de pele são resolvidas quando o contato emocional com o mundo externo melhora". Muitos que padecem de problemas de pele sofreram proibições precoces de experiências táteis e de experiências a nível da pele. O Dr. D.W. Winnicott diz: "A menor lesão de pele, se estiver relacionada aos sentimentos, implica o corpo todo. As proibições relativas à experiência tátil pertencem à área do 'Não, não; não toque!' e, em conseqüência disso: 'Não deixe te tocarem!'". *Noli me tangere*. Uma vez que a pele é o órgão do abraço e do contato, muitos problemas de pele podem ser compreendidos como expressão de ambivalência relativa a experiências táteis assim íntimas.

Posto que a comunicação tátil é essencialmente um processo interativo, desde o primeiro contato com as mãos da pessoa que tocarem o corpo do bebê até o contato com o corpo da mãe, qualquer comprometimento significativo nessas experiências de contato pode desencadear um distúrbio ou fracasso profundo nos futuros relacionamentos interativos, que eventualmente pode se manifestar como autismo, esquizofrenia, assim como uma variedade de outros distúrbios de comportamento, para não mencionar os problemas respiratórios como asma e assemelhados.

Autismo e Tato. Bruno Bettelheim, como em muitos outros assuntos, fornece a este respeito um dos melhores relatos da criança autista sobrevivente, do qual se segue um rápido resumo por ser igualmente típico e esclarecedor e também por fundamentar as bases da compreensão do papel do tato no tratamento dessas crianças.

Joey era o descendente de dois funcionários do Correio Militar que não estavam preparados para o papel de pai e mãe. Quando nasceu o menino, sua mãe pensava nele "mais como uma coisa do que como uma pessoa". Antes mesmo disso, ele já vinha fazendo pouca impressão; ela nunca soube que estava grávida, disse a mãe, o que significava que a gestação não havia de modo algum alterado sua vida. O nascimento de Joey "não fez qualquer diferença". Foi criado segundo um regime rígido de alimentação a cada quatro horas, e não era tocado a menos que isso fosse necessário; não o aconchegavam no colo, nem brincavam com ele. Em pouco tempo, Joey dava cabeçadas na parede e chorava "praticamente o tempo todo", além de mover seu corpo ritmadamente. Seu choro era punido pelo pai.

É interessante que, embora Joey a princípio falasse corretamente o nome das coisas que comia, como "manteiga", "açúcar", "água", e assim por diante, mais tarde abandonou esta conduta em favor de termos caracterizados "pelo jeito que eram de se tocar". Por isso, açúcar tornou-se "areia", manteiga, "graxa", água, "líquido", e assim por diante.

Bettelheim considera que essa substituição de nomes de alimentos por termos táteis foi devida ao fato de Joey querer que suas palavras combinassem com o modo como *ele* experimentava as coisas, e somente as coisas, as pessoas não. A qualidade física substituiu a qualidade nutritiva porque ele só era alimentado por substâncias físicas, não por emoções. Sendo assim, destituiu a comida de seu sabor, de seu cheiro, e substituiu-os pelo modo como ele as sentia. Assim, traduzindo através de termos táteis a evidência do envolvimento mínimo de sua mãe consigo, criou uma "linguagem que se enquadrasse com sua experiência emocional do mundo", moldando-a tão próxima quanto possível à experiência tátil da qual havia sido privado.

Quando surgiu pela primeira vez no Instituto de Ortogênese da Universidade de Chicago para terapia, aos quatro anos de idade, Joey tinha medo de ser tocado e de tocar as outras pessoas. Ele falou que logo depois de ter entrado na escola, sentiu vontade de tocar uma das pessoas que trabalhavam na escola porque ela era gorda e isto lembrava-o de sua mãe enquanto estava grávida de sua irmã menor. Como ele mais tarde explicou, ao tocar Mitchell, a funcionária, ele estava realmente expressando o fato de, naquele momento, ter desejado que sua mãe estivesse novamente grávida dele, para ser renascido e poder novamente começar sua vida de outro modo.

Um pouco mais, um pouco menos, essa é basicamente a mesma história da maioria das crianças autistas. O problema é caracterizado por uma incapacidade de estabelecer relações de modo comum com as pessoas e situações, em virtude de atividades repetitivas, distúrbios evolutivos da linguagem e acentuada incapacidade para ajustar-se socialmente. Em certas linhas, é chamado de esquizofrenia infantil. A abordagem ao tratamento do autista, no passado, tem-se constituído basicamente de pesquisas ineficazes e anárquicas e isto apesar de propostas surpreendentes como a da pioneira Gertrude Schwing, com êxito enorme junto a crianças autistas, compostas por comportamentos de levar a criança ao colo e abraçá-la, já conhecidas desde 1953 e que, em sua maior parte, não foram seguidas. O que parece até certa medida uma novidade considerável aconteceu em 1983, com a publicação do livro dos Tinbergen, *Autistic Children: New Hope For a Cure.*

O professor Niko Tinbergen é um etólogo agraciado com o Prêmio Nobel, que trabalha na Universidade de Oxford. Ele e a esposa viajaram muito investigando as causas e o tratamento do autismo e, em seu fascinante livro, o primeiro livro científico de seu gênero, investigam a totalidade da questão do autismo: causas, tratamento, variedades de tratamento e variedades da doença e, após um estudo o mais detalhado e exaustivo possível, concluem que a *condição autista* é um desequilíbrio emocional onde predomina a ansiedade, causadora de afastamento social e, como decorrência disto, incapacidade de aprender com as interações sociais e com condutas de exploração do ambiente. Os Tinbergen postulam diversos fatores causadores do autismo, que os estilos de vida moderna contribuem para vulnerabilizar o bebê. Entre os mais importantes desses fatores estão, a seu ver, a relação da mãe com a criança, numa alta freqüência de casos. A incidência com que esse relacionamento se destaca é altamente significativa.

A Dra. Martha Welch, psiquiatra infantil e presidente do "The Mothering Center", em Cos Cob, Connecticut, e cujo fascinante artigo surpreendente sobre a recuperação do autismo está incluído no livro dos Tinbergen, relata um êxito substancial com práticas "forçadas" de pegar na criança. Em muitos casos, esta pode ser uma experiência forte e difícil tanto para a mãe quanto para a criança. A criança pode dar o melhor de si resistindo contra o ato de ser segurada no colo, gritando, chutando, contorcendo-se e chorando, mas a mãe não deve desistir. Ela deve segurar firme na criança e bem de perto, tentando estabelecer com ela um contato ocular. A mãe deve agüentar a situação, enquanto dura essa luta, até que a criança relaxe, "amolde-se ao seu corpo, agarre-se a ele, olhe fixamente dentro de seus olhos, investigue seu rosto carinhosamente e com suavidade, chegando então a falar". Um divã macio ou colchão protege as duas partes de sofrerem alguma lesão física.

> Pede-se à mãe que segure a criança em seu colo, face a face. Pede-se ao pai que se sente ao lado e que coloque o braço em torno da mãe. A criança senta-se de pernas abertas no colo da mãe, uma perna para cada lado das da mãe. A mãe coloca os braços da criança à sua volta e segura-os embaixo dos seus. Deste modo, ela está livre para segurar a cabeça da criança com suas mãos para tentar criar um contato ocular. Esta não é necessariamente uma posição confortável para as duas.

O terapeuta permanece perto o suficiente para observar e interpretar as ações e reações da mãe e da criança. Deve se obedecer a um programa de sessões diárias de colo para a criança, com uma hora mínima de duração e também sempre que a criança mostrar-se perturbada. O amparo do braço do pai deve suplementar e não substituir o colo que a mãe dá. O terapeuta não deve dar colo. A Dra. Welch deixa muito claro que a terapia deste tipo, dando colo para a criança, é uma modalidade exaustiva que envolve um tratamento intensivo de toda a família, mas os resultados valem muito a pena. Além dos próprios históricos de caso da Dra. Welch, apresentadas por ela em seu artigo, li relatórios de autores estrangeiros sobre o uso bem-sucedido de sua terapia no tratamento de crianças autistas, bem como no de crianças com outros distúrbios de comportamento, incluindo a gageira.

O que é importante notar aqui é que, sejam quais forem os outros fatores que compõem a técnica do colo "forçado" para a aquisição da cura do autismo, é o ato de pegar, a experiência tátil, o aspecto benéfico primário tanto para a mãe quanto para a criança. As crianças autistas agem como se tivessem sido severamente privadas de amor materno; tenham ou não sido privadas realmente, a terapia mais eficiente para as autistas é tratá-las como se tivessem sido privadas maternalmente. A Dra. Temple Grandin, ela mesma uma criança autista, tem muitas colocações impressionantes a fazer sobre a questão.

Embora tenham havido algumas alegações em favor de fatores genéticos como determinantes do autismo, é improvável que haja o envolvimento dos mesmos, pois existem numerosos registros de gêmeos idênticos em que um deles era autista enquanto o outro não. Existem, sem dúvida, graus diferentes de vulnerabilidade às pressões ambientais de vários tipos que incidem nas crianças, para que algumas delas se tornem autistas, ao passo que outras não. A mais destacada dessas pressões parece ser a privação materna, de severidade maior ou menor.

Na Inglaterra, o Dr. Gerald O'Gorman teve a brilhante idéia de convocar algumas meninas mentalmente retardadas e institucionalizadas, sob a supervisão de enfermeiras, para darem carinho, porem no colo e dormirem com crianças autistas. Uma resposta imediata e dramática evidenciou-se nas crianças autistas. Desenvolveram comportamentos motores coordenados e a fala. As mães substitutas também apreciaram muito seu papel.

Em seu excelente livro, *Touching is Healing,* o Dr. Jules Older relata o trabalho não publicado com crianças autistas, realizado por uma profissional em cuidados infantis, em Vermont, chamada Meredith Leavitt-Teare. Na classe que lecionava, composta por crianças portadoras de síndrome de Down e de crianças autistas, ela encorajava as primeiras a abraçarem as segundas, como forma de reforçar seu comportamento responsivo. Escreve Older: "As crianças autistas que não toleravam o contato físico com adultos, sentiam-se aparentemente menos ameaçadas por essas pessoas que as abraçavam e que eram do mesmo tamanho, e rapidamente aumentaram sua tolerância ao toque".

O Dr. Michele Zappella, do Hospital Regional de Siena, também observou que as crianças normais interagem incomumente bem com as autistas, desenvolvendo com elas uma espécie de diálogo e sendo por isso capazes de eliciar mais respostas e interesse geral do que se vê em ambientes hospitalares. Dentro da abordagem do Dr. Zappella, diante da questão do autismo, tocar e abraçar no colo têm papéis importantes; a Dra. Welch influiu substancialmente nesses métodos por ele adotados.

Parece claro que, no tratamento das crianças autistas, várias abordagens que incluem o tato estão destinadas a desempenhar um papel importante.

Esquizofrenia e Tato. Alexander Lowen escreveu um relato excelente sobre o fracasso das primeiras experiências táteis em sua relação com a esquizofrenia: *The Betrayal of the Body**. Baseando-se no estudo clínico de muitos esquizofrênicos, Lowen mostra que o sentimento de identidade decorre de uma sensação de contato com o corpo. Para saber quem é, a pessoa deve estar consciente de seus sentimentos e sensações. É exatamente isto que falta ao esquizofrênico. A perda de contato corporal é de tal extensão que, em termos gerais, o esquizofrênico não sabe quem é. Está fora do contato com a realidade. Está ciente de que tem um corpo e, portanto, está orientado no tempo e no espaço. "Mas, uma vez que seu ego não está identificado com seu corpo e não o percebe como vivo, ele se sente desvinculado do mundo e das pessoas. Da mesma forma, seu sentido consciente de identidade não está associado ao que sente a seu próprio respeito." Ocorre uma dissociação entre imagem e realidade, no estado esquizóide. A pessoa saudável tem uma imagem de si que concorda com o modo como se sente e se mostra, pois, normalmente, as imagens derivam sua realidade de uma associação aos sentimentos e sensações. A perda de contato com o corpo resulta em perda de contato com a realidade. A identidade pessoal tem substância e estrutura somente em função de estarem suas bases alojadas na realidade da sensação corporal.

O trauma fundamental da personalidade esquizóide, segundo Lowen, é a ausência de uma intimidade física agradável entre mãe e criança. "A ausência de um contato corporal erótico é experimentada pela criança como abandono. Se as exigências deste contato por parte da criança não forem satisfeitas com respostas calorosas, ela crescerá com a sensação de que ninguém se importa com ela." (pp. 111-112.) A fim de proteger-se e esquivar-se de sentimentos e sensações desagradáveis, a criança retém a respiração, chupa a barriga para dentro e imobiliza o diafragma. Deitar-se-á o mais imóvel possível para evitar sentir medo. Em síntese, "amortecerá" o corpo a fim de não sentir dor e, deste modo, abandona a realidade. Através dessa dissociação, especialmente quando o medo do corpo se torna in-

---

* Este livro encontra-se traduzido para o português, com o título *O Corpo Traído*, publicado pela Summus Editorial. (N.T.)

suportavelmente aterrorizante, o ego dissocia-se do corpo, dividindo completamente a personalidade em duas identidades contraditórias. Uma dessas identidades baseia-se no corpo, a outra, na imagem do ego. Como assinalou Otto Fenichel, "a falta de emoções devida não à mera repressão mas a uma perda real de contato com o mundo objetivo dá ao observador uma impressão específica de 'excentricidade'". Às vezes, essas pessoas "parecem normais porque conseguiram, através do uso substituto de 'pseudocontatos' de tipos multivariados, viver a sensação de um contato real com outras pessoas; comportam-se 'como se' tivessem relações com pessoas, prenhes de sentimentos". E, como acrescenta Lowen, os pseudocontatos muitas vezes tomam a forma de palavras que servem como substitutos para o tato. Essas pessoas compõem o numeroso grupo de indivíduos que consideram difícil se aproximar dos demais de outro jeito que não através de palavras. Outra forma de pseudocontato é o desempenho de papéis que servem como fachada para um falso envolvimento emocional. A queixa principal da personalidade esquizóide é que, como afirma Herbert Weiner, a pessoa não consegue ter emoção alguma; está distante dos outros, retraída, alheia.

O envolvimento e a identidade ficam consolidados no envolvimento e na identificação que existe entre mãe e bebê, o que se dá principalmente através do tato. Problemas de tatilidade durante o primeiro ano de vida resultam com excessiva freqüência em alheamento, não-envolvimento, falta de identidade, distanciamento, superficialidade emocional e indiferença: todos estes aspectos são peculiares à personalidade esquizóide ou esquizofrênica (vide pp. 135-141).

A imagem corporal e a imagem sensível que fazemos de nós mesmos como pessoas dotadas ou não de sensibilidade, sensuais ou frias, tensas ou descontraídas, calorosas ou frias, é em grande medida baseada em nossas experiências táteis durante a infância, subseqüentemente reforçadas por nossas experiências ao longo da meninice. A pele dos que foram submetidos a carências táteis está "desligada" para as experiências que agradam aos que tiveram satisfação tátil. O indivíduo desligado pode estar tão tenso a nível cutâneo que ele realmente chega a recuar ao mais leve toque. É interessante saber que George Washington era uma dessas pessoas. Ele odiava que o tocassem. T. E. Lawrence, autor e aventureiro inglês, tinha um "horror mórbido" a que o tocassem, aparentemente por ter recebido muito pouca estimulação tátil quando era pequeno. Para tais pessoas, há uma sensação de endurecimento por toda a pele, como se estivessem usando uma roupa mal ajustada ou estivessem metidas numa armadura da qual, mesmo que o desejassem, não conseguiriam se safar. O sentimento e a sensação de estar "encouraçados" geralmente dão a tais pessoas uma impressão de invulnerabilidade diante das tentativas do mundo externo de assediar seu ego. Essa inalcançabilidade começa na pele, mas não é legitimamente inexpugnável; pode ser violada. Todavia, dá ao mundo a impressão de uma diferença completa às suas demonstrações de amor e calor humano. O "peixe frio" realmente se sente um peixe frio. Em alguns casos, ele realmente gostaria de se "sentir mais vivo", mas infelizmente não sabe como. De fato, em cada pessoa incapaz de sentir há *potencialmente* uma criatura calorosa, amorosa, esforçando-se por sair da casca. Portanto, no caso de pessoas que padecem de carências táteis profundas e antigas, a saída é interagir para a liberação desse potencial, para viver algo que se assemelhe às experiências humanizadoras que deveriam ter tido durante a infância e a meninice.

A consciência corporal é produzida pela estimulação do corpo, principalmente através da pele e isto tem início no nascimento, se é que não antes.

As pessoas insensivelmente alheias às necessidades humanas, que ficaram tão "duras" que não estão mais em contato com a condição humana, não o são apenas a nível metafórico: fisiologicamente também estão claramente endurecidas. As evidências sugerem que os que não foram adequadamente tocados em seus primeiros anos de vida simplesmente não viveram um desenvolvimento tão pleno dos elementos neurotáteis na pele quanto as que o foram. Esses elementos neurotáteis crescem e desenvolvem-se durante o período de crescimento do indivíduo, até perto dos 25, ou mais. A maior plasticidade do sistema nervoso das crianças permite-lhes realizar recuperações muito melhores que adultos, por exemplo, quando há secções de nervos. As crianças precisam sobretudo aprender as localizações táteis-cinestésicas e antes que o tenham conseguido reagem de modo relativamente precário a estímulos localizados. Entre os oito e os doze anos, a localização tátil-cinestésica é superior à visual. O domínio da visão como fonte de informações que leve a localizações táteis não aparece antes dos doze anos.

Contato Ocular. O recém-nascido consegue ver com grande clareza e às vezes mostra-se muito claramente interessado no que está acontecendo à sua volta, o que é uma maravilha de se testemunhar. De qualquer modo, todos os bebês estabelecerão muito rapidamente "contato ocular" com suas mães. Isto é importante para o vínculo que irá estabelecer-se entre eles. É por este motivo que não se deveria administrar nitrato de prata aos olhos do bebê imediatamente após ele ter nascido, porque isto irá interferir na sua visão e no vínculo a ser efetuado com sua mãe, que ocorreria caso essa substância não fosse administrada. O contato ocular semelhante entre pai e bebê também será bloqueado, e a consolidação do vínculo entre ambos será retardada. Meia hora depois de o bebê ter "visitado" seus pais, deve-se aplicar um ungüento antibiótico, preferencialmente à base de tetraciclina, em lugar do nitrato de prata, que em geral provoca inchaço, vermelhidão e exsudação ocular.

Existe algo a respeito do contato ocular entre pais e recém-nascido que é praticamente palpável, contato este que perdura até à idade adulta e que geralmente é vivido desta forma. Há muito já se compreendeu que os olhos têm uma linguagem própria, o que a canção dos anos 20 ilustra com as palavras: "Seus lábios me dizem 'não, não', mas há 'sim, sim' em seus olhos".

O tipo de tatilidade vivida durante a infância e a meninice não só produz as mudanças adequadas a nível do cérebro como também afeta o crescimento e o desenvolvimento dos órgãos terminais na pele. O indivíduo carente a nível tátil sofrerá de uma deficiência de *'feedback'* da pele para o cérebro, que tem a possibilidade de interferir gravemente em seu desenvolvimento como ser humano.

O vínculo com o próprio corpo é a base dos vínculos com as outras pessoas, que denominamos *socialidade;* a mesma é conduzida pela proximidade entre mãe e filho durante o primeiro ano de vida. Este relacionamento corporal íntimo é a base das sensações positivas a respeito de si mesmo, e a sensação de um vínculo corporal permite a consolidação de uma sensação de auto-estima. Fundamentalmente, a fonte da auto-estima é o amor. O bebê usa seu corpo para expressar seu amor e suas emoções.

Numa pesquisa sobre a relação entre auto-estima e tatilidade, os Drs. Alan F. Silverman, Mark E. Pressman e Helmut W. Bartel, utilizando 80 estudantes de ambos os sexos, descobriram que quanto mais elevada a auto-estima do sujeito, mais intimamente estava ele se comunicando através do tato, especialmente quando a outra pessoa na comunicação era do sexo feminino.

A falta de toques é vivida como ansiedade de separação, como falta de contato, de ligação. Como E. M. Forster incentiva seus personagens a fazer em seu livro *Howard's End* : "Só faça contato". Uma parte da natureza dessa ansiedade torna-se evidente nos adultos que sofreram carência de contato físico e que são capazes de usar palavras para transmitirem a sensação que essa falta causa. A Dra. Jimmie Holland e colaboradores, na Faculdade de Medicina da Universidade de Buffalo, nessa época, relataram casos sobre pacientes leucêmicos, isolados como parte do tratamento em salas "isentas de germes", que, na realidade, eram grandes bolhas transparentes com visibilidade bifásica e dispositivos para comunicação verbal, e que serviam para impedir todo contato pele a pele entre o paciente e outras pessoas. Descobriu-se que o principal defeito dessa unidade era a privação do contato humano. Três quartos dos pacientes sentiam uma aguda sensação de isolamento, principalmente relacionada à incapacidade de tocar e serem tocados diretamente. A perda do contato humano físico gerou sentimentos de solidão, frustração, sensação de frieza e falta de calor emocional. A equipe também se sentia de vez em quando perturbada pela impossibilidade de tocar e confortar os pacientes. Uma dessas pacientes expressou-se com grande propriedade, por escrito:

"Há cerca de uma semana começou a me dar nos nervos... não estar em condições de sentir os outros e espero logo poder sair daqui. Sentia como se tudo estivesse se fechando para mim e eu não conseguia mais suportá-lo. Eu simplesmente precisava *sentir* as outras pessoas. Queria sentir alguém, tocar um outro ser humano. Se eu pudesse ter feito isso, conseguiria ter ficado lá mais tempo... Mas como não pude, não houve meio de eu poder tocar outra pessoa e, fosse de que modo fosse, expressar meus sentimentos por alguém simplesmente tocando em sua mão ou apertando-a. Isto é muito difícil de explicar; faltam as palavras. A sensação é a de se estar sozinha no mundo, de que tudo é frio. Não há calor. O calor acabou completamente, e a sensação é que simplesmente não há mais nada".

Em seu livro *Lonely in America,* Suzanne Gordon define a solidão como "sensação de privação causada pela falta de certos tipos de contato humano". A solidão pertence exatamente à mesma classe e muito ao mesmo tipo de ansiedade de separação que as crianças vivenciam quando são privadas, por qualquer lapso de tempo, do contato com suas mães. É a ansiedade de separação que nos leva, adolescentes e adultos, a ficarmos inquietos quando estamos sozinhos por um período considerável de tempo e a procurarmos a todo custo a companhia de outras pessoas. É essa privação do contato com as pessoas que torna o confinamento solitário uma das punições mais cruéis... mesmo quando acontece dentro do recinto da casa.

A solidão é o estado da ausência de conexão, da inexistência de contato com outros, da vontade de se estar com uma pessoa que não está lá, de não se ter alguém para quem se voltar e que seja capaz de validar a própria humanidade essencial de cada um.

Numa revisão do texto teatral de Simon Gray intitulado *Otherwise Engaged,* Clive Barnes descreveu-o como "condenação selvagem de uma moralidade contemporânea marcada pela indiferença atrás de uma permissividade alienada, praticada por pessoas que não desejam ser tocadas, num mundo de arte e palavras que não podem ser penetradas pela vida em si".

Em tal mundo, as pessoas levam vidas paralelas sem se tocar, substituindo proximidade por relacionamentos, mundo em que, como o disse Rollo May, tocar é, na melhor das hipóteses, um remexer cego, em cuja execução movemos nossos dedos pelo corpo da outra pessoa, tentando reconhecer ele ou ela, porém incapaz de fazê-lo em virtude da escuridão de nosso enclausuramento.

As pesquisas sobre a comunicação do afeto entre pacientes de câncer e seus cônjuges, executadas pelo Roswell Memorial Institute do Hospital e Faculdade de Medicina da Universidade de Buffalo, na pessoa da Dra. Lillian Leiber e colaboradores, mostram que, embora o desejo de uma relação sexual diminua para tais pacientes, aumenta o desejo de proximidade física.

É triste constatar que, no mundo ocidental, a única oportunidade para muitos casais demonstrarem proximidade física não-sexual ou uma genuína intimidade acontece quando um ou outro adoecem gravemente. As mulheres são, em geral, muito mais propensas que os homens a manifestar afeto desse modo, mas freqüentemente estes homens exercem um efeito inibitório sobre as esposas, desencorajando ativamente mostras físicas de afeição. Esses homens agem literalmente como se temessem ser tocados e se tornam muito ansiosos, muitas vezes confusos, e não raro hostis, quando o são. Seu amor fica inexpresso e muitas vezes é inexpressível. O cuidado que abundantemente dedicam a coisas assume um caráter bastante claro de símbolo de afeto, que não têm confiança de depositar em nenhum outro lugar.

*"How scared he is of human contact,
The clumsy touch of other men."**

São as palavras do poeta russo Yevgeny Vinokurov. Quão distantes estamos uns dos outros por força de condicionamentos tradicionais ultrapassados. Os resultados de um experimento conduzido por Kenneth e Mary Gergen e William H. Barton, do departamento de psicologia da Faculdade Swarthmore, sublinham nitidamente esse fato. Eles descobriram que quando as pessoas, principalmente estudantes, com idade entre 18 e 25 anos, eram levadas para uma sala escura como breu, dentro da qual havia meia dúzia de desconhecidos que sabiam que jamais iriam encontrar de novo, mais de 90%

---

* Quanto teme ele o contato humano/O desajeitado toque de outros homens. (N.T.)

delas se tocavam propositalmente umas nas outras, embora nenhum dos sujeitos numa sala semelhante, mas iluminada, o fizessem. Quase 50% dos participantes da sala escura abraçaram-se. Perto de 80% dos sujeitos da sala escura disseram que sentiram-se sexualmente excitados, embora somente 30% dos da sala iluminada descrevessem as mesmas sensações.

Os pesquisadores ficaram impressionados com o desejo de proximidade íntima demonstrado pelos sujeitos da sala escura: diante da simples eliminação da luz um grupo de pessoas absolutamente desconhecidas entre si levou perto de trinta minutos para atingir um estado de intimidade que é raramente alcançado mesmo com anos de um conhecimento normal. Os experimentadores concluíram que as pessoas compartilham de um forte anseio de aproximação das outras, mas que nossas normas sociais tornam muito custoso expressar esses sentimentos, favorecendo mais uma postura distante. Eles acrescentam que, talvez, essas normas tradicionais tenham perdido sua utilidade embora continuem vigorando.

Entretanto, é duvidoso que tais normas tenham algum dia tido utilidade. Como escreveu um rapaz: "Sentir alegria diante da possibilidade de não ter que olhar para as pessoas de um modo habitual. Tive o prazer de sentir-me conscientemente cercado por um ambiente rico... Sentir prazer na sensualidade de precisar apenas me arrastar em volta e sobre outras pessoas para ir de um lugar a outro".

Observações semelhantes foram feitas pelo estudante D. A. a respeito de um grupo de alunos do Curso Introdutório de Psicologia, conduzidos individualmente, depois de vendados, a um aposento totalmente escuro no andar de baixo, do qual emanavam sons estranhos emitidos por um toca-discos. A seguir, ouviram uma mulher soluçando que depois começou a rir de maneira explosiva e histérica. Enquanto os alunos ouviam, pessoas não vendadas andavam pela sala, massageando as costas de cada um dos alunos vendados e untando com um creme de odor adocicado suas mãos e rostos. Os estudantes foram então conduzidos até o meio da sala, onda havia uma pilha grande de sacos plásticos. Eles brincaram na pilha. Usavam seu tato para se mover pelo espaço e "ver" as coisas. Davam-se as mãos, tocavam no rosto uns dos outros. Alguns chegaram até a se beijar. Grupos pequenos sentavam-se em círculos na pilha e davam-se as mãos. Em pouco tempo, puseram-se de pé e começaram a dançar. Grupos de quatro ou cinco estudantes vendados e não vendados estavam todos amontoados e dançando. Praticamente todos sentiam-se livres e felizes. No meio da música, as vendas foram retiradas. A maioria dos alunos de psicologia ficou embaraçada por seu comportamento. Tinham usado apenas seu tato para "ver" o que estava acontecendo à sua volta. Depois de "pilhados" abraçando-se e dançando com desconhecidos, sem vendas, ficavam constrangidos. "Que estranha mudança na situação", assinala D.A., "para um grupo que poucos momentos antes estava tão feliz".

Essas observações lançam uma luz muito necessária sobre os sistemas de valores relativos à visão, em comparação com os do tato. Em seu aspecto social, a visão é o censor dos sentidos. Evidentemente, é o cérebro que efetua a censura propriamente dita, mas a visão é o meio pelo qual aquilo que é visto é transmitido ao cérebro, onde então é julgada a informação. No entanto, isto é o que acontece também com o que é tocado, apenas com uma diferença: o tato não tem qualidades reprobatórias. O tato é aberto e livre. Por assim dizer, a visão funciona como árbitro do comportamento, como inibidor dos estímulos que chegam até seu âmbito de alcance; o tato é isento de censura, reprovações ou inibições. A visão é o meio do preconceito perceptivo e, como já disse o Dr. August F. Coppola, é tão naturalmente considerada assim que poucas pessoas percebem a extensão em que a maioria de nossos preconceitos está delimitada pelo modo como vemos as coisas. "É quase que uma blasfêmia dizer isto, mas o culpado no caso é a visão que dita a maioria de nossos valores e domina praticamente todos os aspectos de nossa sociedade. A cor da pele, a ostensiva manifestação de riqueza, a classificação das pessoas por seu vestuário e aparência, são todas condutas baseadas em distinções que a visão nos torna possíveis. Para sermos aceitos, devemos nos enquadrar no mundo visto, mesmo que sejamos cegos." Conforme prossegue comentando o Dr. Coppola, a importância da visão está além de qualquer dúvida, mas, apesar disso, pode ser objeto de uma supervalorização no sentido de poder cegar-nos para a correta percepção de coisas que devem ser mais sentidas do que vistas. Cegueira e surdez, embora dificultem extensamente os acometidos, não são incompatíveis com um ajustamento adequado às situações. Havendo, todavia, uma perda do tato ou das sensações corporais, pouco sentido faria ou teria a vida. E, em termos da sensação de se estar vivo e do potencial para relacionamentos interpessoais, o tato tem um valor e um significado fundamental, que não estão incluídos no mundo da visão.

Estabeleceremos um contato feliz com desconhecidos, através do tato, quando não pudermos vê-los, mas, no momento em que isto acontecer, tornar-nos-emos "apropriadamente" distantes. O aluno que escreveu o quanto sentiu-se feliz pela possibilidade de não ter que olhar para as pessoas de modo convencional, no escuro, expressou-se do modo mais sucinto possível. As convenções e os estereótipos que o condicionaram visualmente, enquanto elementos de sua cultura, ao serem destituídos de sua capacidade funcional, permitiram o gozo de experiências táteis e a superação completa do tabu "não tocar", sem inibições ou restrições convencionais. Isto foi claramente compreendido pelo extraordinário espírito de William Blake, em seu poema *The Everlasting Gospel:*

> *"This life's five windows of the soul*
> *Distorts the Heavens from pole to pole,*
> *And leads you to belive a lie*
> *When you see with, not Thro', the eye".**

Tapinhas afetuosos nas bochechas, nos cabelos, afagos no queixo são, no mundo ocidental, formas de comportamento que indicam afeição, e são todas táteis.

A "imposição das mãos" é uma prática milenar que vem desde a mais remota antiguidade. Uma vez que a mão é o órgão mais ativo do corpo, realizando todas as espécies de ato, tanto comuns quanto mágicos, ou religiosos, é compreensível que tenha chegado a representar um símbolo de poder. Nessa qualidade, para muitas culturas, veio a ser considerada um importante meio de transmissão de poder, quando inerente a uma pessoa que o transfere para outra ao tocá-la, assim como o mero erguer a mão em direção a alguém cria um elo com esta pessoa, mesmo na ausência de um contato concreto. Lemos no *Novo Testamento* que, quando Jesus desceu da montanha, "grandes multidões o seguiram. E, eis que se aproxima um leproso que, prosternando-se, Lhe diz: 'Senhor, se desejares, podes me curar'. E Jesus estendeu Sua mão, tocou-o e lhe disse: 'Desejo. Que fiques limpo'. E imediatamente após sua lepra estava curada". *Mateus* 8:1-3 "E Lhe trouxeram criancinhas para que as tocasse ... e Ele as levantou nos braços, colocou nelas Suas mãos e as abençoou". *Marcos* 10:13.

A "imposição das mãos", o "toque do Rei", para a cura de doenças específicas como a escrófula, conhecida como "mal do Rei", era, em certa época, amplamente utilizada e se dizia ser eficiente, com grande freqüência. Ritos de cura sempre envolveram, em todas as partes, uma "imposição das mãos". O toque real data do tempo dos Capetos, na França, e dos Normandos, na Inglaterra. O caráter sacro e milagroso dos reis era considerado como capaz de dotá-los de poderes divinos de cura, especialmente no caso da escrófula, quer dizer, tuberculose dos gânglios linfáticos. Na Idade Média, pratica-

---

* O Evangelho Perene: As cinco janelas da alma desta vida/ Distorcem os Céus de pólo a pólo,/ E nos levam a crer em mentiras/ Quando vemos com, e não através, dos olhos. (N.T.)

mente todos os reis da França e da Inglaterra praticavam o toque real, e essa atitude se manteve até os dias de hoje. Na Inglaterra do século XVIII, com o advento da Casa de Hanover, esse costume foi interrompido. Na França, essa prática encontra-se registrada até 31 de maio de 1825, quando Charles X tocou entre 120 e 130 pessoas... As irmãs do Hospital Psiquiátrico Corbeny-St.Marcoul, em que esse ritual aconteceu, foram capazes de constatar apenas cinco pessoas curadas, catorze semanas após a cerimônia. Segundo o comentário de Marc Bloch em seu explêndido livro *The Royal Touch,* "durante os períodos em que havia a fé real, era uma regra muito sábia praticar a paciência a esse respeito".

Em virtude da associação constante entre a imposição de mãos reais e a escrófula, esta veio a ser conhecida como "mal real". Samuel Johnson, que contraiu escrófula de sua ama-de-leite, foi levado por sua mãe até Londres, aos dois anos e meio de idade, no dia 30 de março de 1712, onde juntamente com mais 200 pessoas foi tocado pela rainha Anne e, lamentavelmente, ao menos nesse caso, sem que se efetuasse a cura. O gesto curativo foi realizado pela última vez na Inglaterra, pela rainha, mais ou menos três anos depois, a 27 de abril de 1714, três meses antes de sua morte. Muito embora a realeza cessasse com a prática desse rito, a crença atravessou o tempo até o século XX, na forma de medalhões com a efígie da imagem real para os quais o toque real foi transferido.

No caso de crianças afetadas por qualquer doença ou distúrbio de pele, o toque da mão humana é especialmente importante e por isso alguns dermatologistas recomendam que, quando a mãe aplicar um medicamento, sua administração deve ser feita manualmente, de modo que a criança sinta uma carícia ao invés da aplicação impessoal de um chumaço de algodão ou de um palito de madeira. Uma vez que muito poucas doenças ou distúrbios de pele são infecciosos, a mãe geralmente não precisa temer pegar ela também a mesma doença.

A crença no poder curativo da imposição das mãos ainda é muito popular em diversos segmentos do mundo "civilizado". Por exemplo, na Irlanda acredita-se que o sétimo filho de um sétimo filho invariavelmente tem o "dom". Diz-se que Finbarr Nolan era um desses dotados. Por volta de 1974, aos 21 anos, ele supostamente já havia amealhado meio milhão de libras de "contribuições" daqueles que tinham vindo em busca de seu toque curativo. Em fevereiro de 1974, ampliou suas atividades para a Inglaterra, tendo tido um grande sucesso a se considerar os mais de seis mil donativos recebidos em seus primeiros dias na capital londrina.

Pelo menos 40% das doenças de pele têm um componente emocional que, não sendo tratado, fará com que o problema cutâneo se torne crônico.

A necessidade de compartilhar a própria vida com outras pessoas, tecendo a trama saudável dos contatos humanos, que é uma necessidade básica tão característica à nossa espécie, reflete-se no espelho que é nossa pele. Um contraste notável com a pele saudável é o que se constata na pele da criança que sofre de privação materna e na do adulto abandonado. O adoecimento da pele é geralmente a expressão de problemas emocionais profundos.

Quanto aos distúrbios alérgicos, o Dr. Maurice J. Rosenthal fez um teste direto da tese de que "eczemas surgem em certos bebês predispostos porque estes não conseguem obter de suas mães verdadeiras ou substitutas o adequado contato físico tranqüilizador (carícias e aconchego de colo)". Com essa finalidade, pesquisou 25 mães com filhos menores de dois anos, os quais sofriam de eczema, e descobriu que, de fato, a hipótese por ele lançada era confirmada inequivocamente. A maioria desses bebês tinham mães que não conseguiam dar aos filhos uma quantidade adequada de contato cutâneo.

Ao discutir um caso de eczema infantil, Spitz levanta uma questão interessante. "Poderíamos nos perguntar", escreve ele, "se essa reação cutânea não representaria um esforço adaptativo ou, por outro lado, uma defesa. A reação da criança poderia ser de natureza a exigir de sua mãe uma reação que a incitasse a tocá-la mais freqüentemente. Poderia ser também uma forma de retraimento narcisista no sentido de que, através do eczema, a criança poderia estar dando a si mesma os estímulos da esfera somática que sua mãe lhe nega. Não sabemos".

Tem-se assinalado, porém, que as exigências feitas pela criança eczematosa à mãe na forma de cuidados constantes e diários com sua pele, de providências para impedir que ela se coce, de uma atenção exaustiva a detalhes médicos, podem atrapalhar gravemente o relacionametno mãe-filho.

Uma revisão das evidências levou Lipton, Steinschneider e Richmond a concluírem que, no eczema, a comichão pode em alguns casos ser considerada como primária e não como secundária à pele enferma. Através do sistema nervoso autônomo, que tem um certo controle sobre as estruturas e as funções da pele, é possível que uma influência significativa possa ser exercida por fatores psicossociais e culturais sobre a função desordenada da pele.

Ao longo dos anos, o Dr. Herman Musaph observou centenas de vezes que motoristas obrigados a parar nos cruzamentos com semáforos começam a se coçar. Na maioria dos casos, coçam a cabeça. Denominou sua constatação de "fenômeno do sinal vermelho". Parece-lhe justificado assumir que, em muitos casos, a emoção que é transferida para uma descarga motora — quer dizer, coçar — é raiva bloqueada, raiva que não pode ser expressa verbalmente. Palestras entediantes, leituras monótonas, ser obrigado a esperar, ser acordado contra a vontade são alguns exemplos. A experiência da comichão e da descarga motora no ato de coçar fazem com que desapareça a emoção subjacente.

O uso da pele como alívio de tensões assume muitas formas, e talvez a mais familiar às culturas ocidentais seja o gosto de coçar a cabeça executado pelos homens. As mulheres em geral não se comportam dessa maneira; de fato, as diferenças sexuais quanto ao uso da pele são acentuadas. Quando perplexos, os homens coçam o queixo com as mãos, puxam os lóbulos das orelhas, coçam a testa, ou as bochechas, ou a nuca. As mulheres realizam gestos muito diferentes, quando perplexas. Ou colocam um dedo sobre os dentes de baixo, enquanto mantêm a boca ligeiramente aberta, ou apóiam um dedo embaixo do queixo. Outros gestos masculinos durante momentos de perplexidade são: esfregar o próprio nariz, apoiar dedos dobrados sobre a boca, friccionar a lateral do pescoço, coçar a região infraorbital do rosto, coçar os olhos fechados, cutucar o nariz. Todos estes são gestos masculinos, assim como esfregar o dorso da mão ou a parte de cima da coxa, e espichar os lábios franzidos.

Todos esses gestos parecem destinados a confortar quem os realiza, a aliviar ou reduzir sua tensão. Da mesma forma, em estados de alarme ou sofrimento, torcer as mãos, agarrar em si mesmo ou nas próprias mãos é algo tranqüilizador. Era costume na Grécia Antiga, como ainda o é em muitas regiões da Ásia, carregar uma pedra de superfície lisa, ou âmbar, ou jade, às vezes chamado "peçamanuseio".* Essa "pedra das preocupações", como também é chamada, serve para produzir um efeito calmante em virtude da sensação agradável que provoca. Dedilhar contas, como fazem os católicos, causa um efeito semelhante. "Pedras de preocupação", nos Estados Unidos de hoje, estão gozando de aumento nas vendagens. Há muito pouco tempo "tranqüilizantes para executivos" apareceram no mercado, na forma de pequenas peças de madeira polida e o objeto foi chamado de "Feelies"**. A respeito das "pedras da preocupação", é mais do que digno de um interesse apenas passageiro mencionar que, durante a Segunda Guerra Mundial, a Dra. Jenny Rudinesco, que oferecia proteção para crianças órfãs esquizóides, observou que muitas delas enrolavam pequenos pedaços de papel entre

---

* Peça utilizada para ser manipulada e assim acalmar os nervos. (N.R.T.)
** Corruptela de 'feelings', sensações, sentimentos. (N.T.).

o polegar e o indicador. J. C. Moloney, em sua interpretação desses rolinhos de papel como "substitutos" das mães ausentes, assinala que "são 'mães' passíveis de serem controladas pelas crianças emocionalmente perturbadas porque são 'mães' criadas pelas crianças".

Esfregar o polegar e o indicador juntos é geralmente observado em pessoas tensas. Pode-se ampliar essa observação para incluir também a fricção de todos os dedos simultaneamente contra a palma dessa mão.

Quanto aos distúrbios de pele, o Dr. S. Hahnemann, do departamento de psiquiatria da Faculdade de Medicina da Universidade Temple, na Filadélfia, relatou-me o caso de uma moça que sofria de uma acne terrível e cujo tratamento consistiu também de estimulação tátil proporcionada por um esteticista de um salão de beleza, ao qual foi encaminhada por um médico perceptivo, depois que todas as demais formas de tratamento médico ortodoxo haviam falhado. Conforme as declarações do Dr. J. A. M. Merloo, muitos distúrbios de pele expressam inconscientemente a necessidade de manutenção do contato cutâneo e de proteção da pele, assim como uma necessidade de atenção e afeto. A acne pode, em certos casos, representar a expressão de sentimentos e sensações sexuais reprimidas. Outras dermatites são às vezes uma expressão de defesa contra um contato cutâneo incestuoso. Durante a Primeira Guerra Mundial, após terem sofrido inúmeros episódios de bombardeio, muitos soldados apareceram com pele escura ou tiveram melanose de medo. Na Segunda Grande Guerra, durante o bombardeio de Roterdã, muitas pessoas reagiram com palidez de pele e várias erupções cutâneas, como se assim pudessem se camuflar.

Para os que não tiveram colo suficientemente amoroso e seguro em seus primeiros anos de vida, o medo de cair não é uma decorrência inesperada em épocas posteriores da vida. Lowen assinala que o medo de cair, tanto de lugares altos como no sono, está relacionado ao medo de "cair de amores", apaixonar-se. Realmente, o paciente que apresenta alguma dessas formas de ansiedade, geralmente se constata que é suscetível a outras, e o fator comum a todas elas é a ansiedade a respeito de perder o controle completo do corpo e de suas sensações. Esses pacientes experienciam tais temores como uma sensação de "estarem afundando" e é possível que então se sintam aterrorizados e absolutamente imobilizados. Essas sensações "são o prazer que as criancinhas buscam nos balanços, escorregadores e diversões semelhantes. A criança saudável adora ser jogada para o alto e ser apanhada nos braços do pai ou da mãe que a espera".

Quanto a distância, é interessante que, no teatro, alguns diretores dizem a seus atores para não se tocarem quando representam uma comédia, mas para não se impedirem absolutamente de fazê-lo quando a peça for dramática. É como a diferença entre extroversão e introversão. Na comédia, a distância é uma exigência, o não-envolvimento é uma necessidade, e por isso as pessoas devem controlar-se e não tocar as outras. Já na tragédia, a situação é inversa, e o envolvimento é o que deve ser comunicado; portanto, o toque é encorajado. Mais uma vez, os gestos na comédia tendem mais a ser verticais, enquanto que na tragédia devem ser horizontais. Na comédia, tais gestos verticais são mais propensos à mania, ao passo que na tragédia gestos horizontais tendem a sugerir simpatia, solidariedade. Por isso, Helen Hayes disse: "Descobri que na comédia devo manter-me mais ereta, os braços precisam ficar mais para o alto, os gestos devem ser de natureza ascendente. Na tragédia é exatamente o oposto".

As diferenças sexuais em termos de comportamento cutâneo são muito acentuadas, provavelmente em todas as culturas. As mulheres são muito mais propensas que os homens a se permitir todo tipo de comportamento tátil delicado. As mulheres também parecem ser muito mais sensíveis às propriedades táteis dos objetos, como, por exemplo, quando passam as mãos por um tecido a fim de apreciar sua textura ou qualidade, algo que raramente fazem os homens. Afagar e acariciar são atividades predominantemente femininas, assim como a delicadeza na aproximação em todos os níveis. Tapas nas costas e apertos de mão esmagadores são formas especificamente masculinas de comportamento. Também são notórias as diferenças culturais nesse sentido. Como assinala Hall, os japoneses são muito conscientes do significado da textura. "Uma vasilha lisa e agradável ao tato comunica não só que o artesão importou-se com aquela vasilha e com a pessoa que iria usá-la, como também que se importou consigo mesmo." Hall continua, acrescentando que as extremidades polidas de seus trabalhos em madeira refletem a sensação medieval do artesão de atribuir importância ao tato. Ele escreve que o "tato é a mais pessoal de todas as sensações que se pode ter. Para muitas pessoas, os momentos mais íntimos estão associados às cambiantes texturas da pele. A resistência endurecida e semelhante a uma armadura que é oferecida como resposta a um toque indesejado, ou as excitantes e rapidamente mutantes texturas da pele durante o amor, a qualidade aveludada da satisfação subseqüente ao ato amoroso são mensagens de um corpo a outro, dotadas de significados universais".

Bowlby postulou certas respostas no bebê que funcionam para ligar reciprocamente mãe e filho entre si. Estas respostas são de sucção, de agarrar-se, de seguir, de chorar e de sorrir. O bebê inicia as primeiras três respostas: as duas outras são sinais para que a mãe o atenda. Bowlby descobriu que, em sua experiência, a aceitação manifestada pela mãe diante dos comportamentos de agarrar-se e de seguir são consistentes com o desenvolvimento favorável, mesmo na ausência de amamentação, ao passo que a rejeição dos comportamentos citados, por parte da mãe, mesmo quando ela amamenta seu filho, tendem a provocar distância emocional. Além disso, foi impressão de Bowlby que uma porcentagem enorme de distúrbios psicológicos, incluindo os mais severos, poderia ser iniciada no segundo ano de vida, quando os comportamentos de agarrar-se e seguir estão no auge, tanto quanto nos primeiros meses depois do parto, quando ainda apresentam-se de modo rudimentar.

O psicanalista Michael Balint descobriu que a necessidade de agarrar-se demonstrada por seus pacientes representa uma reação a um trauma, "uma expressão de e uma defesa contra o medo de ser deixado ou abandonado... sua finalidade é a recuperação da proximidade e do contato característicos à identidade sujeito-objeto original". Esta identidade, expressa pela identidade de desejos e interesses entre sujeito e objeto, é denominada por Balint de relação objetual primária ou amor primário.

Balint divide esses pacientes em dois tipos: os *filobáticos,* quer dizer, os que gozam as delícias de se balançar, as emoções de uma montanha-russa, os trapézios e semelhantes, e os *oncofílicos,* que são as pessoas que não conseguem suportar balanços, lugares altos e "perigos" semelhantes. Os filobáticos tendem a ser solitários, confiantes em seus próprios recursos, e os oncofílicos estão constantemente lutando com o medo de que o objeto possa cair.

A sugestão é que a criança que tenha vivido um relacionamento satisfatório a nível do objeto primário — ou seja, a criança que tenha sido satisfatoriamente estimulada a nível tátil — não necessitará agarrar-se e apreciará lugares altos, emoções fortes e ser balançada. Por outro lado, a criança que tenha sido frustrada em suas necessidades de agarrar-se, especialmente durante o período reflexo pré-verbal de seu desenvolvimento, reagirá a essa experiência traumática com uma necessidade excessiva de apegar-se, de agarrar-se, com medo do instável e do apoio que pode lhe faltar.

Dois diferentes mundos perceptivos estão aí envolvidos: um é o *orientado pela visão;* outro é *orientado pelo tato.* O segundo é mais imediato e amistoso que o primeiro. No primeiro, o espaço pode ser amistoso, mas também pode mostrar-se horrivelmente vazio ou repleto de objetos perigosos, imprevisíveis, instáveis. Georges Braque, pintor francês, comentou que o espaço tátil separa o espectador dos objetos, enquanto que o visual separa os objetos uns dos outros.

Como indicaram os Drs. Arthur Burton e Robert E. Kantor, os humanos são criaturas da Terra, ligados num contato contínuo de natureza tátil à *terra firme*. Quando voamos ou mergulhamos, perdemos esse contato e surge a ansiedade porque perdemos "tato" com aquilo de que dependemos.

A extraordinária freqüência com que encontramos relatos de mudanças notórias na aproximação com esquizofrênicos inatingíveis até o momento de um contato corporal, depois de anos de inacessibilidade por parte de outras abordagens terapêuticas, é algo surpreendente. Em maio de 1955, o êxito com esquizofrênicos catatônicos conseguido por Paul Roland, fisioterapeuta do Hospital Psiquiátrico da Administração de Veteranos, na cidade de Chillicothe, Ohio, foi publicado pela imprensa. Roland começou sentando-se ao lado dos pacientes e, depois de certo tempo, tocava em seu braço. Não demorava muito para que Roland conseguisse dar ao paciente uma massagem. Assim que isto podia acontecer, a reabilitação prosseguia rapidamente. Gertrude Schwing relatou como conseguiu romper o cerco e chegar às crianças esquizofrênicas, abraçando-as. Waal brindou-nos com uma descrição excelente de terapia pela massagem, com um menino aparentemente autista, "na qual a terapeuta faz no paciente uma massagem delicada e maternal, acompanhada de estímulos de afagos rítmicos, cócegas e toques muito suaves". O plexo solar, o pescoço, toda a extensão da coluna são as áreas massageadas, enquanto que o queixo, o peito, as mãos e suas palmas são estimuladas com cócegas de modo muito suave e cauteloso. Depois disto, a terapia prossegue para os olhos e, num segundo estágio, torna-se uma massagem provocativa das mandíbulas, do peito, dos ombros e novamente dos olhos. Nesse segundo estágio, a pressão das mãos do terapeuta já não é leve. A criança reage gritando, chorando e chutando; é-lhes dito então que estas são reações de um bebê desapontado, que estão corretas. Depois destas explosões, o paciente recebe momentos de tranqüilização e atendimento maternal, por parte do terapeuta, que se comporta de maneira objetiva, sem envolvimento. Segundo Waal, o efeito da terapia parece ser uma maturação corporal e uma brecha no paredão do retraimento autista, e isto parece ter um efeito mais rápido do que qualquer outra técnica até hoje tentada.

Toques em Psicoterapia. Na psicoterapia, existe um antigo tabu contra tocar o paciente ou cliente. A respeito dos psicanalistas americanos, como o Dr. Karl Menninger inequivocamente se expressou, "transgressões da regra contra o contato físico constituem... uma evidência de incompetência ou de crueldade criminosa por parte do analista".

O tabu psicanalítico contra tocar originou-se em Freud. Sua postura era que o terapeuta não deveria interpor-se entre ele e o paciente, mas deveria permanecer completamente objetivo, sem estimular ou acrescentar qualquer coisa sua ao paciente. O terapeuta devia permanecer invisível ao paciente, e por esse motivo devia ser instado a sentar-se atrás do divã. Muitos psicanalistas ainda observam estas práticas. Mas, como disse o Dr. Bertram R. Forer, "o contato verbal apenas deixa a pessoa num limbo de isolamento em relação ao próprio corpo e às outras pessoas". Enquanto psicoterapeuta que acredita na inescapável necessidade de contato cutâneo como psicologicamente mais crucial do que a fome de alimento, Forer sugere enfaticamente que se use o tato na situação psicoterapêutica, através de mãos habilidosas e informadas. Forer assinala que a integridade pessoal representa uma busca e uma ingestão constante de nutrição social através de relacionamentos próximos, nos quais se inclui a experiência tátil e suas reverberações por todo o corpo. "A maioria dos clientes e muitos terapeutas estão se debatendo com pais internalizados na forma de uma consciência opressora que originalmente foi-lhes necessária para lhes dar estrutura psicológica. Uma função potencial do terapeuta é tornar-se mais apetecível ou precioso ao paciente do que os pais internalizados."

O contato apropriado informa ao cliente muito mais a respeito do relacionamento emocional do terapeuta consigo e do que pode esperar, do que comentários exclusivamente verbais. O toque do terapeuta é reconfortante e, ao mesmo tempo, serve para produzir uma dissolução dos temores e expectativas infelizes do cliente, assim demonstrando a própria resistência do cliente a relacionamentos humanos.

> "Sua resposta emocional pode surpreendê-lo diante de um reconhecimento de profundos anseios. Ele pode então ser ajudado a constatar que sua consciência opressora e os papéis que ele desempenhou para se haver com a mesma limitaram sua liberdade de dar e receber dos outros. Nesta medida, deixar-se penetrar pelo terapeuta é um antídoto aos resíduos destrutivos dos primeiros relacionamentos e abre o sistema fechado da pessoa a novas experiências interpessoais.
>
> A reação primitiva de ser tocado com suavidade em momentos críticos é uma sensação de relaxamento e tranqüilização corporais que informam que a pessoa não está só, que as antigas sensações de desvalia são injustificadas. Se o cliente ainda estiver emaranhado nas teias de uma fusão não resolvida com um genitor destrutivo, o contato poderá inicialmente ser repelido com ameaça de aniquilação de si próprio. Tais pessoas talvez estejam literalmente fora de contato e sintam uma necessidade enorme dele."

"Tocar", conclui o Dr. Forer, "promove a reciprocidade e faz parte do processo de testar se a pessoa ousará tornar-se ou terá permissão para tornar-se igual". O toque em questão é aquele em que o paciente ou cliente toca o terapeuta, assim como aquele em que o terapeuta toca a pessoa que foi em busca de sua ajuda. Não obstante, até o presente momento os psicanalistas ingleses pelo menos não adotam sequer o cuprimento de mãos no início e final de cada hora. A razão dada para essa proibição é que este gesto estaria introduzindo na situação analítica um estímulo psíquico desnecessário e, portanto, mal-vindo, estímulo que poderia ser desvantajoso ao curso da análise. Os interesses do analista devem canalizar-se para os determinantes dos pensamentos e comportamento do paciente. O que quer que o analista faça ou diga, sustenta-se, deve estar subordinado a essa atitude.

É difícil de se entender por que o ato de paciente e terapeuta tocarem-se deveria constituir uma barreira à compreensão dos pensamentos e comportamento dos pacientes. Freud sentia que esse comportamento poderia facilmente abrir caminho ao erotismo de algum tipo e, neste sentido, realizar o completo colapso da terapia analítica. Têm existido alguns abusos desse tipo, mas o terapeuta responsável permanecerá responsável. Tanto ele quanto seu cliente se defrontam com vários problemas ao longo da experiência terapêutica. Um dos mais importantes é a experiência da tranqüilização reconfortante, de natureza integrativa, que então se transforma numa experiência de excitação erótica ou sensual que, inicialmente, pode aparentar ser desintegrativa. Vergonha e culpa resolvidas por uma auto-alienação e por um desligar da aceitação corporal provavelmente foram conseqüências desenvolvimentais dessa transição da tranqüilização para sensações eróticas ou sensuais. Forer apresenta com grande propriedade o significado disso tanto para o terapeuta quanto para o cliente:

"Este despertar erótico psicossomático e as fantasias associadas ao mesmo são um material em bruto, crucial à terapia, embora também seja uma fonte importante para má reputação adquirida pelo contato. Esses sentimentos e sensações incentivaram o estabelecimento de controles éticos no caso de o terapeuta perder de perspectiva suas responsabilidades. Alguns terapeutas experimentam eles mesmos sensações eróticas e ficam perturbados com suas próprias vergonha e culpa não resolvidas. Se sentem a necessidade de se defenderem dessa tomada de consciência, é provável que estejam rejeitando e confirmando as próprias convicções do paciente de que as palavras são uma coisa boa e o toque é sempre erótico, ou destrutivo e ruim. Tanto o terapeuta quanto o cliente necessitam aprender a tolerar sua própria excitação e a perceber que fantasias não devem necessariamente ser postas ação. O toque não-erótico do terapeuta, neste sentido, pode furar o bloqueio das defesas do cliente e ajudá-lo a distinguir e a tolerar os dois tipos de experiência".

Os Drs. Arthur Burton e A. G. Heller, embora concordem com a perspectiva psicanalítica em termos gerais, segundo a qual, exceto em raras situações, o paciente não necessita ser tocado, também concluem que é provavelmente uma generalização válida dizer-se que a maioria dos psicoterapeutas, a nível inconsciente, não gosta de seus próprios corpos. Isto, juntamente com definições legalistas do comportamento tátil, tornam extremamente difícil, na opinião desses autores, ser livre e espontâneo nessa área do tratamento.

A resposta a essa visão pode ser que talvez esses psicoterapeutas não sejam as pessoas certas para tratar dos psicologicamente comprometidos, ou seja, os que não sabem andar não devem agir como se fossem salva-vidas.

Bartenieff e Lewis observam que a qualidade do toque do terapeuta pode ser crítica para o relacionamento entre ele e seu cliente. Apontam estes que o toque pode variar muito em termos de modalidade e esforço, indo desde uma cutucada leve e instantânea ou uma espetada repentina até um apertão constritivo bidimensional, ou mesmo um abraço reconfortante, tranqüilizador e prolongado, ligeiramente apertado, ou o braço por trás das costas que apóia indiretamente. Sugerem que o toque deve ser tridimensional, e isto é uma modalidade suportativa de comportamento tátil, ao invés de uma composição mais linear como uma cutucada. Algumas crianças (e adultos) talvez nunca tenham sido abraçados de modo tridimensional, o qual se inicia no centro do corpo e pode ser também transmitido por meio da fala periférica. Nenhum toque por parte do terapeuta, eles advertem, deveria ser realizado sem esta consciência.

Enquanto estamos lidando com este assunto, deveremos acrescentar que, em todos os ramos da prática da medicina, tocar deve ser considerado uma parte indispensável da arte médica. Enquanto membro de uma família, o médico deve saber o que o toque humano é capaz de alcançar na amenização de sentimentos agitados, na mitigação da dor, no alívio de perturbação emocional, na tranqüilização, na promoção, em resumo, de uma sensível diferença para melhor. O mundo humano é a família por extenso, e, em escala menor, o relacionamento que se vê numa família é válido entre paciente e médico.

O que o paciente espera de um médico é um toque humano e um efeito curativo. O toque sempre intensifica as habilidades terapêuticas do médico e a potencialidade de recuperação do paciente.

A imposição das mãos tem sido entendida há séculos como uma comunhão religiosa. Seria muito proveitoso que também fosse similarmente compreendida dentro da comunidade dos curadores.

É muito interessante que um dos ramos da comunidade curativa que reconheceu a importância do toque tenha sido a enfermagem. Têm aparecido nos periódicos da classe muitos artigos importantes a respeito dos benefícios terapêuticos do toque. Primeiro na qualidade de mulheres e segundo por estarem muito mais próximas dos pacientes que o médico, as enfermeiras vêm ocupando uma posição muito mais adequada para dar o devido valor à importância de tocar o paciente como parte de seu entendimento, de compreender que seus cuidados começam com importar-se com ele, ligar para ele. Importar-se com alguém não é algo que se opta, é algo natural e obrigatório; ser cuidadoso (amoroso é outra palavra que descreve a mesma postura) é estar envolvido, é ser íntimo.

Toque e Asma. Em 1953, relatei o caso da Sra. C. uma inglesa com 30 anos de idade, oriunda da classe média alta, divorciada, sem filhos, com altura de 1,60cm, pesando 45 quilos, atendida em julho de 1948, em Londres. A Sra. C., era uma de duas gêmeas idênticas. Ambas haviam sofrido episódios aproximadamente quinzenais de asma desde que conseguiam se lembrar. Durante seis anos antes ao de 1948, a Sra. C. estivera várias vezes internada em sanatórios para tratamentos. Seu médico então informou-a de que, caso tivesse outro ataque, este poderia ser o último. Foi este prognóstico assustador que me trouxe o caso. Ao atendê-la em sua casa, em Londres, a Sra. C., jovem e bela mulher, pareceu-me relativamente tensa e, afora isso, bastante saudável. Cumprimentou-me com uma mão fria e inerte e depois dobrou os antebraços sobre o peito. Sentou-se então num sofá-cama contra cujo encosto ela logo começou a esfregar as costas de modo silencioso e discreto. À pergunta sobre se sua mãe teria morrido cedo, ela respondeu que morrera no parto e, com ar levemente espantado, perguntou-me por que fizera aquela pergunta em particular. Expliquei-lhe que essa possibilidade me havia ocorrido com base nas seguintes observações: (1) o medo como cumprimentou com mãos inertes; (2) o modo como dobrou os braços sobre seu peito; (3) ter se esfregado contra o encosto do sofá-cama. Todos esses comportamentos podiam sugerir que ela talvez não houvesse recebido a estimulação cutânea adequada quando bebê; e uma vez que isso freqüentemente acontecia em decorrência da morte precoce da mãe, eu havia pensado nessa possibilidade.

A teoria do relacionamento entre estimulação tátil e o desenvolvimento do sistema respiratório foi-lhe então explicitada. Foi dada toda ênfase possível ao fato de esta ser apenas uma teoria, sem que nenhum de seus elementos já tivesse sido comprovado, embora existisse uma certa quantidade de evidências a sugerir que esse relacionamento poderia existir e que se o desejasse poderia tentar testá-lo. Foi-lhe sugerido que deveria experimentar uma clínica de fisioterapia em Londres, onde, segundo as instruções, deveria ser massageada por um especialista. Ela concordou imediatamente com isto e, vários dias depois, após sua primeira massagem, estava cheia de entusiasmo. Foi-lhe comunicado então que havia alta probabilidade de ela nunca mais sofrer um ataque de asma se prosseguisse com as massagens por mais algum tempo, a menos, talvez, que sofresse alguma séria perturbação emocional. Ela continuou com o tratamento por diversos meses e, durante muitos anos, desde então, não sofreu um episódio asmático sequer, de alguma gravidade.

A irmã da Sra. C. sofreu de ataques idênticos de asma até se casar com um autor famoso, a partir de cuja época seus ataques declinaram em freqüência, embora não tivessem desaparecido inteiramente. Depois divorciaram-se e pouco tempo após este episódio ela faleceu durante um ataque de asma. No caso da Sra. C., seus ataques foram grandemente aliviados. Posteriormente voltou a se casar e levou uma vida feliz a partir de então.

Evidentemente, pode não haver nenhuma relação ou apenas fraca ligação entre a melhora da asma e a estimulação cutânea recebida pela Sra. C. Por outro lado, a relação pode ser absolutamente direta. No rascunho original deste livro escrevi:

> Este caso foi citado por seu valor sugestivo. Deve-se esperar que as pessoas em condições oportunas para tanto possam executar as observações necessárias para se demonstrar se nas pessoas que sofrem de asma e outros distúrbios estes podem ou não estar relacionados a uma inadequada estimulação cutânea nos primeiros anos de vida e se os mesmos são ou não passíveis de serem aliviados por um período de estimulação cutânea que lhes seja fornecido a partir da teoria esboçada neste trabalho.

Embora o artigo escrito sobre o tema tenha suscitado um interesse considerável, não pareceu ter estimulado muitas pesquisas sobre a relação entre estimulação cutânea e asma.

Anteriormente observamos, a respeito da asma, que colocar o braço em volta dos ombros do paciente enquanto ele está tendo um ataque asmático é capaz de aliviar a crise ou fazê-la cessar.

Sir William Osler certa vez observou que: "tomar a mão de uma senhora faz com que ela confie em seu médico". E, de fato, tomar a mão de praticamente qualquer pessoa, numa situação de estresse, tem probabilidade de exercer um efeito calmante; reduzindo a ansiedade, dá, tanto ao que toma a mão como ao que tem sua mão tomada, uma sensação de maior segurança.

Podemos perguntar: como é que a estimulação tátil, na forma de carícias, afagos, aconchegos, abraços, toques deslizantes e congêneres, é capaz de surtir efeitos tão consideráveis em indivíduos emocionalmente perturbados?

A explicação é muito simples: a estimulação tátil parece ser uma experiência fundamentalmente necessária ao desenvolvimento comportamental saudável do indivíduo. A impossibilidade de receber estimulação tátil adequada nos primeiros anos de vida resulta numa impossibilidade crítica de estabelecer relações de contato com outras pessoas. A gratificação dessa necessidade, mesmo em adultos, pode servir para dar-lhes a tranquilidade de que precisam, a convicção de que são desejados e valorizados e, deste modo, envolvidos e incluídos numa rede de valores em conexão com as outras pessoas. A pessoa desajeitada em suas relações de contato com os outros é desajeitada em suas relações corporais com os mesmos, em seus apertos de mão, nos abraços, nos beijos, em geralmente todas as suas demonstrações táteis de afeto, e isto se dá principalmente porque sofreu uma carência em termos de relações interativas de contato corporal com sua mãe. Ela lhe falhou no sentido da *maternalidade,* que Garner e Wenar definem como a gratificação materna das necessidades que o bebê tem de cuidados corporais e estimulação agradável através de atitudes que também dão à própria momentos de satisfação. A mulher maternal provê não só ao filho gratificações como também obtém gratificação por fazê-lo, na medida em que dá ao bebê o íntimo contato físico e a proteção de que ele precisa para crescer e desenvolver-se. Esses pesquisadores demonstram que distúrbios psicossomáticos aparecem com mais probabilidade em pessoas que sofrem uma carência de momentos de maternalidade, hipótese esta que tem sido muitas vezes confirmada. Um ingrediente básico da maternalidade é o contato físico íntimo, os abraços, afagos, carícias, o colo, embalar, beijar e outras formas de estimulação tátil que uma mãe maternal dá ao filho.

A restrição ou privação de oportunidades de experiências tátil e manipulativa no começo da vida do bebê tem a probabilidade de comprometer seu comportamento tátil e afetivo posterior. Num experimento assaz horrível, o professor Henry W. Nissen e colegas, do Laboratório Yerkes na Universidade de Yale, imobilizaram os membros de um bebê chimpanzé do sexo masculino, aos quatro meses de idade, até que tivesse trinta e um meses, usando cilindros de papelão. Quando os mesmos foram retirados, não se constataram quaisquer defeitos na percepção da forma, do tamanho e da profundidade, mas o que se descobriu foi que esse pequeno animal, diferentemente dos outros de mesma idade, não se pendurava no atendente, nem se catava o pêlo; além disso, "os movimentos labiais e os sons que fazem parte deste padrão presumivelmente instintivo estavam completamente ausentes". Este tratamento extremo nunca é realizado com bebês humanos; não obstante, os dados relativos a este chimpanzé privado são consoantes ao dado geral de que qualquer privação da experiência tátil em bebês tem a probabilidade de produzir inadequações no posterior comportamento tátil e afetivo da criança.

O contato corporal é uma necessidade básica dos mamíferos, que deve ser satisfeita para que o indivíduo possa desenvolver esses movimentos, gestos e vinculação corporal que fazem parte do desenvolvimento normal ao longo da ampliação das experiências pessoais em relação ao corpo da própria mãe. A privação dessas experiências, segundo confirmações experimentais, produz os movimentos e posturas mais atípicas. Vimos anteriormente como isto afeta o comportamento sexual, contribuindo para a falta de jeito do comportamento copulativo por parte de machos socialmente privados. Como o demonstraram Mason e outros, no caso dessas pessoas socialmente privadas, as deficiências de comunicação social são a regra. Enquanto a necessidade prevalece, o jovem aprende a fazer carinhos com o rosto, esquadrinhar, afagar, pôr-se no colo, beijar, abraçar e cuidar amorosa e ternamente dos outros, em conseqüência de ter passado por essas experiências em sua interação com o corpo da mãe. Na ausência desses comportamentos maternos, permanece a necessidade, mas o desempenho das condutas associadas à mesma fica mais ou menos longe de uma concretização, em estado quase bruto. Realmente, a medida do desenvolvimento da pessoa como ser humano saudável está significativamente vinculada à extensão de sua liberdade para conseguir abraçar outra pessoa, para deliciar-se nos abraços dados por outros... para, em sentido muito real, entrar em contato com os outros.

A criança privada a nível tátil torna-se mais tarde um indivíduo que não é só fisicamente desajeitado em seus relacionamentos com os outros, mas que também fica sem jeito diante dos outros a nível psicológico e comportamental. Essas pessoas provavelmente são desprovidas do tato conforme a definição do *Oxford English Dictionary:* "Sensação imediata e sutil do que é apropriado e cabível no trato com outros a fim de evitar que ocorram ofensas ou a fim de obter uma reação de boa disposição; habilidade ou discernimento para lidar com pessoas ou para negociar situações delicadas e difíceis; capacidade de dizer ou fazer a coisa certa no momento certo".

Em 1793, encontramos Dugald Stewart, filósofo escocês que escreveu *Outlines of Moral Philosophy:* "O uso que a língua francesa faz da palavra *tato,* para denotar aquela sutil sensação de propriedade que permite a uma pessoa sentir como se conduzir em meio às difíceis veredas da sociedade instruída". Neste contexto, a palavra "sentir", sentir como se conduzir, reflete de modo justo as explorações iniciais táteis com que começamos a nos comunicar pela primeira vez com outro ser humano. Com base nestas premissas, desenvolvemo-nos ou como seres diplomáticos ou, caso tenhamos sido frustrados em nossa experiência tátil inicial, não nos tornamos habilidosos mas, sim, desajeitados e insensíveis às necessidades dos outros. Não é por acaso que os desajeitados e os insensíveis são normalmente aqueles que foram privados na satisfação de sua necessidade de amor, o mais antigo e essencial de cujos componentes é o tato.

Parece existir uma seqüela muito nítida das experiências táteis havidas no começo da vida, na forma do comportamento diplomático posterior. É interessante que o termo "tato" (*tact*), derivado do latim *tactus,* que significa "tato", não tenha sido infreqüentemente usado em inglês em lugar de *touch* (toque, tato) até a metade do século XIX. Em seu sentido moderno, *tato* (*tact*) foi adotado do francês no início do século XIX. O que a palavra realmente significa é, sem dúvida, "tocar delicadamente" o outro. Tanto o relacionamento etimológico quanto o psicológico do termo *tato* (*tact*), "tocar" em seu significado contemporâneo, não foram absolutamente perdidos de vista, pois diremos de uma pessoa sem tato que tem "mão pesada". O que é tão interessantemente inerente ao uso do termo "tato" (*tact*) em seu sentido moderno é a compreensão fantasticamente nítida da importância das primeiras experiências táteis para o desenvolvimento daquela sutil sensação de cabimento e propriedade de comportamento implicados nessa palavra. "Tato" (*tact*), em seu significado original, permanece com muita vitalidade o sinônimo de "toque" (*touch*) — a saber, "contato", o ato de tocar ou encontrar (em latim, *com* é junto, e *tangere,* tocar).

Sentir e Tocar. Tanto a verdade quanto a comunicação começam com um gesto simples: tocar, que é a verdadeira voz da sensação, do sentimento. O toque amoroso, como a música, profere em geral as coisas que não podem ser ditas: nada é preciso que se diga visto que tudo está entendido. As sensações geralmente têm uma qualidade tangível, e isto se expressa muitas vezes em nossa linguagem, quando dizemos: "Senti suas palavras como uma carícia". "É boa a sensação que causam estas informações", "Foi um duro golpe à sua auto-estima", e assim por diante. De fato, sinônimos comuns para "tato" ou "toque" são "sensação" e "contato". *Emoção, sensação, afeto e toque* são dificilmente discerníveis entre si. Emoções, mesmo quando não induzidas pelo tato, freqüentemente têm uma qualidade tátil. Como é geralmente entendido, a sensação se refere ao que emerge espontaneamente do interior do organismo como um todo. A pessoa se *sente* bem ou não. O estado é afetivo. A maior parte do que chamamos *sensação* parece ser feita de percepções de complexas misturas de componentes táteis derivados basicamente da pele, mas também das articulações, músculos e sentidos viscerais.

O que é ostensivamente necessário ao desenvolvimento da sensação humana é a satisfação das necessidades sensoriais, das funções proprioceptivas-vestibulares e dos sentidos visuais.

Situada nos pedúnculos cerebrais imediatamente acima da medula espinhal e alongando-se para cima está a formação reticular, grandemente envolvida em mudanças no nível da consciência e, portanto, sendo freqüentemente denominada de sistema de ativação ou excitação reticular. Extremamente complexo e pouco compreendido é, no entanto, como se sabe, particularmente sensível, entre outras coisas, aos estímulos táteis. Quando somos tocados de modo inesperado, por exemplo, há um aumento perceptível no nível de alerta, somos ativados, mobilizados. A estimulação tátil desempenha um papel importante como agente de influência sobre a tonalidade emocional e o período de atenção.

Os níveis de atividade, a capacidade do cérebro em conceber, organizar e executar ações e seqüências de ações inéditas, dependem em grande extensão da estimulação tátil que o organismo recebe. Através do tato somos capazes de discriminar as imagens internalizadas de nossos segmentos corporais. Um exemplo simples irá ilustrar este ponto. Una as palmas das mãos, entrelace os dedos e dobre depois os antebraços de modo a trazer suas mãos praticamente debaixo do queixo. Peça a alguém que aponte sem tocar um dos seis dedos que se acham no meio. Tente mexer aquele dedo em particular. Observe o quanto você precisa pensar para mexer o dedo certo. Agora peça à pessoa que toque num dos dedos e veja com que facilidade você pode mexê-lo. A informação tátil lhe dá a resposta imediatamente. Sem o tato, a dificuldade será maior, a começar pela visão incomum que você está tendo de sua mão, para conseguir determinar qual movimento será planejado e executado.*

Sensações Táteis Oriundas dos Dedos e Mãos. Há até pouco tempo acreditava-se que a maioria dos trajetos sensoriais do sistema nervo-

---

* Devo este exemplo à Sra. Susan Merrill.

so eram "fixos ou imutáveis", em virtude da maturação das conexões anatômicas, tanto imediatamente antes do parto quanto logo depois. O Dr. Michael Merzenich e colaboradores, da Universidade da Califórnia, em São Francisco, e da Universidade Vanderbilt, demonstraram que no caso dos esquilos e de uma certa espécie de macacos, os trajetos cerebrais para registro de sensações táteis não são imutáveis, permanecendo ao contrário fluidos até a idade adulta.

Descobriram que cada animal organiza suas informações táteis numa área topograficamente específica do córtex, que varia até certo ponto idiossincraticamente para cada animal. Quando é removido um dedo, as entradas de informações sensoriais relativas aos dedos adjacentes remanescentes movem-se gradualmente, ao longo de várias semanas, até a região do cérebro ocupada exclusivamente pelo dedo ausente, do que resulta uma representação com granulação mais sutil sobre os dedos adjacentes, do que antes dessa amputação. Uma mudança semelhante, porém com uma certa perda de acuidade, ocorre depois de uma lesão que incide numa região somatosensorial do cérebro. Mapas sensoriais do cérebro parecem ser dotados de auto-organização. A impressão é que correlações temporais entre *inputs* (neurais) constituem a força subjacente a essa propriedade auto-organizadora. A atividade de um único neurônio é trivial. O que é crucial é o papel de um nervo numa "rede" em relação à qual torna-se parte de um vasto repertório de *inputs* colhidos das experiências. O que um neurônio único faz é temporário, seu papel dentro dessa rede depende de sua história nessa rede. Uma variada configuração de sinais são provavelmente medidos e terminam por ser avaliados por essas redes. A área mais promissora de estudos, neste sentido, parece ser então a das propriedades dinâmicas das redes (neurais), mais do que o estudo das estruturas neurais estáticas.

A grande importância dessas últimas pesquisas está no esclarecimento que, entre outras coisas, fazem a respeito da função cognitiva, e no entendimento de como formas diferentes de toques, ou a falta destes, podem afetar o desenvolvimento da pessoa.

Adaptabilidade e Reatividade da Pele. Dentre as notáveis capacidades da pele encontra-se seu potencial para desenvolver uma acuidade cada vez maior e para compensar as deficiências dos outros sistemas sensoriais. Por conseguinte, Zubek, Flye e Aftenas descobriram, em 16 estudantes encapuzados e confinados a um aposento em escuridão completa durante uma semana, que houve um aumento notório da sensibilidade cutânea e também da sensibilidade à dor. Existe nos cegos uma variabilidade considerável quanto ao desenvolvimento da sensibilidade cutânea; algumas pessoas exibem aumentos, outras decréscimos. Eis aqui uma questão que pode ser investigada mais a fundo.

Não só a pele reage a todo tipo de estímulo com mudanças físicas as mais apropriadas como ainda o fará comportamentalmente, pois a pele é capaz de comportar-se de modos muito perceptíveis. A referência que estamos fazendo aqui é aos estímulos que se originam na superfície da pele. Esta não é apenas uma estrutura celular complexa; é uma estrutura química de igual complexidade; além disso, as substâncias presentes em sua superfície desempenham um papel importante no sistema de defesa do corpo. Por exemplo, o contato do plasma humano ou do sangue todo, com a pele, acelera o tempo de coagulação. Se a pele for lavada com álcool, o tempo de coagulação é prolongado.

A reação da pele a estímulos que se originam em sua superfície só pode ocorrer depois da mediação dos estímulos sensoriais originais através do sistema nervoso. Começa a parecer que quaisquer que sejam as mudanças capazes de serem produzidas na pele por estímulos que se originam na mente, estas também são capazes de serem produzidas na pele por mudanças que se originam a nível cutâneo. São deste tipo, por exemplo, as desordens epidérmicas resultantes de uma estimulação tátil inadequada. É claro que os estímulos sensoriais ao nível da pele precisarão ser interpretados a nível cortical e as reações motoras adequadas, então iniciadas. A pele em si não pensa, mas sua sensibilidade é tão grande, combinada a sua capacidade de apreensão e transmissão de uma variedade extraordinariamente grande de sinais, e sua capacidade de fazer uma gama tão extensa de respostas, excedendo as que são emitidas por todos os demais órgãos do sentido, que permitem considerar sua versatilidade como secundária apenas à do próprio cérebro. Isto não deverá nos surpreender, pois, como já vimos, a pele representa de fato o sistema nervoso externo do organismo. No entanto, a sensibilidade da pele pode ser consideravelmente prejudicada pela ausência de uma estimulação tátil necessária ao seu desenvolvimento correto. Neste sentido, influências tais como as da família, da classe social, da cultura, desempenham um papel fundamental.

8 CULTURA E CONTATO

> *"Each culture fosters or specifically trains its young as children and as adolescents to develop different kinds of thresholds to tactile contacts and stimulation so that their organic, constitutional, temperamental characteristics are accentuated or reduced."**
>
> — Lawrence K. Frank
> "Tactile Communication",
> *Genetic Psychology Monographs*, 56, 1957, p. 241.

A existência de uma gama tão ampla de diferenças entre as classes sociais e culturais, quanto a atitudes e práticas relativas a condutas táteis, representa um campo fértil de pesquisas sobre a relação entre tais diferenças sociais nas experiências táteis e o desenvolvimento da personalidade e, até certo ponto, o de traços culturais e nacionais. Em geral, enquanto a cultura prescreve as experiências socializadoras habituais às quais o bebê e a criança serão expostos, diferenças idiossincráticas dentro de cada família podem afastar-se substancialmente dos modos prescritos de comportamento, com conseqüências mais ou menos significativas para as pessoas em questão.

Existem famílias nas quais ocorre uma grande quantidade de contato tátil não só entre mãe e filho, mas também entre todos os membros da família. Existem outras famílias, dentro de uma mesma cultura, nas quais o contato tátil é mínimo, inclusive entre mãe e filho e todos os elementos da família. Existem culturas inteiras caracterizadas por um *"Noli me tangere"*, "Não me toque", como modo de

---

* "Cada cultura fomenta ou treina especificamente sua prole, como crianças e adolescentes, para que desenvolvam diferentes tipos de limiares aos contatos e à estimulação tátil, de modo que suas características orgânicas, constitucionais e temperamentais sejam acentuadas ou reduzidas." Lawrence K. Frank, "Comunicação Tátil". (N.T.)

vida. Há outras em que a tatilidade é de tal forma o modo de se viver, em que abraços, carícias e beijos são tão constantes, que para povos não-táteis isto parece estranho e embaraçoso. Há culturas que demonstram toda variação possível sobre o tema da tatilidade. Neste capítulo, faremos a tentativa de pesquisar as diferenças culturais e individuais (familiares) nas atitudes e na maneira pela qual se expressam tanto nas pessoas quanto em sua cultura.

Exterogestação e Tatilidade. A exterogestação constitui o prosseguimento do processo uterogestativo, no meio ambiente externo ao útero. O processo exterogestativo está fadado a manter os relacionamentos de *feedback* entre bebê e mãe, a prosseguir com o desenvolvimento de ambos, especialmente do bebê, em virtude de seu funcionamento pós-natal tornar-se cada vez mais complexo, dentro do ambiente atmosférico delimitado ou ilimitado por todas as variedades de experiências espaciais. Estas últimas são um aspecto importante da experiência do organismo que até o momento tem recebido uma dose insuficiente de atenção.

Durante a gestação, o feto está protegido e intimamente cercado pelas envolventes e suportivas paredes do útero. Esta é uma experiência reconfortante e tranqüilizante. Mas, com o parto, o bebê experimenta um ambiente mais ou menos aberto; ele deve aprender a crescer acostumado às menores variações deste novo e desafiador ambiente. Até o último dia de sua vida pós-natal, a experiência mais amedrontadora e emocionalmente mais perturbadora que pode acontecer a uma pessoa é a retirada súbita de seu apoio. A única reação de natureza instintiva que permanece nos seres humanos, afora a reação a um som súbito e estridente, é a reação à repentina retirada do apoio. O feto em uterogestação, envolvido, apoiado e embalado por seu ambiente amniótico, quando em seu período de exterogestação, requer o apoio contínuo de sua mãe, exige ser levado ao colo e embalado em seus braços, ficar em íntimo contato com seu corpo, deglutir colostro e leite em lugar do fluido amniótico. Precisa do envoltório representado pelos braços da mãe, ficar perto de sua pele morna, pois, entre outras coisas, o recém-nascido é altamente sensível a mudanças de temperatura; um dos perigos aos quais está freqüentemente exposto quando no hospital a temperatura do ambiente é fria, especialmente quando as salas de parto têm ar-condicionado. A providência profissional a este respeito é colocar o bebê ou num berço aquecido, substituto altamente inadequado para o morno conforto do corpo envolvente e suportativo da mãe, ou colocar um aquecedor por cima dele, o que pode danificar seus olhos e sua pele.

Os limites do mundo da uterogestação são as paredes uterinas. É necessário compreender que o neonato está no máximo de conforto quando as condições dentro do útero são reproduzidas o mais perfeitamente possível em seu estado exterogestacional, ou seja, quando está envolvido pelos braços da mãe, em seu peito. O bebê precisa aprender, fundamentado na sólida base do contato, o que significam proximidade, intimidade, distância e abertura. Em resumo, ele tem que aprender o significado e o modo de acomodar-se a uma grande variedade e complexidade de relacionamentos espaciais, todos eles estreitamente vinculados à sua experiência de tatilidade, principalmente em relação ao corpo da mãe.

Afastar o recém-nascido de sua mãe e colocá-lo de costas ou de barriga sobre uma superfície plana, freqüentemente sem revestimento, é deixar de compreender a grande necessidade que ele tem de ser envolvido, de receber apoio, de ser embalado e recoberto por todos os lados; é deixar de perceber que o bebê só gradualmente será capaz de introduzir-se no mundo de espaços mais abertos. A partir da presença suportiva, contínua, tangível de sua mãe, o bebê irá gradualmente conquistanto a distância existente até o mundo exterior. Isto fica dramaticamente claro em bebês mamíferos mais velhos e, em especial, nos macacos e símios jovens, os quais, começando com movimentos tentativos e próximos de separação da mãe, aumentam aos poucos a distância, até conseguirem chegar a uma independência física mais ou menos completa e até um certo ponto emocional.

Traumas ao Nível da Pele. Devemos nos perguntar aqui se, ao separarmos o bebê de sua mãe, como é hábito nos hospitais, e o colocarmos no espaço aberto de uma cesta ou berço, não estaríamos viabilizando um trauma seriamente comprometedor para o bebê, trauma do qual ele talvez jamais se recupere por completo? Um trauma sobretudo que, no mundo civilizado do hemisfério ocidental e nos países afetados pelas práticas ocidentais de parturição, é repetidamente infligido ao bebê nos primeiros anos de sua vida. Pode ser que o medo de espaços abertos (agorafobia), ou de altura (acrofobia), ou de quedas repentinas, possa ter alguma ligação com estas experiências dos primeiros dias de vida. Pode também ser que uma preferência por ficar enrolado nas cobertas da própria cama, ao invés de tê-las enfiadas no pé e laterais da cama, reflita o desejo de recriar as condições existentes dentro do útero, em reação a uma falta de apoio corporal vivida durante os primeiros anos de vida. Há os que gostam de dormir com a porta do quarto fechada; há os que não podem suportar que fique assim. Como seria de se esperar, os que preferem que suas cobertas os envolvam aconchegantes também mostram-se propensos a preferir a porta fechada do quarto, ao passo que o tipo de pessoa cujas cobertas podem ficar mais soltas e enfiadas só nas laterais e pé da cama prefiram a porta aberta. Não sei qual será o âmbito de variabilidade nestas questões. Existe aqui a sugestão de se fazerem algumas interessantes pesquisas nas quais algumas outras importantes variáveis, como amamentação, afeição materna, privação de vários tipos, partos hospitalares ou em casa etc., possam ser também consideradas.

É durante o período exterogestacional que o bebê se vê pela primeira vez exposto de modo contínuo aos efeitos aculturantes de sua sociedade. E, a partir de seu nascimento, para cada sociedade haverá um conjunto peculiar de reações dirigidas ao bebê. É a partir de repetidas experiências sensoriais com as estimulações culturalmente prescritas que a criança aprende como se comportar segundo as exigências desta sua cultura. E é por causa de diferenças nos tipos e modalidades de experiências táteis vigentes em cada família, especialmente as que dizem respeito à mãe, segundo as determinações impostas em sua maioria por culturas em particular ou segmentos da mesma, que indivíduos e povos se diferenciarão comportamentalmente em muitos sentidos fundamentais.

Já deve estar claro por que, no período exterogestacional, o tipo de experiência tátil que o bebê vive irá exercer uma influência tão fundamental sobre seu desenvolvimento. A explicação é muito simples: é porque uma parte fundamental de sua aprendizagem é feita durante esse período, através de experiências que ele vive ao nível da pele. O período exterogestacional constitui uma etapa do desenvolvimento durante a qual a qualidade da comunicação experimentada a nível da pele tem um papel crucial. É crítico porque sobre a qualidade da comunicação tátil experimentada nesse período apóia-se o tipo de resposta psicomotora e emocional que o bebê aprende a emitir em relação aos outros. Este tipo de resposta emocional tornar-se-á uma parte fixa e permanente de sua personalidade, sobre a qual ele subseqüentemente consolidará muitas respostas secundárias aprendidas. Tendo em vista o fato de o período de aprendizagem tátil exterogestacional não ter sido adequadamente reconhecido como um período crítico para o desenvolvimento de todo organismo, e especialmente da espécie humana, teremos que considerar a questão de dar mais atenção tátil às crianças do que elas até agora receberam.

Cultura e Tatilidade. As diferenças de qualidade, freqüência e ritmo das experiências táteis pelas quais passam o recém-nascido, o bebê, a criança, o adolescente e o adulto das diferentes culturas abrangem toda a gama das variações possíveis. Já mencionamos as diferenças interculturais no Capítulo 4. Neste, discutiremos as diferenças culturais das experiências táteis precoces e sua relação com a personalidade e o comportamento. Podemos começar com a evidência de sociedades iletradas, passando depois para uma discussão das tecnologicamente mais avançadas.

Esquimós Netsilik. Estes vivem na península de Boothia, no Círculo Ártico Canadense dos Territórios de Nordeste. Foram estudados com uma clareza penetrante por Richard James De Boer, que morou com a tribo num pequeno iglu, no inverno de 1966-1967. O ponto central do interesse de Boer incidiu sobre o relacionamento mãe-filho no aspecto dos cuidados dispensados à criança. A mãe Netsilik, embora viva diante das mais difíceis das condições, é uma personalidade tranqüila, que dá aos filhos calor humano e atendimento amorosamente maternal. Ela jamais repreende o bebê ou interfere no que ele está fazendo, exceto se isto significa responder as suas necessidades. Escreve De Boer:

> "Depois do parto e no momento em que se inicia a exterogestação, o bebê Netsilik é colocado às costas do *attigi* da mãe (seu *parka** de pele) de tal modo que a parte anterior de seu corpo fica firmemente pressionada de encontro às costas da mãe, logo abaixo das espáduas. O bebê fica numa postura sentada, com as perninhas em volta da cintura da mãe ou um pouco acima, e a cabeça flexionada à direita ou esquerda, o que elicia geralmente o reflexo tônico facilitador de abertura das pernas "a cavalo", conforme o tônus extensor decresce nesses membros. Quando o bebê está na posição correta, a mãe prende uma faixa na parte de fora do *attigi*, atravessa-a pelo peito acima da linha dos seios, por baixo das axilas, e, onde se estende nas costas, forma uma sacolinha que apóia o bebê pelas nádegas e assim previne que ele escorregue por baixo, para fora deste arranjo. O bebê veste minúsculas fraldas de pele de caribu e afora isso está aconchegado com a pele despida, em contato com a pele da mãe. A maior parte da anatomia ventral do bebê está em contato imediato e cutâneo com a da mãe, enquanto a face posterior de seu corpo está protegida pela pele do *parka*, que o defende do severo frio do Ártico. A aparência externa que se tem da mãe Netsilik carregando seu filho desta maneira tradicional é que a mulher tem uma corcunda congênita; sua aparência deselegante, no entanto, é mais aparente do que real, pois o peso do bebê está distribuído de maneira muito próxima a seu próprio centro de gravidade. O bebê Netsilik é transportado o tempo todo deste modo, até que chegue a alcançar a capacidade de se deslocar; nesse momento, é carregado intermitentemente, até atingir o que o esquimó Netsilik chama de *ihuma*, ou sentido cognitivo.

A mãe e o filho Netsilik comunicam-se por meio da pele. Quando a fome fica forte, o bebê Netsilik procura com a boca e suga a pele das costas da mãe, alertando-a então para sua necessidade. É então levado para a frente de seu corpo onde mama em seu seio. As necessidades de atividade são satisfeitas pelos vários movimentos aos

---

* *Parka* : Peça de vestuário da Sibéria e Alasca, longa, de pele ou lã (N.T.).

quais o bebê é submetido através dos movimentos posturais, locomotores e outros feitos pela mãe, na realização de suas tarefas diárias. Os movimentos balouçantes e o contato com a pele da mãe desencadeiam no bebê o sono que ele tanto aprecia. Suas eliminações vesicais e intestinais ocorrem às costas da mãe. A remoção destes resíduos pela mãe serve para impedir que o bebê seja perturbado por suas eliminações por tempo longo demais. Uma vez que a mãe antecipa a maioria das necessidades do bebê e lhe propicia todas essas respostas de apoio e provimento, destinadas a satisfazer tais necessidades, o bebê Netsilik raramente chora. As necessidades do bebê são antecipadas pela mãe a nível tátil.

O atendimento que a mãe Netsilik dá a seu filho satisfaz maravilhosamente as exigências de suas necessidades programadas filogeneticamente; as respostas do bebê são invariavelmente agradáveis. Essa invariabilidade da resposta de prazer, sugere De Boer, é a chave para a capacidade dos esquimós Netsilik enfrentarem os estresses.

"Os esquimós Netsilik (escreve De Boer) são raramente ou nunca invadidos por estímulos aversivos ou indutores de estresse por parte de outros indivíduos, embora sejam constantemente ameaçados pelas incertezas de seu ecossistema. Situações ecologicamente estressantes jamais transtornam sua homeostase emocional e ele se defronta com um urso polar enfurecido com a mesma frieza e serenidade com que se mostra capaz de enfrentar a ameaça de escassez de alimentos. A invariabilidade de sua resposta homeostática emocional não implica que estas respostas sejam estereotipadas; pelo contrário, a homeostase implica uma força vital dinâmica, força essa que funciona, porém, abaixo do limiar da desorganização. Do ponto de vista evolutivo, este equilíbrio homeostático tem oferecido uma das maiores vantagens seletivas para a sobrevivência tanto do indivíduo quanto de seu grupo."

Quando está com aproximadamente três anos de idade, a criança Netsilik já alcançou "as únicas duas características motivacionais necessárias ao seu funcionamento como ser humano auto-regulado", ou seja, respostas altruístas ou agradáveis aos relacionamentos interpessoais e o poder de realizar manipulações simbolicamente. Uma vez que inexistem relacionamentos de dominância-submissão nas relações familiares e especialmente nas materno-filiais, existe um equilíbrio harmônico entre o indivíduo Netsilik e sua sociedade; o indivíduo gratifica desta maneira suas necessidades para relacionamentos interpessoais mutuamente altruístas.

Evidentemente, não é possível dizer com certeza que o comportamento altruísta do indivíduo Netsilik é em grande parte resultante de suas experiências na infância e, especialmente, aquelas que ocorrem com relação ao corpo de sua mãe; estas experiências são mais tarde reforçadas pelo comportamento de praticamente todos os demais membros de seu pequeno mundo. Contudo, as evidências sugerem enfaticamente que são estas primeiras experiências as mais influentes.

O bebê Netsilik pode defecar e urinar sobre o corpo da mãe sem lhe causar mais transtornos do que a tomada das providências necessárias para limpar os dois. Esse comportamento descontraído sem dúvida exerce um efeito significativamente relaxante sobre a resposta que a criança apresenta a suas atividades excretoras. Essa criança jamais se tornará um adulto anal-erótico que acumula suas fezes como se fossem um tesouro, nem será uma pessoa sovina. A abertura e a generosidade do caráter esquimó, sem dúvida, são pelo menos em parte devidas à descontração de suas primeiras experiências de vida relativas à higiene pessoal.

Todavia, é incomum que o bebê esquimó urine ou defeque enquanto está dentro da bolsa — *amauti* — da *parka* de sua mãe. Quando o Dr. Otto Schaeffer perguntou a uma mãe esquimó como é que ela sabia quando seu bebê queria urinar, e sempre recebia a mensagem a tempo, essa mãe ficou muito espantada pela implicação da pergunta de que poderia haver uma outra mãe tão "estúpida" que não conseguisse sabê-lo. Ela assegurou-lhe que qualquer mãe capaz sabia quando seu filho precisava esvaziar a bexiga ou os intestinos pelo tipo de movimento de suas pernas, e então era possível atendê-lo imediatamente.

Em resposta a sua pergunta, escreve o Dr. Schaeffer, a mãe entrevistada "indicou por movimentos que o bebê normalmente está no *amauti* com as pernas em abdução em torno das costas da mãe, mas faz movimentos espasmódicos, com abdução das coxas, quando a bexiga está cheia, antes do esfíncter se abrir. A interação e o entendimento entre mãe e bebê é tão intenso e completo que toda necessidade forte por parte do filho é imediatamente atendida, garantindo uma satisfação emocional e física de ótima qualidade, assim impedindo o acúmulo de sensações frustradoras".

Os movimentos da mãe durante a execução de suas atividades rotineiras dão à criança esquimó uma visão do mundo, a partir de praticamente todo ângulo possível; com base nesta visão, amadurecerão suas habilidades espaciais que serão reforçadas por experiências subseqüentes. As extraordinárias capacidades espaciais dos esquimós, assim como suas notáveis habilidades mecânicas, talvez estejam intimamente relacionadas a essas experiências iniciais, às costas da mãe. Edmund Carpenter proveu-nos com um extraordinário relato das fascinantes habilidades espaciais e mecânicas dos esquimós Aivilik, da ilha Southampton, no limite noroeste da baía de Hudson.

"Os homens Aivilik", escreve Carpenter, "são mecânicos de primeira classe. Têm um enorme prazer em desmontar e montar novamente motores, relógios e todo tipo de maquinaria. Observei-os consertando instrumentos que mecânicos americanos trazidos para o Ártico com este fim haviam abandonado de vez. Trabalhando com as ferramentas mais simples, geralmente feitas a mão, realizaram substituições de metal e marfim. Towtoongie (um amigo esquimó) fez-me uma dobradiça. Tive que segurá-la diretamente à frente de meus olhos para ver como ela funcionava". E assim por diante.

Sheila Burford, em seu livro *One Woman's Arctic*, descreve os esquimós do Ártico, que aprendeu a conhecer e a admirar como "mecânicos naturais e improvisadores magníficos", tendo ficado literalmente de queixo caído diante de sua "incrível precisão e coordenação". No caso dos esquimós da ilha de Baffin, a noroeste, "menininhos de três ou quatro anos brincam com um chicote para cachorro, cuja tira tem, no entanto, mais ou menos 4,5m. Eles a enrolam de volta sobre si mesma e a lançam para que chicoteie com precisão uma pedrinha ou graveto".

Carpenter acredita que a explicação para essa habilidade fenomenal dos Aivilik esteja no contexto geral da orientação temporo-espacial deste povo, no sentido de os Aivilik não separarem conceitualmente o tempo e o espaço, vendo, ao contrário, este todo como um processo dinâmico; além do mais, são observadores argutos de detalhes. Além disso, não consideram o espaço como um envoltório estático, e sim uma direção em funcionamento. Por exemplo, quando recebem um exemplar de revista, não começam a folheá-lo com o lado certo para cima e de fato acham muito engraçado que o homem branco o faça; eles olham para as ilustrações, sejam elas horizontais ou de cabeça para baixo, e as vêem como se estivessem do lado certo!

Estejam ou não essas habilidades relacionadas às experiências espácio-visuais e táteis nas costas da mãe, esta é uma questão que novamente precisa ainda ser melhor investigada com pesquisas dirigidas especificamente nesse sentido. A probabilidade é que haja alguma correlação. O movimento ocular do bebê, que vai em todas as direções enquanto a mãe se move de lá para cá, sugere o desenvolvimento de um tipo bastante especial de habilidade espacial. Como o expressa Carpenter: "O espaço flutua numa atividade contínua... A experiência visual se torna uma experiência dinâmica. Por isso os artistas Aivilik não se limitam à reprodução do que pode ser realmente visto num dado momento, a partir de um único ponto de vista, mas torcem e inclinam todos os possíveis aspectos visuais até explicarem por completo o objeto que desejam representar". As torções e inclinações podem bem refletir uma parte das torções e voltas que o bebê sente enquanto está sendo carregado às costas de sua mãe.

Escreve Carpenter que "na maioria dos mitos existe um encolhimento e crescimento alternativo de homens e espíritos, em suas relações mútuas. Nada tem um formato ou um tamanho estático, invariável. Homens, espíritos e animais têm dimensões instáveis, sempre em mudança". Mais uma vez, essa é uma visão de mundo que recorda as espécies de experiências visuais que o bebê tem, de sua perspectiva no alto das costas; são experiências com adultos que ele pode ver no nível de seu rosto, assim como pode ver outras crianças, os animais e todas as coisas, do alto de seu apoio, na *parka*; estes seres são pequenos e difíceis de serem vistos, mas mudam repentinamente de tamanho quando a mãe se curva ou ajoelha, ou fica na posição horizontal.

Desde suas primeiras noções de orientação diante das dimensões espaciais de seu mundo, a criança se apóia de modo praticamente total em seu sentido do tato e também no mais primitivo de todos os agentes sensoriais, o tigmotropismo (do grego *thigma,* "tocar", e *trope,* "voltar-se", ou seja, respostas dadas ao contato ou toque), a criança aprende a desembaraçar-se no mundo ambiente propiciado por sua mãe. O primeiro espaço dessa criança é de ordem tátil. No início, é passivamente tátil, pois ela recebe sensações táteis que são gradualmente convertidas em percepções, quer dizer, em sensações dotadas de significados. Apoiando-se nestes significados, a criança começa então a inspecionar ativamente, por si mesma, o que a cerca. James Gibson, que fez essas distinções entre toque ativo e passivo, num experimento destinado a julgar a exatidão das informações recebidas por cada forma de toque, descobriu que o toque ativo permitia aos sujeitos reproduzir objetos abstratos que eram afastados da visão com uma precisão de 95%. No caso de sujeitos expostos ao toque passivo, obteve-se uma precisão de apenas 49%.

O toque ativo é esterognósico, quer dizer, permite à pessoa compreender a forma e a natureza dos objetos. Esta habilidade desenvolve-se gradualmente em relação ao corpo da mãe: tomar o seio com a boca, a pressão dos lábios e mandíbulas em torno da auréola, a mão que se apóia sobre o seio, os próprios lábios do bebê, seu nariz, seus olhos, seus genitais, suas mãos, seus pés e outras partes de seu corpo. Cada um destes tem suas características próprias e gradualmente vai sendo reconhecido por meio dos toques ativos. Dentro da *parka* da mãe, a criança esquimó, além de receber mensagens do corpo materno e dos movimentos executados por este, também receberá inicialmente uma grande quantidade de sinais vindos dela, de natureza auditiva, passando a associá-los entre si. Deste modo, sons vocais passarão a ter uma tranqüilizadora qualidade tátil, um caráter de canção de ninar repetida. Isto se percebe refletido muito nitidamente na maior parte da produção poética dos esquimós. Consideremos o poema abaixo uma música para dançar, típica das que os esquimós compõem normalmente. Neste caso, porém, é criação de um esquimó Copper, da ilha Victoria, ao sul do Pólo Norte Magnético.

Música para Dançar

*"I am quite unable
To capture seals as they do, I am quite unable.
Animals with blubber since I do not know how to capture,
To capture seals as they do I am quite unable.
I am quite unable;
To shoot as they do, I am quite unable.
I am quite unable,
A fine kayak such as they have I am quite unable to obtain.
Animals that have fawns since I cannot obtain them,
A fine kayak such as they have I am quite unable to obtain.
I am quite unable
To capture fish as they do, I am quite unable.
I am quite unable
To dance as they do, I am quite unable.
Dance songs since I do not know them at all,
To dance as they do I am quite unable.
I am quite unable to be swift-footed as they are,
I am quite unable..."*

Esta canção, em seu ritmo como em sua métrica, além de por suas palavras, repete uma coisa parecida com o que sentiria uma criança enquanto está sendo carregada na sacolinha, às costas de sua mãe. Continua sendo um fato fascinante e inexplicável que, em muitas partes do mundo, as crianças que provavelmente nunca foram carregadas deste modo componham cantigas ou canções com métrica semelhante, com ritmo e frases similares. Não obstante, como já vimos com relação à música, esta é uma especulação que merece ser mais

---

* "Sou completamente incapaz/ De caçar focas como eles, sou completamente incapaz./ Animais com gordura, pois não sei como caçar,/ Caçar focas como eles fazem, sou completamente incapaz./ Atirar como eles, sou completamente incapaz./ Sou completamente incapaz,/ Um belo caiaque como eles têm, sou completamente incapaz de obter./ Animais com filhotes pois não consigo obtê-los,/ Um belo caiaque como o que eles têm, sou completamente incapaz de obter./ Sou completamente incapaz/ De pescar como eles, sou completamente incapaz./ Sou completamente incapaz/ De dançar como eles, sou completamente incapaz./ Músicas de dançar pois não sei nenhuma,/ Dançar como eles sou completamente incapaz./ Sou completamente incapaz de mover os pés de leve como eles,/ Sou completamente incapaz..." (N.T.)

investigada, para se saber se existe ou não uma ligação entre os ritmos e métricas das canções e poesia esquimós, e as experiências de movimento que vivem, quando bebês, às costas das mães. Compor canções é uma atividade altamente valorizada pelos esquimós e é costume deste povo improvisar músicas para praticamente todas as ocasiões. O que pode ser mais humanamente belo do que esta canção, improvisada por Takomaq, uma mulher esquimó Iglulik, idosa, que vivia na península Melville, a leste dos esquimós Netsilik? A senhora em questão estava prestes a servir uma refeição que ela mesma preparara para Knud Rasmussen e seu companheiro, quando Rasmussen presenteou-a com um pouco de chá. Isto a comoveu tão profundamente que ela imediatamente improvisou esta canção, em estado de júbilo:

"Ajaja — aja — jaja.
The lands around my dwelling
Are more beautiful
From the day
When it is given me to see
Faces I have never seen before.
All is more beautiful,
All is more beautiful,
And life is thankfulness.
These guests of mine
Make my house grand,
*Ajaja — aja — jaja".**

Essas pessoas agradáveis mostram sua receptividade em relação a pessoas que nunca viram antes — não desconhecidos, mas visitantes ou convidados —, tocando-as e acariciando-as. Desde seus primeiros contatos com os brancos, os esquimós parecem ter criado a noção de que não existem desconhecidos, somente amigos que ainda não foram apresentados. Stefansson conta como ele e sua equipe foram recebidos pelos esquimós Copper, em 1913. "A recepção que nos deram foi tão calorosa e amistosa quanto seria possível, além de igualmente ruidosa. Criancinhas pulavam no ar para que pudessem tocar em nossos ombros e os homens e as mulheres acariciavam-nos e tocavam-nos de maneira muito amistosa."

---

* "Aiaiai — aia — aiaia./ As terras em torno de minha casa/ São mais lindas/ Desde o dia/ Quando me foi dado ver/ Rostos que eu nunca tinha visto antes/ Tudo está mais lindo,/ Tudo está mais lindo/ E a vida é gratidão./ Estes meus convidados/ Tornam grandiosa minha casa/ aiaia — aia — aiaia". (N.T.)

Em suas casas de neve, onde a temperatura geralmente está em torno de 37.7º (100 F), e somente um pouco a menos durante a noite, os esquimós geralmente dormem nus, em contato corporal próximo uns aos outros. É costume o homem ceder sua esposa por uma noite a um visitante do sexo masculino, como ato de cortesia. A mistura de odores corporais com óleo da gordura de baleia que queima constantemente, junto a outros cheiros, que geralmente os homens brancos consideram insuportável, está longe de ser desagradável aos esquimós, cujo olfato sensível já foi objeto de comentários por mais de um observador. Também este traço talvez não esteja de todo desvinculado das experiências que o bebê vive dentro do *parka* da mãe.

Relacionado à tatilidade, vem a seguir um sentido bastante diferenciado, que não é a visão e sim a audição. A mãe entoa cantigas e canta para o filho enquanto lhe dá tapinhas carinhosos, abraça-o e o mantém perto de seu corpo, dentro do *parka*; com o tempo, ele aprende a identificar e a responder à sua voz como substituto para seu toque. Esta é uma forma de condicionamento reflexo, em que o sinal do estímulo original, a voz, substitui o toque, mas a voz sempre conserva sua qualidade tátil, pois é tranqüilizante, carinhosa, reconfortante. Ocupa bem o lugar da presença amorosa da mãe, cujo amor o bebê conheceu inicialmente através do calor e do apoio, da docilidade e da suavidade da pele materna que ele recebeu no atendimento que a mãe dedicou às suas necessidades, de modo tanto ativo quanto passivo, estimulando-lhe a pele, carregando-o, limpando-o e lavando-o.

Os esquimós não são muito dados a banhos, pois a água é escassa e o gelo só derrete às custas de uma grande quantidade de gordura de baleia, de difícil obtenção. Às vezes, a urina é usada como substituto. No caso dos Ingalik, um povo situado mais ao norte ainda, e que são um grupo de Athapaskan do norte capazes de falar tanto Ingalik quanto esquimó, depois do banho inicial que os bebês recebem imediatamente após o parto, a mãe lambe o rosto do filho e suas mãos todas as manhãs, para limpá-las, até a criança já ter idade de se sentar no banco. Embora eu não tenha encontrado quaisquer referências sobre esta prática entre esquimós propriamente ditos, é possível que a mesma aconteça.

A percepção visual quase que certamente se segue ao desenvolvimento da percepção auditiva entre os esquimós. Carpenter confirma isto, observando que os esquimós Aivilik

"definem o espaço mais pelo som que pela visão. Quando fosse o caso de dizermos 'Vejamos o que podemos ouvir', seria para eles o caso de dizerem 'Ouçamos o que podemos ver...'. Para eles, a aparição ocularmente visível não é nem de perto tão importante quanto o elemento puramente auditivo. O aspecto essencial do som não é sua localização, mas sim que ele *é,* que ele ocupa um certo espaço. Dizemos: 'que a noite fique repleta de música', tal como o ar que fica impregnado de fragrâncias; a localização é irrelevante. Quem assiste a concertos, o faz de olhos fechados.

Não conheço exemplo algum de uma descrição Aivilik do espaço que seja primariamente feita em termos visuais. Não consideram o espaço como algo estático e, portanto, mensurável; por isso, não têm unidades formais de mensuração espacial, assim como não têm divisões uniformes do tempo. O entalhador fica indiferente às exigências do olho óptico; ele deixa que cada parte ocupe seu próprio espaço, crie seu próprio mundo, sem referência ao fundo ou a qualquer outra coisa externa a ela. Cada entalhe vive sua independência espacial. Tamanho e forma, proporções e seleção, estas são dimensões determinadas pelo objeto em si e não forçadas de fora. Como o som, cada entalhe cria seu próprio espaço, sua própria identidade; impõe seus próprios pressupostos".

Talvez não seja infundado supor que essa perspectiva auditiva da realidade esteja relacionada ao condicionamento muito mais precoce e prolongado de experiências vocais que visuais, vivido pela criança Aivilik. Evidentemente, este condicionamento se perpetua através de seu tradicional treinamento oral.

Os Kaingangue do Brasil. A tribo dos Kaingangues, do planalto do Brasil, é um povo extraordinariamente tátil. Jules Henry, autor de um relato clássico a respeito desses índios, fala de crianças que "como os gatos, se deitam para absorver as deliciosas carícias feitas pelos adultos". As crianças recebem uma quantidade enorme de atenção dos adultos e podem sempre contar com alguém para lhes dar carinho e colo. Quando os jovens ficam maiores, os rapazes adoram dormir juntos, não como homossexuais, mas simplesmente pelo mero prazer de ter um contato tátil. Rapazes casados e solteiros deitam-se com rostos encostados, com os braços passados em torno uns dos outros, com as pernas passadas por cima dos outros, dando a impressão total de amantes, como os conhecemos em nossa sociedade. Às vezes deitam-se acariciando-se em pequenos grupos de três ou quatro. As mulheres nunca fazem estas coisas. Os homens nunca fazem qualquer demonstração abertamente sexual para um outro. Escreve Henry: "A base para a lealdade do homem para com o homem tem raízes nos muitos contatos corporais calorosos existentes entre eles... Os relacionamentos consolidados na base dessas horas deitados juntos, com quaisquer outros, têm como conseqüência a amenização dos conflitos que são tão característicos dos Kaingangues". Conflitos violentos só ocorrem entre pessoas que nunca partilharam de tais carícias.

Meninos e meninas pequenas brincam juntos de modo duro e impetuoso. Irmãos e irmãs, cunhados e cunhadas, primos, todos dormem juntos uns ao lado dos outros, com pernas entrecruzadas, abraçados. O corolário disto é que casamentos e romances podem acontecer com pessoas de todas as classes de parentesco, à exceção de genitores e irmãos consangüíneos. Existe também uma completa ausência de ênfase sobre diferenças de temperamento entre os sexos, com uma conseqüente falta de inibição por parte das mulheres.

Os Tasaday de Mindanao. Em julho de 1971, o mundo foi surpreendido pela revelação da notícia de que se havia descoberto um povo tão primitivo que, antes de um membro de outra tribo ter-lhes ensinado a fazer armadilhas, eles comiam exclusivamente o que catavam com as mãos. Este povo, que comportava 14 crianças e 13 adultos, é o Tasaday, do Sul de Mindanao, nas Filipinas. Todos que os conheceram ficaram imediatamente impressionados com sua sensibilidade, delicadeza e natureza amorosa. Peggy Durdin, que passou com eles alguns dias, escreve a seu respeito entusiasmada: "Os bebês estão em constante contato corporal com seus pais". E acrescenta:

"Entre os traços Tasaday mais imediatamente discerníveis e atraentes estão sua capacidade para o afeto (e para a descontraída manifestação do mesmo) e seu senso de humor. Adultos e crianças não parecem ter medo de ser abertamente amorosos. Doze ou quinze expectadores não impediram que Balayam abraçasse Sindi (sua esposa) bem apertado. Lobo, um menino extraordinariamente belo e inteligente, de 10 ou 12 anos, e Balayam, cuja forma extrovertida de ser contrasta com um rosto expressivo e sensível, colocam espontaneamente seus braços em volta de Manda (o antropólogo Manuel Elizalde), roçam seu rosto no dele, fazem carinhos com o nariz e sentam-se sossegados ao lado dele por bastante tempo, com um braço em volta de seus ombros... Os Tasaday levam esta vida parcialmente comunitária muito próximos entre si, ano após ano, como seus ancestrais os ensinaram a fazer, dentro de um clima de notável harmonia. Não encontrei ninguém que os tivesse ouvido trocar palavras ásperas ou mesmo falar com rudeza com os mais jovens. Diante de algo desagradável, eles parecem usar a tática da evasão: simplesmente afastam-se".

John Nance, em seu livro sobre os Tasaday, confirma essas observações com abundantes evidências.

Em algumas sociedades, como na dos índios Mundurucu, do Brasil, homens e mulheres não se tocam exceto como tentativa de convite sexual.

As qualidades táteis são freqüentemente reconhecidas em traços e modalidades não diretamente associadas ao tato. A qualidade tátil do som de certos tipos, por exemplo, é descrita como "sedosa", "macia", "suave", "corrosiva", "áspera", e assim por diante. Alguns escritores orgulham-se de ter um conhecimento praticamente tátil de seu trabalho, como se fossem mais artesãos que escritores; Flaubert e Kipling eram desse tipo. A pintura é um meio em que a tatilidade tem constituído uma parte quase que essencial da comunicação pretendida pelo artista. Lembramo-nos especialmente dos trabalhos de Van Gogh, Segonzac, os impressionistas em geral e muitos outros.

Tato e Som. Tem-se comentado eventualmente, talvez mais como metáfora que qualquer outra coisa, que o som tem uma qualidade tátil. No entanto, existe um relacionamento muito mais profundo entre o tato e o som do que temos consciência. A versatilidade da pele é de tal monta que se torna capaz de responder às ondas sonoras da mesma forma como às da pressão. A. S. Mirkin, do Instituto Pavlov de Fisiologia, em Leningrado, demonstrou que os receptores sensoriais de pressão (tato profundo), presentes em torno dos músculos, articulações, ligamentos e tendões, os corpúsculos de Paccini, possuem propriedades de ressonância nitidamente definidas. Mirkin submeteu corpúsculos de Paccini, no tecido mesentérico adjacente aos intestinos, a uma estimulação acústica dentro de um campo acústico uniforme e descobriu que esses receptores possuem propriedades de ressonância e que se pode obter uma conexão condicionada entre uma freqüência ótima de estimulação e períodos de atividade bioelétrica, o que sugere vigorosamente uma ressonância bioquímica nos corpúsculos de Paccini. Isto é muito interessante porque o tato e os receptores de pressão da pele informam ao cérebro o que captam a respeito da posição do corpo.

Madsen e Mears, usando sujeitos surdos, descobriram que vibrações sonoras têm um efeito significativo sobre o limiar tátil; um som de 50 ciclos por segundo, tanto em pressão alta quanto baixa, dessensibilizam a pele e elevam o limiar, enquanto que um som de 5.000 ciclos por segundo, em níveis de pressão tanto alta quanto baixa, sensibilizam a pele.

Gescheider mostrou que a pele é capaz de localizar ondas de som de intensidade diferentes com uma extraordinária precisão. Isto sugere toda espécie de possibilidades.

Tato e Pintura. Por volta de 1890, Bernard Berenson, aperfeiçoando uma noção advogada por Goethe de que um trabalho de arte deve ser "enriquecedor de vida", sugeriu que uma forma de se conseguir isto estaria nas mãos do artista que nos levaria a imaginar estarmos vivendo sensações físicas genuínas diante de uma pintura ou escultura. Berenson denominou essas sensações de *sensações ideadas*. Elas só existem na imaginação e são produzidas pelo trabalho de arte, que nos faz sentir sua realidade própria e viver sua vida. Berenson chamou de valores táteis as mais importantes das sensações ideadas. Um trabalho genuíno de arte estimula nossas sensações ideadas de tato e essa estimulação instiga a vida. A forma, que não deve ser confundida com formato, representa aquela irradiação do interior quando se realiza a si mesma por completo. A forma é o aspecto instigador de vida das coisas visíveis; forma é apenas uma outra palavra para valores táteis. "Em todos os tempos", escreve Berenson, "e em todos os lugares, sempre que uma representação visual é reconhecida como trabalho de arte e não como mero artefato, independente do grau de sua elaboração, inteligência e inovação, a peça tem valores táteis. Pode ter, além desses, muito mais coisas que serão de maior ou menor importância, ou de absolutamente nenhuma importância; porém, para que aquilo seja aceito como um trabalho de arte, esses outros atributos devem se apoiar em valores táteis ou estar em íntima ligação com os mesmos".

O artista, ao criar um trabalho de arte — em sua maior parte inconscientemente, só em parte com consciência —, imagina todas as sensações sentidas ou que ele supõe serão sentidas por aquilo que ele está tentando organizar e harmonizar num equivalente ao que ele sente ser intrinsecamente e, ao mesmo tempo, ao que ele sente que aquilo diz ou significa para nós. Não posso imaginar um exemplo e uma corroboração melhor para a visão de Berenson que a pintura feita por Van Gogh de uma cadeira de cozinha cujo assento é de palha. Os valores táteis dessa pintura tornam essa cadeira tão real que a verdadeira cadeira até daria a impressão de ser irreal, em comparação com a pintada. Como assinala Berenson, o escritor fará com as palavras a mesma coisa, e assim procederá o artista que se expressa por praticamente qualquer outro meio. Segundo ele, "o pintor pode dar conta de sua tarefa apenas quando confere valores táteis às impressões retinianas".

Em certas obras de alguns pintores, a tatilidade é tão proeminente que quase sai do quadro e toca seu observador. John Constable é um notável exemplo deste tipo de artista. Como escreveu a seu respeito Robert Hughes, "sua infância foi substância mais do que fantasia: as recordações táteis do mofo, da lama, do lenho e do tijolo tornaram-se algumas das pinturas mais 'pinturísticas' da história da arte. O primeiro plano de *The Leaping Horse* é inteiramente material e as coisas que estão ali — terra revolvida, ervas emaranhadas e flores silvestres, relances de luz sobre a pele escura da água que desliza sobre uma saliência oculta do terreno — foram aplicadas e dispersas com *gusto,* em êxtase. Este é um cenário para o tato". Isto é evidentemente verdadeiro a respeito de muitos impressionistas e pintores modernos. A sensação ideada de textura também está presente em muitas das pinturas de Rubens.

Marshall McLuhan refere-se à TV como essencialmente tátil e, muito convincentemente, ele e Parker comentam que "as implicações sociais, políticas e artísticas da tatilidade só poderiam ter sido perdidas de vista pela consciência e pela percepção humana numa cultura visual ou civilizada que está atualmente sendo dissolvida pelo impacto dos circuitos elétricos". Estas noções têm um fundamento muito real e bem compreendido pelo eminente antropólogo Alfred Kroeber. Em carta a Meyer Shapiro, crítico de arte, Krober escreveu, referindo-se aos "valores táteis" de Berenson em relação à pintura:

> "Estes têm valor apelativo somente através dos olhos e nunca realmente ao sentido do tato; não obstante, referem-se a algo que subjaz à visão e está no centro mesmo da arte visual: a saber, àquela noção de que sentir pelo tato vem antes de ver, tanto filogenética quanto ontogeneticamente, em cada bebê humano. Todos tocamos primeiro, e depois aprendemos a ver; nessa aprendizagem construímos um mundo visual numa base tátil, o que confere uma dupla qualidade a todas as percepções de objetos, primeiro dos que se encontram dentro dos limites do alcance imediato, depois dos que estão como possivelmente alcançáveis. Todas as crianças, e muitos adultos, querem segurar uma coisa nova à visão. Claro que estes dois sentidos são separados, eles funcionam por meio de receptores sensoriais diferentes. Mas o que é visto e tocado sempre passa a fazer parte de nós com mais intensidade e significância do que aquilo que é só visto. Também na representação artística, a pintura representativa que podemos *apenas* ver mas que não podemos tocar, em nossa imaginação, não tem o mesmo poder de atração e de concentração do interesse que aquela que, em nossa imaginação, tanto podemos segurar e tocar quanto a vemos".

A isso Kroeber acrescentou, de viva voz: "Talvez o abstracionismo de qualquer era tenha um apelo mais intelectual e menor, em virtude de os aspectos táteis subconscientes terem sido eliminados e abandonados".

Jacob Epstein, famoso escultor americano-inglês, foi o mais tátil de todos os artistas, o maior retratista em bronze dos grandes homens do século XX, que executou seus trabalhos com uma preocupação praticamente pinturista pela luz, pela sombra, pela textura.

Outro escultor tátil moderno é Henry Moore, o notável e versátil artista inglês. Ele disse: "Para mim, tudo no mundo da forma é compreendido através de nossos corpos. No seio de nossa mãe, em nossos ossos, ao darmos encontrões nas coisas, aprendemos o que é duro e o que é macio".

As qualidades táteis de algumas vozes humanas já foram objeto de comentário. Algumas músicas, também dissemos, possuem igualmente qualidades táteis: canções de ninar, por exemplo, exercem um efeito tranqüilizador, acariciador. Algumas músicas são fisicamente invasivas e outras são delicadas e afetuosas.

À medida que vamos pensando a respeito, torna-se claro que, em certo sentido, o tato é uma nova dimensão, uma nova descoberta, um território inexplorado, prenhe de promissores segredos a serem ainda revelados.

Quando sentimos que a experiência visual é inadequada, o tato acrescenta a dimensão ausente e completa a experiência. Para determinadas pessoas, o tato está vinculado com regularidade a determinadas imagens oriundas de outras modalidades sensoriais. Isto é conhecido como *transferência intermodal*. Por exemplo, as pessoas fazem referências à "sensação" do som da voz de alguém, a suas qualidades "aveludadas" ou "acariciantes" e realmente poderão senti-la a nível tátil. Há momentos em que somos "tocados" ou "comovidos" por uma experiência afetiva, e não só em sentido metafórico. Margaret Mead possuía esta capacidade para a sinestesia ou a intersensibilidade. Ela conseguia perceber a mesma sensação em mais que um sentido: ela podia "tocar" um aroma, "ouvir" as cores e "ver" os sons. Certa vez descreveu a voz de uma amiga sua como uma "escova", entre uma feita de espinhos de porco e uma feita de fios de seda, mas sem dúvida não uma escova de náilon.

Conforme o indicou Ernest Schachtel, os sentidos de distância, como a visão e a audição, atingem tanto filogenética quanto ontogeneticamente o ponto máximo de seu desenvolvimento num período posterior ao dos sentidos de proximidade, o tato, o paladar e o olfato. E, como justificadamente comenta, os sentidos de proximidade são deixados de lado e até mesmo, em grande medida, interditados por tabus nas civilizações ocidentais. Acrescenta: "Tanto o prazer quanto o desprazer estão mais intimamente ligados aos sentidos de proximidade que aos de distância. O prazer que um perfume, um sabor ou uma textura podem fornecer é de natureza muito mais corporal e física; portanto, mais próxima do prazer sexual do que o prazer mais sublime evocado pelo som e que a experiência de prazer menos corporal dentre todas, a vivência do belo".

Na vida diária dos animais, os sentidos de proximidade desempenham um papel importante. No homem, quando não são reprimidos nas relações sexuais, são de alguma outra forma submetidos a tabus nos relacionamentos interpessoais, "quanto mais uma cultura ou grupo seja propenso a isolar as pessoas, a interpor uma distância entre elas e a impedir os relacionamentos espontâneos e as expressões 'naturais' ao modo de animais de tais relações".

Marcuse comenta que a civilização exige a repressão dos prazeres passíveis de serem obtidos pelos sentidos de proximidade, a fim de assegurar a dessexualização "do organismo, indispensável à utilização social do mesmo como instrumento de trabalho". Apesar disso, queremos ficar perto daqueles que estimamos e distantes de quem não gostamos. "Eu era muito próxima dele." "Ele mantém a distância necessária."

Talvez seja mais preciso dizer que os tabus que se aplicam à tatilidade interpessoal decorreram de um medo intimamente vinculado à tradição cristã em suas várias denominações, exatamente o medo dos prazeres corporais. Dois dos grandes feitos negativos do cristianismo foram fazer dos prazeres táteis um pecado e, ao reprimir tais sensações, fazer do sexo uma obsessão.

A qualidade tátil da visão fica aparente quando alguém toca outra pessoa com seus olhos. Por isto é que se evita olhar de relance ou fixamente para desconhecidos, exceto em determinadas situações convencionalmente aceitas. É muito interessante observarmos aqui que, em condições naturais, os gorilas e os chimpanzés evitam olhar diretamente para desconhecidos e, especialmente, consideram como suspeito um olhar direto, até que se tenham estabelecido relações de amizade. Isto acontece também com babuínos e com muitos outros macacos.

Reconhecemos uma certa parte da qualidade tátil do olhar em foco ou não quando mencionamos o "contato ocular" entre as pessoas. O contato ocular é evitado com desconhecidos, da mesma forma como o contato tátil é evitado, e a razão é a mesma nas duas circunstâncias: não se entra em contato físico com qualquer pessoa a menos que se tenha alcançado um certo nível de intimidade.

É interessante que em determinadas culturas o contato ocular seja considerado uma forma de tato. Esta é provavelmente uma crença muito antiga. Na Índia, no tempo dos Vedas, entre 1.500 e 500 a.C., acreditava-se que parte da essência de uma pessoa era possível de ser transmitida por seus olhos, até tocar ou afetar outras pessoas.

Sentir, Escrever e Tocar. Em todas as culturas, tanto letradas quanto iletradas, o autor ou contador de estórias, o fabulista ou o lírico, "atraca-se" com as palavras que melhor exprimirão aquilo que quer dizer. Idéias incipientes devem receber não só forma e significado, como também uma vida duradoura e própria. Léon-Paul Lafargue expressou-se bem a este respeito:

> *"The idea is that which exists, but has no form,*
> *It is art not yet realized.*
> *The idea is a point of departure,*
> *The lifting of a veil's edge,*
> *a faint stirring,*
> *or like the leap of a violin*
> *in a moment of despairing gloom".**

Para o escritor, encontrar a palavra certa é, muitas vezes, uma luta física contra a teimosia da língua. Esta, presumivelmente, é uma das razões pelas quais tantos escritores adotam o álcool. Há uma compulsão preênsil para extrair a palavra certa do vocabulário e, com suas mãos e dedos, fazê-la volutear como as notas do violino. Como disse Osip Mandelstam, o grande poeta russo, queremos na arte descrever o indescritível: o texto instantâneo da natureza. Todavia, jamais poderemos nos sair bem-sucedidos, embora o gênio, às vezes, possa num momento radioso levar-nos até perto da verdade. Na arte alcançamos um nível tão lúcido de comunicação, mesmo que por meio de uma idéia, que ela se anuncia na ponta de nossos dedos, ou aparece diante de nossa memória, e informa o que a ponta de nossos dedos ou nós sentimos.

É o sentir que vence a distância espacial que nos separa dos outros e nos põe em contato com eles. Essa é a função da língua, tanto a falada quanto a escrita, ou outra forma de comunicação. As sensações geralmente têm uma qualidade tátil. Escritores "falam" a nós, "mexem" conosco, com seus escritos. Daí a importância, quando ouvimos uns aos outros, de escutarmos as sensações assim como as palavras. O tato é uma língua em si, dotada de um vocabulário muito extenso. Por meio do tato, comunicamos aquilo que não pode ser pronunciado, pois o tato é a verdadeira voz da sensação, já que até mesmo as melhores palavras carecem da honestidade do tato. Isto não quer dizer que as sensações que transmitimos com palavras não possam igualar-se àquelas que comunicamos por meio do tato. É notável com que freqüência usamos as palavras "sentir" e "tocar", uma no lugar da outra. É principalmente através do pensamento e da imaginação que tentamos nos fazer "sentidos", através das inúmeras maneiras que escolhemos para nos expressarmos. O nível e a amplitude extraordinários de que são capazes nossos pensamentos

---

* Idéia é o que existe, mas que não tem forma,/ É arte que ainda não se concretizou./ A idéia é um ponto de partida,/ O soerguer de uma ponta de véu,/ um sutil tremor,/ ou como o súbito volteio do violino/ num momento de desesperado desalento." (N.T.)

e imaginação são decorrências de experiências táteis e visuais entretecidas à língua. É função do pensamento e da imaginação desenvolver as experiências e a sabedoria alcançadas pelo tato e pela visão. Há, no entanto, ocasiões em que estamos tão ocupados pensando o que deveríamos dizer que esquecemo-nos das sensações que nos informam precisamente aquilo que deveríamos fazer.

A inteligibilidade da linguagem não é nem mais nem menos que a ininteligibilidade da natureza que artificialmente é esclarecida. Mas a língua que fala o tato é a natureza, e esta dispensa artifícios. É característico da obra escrita no melhor nível que haja uma imediaticidade, uma espécie de tangibilidade que torna as cenas criadas pelo autor e os personagens por ele inventados tão reais quanto se os tivéssemos experimentando palpavelmente. Eles permanecem conosco, essas criações da imaginação do autor, na qualidade de presenças vivas que, por sua humanidade, sua magnanimidade, ou sabedoria, afetaram-nos e se tornaram parte de nós. Como disse Christopher Ricks: "Nós que estamos vivos podemos nos tocar por meio da línguagem somente porque somos tocados por aqueles que não estão mais vivos".

Ordem do Desenvolvimento Sensorial. Os sentidos do *Homo sapiens* se desenvolvem segundo uma seqüência bem definida: (1) dimensão tátil, (2) dimensão auditiva, (3) dimensão visual. À medida que a criança vai se aproximando da adolescência, a ordem de precedência passa a ser invertida: (1) visual, (2) auditiva e (3) tátil. É muito mais importante experimentar as estimulações tátil e auditiva durante os primeiros anos de vida do que experienciar as visuais. Todavia, assim que a pessoa tiver desenvolvido, através de seus sentidos auditivo e tátil, um razoável e eficiente conhecimento de si mesma como ser humano, a visão passa a ter uma importância especial. Contudo, uma visão só pode se tornar significativa a partir do que a pessoa tiver sentido a nível tátil e a partir do que tiver ouvido.

Acreditou-se durante muito tempo que o tato educava a visão, que, como o sugeriu o bispo Berkeley no século XVIII, o bebê descobre o tamanho, o formato, a localização e a nitidez por meio de toques. As pesquisas conduzidas recentemente passaram a exigir uma certa modificação dessa postura. Descobriu-se, por exemplo, que as crianças têm uma dificuldade muito maior para discriminar objetos que tocaram mas que não viram do que têm para objetos que viram mas não tocaram. Está presentemente bastante claro que a visão está bem desenvolvida quando do nascimento e que o bebê humano tem boa percepção de profundidade antes mesmo de ter tido qualquer oportunidade de aprendê-la, qualquer que seja a maneira pela qual isso possa acontecer.

Valendo-se de uma engenhosa série de experimentos, Bower demonstrou que, por volta da segunda semana de vida, um bebê sabe que um objeto visto tem propriedades táteis. Ele concluiu com suas pesquisas que, nos humanos, existe uma unidade primitiva dos sentidos; a experiência visual especificando qualidades táteis e essa unidade primitiva está inserida na estrutura do sistema nervoso humano.

Como seria de se esperar, os bebês menores protestam mais que as crianças maiores contra a separação tátil da mãe. O bebê maior tende a entrar mais vezes em contato e a manipular mais objetos que os bebês menores. É esta natureza tátil-manipulativa de sua exploração perceptiva que distancia a criança maior, mais adepta de buscas e explorações, da criancinha nova.

As crianças maiores inspecionam manualmente os objetos com mais atenção a minúcias que as menores. A criança de 3 ou 4 anos explora um objeto com movimentos estáticos fixos, ao passo que a maior explora ativamente o objeto e seu contorno. Através do tato, os adultos humanos podem reconhecer um objeto depois de vê-lo uma só vez, ao passo que o chimpanzé precisa de 500 tentativas antes de poder fazê-lo. Na época em que a criança humana chega à idade adulta, ela já se tornou altamente eficiente no reconhecimento de objetos pelo tato.

Zaporozhets, com uma pesquisa envolvendo crianças préescolares, levou um grupo a manipular várias formas geométricas irregulares, inserindo-as num tabuleiro com encaixes. As crianças de um segundo grupo inspecionaram as formas visualmente, mas não tiveram nenhum contato tátil com as mesmas, enquanto que um terceiro grupo só manipulou as formas a nível tátil. Quando foi solicitado das crianças que discriminassem formas geométricas dentro de um grupo de formas desconhecidas, descobriu-se que aquelas que tinham manipulado tátil e visualmente as formas originais fizeram menos que a metade de erros que os cometidos pelos dois outros grupos. As crianças do primeiro, conforme foram crescendo, pareceram não precisar manipular as formas para se saírem bem na tarefa, ao passo que as crianças que só haviam tocado as formas continuavam desempenhando-se precariamente; no entanto, as crianças que só viram as formas foram progressivamente ficando mais precisas, à medida que iam crescendo. Parece que, para crianças mais velhas, o contato físico com um objeto é desnecessário para a realização de uma discriminação perceptiva; vê-lo é suficiente.

Os Drs. Irvin Rock e Charles S. Harris constataram em sujeitos adultos que, quando o sentido do tato transmitia informações que discordavam com o que estavam vendo, predominava o sentido da visão que então determinava o significado que tinham as sensações.

Quão extensa é a medida em que nosso conhecimento do mundo externo se baseia no sentido do tato é algo que se encontra dramaticamente exemplificado pelo caso da jovem inglesa de nome Sheila Hocken. Durante praticamente trinta anos, desde o nascimento, Sheila viveu como cega. Depois de ter recuperado sua visão, teve que aprender como eram todas as coisas. Ela explicou: "O olho capta uma imagem visual mas a traduz e envia impulsos para o cérebro. Eu receava que meu cérebro não soubesse o que fazer com elas. Por isso eu precisava tocar em tudo que via". Informações sobre coisas que não poderiam ser obtidas através do tato, ela sentia o gosto ou o cheiro. Pessoas que ficam cegas, depois de terem vivido com visão, também se tornam, como é bem sabido, dependentes do tato para reconhecerem os objetos do mundo externo.

Os Ganda da África Oriental. A Dra. Mary Ainsworth realizou um estudo detalhado das práticas de criação de filhos junto aos Ganda da África Oriental. Seu estudo de campo foi conduzido numa única aldeia, a cerca de 24km de Kampala. Os efeitos do contato com homens brancos existem há muito tempo, mas, apesar disso, a maioria das mães ainda carregava seus filhos às costas e beneficiava-se da amamentação natural que durava um ano ou mais. Os bebês dos Ganda passam a maior parte de suas horas de vigília no colo de alguém. Enquanto segura o bebê nos braços, a mãe ou lhe dá delicados tapinhas ou o acaricia. O montante total de cuidados desta natureza dispensados pela mãe era muito grande. Apoiando-se em suas observações comparativas, conclui a Dra. Ainsworth: "É melhor para o bebê ser muito carregado, ser levado ao colo quando chora, receber o que quer quando o quer e ter muitas oportunidades e liberdade para interagir, do que ficar por prolongados períodos no bercinho, distante das demais pessoas, e numa posição em que seus sinais não podem ser percebidos e onde, conseqüentemente, ele não pode experimentar uma sensação de conseqüência e controle previsíveis". O ritmo do desenvolvimento sensório-motor era acelerado na maioria dos bebês. Eles se sentavam, ficavam em pé, engatinhavam e andavam muito antes do que a média constatada em bebês das sociedades ocidentais. Ainsworth atribui isto ao tipo de atendimento recebido pelo bebê de Ganda, marcado "por muito contato físico, muita interação entre o bebê e sua mãe, muita estimulação social, imediata gratificação das necessidades pessoais de conforto, ausência de confinamento, liberdade para explorar o mundo".

Infelizmente, o estudo de Ainsworth lida apenas com os primeiros quinze meses do desenvolvimento da criança de Ganda e nada nos informa a respeito dos traços posteriores de personalidade do adulto deste povo. A literatura antropológica sobre os Ganda não é de muito mais valia neste sentido e algumas outras informações disponíveis são em grande parte anedóticas. Audrey Richards enfatiza o fato de existir uma unanimidade notável nos relatos dos primeiros visitantes europeus dos Ganda, onde se destacavam suas boas maneiras, sua educação, seu encanto, sua limpeza, asseio, organização, modéstia, dignidade e inteligência. Porém, foi observado que eram também melindrosos, competitivos, legalistas, capazes de comportamento cruel, reticentes e difíceis de serem bem conhecidos. Parecem existir muitas contradições aqui, mas pode ser que elas realmente não existam. Pode muito bem ser que as qualidades cordiais dos adultos Ganda sejam em grande parte devidas ao atendimento maternal recebido durante seu primeiro ano de vida, e que suas qualidades menos desejáveis tenham sido engendradas por condicionamentos posteriores.

Os dados levantados pela Dra. Marcelle Géber, que estudou 308 crianças de Kampala, endossam também essa última possibilidade, pois ela constatou que os recém-nascidos e os bebês até dois anos mostravam vantagens consideráveis tanto de desenvolvimento físico quanto intelectual, como nas relações pessoais e sociais, quando comparadas às crianças européias de idade equivalente e, o que é ainda mais significativo, quando comparadas também com as crianças de Ganda criadas à européia. As crianças examinadas antes e depois do desmame mostraram acentuadas diferenças de comportamento. As atitudes das mães em relação às crianças pareceram ser em grande parte responsáveis por tais diferenças. Antes de a criança ser desmamada, a mãe centra todo o seu interesse nesse filho. Ela nunca o deixa e o carrega às costas, freqüentemente num contato pele-pele, para onde for; ela dorme com ele, alimenta-o quando ele pede, a qualquer hora do dia e da noite, não lhe proíbe nada e nunca o repreende. Ele vive em completo estado de satisfação e segurança, sempre sob sua proteção. Sobretudo, a criança está continuamente sendo estimulada pela visão da mãe em suas várias ocupações, pelos sons que ela emite em suas conversações intermináveis e porque ele está sempre com ela seu mundo é relativamente extenso. Ele também é o centro do interesse para vizinhos, visitantes, para quem é oferecido, assim que foram trocados os cumprimentos de prazer como parte do ritual. No entanto, se a criança evidenciar o menor sinal de descontentamento, é imediatamente retomada pelos braços da mãe. Enquanto os testes de Gesell estavam sendo administrados às crianças, o comportamento amoroso e cálido das mães, sempre prontas a ajudar se isto fosse necessário, mostrou claramente o quanto as crianças estavam rodeadas de afeto. O interesse das mães pelo teste e as respostas detalhadas que davam aos questionários foram outras evidências de sua solicitude.

Os estudos de seguimento da Dra. Géber mostraram que havia alguns outros aspectos da criação de filhos praticada por esta sociedade que não encorajavam e aceleravam o crescimento das crianças. Ao atingir a idade de dezoito meses e até os dois anos de idade, a criança é tirada da mãe e dada a uma outra mulher de outra aldeia para ser disciplinada e "socializada". A mãe natural foi solicitada a amar seu filho, a acariciá-lo e a alimentá-lo e a estimular seu desenvolvimento em geral, mas não a "treiná-lo". Essa é tarefa para uma mãe substituta. A Dra. Géber descobriu que essas crianças passavam por uma acentuada desaceleração no progresso de seu desenvolvimento; algumas delas mostravam menos capacidades que antes, presumivelmente porque tinham perdido habilidades adquiridas antes.

Os Bosquímanos do Kalahari. A Dra. Patricia Draper, que viveu com os Bosquímanos Kung, na borda do deserto de Kalahari, em Botswana, no sudoeste africano, constatou que viviam em bandos de trinta pessoas e que apreciavam muito estar próximos uns dos outros e se tocar. Quando estão no campo descansando, falando, fazendo suas coisas, preferem se reunir em bandos ou pilhas, encostando-se uns nos outros, com os braços se roçando, as pernas cruzadas e sobrepostas; o auge do contato físico acontecia com as crianças e, dentre estas, as meninas evidenciavam mais contatos desta natureza que os meninos.

Lorna Marshall, que passou muitos anos morando com os Kung, num período que se estendeu de 1950 a 1961, observou que são extremamente dependentes a nível emocional da sensação de pertinência e companheirismo, sensação que está sendo constantemente reforçada por sua alta freqüência de contato tátil. Ela escreve:

"Os bebês Kung são carregados pelas mães a maior parte do tempo, atados à lateral de seu corpo por sacolinhas de couro macio de onde podem facilmente alcançar o seio materno. Mamam quando e quanto querem. As mulheres Kung têm uma lactação excelente. Todos os bebês são gorduchos. Eles não usam roupas e estão em contato direto de pele com suas mães. À noite, dormem nos braços da mãe. Quando não estão nem no braço da mãe nem atados à lateral de seu corpo, estão no colo de alguma outra pessoa; ou quando estão colocados no chão para brincar, amontoam-se em cima dos mais velhos, que ficam deitados conversando, ou então brincam ao alcance da mãe. Os bebês estão constantemente na presença de pessoas delicadas e afetuosas em relação a eles, as quais também são atentas e cuidadosas. Os bebês não têm brinquedos especiais, mas podem brincar com qualquer coisa que os adultos possuam e que levem à boca ou peguem, à exceção de facas e equipamento de caça. Estes objetos são cuidadosamente dependurados nos arbustos, fora do alcance das crianças.

Os Kung parecem nunca se cansar de seus bebês. Acalentam-nos, beijam-nos, dançam com eles, cantam para eles. As crianças mais velhas fazem dos bebês seus brinquedos. As meninas os levam de lá para cá, não como uma tarefa estipulada pelos pais (embora também possam carregar os bebês por esse motivo), mas porque brincam de 'mamãe'. Os meninos também levam os bebês para todo lado, passeiam com eles e brincam de arrastá-los em cima de mantas de pele (jogo favorito). Se os bebês emitem algum protesto, são levados de volta às mães para que mamem. No geral, os bebês parecem ser tão serenos e contentes quanto cachorrinhos bem alimentados.

Quando as pessoas estão sentadas descansando, passam seu tempo ensinando coisas para os bebês. Ajudam-nos a ficar de pé ou a dar seus primeiros passos, entre os braços estendidos dos adultos, e fazem com eles pequenas brincadeiras".

O Dr. M. J. Konner ficou muito impressionado pela quantidade e pela qualidade da estimulação tátil recebida pelas crianças Kung de suas mães. Comparada à criança bosquímana, ele comenta, a criança americana pode ser considerada "carente" de estimulação física. Ele observa que as experiências das crianças em cada uma dessas culturas são, evidentemente, relacionadas à natureza de sua cultura. O bebê bosquímano cresce num mundo em que a sobrevivência decorre de uma mútua dependência econômica, fundada sobre a cooperação, ao passo que o mundo do bebê americano favorece a competição e a mobilidade.

Desde as primeiras semanas de vida, o bebê bosquímano é carregado no quadril ou no lado do corpo, dentro de uma sacolinha moldada para lhe apoiar as costas, as nádegas e as coxas. A respeito desta postura, Konner cita a observação de Gesell e Amatruda sobre o bebê de seis meses que fica sentado: "Seus olhos se arregalam, o pulso se acelera, a respiração fica mais forte e rápida e ele sorri quando é levado, da horizontal supina para a perpendicular sentado. Isto... é mais que um triunfo a nível de postura. É uma ampliação de seus horizontes, uma nova orientação social".

"De sua posição no quadril da mãe, essas crianças têm à sua disposição todo o seu mundo social, o mundo dos objetos (principalmente o trabalho que a mãe tem em mãos) e o seio, e a mãe também tem um fácil e imediato acesso ao filho. Quando a mãe está em pé, o rosto do bebê está precisamente ao nível dos olhos de meninas de 10-12 anos, desesperadamente maternais, que freqüentemente se aproximam e iniciam rápidas e intensas interações face a face, que incluem sorrisos e vocalizações mútuas. Quando não estão dentro da sacolinha, vão sendo passados de mão em mão, em torno da fogueira, para interações semelhantes com um adulto ou criança. São beijados no rosto, barriga, genitais; cantam para eles; são balançados; fazem gracinhas para eles, estimulam-nos e até recebem extensas manifestações sonoras à guisa de conversa, muito antes de poderem compreender as palavras. Durante o primeiro ano de vida raramente existe falta dessa atenção e dessa manifestação de amor."

A amamentação no seio pode prosseguir inclusive durante seis ou oito anos, e a criança mama quando quer. Essas primeiras experiências de interação com o corpo da mãe e seu apoio provedor exercem sem dúvida uma poderosa influência na personalidade do bosquímano, personalidade esta que vem encantando tantos escritores diferentes. Um de seus traços mais destacados e quase que certamente relacionado a essa postura maternal, observa o Dr. Konner, é a constante atividade de dar e receber comida praticada pelos adultos.

Por toda a África Negra variações parecidas deste mesmo tema são largamente executadas.

Nova Guiné. Temos alguns excelentes relatos da Nova Guiné acerca do relacionamento entre as primeiras experiências da infância e o desenvolvimento da personalidade adulta, nas quais a experiência tátil desempenhou sem dúvida um papel significativo. Estes relatos, da autoria de Margaret Mead, tratam principalmente dos Arapesh e dos Mundugumor.

No caso dos Arapesh, as crianças estão sendo sempre carregadas por alguém. O bebê é transportado pela mãe numa pequena sacola tipo rede, suspensa pela testa. O choro da criança é algo a ser evitado e então o seio é imediatamente dado para confortá-la. A amamentação prossegue durante três ou quatro anos. As crianças geralmente dormem muito perto do corpo da mãe, penduradas dentro de uma grossa sacola de rede às costas dela, aconchegadas em seu braço, ou enroladinhas no seu colo, enquanto ela cozinha ou faz tranças. Deste modo, a criança goza de uma sensação contínua e cálida de segurança. Mais tarde, quando a mãe fica fora o dia todo, trabalhando no jardim, ela compensará sua ausência por um dia inteiro de amamentação, quando o bebê então, no colo o tempo todo, poderá sugar seu seio quando quiser, brincar com seu corpo, mamar de novo, brincar com o seio, e gradualmente recuperar sua sensação de segurança eventualmente abalada. Esta é uma experiência que a mãe preza tanto quanto a criança. A mãe toma parte ativa no processo de sucção. Ela segura o seio na mão e faz o mamilo vibrar delicadamente dentro dos lábios da criança. Ela sopra no ouvido do bebê, ou faz-lhe cócegas na orelha, dá tapinhas nos genitais como brincadeira, faz cócegas no pé. Por sua vez, a criança faz pequenas tamborilações no corpo da mãe ou no seu mesmo, brinca com um dos seios enquanto suga o outro, provoca os seios com suas mãos, brinca com seus próprios genitais, ri e emite sons carinhosos e faz da sucção uma atividade prolongada e agradável. Comenta Mead que "assim, a questão toda da alimentação é transformada numa ocasião de alta afetividade e se torna um meio pelo qual a criança desenvolve e mantém uma sensibilidade a carícias por todo o corpo". É muito interessante constatar que nenhuma criança Arapesh suga o dedo ou o polegar, mas que existe, ao contrário, uma grande quantidade de brincadeiras com os próprios lábios, à medida que aumentam os períodos de ausência da mãe. As brincadeiras com os lábios se mantêm por um certo tempo além do desmame e por um extenso período depois disso. Os meninos são estimulados a parar com as brincadeiras com os lábios depois de sua iniciação e recebem permissão para mascar noz-de-areca, enquanto que as meninas podem continuar até terem seus próprios filhos.

Depois de meia hora de aconchego no colo, a criança segue a pessoa para toda parte. A resposta a demonstrações de afeto é imediata. Em resultado dessas demonstrações de afeto por todos, em todas as ocasiões possíveis, a criança Arapesh cresce com uma sensação completa de segurança emocional nos cuidados dos outros. O resultado disso é uma personalidade adulta gentil, suave, receptiva, isenta de agressividade, e uma sociedade em que jogos competitivos ou agressivos são desconhecidos e na qual atividades bélicas, na forma de expedições de saque, conquista, matança ou busca de glórias, estão ausentes.

Os Mundugumor, povo ribeirinho que vive ao sul dos Arapesh, diferentemente destes, são pessoas agressivas, hostis, que vivem entre si em estado de desconfiança recíproca e de incômodo generalizado. Antes mesmo de nascer a criança existem muitas discussões a respeito de poupá-la ou não, dependendo de seu sexo, pois as mães preferem meninos e os pais, meninas. Na sociedade Mundugumor, a criança leva uma vida sem amor. Desde o nascimento, ela é carregada numa cesta de fibras ásperas trançadas, de formato semicircular, suspensa à testa da mãe. A cesta é dura, inflexível e opaca. O calor do corpo da mãe não pode absolutamente penetrar por ali, e o bebê fica lá dentro enxovalhado, sem ver nada além de duas estreitas aberturas para luz, nas duas beiradas. Em casa, dentro de sua cesta, o bebê fica suspenso no ar. Quando ele chora, a mãe ou outra mulher, sem tocar no corpo da criança, raspa a parte de fora da cesta com a unha, fazendo um ruído rangente e áspero. Normalmente as crianças respondem a este som. Se, no entanto, o choro não cessa, o bebê é amamentado pela mãe que, enquanto isso, fica em pé. Não há movimentos carinhosos entre a mãe e a criança. No momento em que ela pára de sugar, é devolvida à sua prisão. Por conseguinte, as crianças desenvolvem uma enérgica atitude bélica, agarrando-se ao bico do seio com a força que puderem, freqüentemente engasgando por engolirem rápido demais o leite. O fato de a criança engasgar enfurece a mãe e a criança, tornando a experiência de amamentação numa de raiva e frustração, luta e hostilidade, em lugar de afeto, tranqüilidade e contentamento.

As crianças de um ou dois anos são levadas às costas da mãe. Um bebê que engatinha e está chorando será firmemente levantado e colocado no pescoço da mãe, segurando-se a ela pelos cabelos. O seio só é dado quando se pensa que a criança está precisando de comida, nunca para confortá-la em seus momentos de medo ou dor. A partir do momento em que ela começa a andar, a hostilidade da mãe pela situação de amamentação fica ainda mais evidente para a criança, que é empurrada de lado e geralmente leva uns tapas. Deste modo, o desmame é efetuado com hostilidade. Algumas crianças Mundugumor chupam o dorso da mão ou um par de dedos, com uma expressão inequivocamente ansiosa, inquieta e mal-humorada.

Dificilmente se surpreende então que, diante de tais experiências de socialização na infância, a criança Mundugumor se torne a espécie canibalista, agressiva e isenta de atrativos que é.*

O Dr. James Ritchie, da Universidade de Wakaito, na Nova Zelândia, conta uma deliciosa experiência de viagem durante uma ida a uma tribo da Nova Guiné, onde encontrou uma enfermeira psiquiátrica que tinha recebido um manual de treino de sensibilização. Em resultado de sua leitura do trabalho, ela começara a deixar suas pacientes da Melanesia, com as quais não tinha contato verbal, tocarem umas às outras, enquanto ela mesma também se permitia tocá-las. "Foi preciso coragem para fazê-lo", escreve o Dr. Rotchie, "para enfrentar suas próprias reações e, ainda mais, para corresponder à reação das pacientes. Elas devolveram-lhe o toque; acariciavam seu cabelo, cumprimentavam-na com as mais delicadas carícias de dedos, seguravam sua mão durante horas, quando podiam. Ela agora atravessa sua ala, antes repleta de uma humanidade muda e agitada, com uma nova sensação de estar satisfazendo sua missão: curar."

---

* Era assim que os Mundugumor encontravam-se em 1930; desde então sofreram transformações consideráveis.

Os Atimelang. No caso dos Atimelang que vivem na ilha oriental holandesa de Alor, quando uma pessoa está morrendo, é costume que uma das crianças crescidas ou um dos parentes segure o moribundo no colo, da mesma forma como os pais fazem com seus filhos. A Dra. Cora DuBois, que observou esta prática, sugere que esse comportamento constitui uma reversão aos padrões de provimento das necessidades infantis, em busca do que, ela suspeita, muitos homens passam toda a vida.

Os Dusun do Norte de Bornéu. Williams realizou o único estudo antropológico que eu conheço sobre a tatilidade em uma cultura iletrada. Ele estudou os Dusun dos planaltos montanhosos do norte de Bornéu, povo caçador e agrícola, cuja principal produção é a de arroz. Williams enfatizou a necessidade de pesquisas dedicadas às várias maneiras pelas quais, nas diversas culturas, espera-se ou solicita-se das pessoas que abandonem determinadas experiências ou práticas táteis e que desenvolvam substitutos compensatórios simbólicos nos diferentes períodos de suas vidas. Ele escreve o seguinte: "A transformação da experiência tátil em conceituações abstratas parece ser crucial à compreensão da maneira como algumas concepções culturais são adquiridas pelas pessoas no decurso da aprendizagem e da transmissão cultural".

"O interesse pelas experiências táteis, o reconhecimento das mesmas dentro da vida Dusun é algo complexo, mas pode ser observado tanto nos comportamentos mais ostensivos quanto numa variedade de substitutos lingüísticos, gestuais e de postura corporal, que fazem às vezes do tato e que são usados em muitas situações sociais. Contatos do tipo 'toque vibrante' são distinguidos do 'toque não vibrante', enquanto que 'suscetível', 'tangível' e 'emocionado' são cada um deles diferenciado do 'ato de tocar', de 'coçar' e de 'tocar junto'. Os usos lingüísticos para contatos táteis específicos, incluindo os termos que denotam limites e aceitação de tais experiências, compõem todo um léxico. Outros substitutos para as experiências táteis geralmente usados na vida Dusun acontecem na forma de gestos culturalmente estruturados, com a intenção de sugerirem ações táteis particulares; perto de 40 gestos são usados para transmitir emoções, enquanto que pelo menos 12 têm um significado abertamente sexual, denotando a relação sexual propriamente dita.* Substitutos para experiências táteis na forma de postura corporal freqüentemente implicam um conjunto complexo de ações que incluem inclinações de cabeça, expressões faciais

---

* "Deste modo, o polegar inserido entre o primeiro e o segundo dedo da mesma mão é um símbolo sexual, enquanto que abanar as mãos ao lado das orelhas, com os dedos para cima e as palmas para frente, denota temor e escárnio."

e movimentos da mão, do braço e do tronco. O repertório de comportamentos da sedutora mulher Dusun inclui uma variedade de substitutos complexos a nível dessas posturas corporais, para indicar experiências táteis. Tais ações corporais são geralmente usadas para indicar aprovação, ou desaprovação, em relação a demonstrações de arte corporal, de cuidados dirigidos a si próprio, e servem também como complemento de convites diretos para experiências táteis."

Nos cumprimentos sociais, não ocorre o menor contato tátil na sociedade Dusun, enquanto são estipulados estritos limites para contatos táteis permitidos para as várias situações de atuação social. É interessante observar que o recém-nascido Dusun fique isolado mais ou menos de oito a dez dias, sem qualquer contato tátil, exceto os propiciados pela mãe. Entre as frases usadas nos diversos rituais aos quais a criança está exposta durante seu primeiro ano de vida, há um ditado que diz que "nenhum desconhecido terá permissão para lhe tocar e lhe fazer mal".

O modo como os membros de uma cultura aprendem a lidar com o sentido do tato é definido culturalmente e isto está claramente explicitado no excelente estudo de Williams. O apelo deste pesquisador para que se realizem mais investigações sobre esse importante mas muito negligenciado aspecto do comportamento humano merece de nossa parte toda consideração e endosso.

Outras Culturas Iletradas. James Prescott, do Instituto Nacional de Saúde e Desenvolvimento Infantil, em Bethesda, Maryland, e Douglas Wallace, da Universidade da Califórnia (Faculdade de Medicina), em São Francisco, descobriram numa interessante pesquisa intercultural sobre o relacionamento entre experiências táteis (somatosensoriais) e as origens de comportamentos agressivos, abrangendo quarenta e nove culturas iletradas, que havia uma correlação altamente significativa entre as duas variáveis para todas as culturas estudadas, exceto uma. Os índios Jivaro do Brasil foram a única exceção. Constatou-se em geral que, nas culturas em que a incidência de experiências era elevada, a agressão adulta era baixa, ao passo que nas culturas em que essas experiências eram raras, a agressividade em adultos era intensa. Em 13 culturas que aparentemente eram exceções a essa regra, foi verificado que, em cinco das seis caracterizadas por elevada afetividade por crianças e alta incidência de violência adulta, praticava-se a repressão do comportamento sexual préconjugal; em seis das sete culturas que exibiram baixa incidência de afeição física pelos bebês e que tinham baixos índices de violência adulta, era característica a permissividade quanto a comportamentos sexuais. A hipótese do prazer somatosensorial foi, portanto, confirmada tanto para o estágio pré-puberal do desenvolvimento quanto para o pós-puberal.

A Experiência Tátil da Criança Americana. Passando de culturas iletradas como a Dusun, os Ganda, os Esquimós ou os Bosquímanos, para a cultura altamente sofisticada dos Estados Unidos, descobrimos que as diferenças em termos de experiência tátil em bebês e crianças pequenas, para cada cultura, são bastante reveladoras. Quanto aos Estados Unidos, há um estudo excelente das experiências táteis de crianças, entre um e quatro anos e meio de idade, pertencentes a famílias de classe operária, classe média e classe alta. Trata-se de uma dissertação de doutoramento da autoria de Vidal Starr Clay, intitulada "O Efeito da Cultura sobre a Comunicação Tátil Mãe — Criança". A amostra desta pesquisa abrangeu 45 pares de mães e filhos, dos quais vinte eram meninos e vinte e cinco, meninas. As observações foram feitas em locais públicos, em clubes privados e em praias particulares. Na Tabela 3, estão apresentados os dados para os contatos táteis médios segundo a idade e a classe, registrados durante uma hora de observação das crianças, distribuídas por grupos designados como A, B, C e D, segundo a idade das mesmas. Poder-se-á ver, por essa tabela, que o contato tátil é um fator em diminuição dentro do sistema afetivo mãe-criança, com o aumento de idade da criança. Quando, no entanto, a freqüência tátil e os índices de duração são comparados segundo idade e classe social, ocorre uma exceção surpreendente no grupo mais jovem, dos bebês, para o qual poderia ser esperado o mais alto índice de contato tátil.

"Em todas as três classes (escreve Clay), os índices de freqüência tátil foram mais baixos para as crianças mais jovens, os recém-nascidos e os que ainda não andam, do que as crianças que já andam. Os índices de duração também foram mais baixos para a classe operária e para os bebês da classe alta, do que para crianças com idade imediatamente acima destas. Somente o índice de duração para a classe média exibe o padrão que esperaríamos encontrar: os mais elevados resultados para o mais jovem grupo etário. O índice de duração da mãe de classe média foi muito mais alto do que o índice de duração das mães das outras classes: perto de quarenta minutos de contato para cada criança, durante a hora de observação."

"Foi este número que distorceu a média dos índices de duração e fez com que parecesse que as crianças mais novinhas da amostra recebiam a maior quantidade possível de tempo em contatos táteis. Portanto, a conclusão a respeito do contato tátil e da idade deve ser refeita, para dizermos que o contato tátil geral efetivamente declina com o avanço da idade, mas, nesta cultura, à semelhança do que foi observado no estudo de campo, é exatamente a criança que anda que recebe a maior freqüência de contatos táteis e o contato de mais prolongada duração, e não o bebê ou a criança que não anda. Depois de um ponto máximo neste período, desde a criança andando até atingindo os dois anos de idade, a quantidade de contatos declina regularmente conforme a criança fica mais velha."

Tabela 3. Contatos e Padrões Lúdicos Segundo a Idade e a Classe Social
Tempo de observação: uma hora (praia)
Número de crianças: 45

Grupo	Número médio de contatos				Tempo médio de contato			
	O*	M*	A*	Média Grupal	O	M	A	Média Grupal
A	4.5	4.2	4.0	4.2	0.0	8.0	9.7	7.5
B	3.1	5.5	15.3	6.3	3.0	8.0	22.3	8.2
C	2.6	3.3	6.0	3.7	1.4	1.3	3.4	1.8
D	—	5.3	4.8	5.0	—	8.3	2.8	4.9
Média pelo total	3.1	4.4	7.0	4.9	2.2	5.8	8.2	5.6

Grupo	Tempo médio de proximidade				Tempo médio de afastamento			
	O	M	A	Média Grupal	O	M	A	Média Grupal
A	4.0	3.0	31.0	27.2	13.0	20.0	20.0	17.7
B	30.5	13.5	19.0	22.9	19.6	30.0	15.7	20.5
C	22.4	22.0	28.7	23.8	23.0	24.0	20.0	22.6
D	—	15.0	25.2	21.1	—	31.3	29.2	30.0
Média pelo total	27.4	16.2	25.8	23.3	20.5	27.4	23.2	23.7

* O = classe operária; M = classe média; A = classe alta.
Fonte: Vidal S. Clay, "O Efeito da Cultura na Comunicação Tátil Mãe-Criança" (Dissertação de doutorado, Teachers College, Universidade de Columbia, 1966). Tabela IV, p. 284. Reproduzida com permissão.

O pressuposto geral é que o recém-nascido e o bebê recebem a maior estimulação tátil, mas a verdade parece ser que, com o advento de partos hospitalares, do aleitamento pela mamadeira, do uso de roupas que formam uma barreira entre a pele do bebê e a da pessoa que cuida dele, a criança do grupo A, cuja idade varia de dois a catorze meses, ou seja, aquela que não anda, recebe menos experiências táteis que a criança do grupo B, que acaba de começar a andar, cuja idade varia de catorze meses a dois anos. O grupo C inclui 12 crianças com idade entre três e quatro anos. Tendo em vista as verdadeiras necessidades do bebê, este resultado, além de significativo, é altamente surpreendente.

Reva Rubin, que tem a seu favor muitos anos de experiência como enfermeira obstétrica, comenta o quanto fica impressionada diante do reduzido número de mães americanas que, inclusive ao final do primeiro ano de vida de seus filhos, sentem-se suficientemente confortáveis para segurar seus bebês bem perto do peito, pelo puro prazer e contentamento deste contato. As mais propensas a fazê-lo, segundo suas descobertas, eram as mães que realmente apreciavam a situação da amamentação natural e, evidentemente, acrescenta Reva Rubin, as avós e tias.

Harlow e colaboradores descobriram que se evidenciavam claramente, no sistema afetivo mãe-filhote, em macacos *rhesus*, três fases, a saber: (1) ligação de dependência e proteção, (2) ambivalência, (3) separação. O estágio da ligação de dependência e proteção é caracterizado por uma conduta positiva virtualmente total, com afagos, aconchego, colo, amamentação, cuidados dispensados ao pêlo, condutas limitadoras e de resgate. O estágio da ambivalência inclui respostas tanto negativas quanto positivas, como abocanhar ou morder, tapas ou bofetões, puxões no pêlo e rejeições às tentativas de manter contato físico. O estágio da separação resulta no término do contato entre mãe e bebê. Não há dúvida de que estágios ou fases semelhantes ocorrem no desenvolvimento afetivo da mãe humana e que os comportamentos associados ao mesmo têm grande importância para o desenvolvimento do bebê. Esta associação é especialmente mais significativa durante a fase de ligação dependente e proteção. E é precisamente nesta fase, a mais importante de todas, que a mãe americana parece mais fracassar. No caso do macaco *rhesus*, a mãe normalmente exibe um alto grau de interesse por seu bebê durante os primeiros trinta dias após o parto e começa depois a manifestar respostas ambivalentes. No caso da mãe humana, o período de ligação dependente é normalmente de duração muito maior. Mas, como diz Clay:

> "Diversamente da mãe primata e das mães de muitas outras sociedades, a mãe americana omite em larga escala a etapa do vínculo de estreita dependência corporal. Nessa cultura, a separação dos corpos da mãe da criança, no nascimento, é o fim para a maior parte da simbiose física mãe-criança. Ao invés de um relacionamento em que a necessidade de contato físico íntimo por parte da mãe exceda a do bebê, ocorre um relacionamento em que a mãe demonstra seu comportamento de vinculação dependente maternal só como resposta às mais insistentes exigências vocais e cinestésicas da criança. Esta diferença no padrão maternal das americanas, durante os primeiros qua-

tro meses de vida pós-natal, é evidentemente devida ao fato de não ser norma para esta cultura um contato tátil íntimo entre mãe e criança. O fato de as mães americanas não terem elas mesmas experimentado um íntimo contato físico com suas próprias mães reforça, sem dúvida, seu comportamento. A falta de proximidade física entre mãe e bebê, que seria o veículo de estimulação da criança pela mãe, que então capta os sinais emitidos pelo filho e responde de volta a eles, também reforça o padrão cultural de separação".

Na América, tanto o bebê quanto a mãe ficam vestidos durante a amamentação, de modo que o bebê, enquanto mama, geralmente pouco experimenta a sensação da pele de sua mãe afora a do seio e, eventualmente, um afago feito com a mão. Na situação da alimentação pela mamadeira, que está felizmente declinando na América, o bebê experiencia a menor estimulação tátil possível. A privação de estimulação tátil experimentada desta forma, tanto pelo bebê quanto pela mãe, explica a institucionalização, dentro da cultura americana, da inexpressividade dos afetos, especialmente entre mãe e bebê, através de um contato físico íntimo. O contato tátil entre a mãe americana e seu filho expressa cuidados e provimento, mais do que amor e afeição. Isto fica nitidamente constatado no fato de as mães desta cultura tocarem com mais freqüência os filhos que estão começando a andar do que as crianças que ainda não andam.

Coincidindo com os dados de outros pesquisadores, Clay descobriu que as meninas, quando bebês, recebiam mais atos demonstrativos de afeto que os bebês do sexo masculino. As mães parecem ficar mais felizes quando têm meninas do que quando dão à luz meninos, e as meninas tendem a ser desmamadas mais tarde que os meninos. Moss, Robson e Pedersen, num detalhado estudo sobre a estimulação materna de bebês, realizado em Washington, D.C., descobriu que as mães falavam, beijavam e acalentavam seus bebês de sexo masculino, sentadas numa cadeira de balanço, quando estes estavam com um mês de idade, época em que se deu a observação, numa freqüência maior de vezes do que acontecia com as meninas da mesma idade. Estes pesquisadores sugerem que a diferença provavelmente reflete uma orientação sócio-afetiva para os indivíduos de sexo masculino, que envolve comportamentos propensos a terem uma natureza tranqüilizadora e moduladora, mais do que um caráter excitante ou estimulador. As mães recorriam significativamente mais aos receptores de distância de visão e audição no trato com as filhas do que com os filhos, quando estes bebês tinham um mês de idade. Moss e colaboradores sugerem que, uma vez que as meninas se desenvolvem mais cedo do que os meninos, as mães mais expressivas podem ter ajustado o tipo de estimulação que fornecem aos filhos de acordo com as exigências ou o *status* evolutivo daquela criança. Deste modo, os bebês de sexo masculino receberiam mais palavras a eles dirigidas, mais beijos e mais acalantos, ao passo que as meninas de colo, em virtude de seu estado evolutivo mais adiantado, seriam mais provavelmente estimuladas por meio de sua atenção ativa e de seu processamento de estímulos (auditivos e visuais), geralmente associados ao funcionamento cortical (cognitivo) mais sofisticado.

É muito interessante que o entusiasmo da voz da mãe esteja comprovadamente relacionado, como fator altamente preditivo, à quantidade e tipo de estimulação fornecida por ela a seu bebê, com um mês e com três meses de idade. As mães entusiasmadas mostraram-se capazes de dar aos filhos mais estímulos do que as que falavam calmamente. As mães menos instruídas tendiam a dar mais estímulos físicos do que as mais instruídas. As mulheres mais bem-educadas foram mais propensas a passar mais tempo falando com seu bebê de sexo masculino. O medo de desconhecidos e o comportamento de evitação do olhar alheio, incidentes aos oito/nove meses e meio mostraram-se definitivamente relacionados ao tipo de estimulação dada pela mãe ao bebê, em seus primeiros meses pós-natais. Quanto mais estimulação, principalmente dos receptores de distância, havia recebido o bebê, mais confortável dava a impressão de ficar na presença de um desconhecido, com idade entre oito e nove meses e meio. Os pesquisadores sugerem que as crianças acostumadas a experimentar estimulação auditiva e visual inédita podem ter uma organização mental mais equipada para enfrentar e assimilar a "estranheza". Uma vez que estímulos desconhecidos são menos inéditos para essas crianças, os mesmos se mostram menos propensos a evocar nas crianças uma sensação de incerteza subjetiva a seu respeito. Isto quer dizer que as crianças que recebem mais estimulação através dos receptores de distância tornam-se mais complexas a nível cognitivo e, por conseguinte, contam com mais recursos para lidar com estímulos auditivos ou visuais incomuns.

É interessante observar que, segundo Kathleen Auerbach, em certos países da Europa e Ásia em que os homens são altamente valorizados, os bebês de sexo masculino são amamentados por mais tempo do que os do sexo feminino. Todavia, nos Estados Unidos, acontece o inverso. As implicações sexuais da amamentação são tais que os bebês de sexo masculino têm menos probabilidade de ser amamentados por um período tão longo quanto o de suas irmãs. O trabalho de Clay confirma este aspecto.

As demonstrações táteis de afeto entre mãe e filha não são tão inibidas quanto o são entre mãe e filho. A própria idéia de demonstrações como essas entre pai e filho é algo que ainda faz muitos pais americanos estremecerem. Um menino que coloque seu braço em volta do ombro de um outro é causa para um verdadeiro alarme. Simplesmente isto não se faz. Até mesmo as mulheres mostram-se relutantes quanto a se permitir manifestações ostensivas de afeição por outras pessoas de seu sexo. Geralmente as pessoas se tocam dentro de um contexto sexual. Tocar uma outra pessoa fora desse contexto é algo que está sujeito a graves erros de interpretação, uma vez que tocar é, em grande medida, algo limitado e associado a sexo. Quando a relação sexual está concluída, o homem pára de tocar a parceira e geralmente vai para sua cama de solteiro passar o resto da noite, numa agradável ausência de contato consigo mesmo.

A substituição da cama de casal em que marido e mulher dormiam juntos por camas de solteiro em que ambos dormem separados pode bem estar significativamente correlacionada tanto ao declínio da amamentação no seio quanto à redução da estimulação tátil materno-filial, predominante há algum tempo. Sugeri anteriormente que os pais que dormem juntos, na mesma cama, têm probabilidade de desenvolver um relacionamento muito diferente entre si e com seus filhos do que os pais que habitualmente dormem em camas separadas; sugeri também que famílias "da mesma cama" tendem a ser mais coesas. "Manter-se em contato", numa mesma cama, propicia uma experiência muito diferente daquela que se dá quando o casal decide dormir em camas separadas, o que gera o distanciamento isento de contato. Em seu romance intitulado *Strange Fruit,* Lilliam Smith faz com que Alma, a esposa do Dr. Tracy, "Tut", reflita da seguinte maneira:

> "Às vezes, o mais que ela conseguia lembrar das noites que ela e Tut haviam passado juntos era o levantamento da perna dele afastando-a do corpo dela. Havia um certo ar de quase *dissipação* no modo de Tut dormir, quando ele se abandonava, de um jeito tão, tão descontrolado, quase se poderia dizer. Alma já tinha pensado em camas de solteiro, mas jamais tomara qualquer iniciativa a respeito, pois, no fundo de seu coração, duvidava de que maridos e mulheres devessem dormir em camas separadas. Tudo era um pouco vago para ela, mas dormirem juntos, fizesse frio ou calor, parecia uma fibra necessária à tessitura do casamento que, uma vez partida, poderia levar a coisa a virar de cabeça para baixo".

Ela, porém, não estava certa de como isso seria. Todavia, estava convencida de que o costume de sua mãe de dormir num quarto separado do de seu pai tinha feito com que sua vida familiar não tivesse sido tão boa quanto poderia ter sido. Alma estava completamente certa. Maridos e mulheres que não dormem na mesma cama tendem a ficar cada vez mais "fora de contato" um com o outro. A questão foi objeto de pesquisa de dois antropólogos americanos que trabalharam no Japão. William Caudill e David W. Plath estudaram os padrões de sono conjunto de pais e filhos de famílias japonesas em Tóquio e Quioto. Descobriram que, para o Japão urbano, pode-se esperar que uma pessoa durma acompanhada durante duas gerações, primeiro como filho, depois como pai, o que cobre aproximadamente metade de sua vida. Iniciando-se no nascimento, isto prossegue até a puberdade e depois, novamente começando com o nascimento do primeiro filho, prossegue até aproximadamente a época da menopausa na mulher, retornando então por mais uns poucos anos, na velhice. Nos anos de entremeio, a pessoa geralmente dorme na companhia de pessoas de sua idade, algum irmão ou irmã após a puberdade, o cônjuge por alguns anos depois do casamento e, novamente, com o cônjuge ao final da idade adulta. Dormir sozinho é uma alternativa relutantemente adotada que geralmente ocorre nos anos de intervalo entre a puberdade e o casamento. Segundo a ampla generalização proposta por Caudill e Plath, "os esquemas de dormir, para famílias japonesas, tendem a tornar indistintas as diferenças entre gerações e entre os sexos, e a enfatizar mais a interdependência que o distanciamento entre as pessoas; tendem também a subjugar (ou ignorar ostensivamente) a potencialidade de aumento da intimidade conjugal entre marido e esposa, a nível sexual e em outros sentidos, em favor de uma maior e mais geral coesão familiar".

A proposta adiantada por esses autores volta-se para a coincidência entre os períodos etários em que há a maior probabilidade de as pessoas dormirem separadas, e os períodos etários em que há probabilidade de ocorrerem suicídios no Japão. Os índices para os dois tipos de comportamento atingem seu ponto máximo na adolescência e início da idade adulta, e novamente na velhice. Pode ser que dormir sozinho nestes dois períodos contribua para a sensação de isolamento e de alienação para a pessoa que, ao largo de todo seu ciclo de vida restante, parece derivar uma porção significativa da sensação de ser importante como indivíduo do fato de dormir fisicamente próxima aos outros membros da família.

Diante das condições de sono conjunto presentes em famílias japonesas segundo a descrição de Caudill e Plath, os tipos de relacionamentos por eles postulados pode bem ser que existam. Mas, sob outras circunstâncias, os efeitos opostos também podem ser produzidos. Por exemplo, nas classes operárias da Europa e outros lugares, as crianças são freqüentemente forçadas a ocupar a mesma cama com pessoas desconhecidas que os pais abrigam como pensionistas. A repugnância causada por estas experiências pode ter efeitos duradouros que resultarão numa evitação de todo tipo de contato físico com desconhecidos e também em outras formas de rejeição e retraimento.

O psiquiatra japonês Takeo Doi acredita que a dependência passiva da criança japonesa em relação à mãe constantemente presente possa representar uma motivação crucial na vida adulta dos japoneses. A sensação de *amae,* ou o profundo anseio de dependência, a sensação de unicidade com a mãe, é estimulada por uma prolongada condescendência e por um íntimo contato. Aos poucos, afirma Doi, esse anseio se transforma numa negação do fato de separar-se da mãe e faz com que o adulto tente restabelecer este tipo de situação de relacionamento íntimo com seus superiores. Disto resulta a sociedade verticalmente estruturada, orientada em função do grupo, constatada no Japão de hoje.

John Douglas comentou que, enquanto a mãe americana estimula o filho que vai se tornando mais ativo e falador, a mãe japonesa tende a tranqüilizar e a acalmar seu bebê, que se torna mais passivo e silencioso. Desta maneira, já em idade muito precoce, as crianças estão bem treinadas a enquadrarem-se em suas respectivas sociedades. Acrescenta Douglas:

> "É tão constante o contato físico das crianças japonesas com seus pais que o relacionamento entre eles é de vez em quando chamado de 'pelentesco'. Tão completa é a prolongada dependência da criança em relação à mãe que isso resulta numa busca vitalícia de pertinência, numa identificação primária como membro de grupo mais do que como pessoa independente".

Hall assinala que os japoneses são impelidos em duas direções. Uma é a da intimidade profundamente envolvente e abrangente, que começa em casa, na infância, e se estende por muito tempo. "Há uma necessidade profunda de estar perto, e é somente quando estão próximos que se sentem confortáveis." O pólo alternativo é manter uma distância própria. Em público e nas ocasiões cerimoniosas de todo dia, a ênfase cai sobre a distância, o autocontrole e a omissão de sentimentos. Até muito pouco tempo não havia a menor manifestação pública de intimidade ou toques no Japão. E no entanto, baseando-se na sua interpretação das evidências, Hall acredita que bem no fundo os japoneses se sentem muito incomodados com esse lado cerimonial e institucionalizado de suas vidas. Seu impulso principal é sair do lado "cerimônia que se deve suportar" para o lado doméstico, confortável, caloroso e íntimo, amistoso. "Seu impulso para se aproximarem e conhecerem pessoas é muito forte."

Puritanismo, Diferenças de Classe Social e Tatilidade. Na Nova Inglaterra, seria de se esperar que o efeito do puritanismo fosse caracterizado por práticas de criação de filhos destinadas a reduzir a estimulação tátil recíproca entre mãe e filho a níveis mínimos; realmente é isto que acontece. Os Fischer, em sua pesquisa com as práticas de criação de crianças em Orchard Town, descobriram que a maioria dos bebês passavam uma boa parte do dia sozinhos, dentro de um bercinho, dentro de um "chiqueirinho", ou ao ar livre. "Os contatos que os bebês têm com outros seres humanos não é caracterizado por um contato corporal íntimo, como em muitas outras sociedades."

Os naturais da Nova Inglaterra, naquilo que resta de seu puritanismo, lembram muito de perto os ingleses dos quais se originaram e, juntamente com estes, sofrem os efeitos de um pedantismo residual. O inglês de classe alta — e especialmente a mulher inglesa de classe alta — tem sido notoriamente caracterizado por uma incapacidade para exibir emoções e por uma certa falta marcante de calor humano.* Nem todos os membros das classes favorecidas são caracterizados por estes traços, e certamente muitos indivíduos de classe média e também operários os exibem. Mas, geralmente, tais traços são devidos a uma falta de amor por parte dos pais, privação essa experimentada no início da vida e durante toda a infância, e que se expressa numa incapacidade para construir um relacionamento caloroso e afetivo com outras pessoas.

O costume das classes média e alta de origem inglesa de enviarem os filhos para colégios internos, quando ainda pequenos, de institucionalizá-los, por assim dizer, fora do caloroso ambiente familiar, priva essas crianças do amor e do afeto tão necessários ao desenvolvimento de uma personalidade saudável. Depois de aprendidos os limites da cortesia que, entre outras coisas, inclui o respeito pelo espaço pessoal do outro, o distanciamento é ainda mais acentuado nas escolas. A privação do amor dos pais e do amor, especialmente na forma de estimulação tátil, durante a infância, provavelmente constitui uma das causas principais para a aparente frieza, o caráter aparentemente isento de emoções da classe alta e, freqüentemente, da classe média, na Inglaterra. A respeito deste caráter dos ingleses, E. M. Forster apresentou alguns comentários muito esclarecedores:

"As pessoas falam do mistério oriental, mas o Ocidente também é misterioso. Contém profundidades que não se revelam à primeira vista. Sabemos qual é a aparência do mar a distância; é de uma só cor,

---

* Derek Monsey fala da "frígida voluptuosidade das damas inglesas dedicadamente insatisfeitas" em seu romance *Its Ugly Head*, Nova York, Simon & Schuster, 1960, p. 38.

de um só nível e, evidentemente, não pode ter aquelas criaturas chamadas peixes. Mas se olharmos para o mar alto, debruçados sobre a borda de uma embarcação, vemos uma centena de cores e, numa profundidade interminável, os peixes que nadam. Esse mar é o caráter inglês: aparentemente imperturbável e homogêneo. A profundidade e as cores são o romantismo e a sensibilidade inglesas: não esperamos nos deparar com estas coisas, mas elas existem. E — sustentando a metáfora — os peixes são as emoções inglesas que estão tentando atingir a superfície, mas não sabendo exatamente como. Praticamente o tempo todo, vemo-los nadando muito abaixo do nível em que estamos, distorcidos e obscuros. Esporadicamente, eles o conseguem e exclamamos: 'Viva! Os ingleses têm emoções! Eles realmente conseguem sentir alguma coisa!'. Ocasionalmente, vemos aquela maravilhosa criatura, o peixe-voador, que emerge da água e se projeta inteiro no espaço, à luz e ao ar. A literatura inglesa é um peixe-voador. É uma amostra da vida que acontece diariamente, abaixo da superfície; é uma prova de que a beleza e a emoção podem existir no mar salgado e inóspito".

Douglas Sutherland, em seu livro *The English Gentleman,* descreve a situação de modo ainda mais franco. Um cavalheiro, segundo ele, trata sua esposa com atitude generosamente protetora e seus filhos, com uma afeição apropriada. "A mais profunda afeição de um cavalheiro, no entanto, está reservada para seus cães." E, como afirma corretamente esse autor, esse sentimento pertence a todas as classes.

Frances Partridge, escritora inglesa, escreve sobre os "sinais de amor paterno escrupulosamente suprimidos" e sobre o comportamento rigorosamente não demonstrativo de sua mãe, embora ela acreditasse que sua mãe fosse de natureza calorosa e emotiva e que, quando ela era criança, lhe deu abraços e apertões deliciosos, mas que, subitamente, parou com essas manifestações quando Frances ficou maior, tendo excluído inclusive um beijinho nas bochechas, como cumprimento de boas-vindas em suas voltas do colégio interno.

Jane Austen, em sua obra *Emma,* de 1816, comentava então a aparente indiferença do homem inglês de classe média pelos seres que lhe eram realmente importantes, quando relata o encontro dos irmãos Knightley após um distanciamento de um ano: "Como vai, George?" e "John, como está?". A autora comenta: eles "conseguiram enterrar, de maneira realmente inglesa, atrás de uma serenidade que parecia quase indiferença, a verdadeira ligação afetiva que teria levado qualquer um dos dois, caso necessário, a fazer tudo pelo bem do outro".

Somerset Maugham, novelista inglês, cuja mãe faleceu quando ele estava com oito anos de idade e que perdeu o pai dois anos depois, tendo sido então enviado para viver com um tio clérigo, idoso, e com sua tia, esposa deste, foi um típico exemplo da experiência de intocabilidade durante a meninice. Cresceu e se tornou um homossexual egocentrado que odiava ser tocado e que cumprimentava os convidados "aproximando-se de braços estendidos, que depois fazia cair de lado, para evitar contato". Podemos ter certeza de que seus braços estendidos à frente eram uma evidência de seu desejo de amar e que fazê-los cair para os lados era o trágico testemunho de sua incapacidade de fazê-lo.

Alguns outros exemplos de pessoas sem sentimentos oriundas da classe média ou alta na cultura inglesa estão representados nas pessoas de Winston Churchill, de Sir William Eden, pai de Anthony Eden, e de Hugh Walpole, romancista inglês, entre muitos outros, como A. E. Housman ("Shrosphire Lad") e T. E. Lawrence, da Arábia. O equivalente americano da ausência impenitente de emotividade é William Randolph Hearst, cuja vida foi notavelmente descrita por Orson Welles, em seu filme *Cidadão Kane*. Uma outra história "de arquivo" sobre a criança privada de amor é a ocorrida com o jornalista inglês Cecil King, que escreve sobre sua própria desventura. Todas essas pessoas, representando milhares de outras anônimas iguais a elas, foram submetidas à mesma infância vazia de amor e à mesma incapacidade de se comportarem afetuosamente, quando adultos. Isto é interessante à luz do fato de que, em seu estudo sobre um grupo de mães americanas, Clay descobriu que as mães da classe alta davam a seus bebês mais afeto tátil (afeto tátil foi então definido como um comportamento que, através do tato, tinha a intenção de transmitir amor) do que as mães operárias e da classe média.

As atitudes inglesas de classe alta com relação às interações táteis da Europa continental estão refletidas nas atitudes da classe operária inglesa. Por exemplo, na comunidade de imigrantes paquistaneses, onde predomina o sexo masculino e cujos membros vivem em comunidades só para homens, em Londres, os operários ingleses consideram repulsiva sua maneira afetuosa. "Não são naturais", foi o comentário de um estivador. "Um bando de bichas, se quer a minha opinião. Olha só o jeito como se dão as mãos."

Quando o bebê é levado ao banho, na América, situação em que seria de se esperar magnitudes crescentes de estimulação tátil para a criança, este não é necessariamente o caso. Margaret Mead assinalou que a atenção do bebê americano é desviada do relacionamento pessoal com sua mãe para brinquedos introduzidos em sua banheirinha. Deste modo, sua atenção é focalizada mais sobre coisas que sobre pessoas. Como se expressa Mead: "A mulher americana média talvez nunca pegue um bebê no colo até ela mesma amamentar o seu filho e, mesmo então, ela freqüentemente se comporta como se ainda estivesse amedrontada de que o bebê possa se quebrar em suas mãos. Na Nova Guiné e em Bali, pelo contrário, elas sabem tudo a respeito de bebês. Os bebês muito pequenos são atendidos por babás de 4 anos de idade e esta familiaridade se expressa em todos os seus movimentos''.

Com o afastamento da família extensa, em que avós, tios e tias, primos e outros parentes geralmente davam às crianças quantidades consideráveis de estimulação tátil de diversos tipos, essa modalidade de experiência encontra-se então limitada a uma mãe preferencialmente não expansiva. Clay salienta que observou uma certa avó, sentada à sombra de uma árvore e perto de um neto amarrado a uma cadeirinha de plástico. ''A avó'', comenta Clay, ''me disse com certa tristeza que queria pegar o bebê no colo, que ele o queria, mas que a mãe lhe havia dito que ele precisava aprender a ficar sozinho''.

São reveladoras as diferenças de classe social quanto ao tato. A lei geral parece ser que, quanto mais alta a classe, menor a freqüência de toques; quanto mais baixa a classe, maior essa freqüência. No que diz respeito à classe entre si, a regra é que, enquanto membros da classe superior podem tocar membros da classe inferior, os membros da classe inferior não podem tocar os da classe superior. Essa mesma regra é válida para diferenças de casta e *status*. Podemos nos recordar dos Intocáveis, na Índia. Quanto ao *status*, embora a pessoa possa pertencer à mesma classe que outra, de *status* superior, digamos em termos de hierarquia ocupacional, de papel destinado ou posição assumida, a diferença geralmente é suficiente para inibir no indivído de *status* inferior toques no de *status* superior. Como comentou Nancy Henley, o toque pode ser considerado o equivalente não-verbal de chamar outra pessoa por seu primeiro nome. Da mesma forma como membros das classes superiores ou *status* elevado podem chamar os de classes ou *status* inferiores por seus primeiros nomes, também podem tocá-los, sabendo confiantes que os membros de posição inferior não o farão em relação a eles. Realmente, é considerada uma violação muitíssimo séria da etiqueta a pessoa que ocasionalmente arrisca-se a desobedecer uma ou outra das regras.

Tocar, assim como ser chamado pelo primeiro nome, é considerado um ato de intimidade, privilégio geralmente concedido somente aos de *status* ou classe equivalente ao da própria pessoa, e que esta permitiu que se cruzassem as barreiras sociais que servem para excluir os desprivilegiados. Entre os membros da própria classe ou *status*, ser chamado pelo primeiro nome ou receber um toque pode ser uma providência adotada para estabelecer um relacionamento amistoso imediato. A aceitação ou rejeição de tais iniciativas será prontamente indicada pela resposta emitida.

Entretanto, tocar, muito mais do que chamar pelo primeiro nome, reduz a distância social e freqüentemente constitui uma declaração de intimidade. É por esta razão que geralmente é visto como invasão da privacidade própria por aquelas pessoas que se ressentem dessas incursões. Por conseguinte, qualquer toque acidental ou desnecessário, mesmo de uma pessoa íntima, pode ser considerado incômodo ou inaceitável.

Está portanto evidente que, nas situações de encontro social, o toque é considerado como sinal de poder praticado sem reciprocidade, segundo o critério de seus superiores, ou com reciprocidade entre os que se consideram iguais. Uma vez que, dentro da estrutura de poder das sociedades ocidentais, as mulheres são consideradas de *status* inferior ao dos homens, sendo tratadas como se pertencessem a uma classe ou casta inferior, as mulheres recebem, desde sua mais tenra idade, muito mais toques do que os homens. No primeiro ano de vida, as filhas são tocadas mais vezes por ambos os pais, quando comparadas aos filhos; segundo um estudo familiar efetuado por Jourard, as filhas tocam ambos os pais mais do que fazem os filhos. Numa outra pesquisa, realizada por Jourard e Rubin, foi constatado que as mães tocam os filhos mais do que o fazem os pais, e que estes tocam as filhas, mais do que os filhos, as filhas tocam os pais mais do que o fazem os filhos e estes tocam as mães mais do que os pais. Portanto, os toques entre homens são menos freqüentes do que entre mulheres e homens, no seio das famílias. Foi descoberto também que tanto as mães quanto os pais tocam as filhas em mais regiões do corpo do que as dos filhos e que as filhas, mais do que os filhos, tocam os pais em mais regiões dos corpos de ambos. Esses observadores constataram também que os homens tocam suas amigas mulheres em mais regiões do que as mulheres relatam tocar seus amigos homens.

Jourard e Rubin são de opinião que tocar está equacionado à intenção sexual, tanto conscientemente quanto a nível menos consciente. Como regra geral, mas não universal, provavelmente esta afirmação tem fundamento. Nancy Henley relata uma pesquisa realizada por um seu assistente de sexo masculino, em que ficou comprovado que, sob circunstâncias normais, os homens tocam as mulheres mais freqüentemente do que as mulheres tocam os homens. Todavia, quando as mulheres gozam de vantagens de *status* superiores às dos homens, é mais provável que iniciem o toque. Henley conclui que, entre sexos, é mais o *status* que o sexo o fator determinante da freqüência dos toques e que, pelos homens, os toques são usados como uma das providências que tomam para manter as mulheres em seu lugar: é "outro lembrete de que o corpo das mulheres é propriedade livre para uso de qualquer um". Henley é de opinião que as mulheres deveriam recusar-se a aceitar essa forma tátil de asserção masculina, "removendo suas mãos do aperto dado pelas do homem, que as segura por tempo longo demais", deveriam rejeitar toques não solicitados e indesejados, e, quando a situação fosse apropriada, deveriam começar a tocá-los.

Se, na política do sexo e do toque, os homens ainda são em sua maioria conservadores, as mulheres estão convidadas a olharem mais fundo, a chegarem na raiz das coisas e a se tornarem mais radicais.

Estimulação Tátil e Sono. Anna Freud assinalou que "é uma necessidade primitiva da criança ter um contato íntimo e quente com o corpo de outra pessoa ao adormecer, mas isto vai de encontro a todas as regras de higiene que exigem que as crianças durmam sozinhas e que não compartilhem do leito dos pais". Depois ela acrescenta: "A necessidade biológica do bebê pela *presença* constante de um adulto incumbido dela é negligenciada em nossa cultura ocidental, e as crianças são expostas a longas horas de solidão, devidas à errônea concepção de que é saudável para o bebê dormir, descansar e depois brincar sozinho. Essa desconsideração de necessidades naturais cria a primeira ruptura no harmônico funcionamento dos processos de necessidade e satisfação dos impulsos. Em razão disto, as mães buscam conselhos para bebês que têm dificuldade de adormecer ou que não dormem a noite toda, apesar de cansados".

Constata-se freqüentemente, nas culturas ocidentais, o fenômeno de crianças suplicando às mães que deitem ao seu lado ou, pelo menos, ficar com elas até dormirem, súplica esta que as mães tendem mais a desestimular. Os intermináveis chamamentos que a criança faz de sua cama, a solicitação pela presença da mãe, pela porta aberta, por um copo de água, por luz, por uma historinha, para que seja aconchegado nas cobertas, e assim por diante, são todas manifestações da necessidade que a criança tem de seu objeto primário, a mãe, com quem ela pode relacionar-se em segurança. Um brinquedo macio, um animal de estimação que pode ser levado para a cama, materiais macios, o cobertor de segurança, algum objeto pelo qual a criança sinta uma ligação especial, atividades auto-eróticas como chupar o polegar, balançar-se, masturbar-se, são meios de que a criança dispõe para facilitar a transição da vigília para o sono. Quando esses objetos são afastados, pode desenvolver-se uma nova onda de dificuldades para adormecer.

Como se expressou eloqüentemente Judith Jobin:

> "Para milhares de crianças americanas, todas as noites são as mais solitárias do mundo, quando chega o horário das nove: a família até

então feliz e carinhosa de repente se transforma num ajuntamento de intocáveis. Júnior é mandado para sua caminha solitária, recém-arrumada com lençóis de padronagem à Disney. Depois de um beijo rápido e de um olhar de advertência ('Não me crie problemas'), os pais evitam seu olhar, pois há poucas coisas mais tristes do que as magras costinhas de uma criança que se prepara para enfrentar sozinha a noite. Seus pequeninos ossos tremem com a traição e existe aquele momento horrível, no último degrau da escada, quando ele se volta para a mamãe e o papai, com um último olhar a implorá-los".

Lençóis de padronagem infantil não são substitutos para o cálido conforto do corpo dos pais e a privação noturna que a criança sofre, como cada um de nós que passou por isso o sabe, é sentida como abandono, como uma traição incompreensível que parece igualmente incompreensível como parte da ordem das coisas.

Para muitos povos do mundo, dormirem juntos, pais e filhos, é uma ocorrência regular. Trata-se de uma prática com muitas vantagens para todos os envolvidos. As crianças podem dormir na mesma cama que os pais ou com os irmãos e irmãs. Seria uma questão para cada família elaborar segundo suas próprias necessidades. Tine Thevenin escreveu um livro sobre essa questão intitulado *The Family Bed*, em que ela defende ardorosamente a prática de a família dormir toda junta.

As crianças que passaram seus primeiros anos na cama dos pais estão mais intimamente vinculadas à família, que é mais fortemente unida; acordam com mais bom humor, são mais carinhosas e dormem melhor; são também responsivas. Quando os irmãos dormem juntos, as rivalidades e querelas diminuem. "Quando se conversa com famílias que dormem juntas", escreve Tobin, "sua linguagem corporal é mais expressiva do que qualquer sentimento por escrito. Fazem expressão de bebê, agudizam o tom de voz uma ou duas oitavas e se dão pequenos e amistosos abraços". E isso, se não diz tudo, diz muito a respeito do quanto significa para essas famílias que dormem juntas o contato corporal.

É quando a criança está em seu segundo ano de vida que ela sente a necessidade daquele contato íntimo que irá permitir-lhe adormecer. Ele lhe deverá ser dado. A mãe ou pai comprometidos com o bem-estar de seu filho não deveriam considerar insuperavelmente difícil, mesmo no mundo moderno, deitar-se ao lado da criança na cama, na hora em que ela está indo dormir. Geralmente, isto só será necessário durante o segundo ano. Só é preciso ficar até que a criança adormeça. É também bastante possível que, diante de novas descobertas nessa área, o tempo que deve ser gasto com isto possa ser reduzido ou mesmo eliminado. Uma possibilidade tem sido a do trabalho pioneiro do Christchurch Parents Centre, da Nova Zelândia. As mulheres que a ele pertencem ficaram interessadas na idéia de os bebês talvez se beneficiarem ao ficarem deitados nas peles macias, fofas, encaracoladas de ovelha, tirando daí o mesmo tipo de conforto que os pacientes adultos obtêm com as peles de carneiro. As peles de ovelha são especialmente preparadas para isso.

Os bebês acostumados a essas peles são mais fáceis de tirar do peito depois de mamarem, ficam mais secos e, quando molhados, ainda se mantêm quentinhos. São bebês menos exigentes e ficam bem, deitados e acordados por uma hora, sem exigirem atenção. Esse tapete estimula as crianças que gostam de dormir de barriga para baixo a roçarem seu rosto na pele e a explorarem-na com o rosto e as mãos. A possibilidade de ficarem sufocadas é quase que inteiramente afastada, pois a circulação pela lã é completamente livre.

Várias pesquisas estão demonstrando que não só bebês a termo como também prematuros beneficiam-se muito do contato com as peles de ovelha. Esses prematuros aumentam consideravelmente de peso, perdem também menos calor corporal, consomem menos oxigênio e são menos inquietos. Tem sido igualmente constatado que a pele de ovelha protege a delicada pele do prematuro de abrasões que geralmente decorrem do contato com tecidos usados para lençóis; além disso, a pressão sobre o crânio é menor.* As mães de crianças deficientes, especialmente as que sofrem de paralisia cerebral, mencionam entusiasmadas o conforto extra que os filhos parecem sentir por ficarem deitados em tapetes de pele de ovelha. É altamente possível que, quando iniciados nos encantos de dormir numa pele de ovelha, os bebês possam mais tarde apresentar menos dificuldades para adormecerem. Eis aí um experimento que vale a pena ser tentado.

Um novo relatório sobre peles de ovelha indica que nem todas são aconselháveis. As melhores são as de área maior, com flocos densos e de fios finos como os do rebanho Corriedale ou Merino, ou da raça híbrida Southdown Romney. Testes preliminares com este último tipo de pele indicaram que os bebês se mostraram mais felizes e dormiram por mais tempo nelas que em colchões com lençóis convencionais. Quando eram privados das peles, os bebês se mostraram invariavelmente inquietos.

Depois de uma palestra que proferi na Universidade de Ottawa, em janeiro de 1976, uma psiquiatra informou-me que vinha tendo um considerável sucesso no tratamento de pacientes, fazendo com que dormissem em tapetes de pele de carneiro.

---

* É importante não se usar peles que imitem o verdadeiro tapete de pele de ovelha, com prematuros ou bebês a termo. As fibras dos tapetes sintéticos tendem a ficar fouxas e podem ser engolidas pela criança, do que resultarão dificuldades respiratórias.

Uma referência aos cobertores de segurança chama mais uma vez a atenção para as qualidades vinculadoras de materiais cutaneamente reconfortantes. A crença geral de que o cobertor dá à criança uma sensação de segurança e serve como substituto da mãe é endossada por experimentos e observações. Os Drs. Richard Passman e Paul Weisberg descobriram que ausência de perturbação, atividades lúdicas e exploração do ambiente eram comportamentos significativamente facilitados quando se dava às crianças os cobertores de segurança, o que foi comparado com outros pré-escolares que tinham recebido seu brinquedo duro preferido ou outro objeto desconhecido. Quando a mãe estava na sala com a criança, sua presença tinha propriedades semelhantemente facilitadoras em relação ao cobertor. No caso de crianças sem ligação com cobertores, a presença de um não era mais funcional do que a condição de controle em que não havia qualquer objeto familiar presente. Resultados semelhantes foram obtidos em situações de aprendizagem.

Numa terceira pesquisa, o Dr. Passman descobriu que existe um limite às propriedades funcionais do cobertor. Nos casos de excitabilidade exacerbada, a mãe é significativamente mais eficiente do que o cobertor para intensificar a atividade lúdica e a exploração e para diminuir os incômodos. A potência relativa do vínculo de ligação com a mãe é muito superior à que liga a criança ao cobertor. A teoria do Dr. William Mason de que os estímulos mais propícios a servirem para ser agarrados são os que mais reduzem a excitabilidade está endossada. Isto quer dizer que os brinquedos duros oferecem menos oportunidades para a criança agarrar-se a eles do que cobertores, e os cobertores menos que as mães.

Uma vez que praticamente metade de todas as crianças de classe média fica emocionalmente ligada a objetos inanimados, principalmente a cobertores de segurança, e geralmente também a animais de estimação que possam levar consigo para a cama e por toda a parte, é altamente desejável reconhecer a importância dessas necessidades nas crianças. Entre as várias funções do cobertor de segurança, está seu serviço como defesa contra a ansiedade e como meio útil na transição do mundo inteiro para o mundo da realidade externa. Como está dito numa das mais famosas histórias escritas a respeito dessa questão:

> "... *so wherever I am, there's always Pooh,*
> *There's always Pooh and Me.*
> *'What would I do?' I said to Pooh,*
> *'If is wasn't for you,' and Pooh said, 'True,*
> *It isn't much fun for One but Two*

*Can stick together,' says Pooh, says he,
'That's how it is,' says Pooh...".*

— A. A. Milne, *Now We Are Six**

Como é bem sabido, há muitas pessoas que conservam os seus "tesourinhos", inclusive em idade adulta avançada. Existem hoje muitas evidências de que, no caso de pessoas que não o fizeram, teria sido melhor se o tivessem feito.

O cobertor de segurança, seja qual for a forma que assuma, é claramente um dispositivo de consolo, objeto transicional que substitui a presença calmante da mãe, quando ela está temporariamente ausente. O Dr. Paul Horton tem advogado irresistivelmente a necessidade desses veículos de consolo e também que, de fato, os mesmos aumentam de importância durante o transcorrer de uma vida saudável; suas formas talvez mudem com o avanço da maturidade: música, idéias religiosas, um veleiro, até mesmo o psiquiatra pode tomar o lugar do brinquedinho de enchimento macio. Argumenta Horton que o adulto que não consegue se relacionar com algum objeto transicional não terá, entre outras coisas, um canal de saída para seus impulsos hostis.

A respeito dos animais de estimação, é interessante notar que muitas pessoas que, por um ou outro motivo, têm dificuldade para tocar os outros, freqüentemente satisfazem suas necessidades táteis e outras através dos animais de estimação. Em inglês, a própria palavra *pet* (que quer dizer "animal de estimação") e o verbo *to pet* têm como um de seus significados "acariciar ou dar delicados tapinhas; afagar; fazer carinhos"; coloquialmente significa "beijar, abraçar, acariciar com intimidade etc., durante o ato amoroso".

Reconhecendo a importância da relação afetiva com animais, o Dr. Boris M. Levinson desenvolveu uma psicoterapia infantil orientada para animais de estimação, na qual ele usa principalmente cães para o diagnóstico e para o tratamento de crianças psicologicamente comprometidas. A tese de seu livro a este respeito é que "o contato com o mundo inanimado e principalmente com o animado, através do animal de estimação, é de suma importância para um desenvolvimento emocional íntegro".

---

* "... assim, onde eu estiver, Puff também estará sempre lá,/ Estamos sempre juntos, Puff e Eu./ 'O que seria de mim?', perguntei a Puff,/ 'Se não fosse por você', e Puff me respondeu: 'É verdade,/ Um sozinho não tem muita graça mas Dois/ podem ficar perto um do outro', foi o que Puff disse, ele diz,/ 'É assim que as coisas são', diz Puff... (Milne, *Agora Somos Seis*.) (N.T.)

Pouca dúvida pode haver a respeito de se ter salvo a saúde mental de crianças, em muitos lares emocionalmente frios, diante da presença de um animal de estimação com o qual elas podiam se comunicar, na companhia física de seres humanos com os quais essa interação não era possível. Neste sentido, os Drs. Samuel, Elizabeth Corson e colaboradores, do departamento de psiquiatria da Universidade Estadual de Ohio, realizaram alguns experimentos interessantes em instituições custodiais, com pacientes cuja idade variava de adolescentes a velhos e inválidos. Os experimentadores escolheram pacientes que não tinham reagido bem às formas tradicionais de terapia e trouxeram cães de várias raças que foram oferecidos como animais de estimação para os mesmos. As respostas foram dramáticas. Somente três dos 50 pacientes recusaram-se a aceitar os cães como animais de estimação, mas as outras 47 pessoas adotaram-nos com entusiasmo e, desde o início, mostraram uma notável melhoria. Um homem que não falava há 26 anos começou a falar.

Como declaram S. A. Corson e colaboradores, a ligação que os seres humanos desenvolvem em relação aos cães de estimação está provavelmente relacionada à capacidade que esses animais têm de oferecerem amor e tranquilização tátil sem críticas, "e de manterem uma espécie de perpétua dependência infantil inocente que pode estimular nossa tendência natural a dar apoio e proteção". Como dizem esses estudiosos, o êxito da psicoterapia medida por animais de estimação baseia-se no pressuposto de que muitos pacientes aceitam melhor o amor de um cão antes, para depois serem capazes de aceitar ou dar amor para uma pessoa.

A interação tátil entre o cão e o humano é importante como "quebra-gelo", mas não é a única troca importante implicada na ressocialização do paciente retraído. A noção de responsabilidade que o paciente desenvolve pelo bem-estar do cão, cuidar dele, a noção de um envolvimento recíproco como ele a vive, são todas vivências que facilitam a estruturação de uma visão de mundo como lugar em que ele pode encontrar outras pessoas com as quais relacionar-se e inter-relacionar-se.

É muito interessante que pais que espancam crianças e praticam abusos contra as mesmas e que, quando crianças, foram também vítimas de negligência e maus-tratos, raramente relatam terem tido um animal de estimação em sua infância.

Animais de companhia, como estão passando a ser denominados os animais de estimação pelos estudiosos do assunto, contribuem com muitos benefícios para os seres humanos, entre os quais consta o de servirem como veículo socialmente aceitável para tocar. O contato manual na forma de tapinhas carinhosos, carinhos, movimentos de deslizar e coçar, são uma oportunidade, especialmente para os homens americanos, que em geral relutam diante dessas manifestações.

Em várias instituições, tem-se alcançado também grande sucesso com idosos através das visitas periódicas voluntárias de crianças pequenas. As crianças prontamente aceitam os carinhos dos velhos e os retribuem com interesse. Pessoas retraídas e infelizes passam por uma transformação que as puxa para fora de sua introversão e que melhora em todos os sentidos seus sentimentos a respeito de si mesmas.

A Experiência Tátil da Criança Indiana. Na maior parte do território da Índia as crianças recebem muita atenção tátil desde seus primeiros dias de vida. Os bebês de um a seis meses, aproximadamente, são regularmente banhados e massageados com ungüentos à base de açafrão da Índia, ou óleo de mamona. Durante a infância, as crianças andam nuas até os seis ou sete anos. Desde seus primeiros dias de vida são abraçadas e beijadas por todas as pessoas.

Frederick Leboyer publicou um detalhado relato fotográfico da tradicional arte indiana de massagear bebês. Trata-se de algo extremamente esclarecedor, pois não sobra um canto ou dobra do corpinho do bebê que não seja amorosamente massageado pelas mãos da mãe.*

A Experiência Tátil da Criança Japonesa. Os Drs. William Caudill e Helen Weinstein realizaram um impressionante estudo comparativo dos métodos de criação de filhos no Japão e nos Estados Unidos. Pesquisaram seus dados numa amostra selecionada e pareada de 30 bebês japoneses e 30 bebês americanos, com idade entre três e quatro meses, igualmente divididos em grupos por sexo; eram todos primogênitos e todos provinham de famílias intactas da classe média, localizadas em aglomerados urbanos. Com base em pesquisas anteriores, esses estudiosos predisseram que as mães japonesas passariam mais tempo com seus bebês e que sua tendência seria a de enfatizarem mais o contato físico que a interação verbal; seu objetivo como educadoras seria mais o de ter um filho passivo e satisfeito. A predição para as mães americanas era que passariam menos tempo com seus bebês, enfatizariam as interações verbais em detrimento do contato físico e seu objetivo seria o de criar filhos ativos e auto-assertivos. Estas hipóteses foram confirmadas no geral, por esses investigadores, e, de fato, concordam completamente com as de outros pesquisadores das culturas japonesa e americana. Caudill e Weinstein des-

---
* "Shantala", Editora Ground. Uma obra valiosa. (N.T.).

cobriram que "basicamente em função dos diferentes padrões de interação com as mães dos dois países, os bebês aprenderam a se comportar de modos diferentes e culturalmente apropriados, em torno dos três ou quatro meses de idade. Além disso, estas diferenças em termos de comportamento infantil concordam com os padrões preferenciais de interação social adotados em idades posteriores, conforme a criança vai crescendo até se tornar um adulto, no Japão ou na América."

Geralmente se concorda que os japoneses são mais orientados para o "grupo" e para a interdependência em suas relações com os outros, e que os americanos são mais orientados para o "individual" e para a independência. Associada a isto está a tendência dos japoneses a serem mais discretos e passivos, quando comparados aos americanos, propensos a serem mais auto-assertivos e agressivos.

>Nas questões que exigem uma decisão, os japoneses tendem mais a se basearem em emoções e intuições, ao passo que os americanos dar-se-ão a mais trabalho para enfatizarem aquilo que acreditam ser os motivos racionais para suas ações... Os japoneses, por serem mais sensíveis a muitas formas de comunicação não-verbal, fazem mais uso consciente das mesmas nas relações humanas através de gestos e proximidade física, quando comparados aos americanos que usam predominantemente a comunicação verbal dentro de um contexto de distanciamento físico.

Já comentamos os hábitos japoneses de famílias que dormem juntas, contrastando-os com os das famílias americanas, que dormem separadas, desde os primeiros dias de vida do bebê; salientamos também as diferenças de experiências táteis entre as duas culturas, resultantes dessas práticas. Ao lado dos padrões de dormir, e pelo menos tão significativos quanto esses, encontram-se os hábitos de banho dos japoneses e americanos. No Japão, desde a mais tenra idade possível, aproximadamente no início do segundo mês de vida do bebê, a família inteira toma banho coletivamente. A mãe ou outro adulto segura o bebê nos braços, enquanto se banham juntos na banheira funda (*furo*) que existe em casa ou em casas de banho públicas (*sento*). Este padrão de banho compartilhado prossegue, para a criança japonesa, até que tenha cerca de 10 anos de idade ou até mais. Diversamente, a mãe americana raramente toma banho com o bebê e, ao contrário, lhe dá banho estando fora da banheira; sua comunicação com o filho é verbal e também gestual, posicionando seu corpo. A amamentação no seio é mais largamente difundida no Japão que a mamadeira e, embora na América os bebês sejam iniciados nos alimentos semi-sólidos ao final do primeiro mês, no Japão isto não acontece antes que o bebê tenha completado seu quarto mês. É muito evidente que o bebê japonês recebe muito mais vezes a estimulação tátil tranqüilizadora do que o bebê americano; e essa estimulação é de tal tipo que, já aos três ou quatro meses, determina uma diferença comportamental perceptível de modo nítido entre os bebês das duas culturas. Caudill e Weinstein resumem da seguinte maneira seus dados:

"Os bebês americanos são vocalizadores mais felizes, mais ativos e exploram mais seus corpos e ambiente físico que os bebês japoneses. Diretamente relacionado a estes dados está o fato de a mãe americana ter uma maior interação vocal com seu bebê e de estimulá-lo a ter mais atividades físicas e exploratórias. Por sua vez, a mãe japonesa está em maior contato corporal com seu bebê e o acalma para que fisicamente seja mais dócil, conduzindo-o para a passividade quanto a seu ambiente. Além disso, os padrões de comportamento combinam com as diferentes expectativas de comportamento posterior mantidas pelas duas culturas, conforme a criança vai crescendo e ficando adulto".

Caudill e Weinstein predisseram que, quando estivessem em condições de relatar seus dados sobre crianças de dois e seis anos, nas duas culturas, provavelmente encontrariam esses padrões iniciais de comportamento consolidados e persistentes.

Como diz Douglas Haring:

"Um fato notável mas não mencionado na literatura, embora amplamente verificado, implica o contato corporal praticamente ininterrupto dos bebês japoneses com suas mães ou amas. Praticamente nunca se deixa um bebê deitado quieto sozinho. Ele está sempre indo de lá para cá nas costas de alguém ou dorme perto de uma pessoa. Quando está inquieto, a pessoa que o carrega se balança ou passa de um pé para o outro. Alguns autores acham que esse pular de um pé para o outro assusta o bebê... Minhas observações assistemáticas, de cunho pessoal, indicam que a maioria dos japoneses considera essa prática capaz de acalmar a criança. De qualquer modo, o bebê sente quase que constantemente o reconfortante contato com a pele humana. Quando ele chora, é levado ao seio e, nas famílias de classe inferior, seus órgãos sexuais são manipulados até que adormeça. Muitos japoneses de educação mais refinada repudiam essa última prática, mas empregam amas versadas em práticas populares mais do que nas etiquetas de pessoas sofisticadas".

Depois, quando a criança chega na idade de andar, passa de modo bastante drástico a ficar sozinha uma boa parte de seu tempo e deve aprender a conformar-se ao tabu implícito de não tocar outras pessoas.

Como assinala Haring, a súbita ruptura da dependência habitual básica em relação ao contato com outras pessoas implica em frustração e esta irá resultar em comportamentos emocionais destinados a chamar atenção para a necessidade que foi frustrada. No caso do menino japonês, isto assume a forma de acessos de birra, cuja manifestação, tanto de abuso verbal quanto físico, pode ocorrer contra o corpo da mãe mas não contra o do pai. A manifestação de mau humor em meninas é estritamente proibida. Dentro da situação japonesa de vida em seus parâmetros rigidamente definidos, não existem canais adequados de saída para os efeitos da frustração, exceto na forma de abusos contra animais, durante a meninice, e abusos contra a mãe praticados pelo menino, e talvez através da intoxicação alcoólica. As meninas devem necessariamente reprimir suas manifestações de frustração.

"A vingança da frustração infantil prolongadamente adiada — motivação esta da qual a pessoa não tem consciência — pode ser tanto conseguida através do suicídio quanto de explosões sádicas nas guerras e tortura infligida a pessoas encurraladas. No caso dos homens, estas manifestações recebem aprovação social. Aparentemente, as mulheres vivem com suas repressões, a menos que a moléstia neurótica comum chamada *hisuteri* (derivada do inglês histeria — geralmente ninfomaníaca) possa ser considerada uma conseqüência."

Sem dúvida alguma relaciona-se à súbita cessação da tatilidade e, especialmente, da manipulação relaxante dos genitais externos da criança pequena, o comportamento reativo dos rapazes e homens adultos em relação a seus próprios corpos e aos de outras pessoas. Todas as funções viscerais que receberam tantas e tão pródigas atenções durante o primeiro ano de vida passam a simbolizar para o homem japonês adulto a frustração. As funções sexuais, mesmo quando se constituem em ocasião para o homem se vangloriar, são repudiadas com nojo: "O conflito inconsciente nos meninos em fase de crescimento encontra no sexo um símbolo de agressão frustrada e de profundo desejo de dominação. O comportamento relacionado ao sexo está mesclado de vidência sádica; a feroz obscenidade dos escolares japoneses, a homossexualidade, o desprezo pelas esposas e a mutilação sexual de inimigos desarmados derivam todos talvez desses conflitos não resolvidos".

Embora esses processos de socialização e as respostas comportamentais aos mesmos caracterizem o Japão de antes da Segunda

Guerra Mundial, permanecem válidos, em graus variáveis, para extensos segmentos da sociedade japonesa da atualidade.*

É nítido que as diferenças de estimulação tátil vividas pelos bebês japoneses e americanos desempenham um papel considerável no desenvolvimento de seus diversos comportamentos. No que consistem tais diversidades de comportamento, já foi sugerido pelas pesquisas citadas.

Diferenças Nacionais, Culturais e de Classe na Tatilidade. As diferenças nacionais e culturais em termos de tatilidade cobrem uma extensa gama, desde a mais absoluta intocabilidade, como acontece entre ingleses da classe média e alta, até o que quase chega a ser a expressão completa da mesma, como nos povos de língua derivada do latim, no russo e em muitas culturas iletradas. Os povos de língua anglo-saxônica e derivadas posicionam-se no pólo oposto do *continuum* de tatilidade ao ocupado pelos povos latinos. Neste *continuum*, os escandinavos parecem ocupar uma posição intermediária. Não estou propondo aqui um cálculo das variações táteis para os povos da Terra. A informação necessária para essa discussão simplesmente não está disponível. A pesquisa de Clay com uma reduzida amostra da população de uma localidade na America do Norte é única em seu gênero. Contudo, na observação geral das acentuadas diferenças de tatilidade constatadas em muitos povos da atualidade, é possível tirarmos determinadas conclusões óbvias.

Não só existem diferenças culturais e nacionais quanto a comportamentos táteis, como também diferenças de classe. Como já comentei anteriormente, é em geral possível dizer que, quanto mais elevada a classe, menos há tatilidade; quanto mais baixa a classe, mais ela existe. Como vimos, isto não foi o que Clay encontrou em sua amostra americana, na qual as mães da classe alta pareciam estar mais à vontade diante da tatilidade que as mães de classe inferior. É possível que este dado possa ser generalizado para a população americana como um todo, com as exceções representadas pelos ne-

---

* Para uma descrição do Japão anterior à Segunda Grande Guerra, veja-se Alice Bacon, *Japanese Girls and Women*, (Boston, Houghton Mifflin, 1902; Lafcadio Hearn, *Japan: An Attempt at Interpretation*, Nova York, Macmillan, 1904; R. F. Benedict, *The Chrysanthemum and the Sword*, Boston, Houghton Mifflin, 1946; B. S. Silberman (ed.), *Japanese Character and Culture*, Tucson, University of Arizona Press, 1962; G. Devos e H. Wagatsuma, *Japan's Invisible Race: Caste and Culture in Personality*, Berkeley, University of California Press, 1966; R. J. Smith e R. K. Beardsley, *Japanese Culture: Its Development and Characteristics*, Nova York, Viking Fund Publications in Antropology, vol. 34, 1962, E. O. Reischauer, *The Japanese*, Cambridge, Mas., Harvard University Press, 1977.

gros e outros grupos "minoritários". Na Europa, por exemplo, e especialmente na Inglaterra, as classes mais altas tendem a ser hereditárias e fortemente entrincheiradas atrás de suas próprias maneiras de comportamento, enquanto que na América, a mobilidade social é tão grande que numa única geração a pessoa pode deslocar-se de um *status* de classe baixa para um de classe alta. Os pais da segunda geração têm muito mais mobilidade que a existente na época de seus próprios pais, não só quanto à classe que gerações anteriores lhes garantiram, como em relação a suas idéias sobre questões da importância que têm as práticas de criação de crianças. Disto decorre que, na América, novos membros da classe alta freqüentemente dispensam aos filhos uma atenção mais racionalizada do que os membros de outras classes. Qualquer que seja a explicação para a amostra de Clay, realmente parece existir uma correlação altamente significativa entre a pertinência a uma dada classe e a tatilidade, e isto parece ser em grande medida devido aos primeiros condicionamentos.

Na classe alta da Inglaterra, os relacionamentos entre pais e filhos foram e continuam sendo distantes, do nascimento à morte. Depois de nascido, o bebê é geralmente entregue a uma babá, que ou o amamenta por um curto período ou lhe dá a mamadeira. As crianças normalmente são criadas e educadas por governantas e depois, ainda pequenas, são enviadas para escolas internas. A quantidade de experiências táteis recebida é mínima. Portanto, não é difícil de compreender como, diante dessas circunstâncias, a intocabilidade pode facilmente ter-se tornado institucionalizada como parte de um modo de vida. Uma pessoa bem-educada jamais tocou outra sem o consentimento desta. O mais leve e acidental raspão em outra pessoa exige um pedido de desculpas, mesmo que esse outro seja um dos genitores ou irmãos. Num número excessivo de casos, a infância carente de amor, combinada a uma mínima estimulação tátil, e fermentada dentro do ambiente de uma escola pública (que é chamada de pública, na Inglaterra, porque o público não pode freqüentá-la), produz um ser humano bastante árido emocionalmente, altamente incapaz de relacionar-se de modo caloroso com outras pessoas. Tais indivíduos se tornam maridos medíocres, pais desastrosos e governantes eficientes do Império Britânico, uma vez que raramente mostraram-se capazes de compreender necessidades humanas genuínas.

Não conheço um único livro escrito por algum membro das classes superiores que revele a mais rasa percepção da natureza de todas essas questões e problemas; os poucos trabalhos escritos produzidos a respeito desse tema o foram por elementos oriundos da classe média.* Não é que os membros da classe média exijam necessariamente mais afeto tátil que os das classes superiores, mas que eles, simplesmente, em alguns casos, souberam expressar-se melhor quanto às perdas e indignidades sofridas.

As escolas públicas inglesas, como é bem sabido, foram férteis mananciais para a produção de homossexuais, uma vez que eram escolas apenas para rapazes, em que todos os professores também eram homens e, em geral, o único amor que um menino tinha alguma chance de receber era o de um outro menino, ou professor.** As inadequações dos pais, das quais padeciam muitos desses alunos, produziram elevados índices de homossexualidade. Entre os escritores há nomes tão célebres como os de Algernon Swinburne, J. A. Symonds, Oscar Wilde, Lord Alfred Douglas, A. E. Housman, E. M. Forster, T. E. Lawrence, W. H. Auden e inúmeros outros; foram todos produto de pais e escolas desse gênero. Não é de espantar que crianças abandonadas pelos pais tenham procurado encontrar na amizade sexual alguma forma de relacionamento humano com os outros, padecendo dos mesmos infortúnios que eles.

O condicionamento para a não-tatilidade, recebido por tantos ingleses da classe alta, parece ter produzido uma virtual sanção negativa sobre a tatilidade, no âmbito da cultura inglesa. Isto se deu em tal escala que o sentido do tato e o ato de tocar acabaram sendo ambos culturalmente definidos como vulgares. Demonstrações públicas de afeto são vulgares, tocar é vulgar, e só homens muito distantes dos limites da sociedade, como os tipos latinos, italianos e outros, sonhariam em passar os braços pelo ombro de outra pessoa, para não mencionar a audácia de atitudes afeminadas, como beijar um ao outro no rosto!

O elemento essencialmente humano é desprestigiado como "afeminado".

É de um interesse mais do que apenas passageiro notar que o Conselho Nacional de Orientação Conjugal, na Inglaterra, numa de suas publicações, tenha sugerido que o elevado índice de divórcios seja em grande medida resultante de uma falta de contato físico na família inglesa, que chega inclusive a advertir meninos pequenos a não abraçarem suas mães durante pequenas crises, conservando sua masculinidade através de um "queixo de ferro". Esse Conselho su-

---

* Um dos melhores em seu gênero é o de George Orwell, *Such, Such Were the Joys*, Nova York, Harcourt, Brace, 1953. Uma abordagem próxima, da autoria de um membro da classe alta é *The Baronet and the Butterfly,* de Timothy Eden (irmão de Anthony), Londres, Macmillan, 1933.
** Para um relato brilhante desses "berçários do vício" pode-se ver o livro de John Chandos, *Boys Together*, New Haven, Conn., Yale University Press, 1984.

geria que os ingleses "necessitavam tocar, acariciar e confortar mais uns aos outros, mais vezes".

Ainda mais radicais que os ingleses quanto à não-tatilidade, se é que isso se pode imaginar, são os alemães. A ênfase nas virtudes do guerreiro, a supremacia do pai de postura militar, apegado à disciplina, obstinado, e a completa subordinação da mãe dentro da estrutura da família alemã criaram um caráter enrijecido, inflexível, que torna o alemão normal, entre outras coisas, uma criatura não muito tátil.

Os homens austríacos, por outro lado, diversamente dos alemães, são tatilmente mais demonstrativos e abraçam amigos íntimos. Na Alemanha isso acontece raramente, exceto entre homens de procedência judia. Mas esse é um outro caso, pois entre os judeus a tatilidade está altamente desenvolvida.

Os judeus, enquanto tribo, cultura ou povo, são caracterizados por um alto grau de tatilidade. "A mãe judia" acabou se tornando uma "marca registrada", em virtude de seu profundo e completo atendimento aos filhos. Isto significa que até recentemente os filhos eram amamentados quando quisessem, que havia uma grande constância de afagos dados pela mãe, pai e irmãos ao bebê. Por isso, os judeus tendem a ser tatilmente muito demonstrativos e é considerado perfeitamente normal que o homem adulto continue cumprimentando seu pai com um beijo e um abraço ao chegar e ao sair. Em cinqüenta anos de observações atentas, vi apenas uma única vez um homem americano adulto (neste caso, com vinte e poucos anos) cumprimentar publicamente seu pai com um beijo. Não sei quais possam ter sido as origens culturais desse americano.

Os americanos de origem anglo-saxônica não são tão destituídos de tatilidade quanto os ingleses ou alemães, mas não estão muito longe de seus antepassados. Os meninos americanos não beijam nem abraçam os pais depois de estarem "crescidos"; neste caso, "crescido" geralmente é algo em torno dos dez anos de idade. Tampouco os homens americanos abraçam seus amigos como o fazem os latino-americanos.

Mas há momentos em que os homens americanos deixam espontaneamente suas inibições de lado e abraçam-se com alegria, chegando até mesmo a se beijarem com completo abandono. Isto acontece mais provavelmente quando ganham uma partida esportiva importante ou um campeonato. Os abraços nestas ocasiões são algo para se assistir, e é impressionante por ser tão absolutamente espontâneo.

Há claramente povos de contato e povos de não-contato. Os povos anglo-saxões estão colocados na segunda categoria. Algumas das curiosas maneiras pelas quais a não-tatilidade se expressa podemos encontrar no comportamento de pessoas pertencentes a culturas de não-contato, em várias situações. Por exemplo, já se observou que o modo como um anglo-saxão cumprimenta com aperto de mãos sinaliza para o outro que este deve se manter a uma distância adequada. Isto também se pode observar em multidões. Num veículo lotado de pessoas, como o metrô, o anglo-saxão permanecerá duro e empertigado, com expressão vazia em seu rosto, que parece negar a existência de outros passageiros. Como comentou Germaine Greere: "Esmagado de encontro a um semelhante dentro do metrô, o inglês médio finge desesperadamente que está sozinho". O contraste com o metrô francês, por exemplo, é gritante. Neste, os passageiros se inclinam em cima dos outros e os empurram, se não com completo abandono, pelo menos sem sentir a necessidade tanto de ignorar quanto de pedir desculpas à pessoa contra a qual possam estar se inclinando ou apertando. Freqüentemente encontrões dão margem a uma risada bem-humorada ou a piadas e brincadeiras, e não haverá qualquer tentativa de evitar olhares para os outros passageiros. Um inglês que protesta nessas circunstâncias é considerado uma figura bastante patética.

Enquanto esperam pelo ônibus, os americanos se distanciam como pardais empoleirados nos fios elétricos, ao passo que os povos do Mediterrâneo se empurram uns contra os outros num amontoamento.

Sidney Smith, "O Smith dos Smiths", o grande gênio inglês, fez em 1820 uma divertida descrição das variedades de aperto de mãos como forma de cumprimento. Ele escreveu o seguinte:

"Já observaram como as pessoas apertam sua mão, ao cumprimentarem? Há o *alto-oficial* — corpo ereto e um aperto rápido, de curta duração, perto do queixo. Há o *mão-morta* — a mão frouxa é introduzida contra a palma da sua mão e mal percebe a contigüidade de ambas. O *digital* — um dedo está esticado adiante, e é bastante comum entre altos membros do clero. Há o *apertus rusticus,* em que sua mão é tomada de assalto por um aperto de ferro, alardeando a saúde vigorosa e rude, o coração valente e aberto e a distância da metrópole; produz porém uma forte sensação de alívio quando as mãos se soltam e você descobre que a sua encontrou a liberdade e os dedos não foram quebrados. Próximo deste tipo há o *cumprimento retentivo,* em que, começando com vigor, dá uma parada, como se precisasse tomar fôlego, sem porém deixar a presa ir, e antes que você consiga se dar conta, começa de novo, até você sentir ansiedade em razão disto e não restar dentro de você nenhuma saudação. Pior que este é o *peixe:* a palma úmida como peixe morto, silenciosa e pegajosa como a pele desse animal, que acaba ainda deixando na sua mão o odor típico".

Sidney Smith não chegou exatamente a esgotar as variedades de aperto de mãos. Duas outras formas de cumprimento pelo aperto de mãos que podemos constatar atualmente são as seguintes: apertando as mãos e ao mesmo tempo segurando o cotovelo ou o antebraço da mão que está sendo sacudida; agarrando a mão do outro com as duas mãos. Conheço uma moça que faz assim. Quando comentei a respeito com ela, surpreendeu-me dizendo que nunca havia notado que cumprimentava as outras pessoas dessa forma.

É interessante notarmos que os chimpanzés que vivem livres estendem adiante a mão para que ela possa ser tocada por outro, como gesto de amistosidade. Os gorilas também procedem assim. Esse gesto constitui também uma manifestação das intenções particulares de um deles em relação ao outro. Os cumprimentos por contato como este assumem uma variedade de formas no caso dos chimpanzés. Por exemplo, apóiam a mão na coxa ou em alguma outra parte do corpo do animal com quem estão interagindo como demonstração de tranqüilização.

A referência ao aperto de mãos nos remete à questão dos cumprimentos táteis em geral, os quais representam uma forma de comportamento tátil que vem recebendo muito pouca atenção. O aperto de mãos é uma evidente manifestação de amistosidade. Ortega y Gasset elaborou uma teoria antropologicamente insustentável a respeito da origem do aperto de mãos como forma de cumprimento, segundo a qual está implícita a submissão do vencido ou do escravo perante seu senhor. Esta não é absolutamente uma teoria nova, mas, como o assinala Westermarck, o aperto de mãos parece em muitos casos proceder das mesmas origens que outras cerimônias à base de contato corporal. Os gestos de saudação podem expressar não só a ausência de más intenções como uma positiva amistosidade. Quaisquer que sejam suas origens, o cumprimento pelo aperto de mãos é, de modo bastante ostensivo, uma comunicação tátil. Também o são o gesto de unir as palmas das mãos, o de colocar a mão sobre o coração, esfregar o nariz, abraçar, beijar e até mesmo dar tapinhas nas costas, beliscadas nas bochechas e alisadas de cabelo, como algumas pessoas se permitem extravasar. Há muito tempo Westermarck reconheceu que essas várias formas de saudação através do contato "são evidentemente manifestações diretas de afeição". Ele prossegue acrescentando:

> "Dificilmente poderemos duvidar de que a união de mãos sirva a um objetivo semelhante quando nos deparamos com o mesmo gesto acompanhado de outros símbolos de boas intenções. Entre alguns nativos australianos, quando se encontram depois de um período de afastamento, 'eles se beijam, apertam as mãos e, algumas vezes, choram

um no ombro do outro'.* Em Marrocos, os iguais se saúdam unindo as mãos com um rápido movimento, separando-as imediatamente depois e beijando cada um a própria mão. Os Soolimas, novamente, unem as palmas das mãos direitas, levam-nas à testa e daí para o lado esquerdo do peito" (p.151).

Radcliffe-Brown observou, a respeito dos Andaman, habitantes de uma ilha a leste da baía de Bengala, que:

"Quando dois amigos ou parentes se encontram, depois de terem ficado separados um do outro por algumas semanas ou mais tempo, cumprimentam-se sentando-se um no colo do outro, com os braços envolvendo o pescoço do amigo, chorando e lamentando-se durante dois ou três minutos, até ficarem cansados. Dois irmãos se cumprimentam dessa maneira e assim também procedem pai e filho, mãe e filho, mãe e filha, marido e mulher. Quando marido e mulher se encontram, é o homem quem se senta no colo da mulher. Quando dois amigos se separam, um deles levanta a mão do outro em direção a sua boca e delicadamente sopra sobre ela".

O Dr. Sandor S. Feldman assinala que, pelo aperto de mãos, nos apegamos à outra pessoa. Segundo essa perspectiva, o gesto significa que deveremos confiar um no outro, da mesma forma como um bebê que tem confiança absoluta e total em sua mãe. Há uma forma certa e uma forma errada de cumprimentar pelo aperto de mãos. Do jeito certo, as mãos das duas pessoas se fundem e ambos sentem uma certa pressão. Cada uma tem a expectativa de receber da outra uma mesma pressão. Quando uma das duas sente uma troca desigual de pressão, sente-se humilhada.

Os exibidos destroçam a mão que apertam. O cumprimento dos mansos e cordatos é insípido. Feldman é de opinião que aqueles que mal estendem um dedo adiante, geralmente o fazem em virtude do medo do contato, numa ansiedade de tipo social.

Para o observador sensível, o cumprimento pelo aperto de mãos muitas vezes expõe a máscara por trás da *persona*. Harold Lyon Jr. conta, de modo revelador, como "em 1969, alguns anos antes de Frederick Perls, famoso por seu trabalho com a gestalt-terapia, ter falecido, eu o encontrei no Instituto de Esalen. Nossa breve interação envolveu uma apresentação durante a qual Perls e eu nos apertamos as mãos; eu, como de hábito, usei meu aperto firme, 'militar'. Fritz

---

* Há um levantamento interessante do choro como forma de saudação em W. G. Sumner, A. G. Keller e M. R. Davie, *The Science of Society* (4 volumes), New Haven, Conn., Yale University Press, 1927, vol. 4, pp. 568-570.

Perls gemeu e tirou sua mão imediatamente, gritando: 'Não tão forte!'. Um tanto chocado, respondi defensivamente: 'Bem, um aperto de mão firme, sabe, é...' 'É um sinal de fraqueza', interrompeu Pearls. 'É um disfarce para a falta de calor humano e sensibilidade, que podem ser expressos num aperto delicado de mãos', que em seguida vivenciou comigo, numa troca realmente comovente. Durante os dias reveladores que para mim se seguiram em Esalen, acabei aprendendo muitíssimo mais a respeito de meus disfarces, máscaras e machismo, submetendo a uma revisão minhas crenças errôneas sobre rudeza significar força".

O Dr. August Coppola tem muito justificadamente chamado atenção para o fato de, no aperto de mãos, algo imediato e direto nos ser informado a respeito da outra pessoa; de, muito embora as pessoas poderem tentar "simular" bastante através de seu aperto de mão, a imagem tátil estar diretamente relacionada ao esforço envolvido, ao modo como determinada pessoa tenta conhecer a outra. Como disse Coppola, "não há poses, mentiras, nada estático, pois até mesmo a mão que está parada, largada, sem energia, seria lida como retraída em relação à outra e, por sua vez, provocaria uma resposta... Uma vez que nosso único modo de conhecermos uns aos outros é sentindo os mais minúsculos movimentos, parece impossível às pessoas mascararem suas reações, pois essa própria tentativa seria percebida como hesitação ou restrição, dentro da relação tátil". No mundo do tato, a personalidade constitui o processo mesmo de envolvimento e comprometimento.

Não é por acaso que, ao sermos apresentados a alguém, digamos coisas como: "Encantado em conhecê-la", "Como vai?", "Muito prazer", e coisas assim, pois, como diz Coppola, a percepção tátil consciente no aperto de mãos é sublinhada "pela reciprocidade altamente sensível de duas pessoas tentando se conhecer, abrindo uma série de respostas que ultrapassam o abismo existente nos limites do mundo tátil". Com grande propriedade, Coppola faz uma citação extraída de um poema de Rilke, "Palma da Mão", que evidencia a visão de Rilke a respeito dessa questão, quando ele diz: "Penetra pelas mãos do outro, transforma sua própria natureza em cenário; percorre e finaliza a viagem dentro delas, preenchendo-as de chegada".

Portanto, lembre-se: na próxima vez que cumprimentar alguém com um aperto de mãos você estará — consciente ou não — embarcando numa viagem de descobrimento.

No mundo ocidental, dar tapinhas nas bochechas, na cabeça, no queixo, são formas de comportamento expressivas de afeto e são todas táteis. Essas formas táteis de saudação, como evidências de amistosidade ou afeição, provavelmente se baseiam nas mais precoces experiências táteis recebidas da mãe (e outras pessoas) quando ainda criança.

A exclusão social pode ser uma comunicação muito poderosa através da recusa em apertar a mão estendida ou do abraço repelido. Em torno de 1982-1983, apareceu em Nova York uma forma de cumprimento que aparentemente teve uma certa popularidade dentro do universo da classe de executivos bem-sucedidos. Em festas, coquetéis e situações do gênero, quando os convidados se percebem segurando um drinque numa das mãos e um salgadinho ou outra coisa na outra, o gesto de cumprimento era executado por esfregar o ombro no do recém-chegado que, ou aceitava o roçar com um sorriso, ou repetia o gesto com entusiasmo. Nessas celebrações, podemos crer, nada de ombros frios. Estar "ombro a ombro" com os melhores vem sendo há muito tempo o desejo dos que estão em ascensão.

É interessante mencionarmos aqui as diferenças sexuais em termos de formas de saudação. Por exemplo, no mundo ocidental, é costume os homens apertarem-se as mãos, mas não as mulheres. Estas se beijam ou abraçam quando são amigas, e só se dão as mãos num aperto formal quando estão sendo apresentadas pela primeira vez, ou se forem meras conhecidas. Os homens não cumprimentam as mulheres com aperto de mão, mas se inclinam; isto, a menos que a mulher estenda a mão quando, nos países de língua inglesa, será tomada para um cumprimento, e, nos de cultura latina, será beijada. Nos últimos anos, em virtude de sua crescente afeição pelas mulheres, após um período de conhecimento, os homens passam a beijá-las, quando antes limitar-se-iam a curvar-se ou a apertar-lhes as mãos. Tempos modernos, mores modernos. Na Inglaterra de Elizabeth, beijar como forma de cumprimento era extensivo a todos os membros de uma mesma classe, fossem amigos ou desconhecidos. Erasmus (1466?-1536), em carta a seu amigo Faustus Andrelinus, escrita no verão de 1499, comenta esse encantador costume dos ingleses:

> "Há uma atitude em moda que não me canso de recomendar. Onde quer que se vá, a recepção que todos dão é com beijos; ao sair, a despedida vem com beijos; se você retornar, suas saudações lhe são devolvidas. Quando se faz uma visita, são servidos estes doces; quando os convidados se vão, beijos são novamente compartilhados; toda vez que acontece uma reunião, há beijos em abundância; realmente, seja qual for o lado para onde você se volte, nunca se passa sem isso. Oh, Faustus, se alguma vez você puder saborear o quanto são doces e perfumados estes beijos, você quereria ser um viajante, não por dez anos, como Solon, mas durante toda a vida, através da Inglaterra".

Não seria ousado demais inferirmos desse trecho que, nos tempos elisabetianos, as crianças inglesas talvez recebessem muito mais demonstrações de cuidado terno e amoroso que em outros períodos, como o de Vitória e seu filho Eduardo, período este que, como disse Rupert Brooke, referindo-se aos domingos vitorianos, eram cheios de restrições impalpáveis.

É muito interessante que, na metade da década de 60, uma parte da importância da pele tenha sido redescoberta pelos assim chamados grupos de encontro, maratonas e grupos de treinamento de sensibilidade. Estes grupos geralmente são formados por adultos ou adolescentes mais velhos. Uma ênfase principal desses grupos recai sobre tocar. Abandona-se toda a desconfiança e a pessoa é incentivada a abraçar os outros, a acariciá-los, a ficar de mãos dadas com eles, a tomarem banhos nus com eles e até a serem massageados entre si.

Numa exaustiva investigação sobre grupos de encontro e de treinamento de sensibilidade, o Dr. Kurt W. Back conclui:

"O grupo de encontro se baseia numa teoria pouco coerente, principalmente com a técnica toque-e-vá-em-frente, e até mesmo os que o dirigem não alegam conhecerem com profundidade o que estão fazendo... De fato, a maioria das pessoas que coordena grupos de encontro não alega efeitos benéficos duradouros de tipo algum, em pacientes ou participantes e, portanto, a questão acerca de seu perigo implícito torna-se importante. A questão das catarses nos grupos de encontro é controversa e, aqui, devemos nos apoiar em alguns poucos fatos indiscutíveis: têm ocorrido alguns colapsos, suicídios e episódios psicóticos em membros de grupos de encontro".

Quanto ao treino de sensibilidade, o Dr. Back conclui que pode ser mais um sintoma das enfermidades da sociedade do que uma cura para seus males.

Julgamentos mais favoráveis a respeito desses grupos foram expressos pelo Dr. J. R. Gibb, que examinou 106 estudos de pesquisa sobre esses grupos de relações humanas, tendo concluído que tinham um valor terapêutico distinto. Carl Rogers, após um amplo levantamento das evidências, concluiu que os grupos de encontro favorecem em muitos sentidos as mudanças construtivas.

Todo mundo gosta de ter suas costas coçadas, e ser massageado constitui um dos prazeres supremos. Mas estas são gratificações físicas. Esses vários grupos estão voltados para muito mais do que prazeres físicos. O que buscam alcançar é uma maior vivacidade e vitalidade comportamental para a presença da própria pessoa e da de outras, além de uma maior ligação com o ambiente; buscam pôr pessoas que ficaram dissociadas novamente em contato com seus semelhantes e com o mundo em que estão vivendo.

A idéia é boa, mesmo que para muitos dos participantes custe a ser adotada. Contraria frontalmente a noção freudiana de que tocar não deveria absolutamente fazer parte da terapia. O próprio Freud era uma pessoa ligeiramente fria e não se pode evitar a suspeita de que ele foi insuficientemente acariciado quando bebê. Seja lá o que tenha sido, a redescoberta da pele como órgão que, em si mesmo, exige tanta atenção quanto a mente, já devia ter ocorrido há muito tempo. Apesar de todos os fracassos, os benefícios terapêuticos resultantes das experiências nesses vários grupos, em que a tatilidade desempenha um papel significativo, têm sido apreciáveis segundo os levantamentos feitos.

Os canadenses de origem anglo-saxônica talvez sejam ainda mais radicais que os ingleses em sua não-tatilidade. Por outro lado, os canadenses franceses são tão demonstrativos a nível tátil quanto os antepassados o eram na terra de origem.

A maneira pela qual os franceses abraçam e beijam os amigos de sexo masculino, e o abraço e o beijo cerimoniais, como quando um general condecora outro oficial e nesse momento abraça-o e beija-o formalmente nas duas bochechas é algo que embaraça os anglo-saxões a ponto de levarem-nos a dar risadinhas de desprezo, ao passo que a ausência de tatilidade destes últimos significa, para a maioria dos povos táteis, que aquelas são pessoas frias, sem emoções.

Contritos e intimidados pelos costumes, pela classe social, pela educação, os proprietários rurais e a classe média da Rússia pré-comunista apresentam um contraste fascinante de experiências táteis durante a infância e a adolescência, combinadas a uma distância entre pessoas quando adultas que, como os personagens de uma peça de Chekov, reúnem-se, tocam-se, abraçam-se, dão-se carícias semi-abstratas e giram sobre os calcanhares para afastarem-se, lamentando seu trágico destino através de palavras diminutivas pertencentes à sua delicadamente tátil e sonora linguagem.

O fato de a maioria dos bebês russos serem levados "enfaixados" garante-lhes uma grande dose de estimulação tátil, pois, geralmente, são desembrulhados a fim de serem amamentados, alimentados, banhados, limpos e atendidos também de outras formas, fato este que parece ter sido negligenciado pelos advogados da "hipótese da faixa", segundo os quais, muitos dos traços nacionais dos Grandes Russos (oriundos das regiões Central e Nordeste) poderiam ser explicados pelas restrições sofridas pelas crianças, quando ainda bebês, em conseqüência de terem sido enfaixadas. A criança é mantida distante dos pais, contando apenas com irmãos, irmãs e empregadas para entrar em contato humano; só é levada para fora do berçário ou dos aposentos infantis a fim de mostrar alguma coisa específica, como recitar uma poesia, tocar algum instrumento musical, cantar. Durante o primeiro ano de vida, segundo a hipótese da faixa, enfaixar o bebê inibe sua atividade muscular, ao passo que ser solto das faixas para ser alimentado ou receber algum outro tipo de atendimento passa a ficar associado com uma sensação tipo "tudo ou nada" com relação ao prazer, que o adulto russo manifesta em sua vida emocional; nesta, a gratificação é vivida como algo orgiástico.

Tem sido muito mal compreendida a questão do enfaixamento. É preciso habilidade para fazê-lo. Como escreveu Peter Wolff a respeito:

> "*Enfaixar* um bebê é um método muito eficiente para aquietá-lo quando se desassossega, desde que seja feito por alguém que saiba como e que atente para o fato de o bebê ficar sozinho. Quando o enfaixamento é feito sem perícia, e as roupas então simplesmente restringem o âmbito de movimentação, porém sem inibi-la totalmente, o procedimento exerce um considerável efeito excitador e pode provocar o 'choro louco'. A diferença crítica talvez esteja em que um enfaixamento 'mal-feito' gera um pano de fundo constante de *feedback* proprioceptivo *variável*, ao passo que um enfaixamento 'eficiente' gera um pano de fundo constante em termos de estimulação tátil".

Enfaixamento representa um abraço maciço e reconfortante. Uma vez que se sabe que um aumento de estimulação tátil reduz o estresse, não é de surpreender que muitos povos diferentes tenham descoberto os efeitos benéficos de enfaixar o bebê para aquietá-lo.

Tem sido afirmado que o enfaixamento de prematuros tardios em torno do seio materno é benéfico para eles, mas não tenho evidências inequívocas a este respeito.

A hipótese da faixa tem sido severamente criticada e se mostra infundada em virtualmente todos os seus aspectos. Após a adoção do regime soviético, o enfaixamento foi em grande medida abandonado.

No livro *The Study of Culture at a Distance,* editado por Mead e Métraux, encontramos um valioso levantamento sobre o sentido do tato entre os russos, escrito por uma mulher sensível, que foi informante do projeto de Pesquisa de Culturas Contemporâneas. Vale a pena reproduzi-lo na íntegra:

> "O Dicionário da Língua Russa define o sentido do tato da seguinte maneira: 'Na realidade, todos os cinco sentidos podem ser reduzidos a um só: o sentido do tato. A língua e o palato sentem a comida; o ouvido, as ondas sonoras; o nariz, emanações; os olhos, raios de luz'. É por isto que em todos os livros didáticos o sentido do tato sempre é mencionado primeiro. Significa averiguar, perceber pelo corpo, pela mão ou dedos.

Há duas palavras para expressar a idéia de 'sentir'. Se a pessoa sente com alguma parte externa do corpo, o termo é *ossyazat;* mas sentir sem tocar, sem contato direto, é *oschuschat* fisicamente, moralmente, espiritualmente: 'Sinto *(oschuschat)* frio, muito frio' e 'Sinto-me *(oschuschat)* feliz'. Mas, quando sinto uma coisa com meus dedos, eu *ossyazat,* eu realmente não sinto, eu dedilho tateio.

Embora exista um advérbio *(ossyasatelny)* tangível, os russos evitam usá-lo. Nunca ouvi ninguém pronunciando-o nem jamais o encontrei na literatura. Evidências tangíveis, em russo, diz-se 'provas materiais'. O tato não é considerado o método correto de exploração. A pessoa não precisa tocar com o dedo uma coisa quando pode vê-la por seus próprios olhos. Um de meus professores (russos) da faculdade queixava-se de que seus alunos eram 'selvagens'. Quando lhes mostrava um osso, chamando a atenção dos alunos para alguma cavidade, a maioria deles cutucava a região com o dedo. As crianças são ensinadas a não tocar nas coisas. Aprendem muito depressa, e quando se entrega algo a uma delas para que sintam o objeto — como um pedaço de veludo ou um gatinho —, a criança o pega e coloca encostado na sua bochecha.

A piada mais comum entre pessoas de classe baixa é um homem perguntar a uma mulher: 'Que belo vestido de chita está usando. Quanto pagou o metro?'. E, com o pretexto de sentir o tecido, daria um beliscão na mulher.

Em geral, os russos se tocam muito menos do que os americanos. Dificilmente se fazem gracejos pesados, se dão tapas nas costas, tapinhas leves ou carícias nas crianças. Há uma exceção, quando a pessoa está muito feliz ou bêbada. Então abraça alguém. Mas isto não é tocar. Ela abre os braços em toda sua extensão como se fosse abarcar o mundo todo e depois aperta a pessoa contra o peito. O peito é onde está localizada a alma e este gesto significa que ela está com você em seu coração''.

Essas observações são interessantes, apesar de não serem inteiramente consistentes a nível interno. Por exemplo, se os russos não são táteis, por que é que os estudantes enfiaram os dedos na cavidade do osso? Apesar de a informante afirmar que abraçar não é tocar, o fato é que é muito isso mesmo. Os oficiais soviéticos, quando se encontram, abraçam-se e geralmente se beijam, podendo até se comportar dessa maneira diante de autoridade de outros países, se é que se pode confiar no que se vê nos noticiários pela TV e nas fotografias.

Vários estudiosos vêm apontando a ênfase que crêem ser dada pelos russos à experiência visual. Neste sentido, Leites escreve a respeito do "desejo dos russos de traduzirem visualmente todas as abstrações". Haimson acredita que diferentemente do pensamento "objetivo" que caracteriza a sociedade ocidental e que, a seu ver, é em grande medida baseado em atividade motora e manipulação tátil de objetos externos, o pensamento visual da Grande Rússia é singularmente carente de especificidade, especialmente quando avaliado pela medida de manipulação. A sugestão é que a manipulação tátil é importante para o desenvolvimento do pensamento abstrato e conceitual. Esses estudiosos sugerem que está faltando um elemento ao pensamento abstrato russo, elemento este presente em situações concretas e que pode ser abordado pela manipulação tátil ou física. Combinada aos supostos efeitos do enfaixamento sobre os movimentos cinestésicos da criança, a ausência da abordagem tátil/manipulativa para experiência afeta de alguma maneira a capacidade dos russos de apreenderem os elementos essenciais de um determinado todo, de dividirem um todo em partes, de isolá-las e sintetizá-las. O "todo", pelo contrário, é visto como consistindo de itens sobrepostos e contraditórios, que todos juntos, amontoados, constituem um todo difuso, ao qual a pessoa responde com "emoção e intensidade". O pensamento russo é declarado deficiente em termos de simplicidade lógica, de consistência e de completamento.

Apesar de essas observações serem muito interessantes, seria muito valioso investigá-las mais a fundo e contar também com os comentários de estudiosos versados sobre a infância e o desenvolvimento da "Grande Rússia".

Prancha-berço. Esse objeto é usado por muitos povos para o cuidado de bebês. No caso dos índios Navajo do Sudoeste, o recém-nascido era colocado num berço temporário e, depois de três ou quatro semanas, transferido para um berço permanente, de trama bem apertada. Antes de ser aí instalado, o bebê era fortemente amarrado em roupas que, por vezes, faziam com que as pernas ficassem separadas e firmemente imobilizadas. O próprio berço era revestido com alguma espécie de material macio; antigamente era a casca de roseira do penhasco. No alto era colocada alguma espécie de apoio para a cabeça e, embaixo, um apoio para os pés. O bebê, completamente embrulhado, era a seguir amarrado ao berço por uma corda em ziguezague, entre o pano e alças feitas de pele nas laterais, que era seguramente amarrada nos lados da prancha e, finalmente, apertada com um último nó para o apoio dos pés. Um pano que vinha de cima ia cobrindo o berço todo até embaixo para impedir que a luz, as moscas e o fio incomodassem o bebê. Ele só era tirado desse berço para ser amamentado, limpo e banhado. Bebês de dois meses ficavam em média duas horas por dia fora do berço; os de nove, aproximadamente seis em média. Além destes momentos de liberdade completa de movimentos, os braços da criança poderiam ser soltos durante intervalos variados, duas, três ou quatro vezes ao dia.

Os movimentos do bebê são severamente restringidos praticamente o dia todo e a noite também, em virtude de estar amarrado à prancha-berço. Sua posição varia da vertical para a horizontal, mas o bebê não pode se mover segundo sua própria vontade. Seria de se pensar que isto lhe pudesse limitar gravemente as experiências táteis. Ocorre também uma restrição em termos de sua resposta aos estímulos internos como os de raiva, fome ou dor. Ele não pode chutar nem contorcer-se; só pode chorar ou recusar-se a sugar ou engolir. Leighton e Kluckhohn sugerem que o desejo de executar movimentos corporais talvez seja perdido após repetidas frustrações. Creio que uma outra explicação de cunho mais fisiológico seja possível. O aconchego da prancha-berço prolonga o do útero e, longe de se sentir frustrado pela restrição aos movimentos, o bebê pode até sentir-se muito mais seguro do que se tivesse sido abandonado à insegurança do espaço aberto de um berço. A mãe carrega a prancha-berço com o bebê dentro para toda parte onde vai, às suas costas, e o coloca em pé quando está fiando ou ocupada com tarefa parecida, de modo que a criança sempre possa vê-la. Dentro desse berço, ela recebe uma grande quantidade de estimulação tátil da mãe e de todos os outros, pois que seu rosto está sendo continuamente acariciado com tapinhas e carinhos; o bebê em seu berço é sempre sacudido por parentes e outros. Além disso, o berço permite que o bebê fique confortável numa posição ereta, para estar em condições de manter contato com o que está acontecendo à sua volta, com uma eficiência muito maior do que o bebê que fica deitado. O fato interessante é que, longe de estar sendo restringido por esse berço, o bebê índio gosta imensamente desse tipo de conforto e geralmente chora para voltar lá para dentro.

Quando se observam os movimentos espasmódicos de bebês em suas primeiras duas ou três semanas, e especialmente logo depois de terem vindo à luz, não se pode evitar a sensação de impacto diante da semelhança entre esses movimentos e os de uma pessoa caindo em espaço aberto. Não seria talvez que a perda do estreito conforto e apoio do útero quando da passagem para o aberto espaço de um berço levaria o bebê a sentir em parte uma determinada sensação de insegurança, algo que a prancha-berço e a sacolinha enfaixada servem para prevenir? Não seria possível a ausência completa de medo de grandes alturas demonstrada pelos índios americanos, o que os torna operários de construção de arranha-céus tão populares e bem-sucedidos, estar associada a suas experiências iniciais de vida nessa prancha-berço? Leighton e Kluckhohn comentam, em relação aos missionários, professores e outros que insistem com as mães Navajo para "que desistam desses berços selvagens e usem os que as pessoas civilizadas adotam", que jamais deveria ser esquecido o fato de o modo de vida de cada povo representar seu conjunto ímpar de soluções às condições de vida com as quais são confrontados. Usando a prancha-berço, eles aparentemente conseguiram aproximar-se muito mais do ideal de um ambiente para o bebê do que o propiciado pelo berço estático do mundo moderno.

A experiência na prancha-berço não retarda em absoluto o desenvolvimento motor da criança. As crianças do povo Hopi, mantidas na prancha-berço quando bebês, andam na mesma época em que as outras que não passaram por essa experiência e não manifestam quaisquer diferenças em termos de habilidades motoras. De fato, a pediatra Margaret Fries sugere que o hábito de apoiar a criança dentro da prancha-berço contra um suporte para que fique em pé, antes mesmo de conseguir engatinhar, pode facilitar seu desenvolvimento motor. O equilíbrio e a visão por conseguinte encontram-se num mesmo plano quando a criança está andando. Suas pernas são mantidas em constante extensão, estando os pés flexionados de encontro ao apoio, na posição de quem está em pé.

Uma mãe de raça branca, professora no Arizona, escreveu a respeito das grandes vantagens da prancha-berço que ela mesma havia usado para criar seus filhos. A Sra. Louise Calley assinala que a criança sente-se apertadinha e segura dentro dessa prancha-berço, como se alguém a estivesse segurando firme e continuamente. A criança fica mais confortável dentro dessa prancha, por extensos períodos, do que de modo algum ficaria nos braços de alguma pessoa. À noite, o filho dessa professora era embalado e ninado até dormir, dentro de seu próprio berço, feito sob medida para acomodar seu organismo em crescimento, ao invés de ser atirado para dentro de uma cama enorme, parecida com uma gaiola. Esse menino sempre dormiu numa cama conhecida, independente de onde seus pais pudessem estar. A Sra. Calley afirma que um de seus filhos não adormecia enquanto não fosse enfaixado dentro da prancha-berço, e isso durou seus primeiros oito meses. Sempre concordava agradecido em voltar para dentro da prancha, depois de suas traquinagens sucessivas e voluntariamente encostava os braços ao seu lado, pronto para ser enfaixado. "Sem dúvida", comenta a Sra. Calley, "os índios estavam mais adiantados que seus irmãos brancos quanto à arte de criar filhos".

Portanto, longe de o enfaixamento teso exercer quaisquer efeitos desfavoráveis sobre o desenvolvimento da criança, parece que é verdade exatamente o oposto. Aparentemente, tais práticas parecem surtir reais benefícios psicológicos que absolutamente não interferem no desenvolvimento motor da criança e, no mínimo, lhe fornecem mais satisfações táteis do que a recebida pela maioria das crianças em culturas onde não é adotada a prática da prancha-berço.

Porta-bebês e o Desenvolvimento Infantil. Em primatas, os bebês são carregados nos braços da mãe e, muito prontamente, começam a se pendurar no pêlo materno, andando nas costas da mãe ou pendurando-se na parte da frente de seu corpo; estas formas de transporte estão à disposição dos bebês que podem solicitá-las quando quiserem. Os bebês humanos já não gozam dessa vantagem e, para serem transportados, são completamente dependentes do apoio da mãe. Povos diferentes criaram toda espécie de porta-bebês. No caso dos aborígenes australianos, os bebês são geralmente transportados dentro de um recipiente de madeira que, em outras ocasiões, será usado com finalidades domésticas, ou como prato. Em muitas partes da África, o bebê é carregado dentro de uma rede de frente para a mãe; essa rede geralmente está pendurada em seu pescoço. Entre esquimós, o bebê é levado dentro do *amauti,* às costas da mãe, posição esta que parece ser a predileta para muitos povos.

Numa pesquisa abrangendo dez sociedades de caçadores-depredadores, Lozoff e Brittenham descobriram que os bebês são carregados ou levados no colo mais da metade do dia, até que comecem a engatinhar. A sacolinha ou bolsa mole em que são carregados permite-lhes moldar seu corpo ao da mãe. O contato é tão constante quanto possível, de dia e de noite. A amamentação, regida pela criança, dura vários anos. Quando não está no peito, o bebê, se não está enfaixado, tem completa liberdade de movimentos. Os cuidados a ele dispensados são uniformemente afetuosos, havendo uma resposta imediata de provimento quando manifestam desconforto ou choram. "Os relacionamentos íntimos e responsivos", escrevem os autores, "e o extenso contato corporal não parecem dar margem a crianças excessivamente dependentes. A autonomia e a independência ocorrem geralmente cedo e de modo gradual de tal sorte que, em torno de dois e quatro anos, as crianças passam mais da metade do dia longe da mãe, na companhia de outras crianças. O pai está normalmente envolvido com os cuidados à criança".

Os Drs. Nicholas Cunningham e Elizabeth Ainsfield interessaram-se em determinar como afetava o relacionamento mãe-bebê e também o desenvolvimento deste o fato de a mãe carregá-lo num porta-bebês macio, em seus primeiros meses de vida. Os resultados preliminares revelaram diferenças significativas entre o grupo controle e o grupo experimental, com 15 bebês cada. Descobriu-se que as mães que levam os bebês em porta-bebês macios são, assim como os filhos, mais responsivas e coordenadas entre si que os pares de controle, com porta-bebês inflexíveis, de assento duro. Foi significativo constatar que menos bebês de porta-bebês macios desviavam seus rostos das mães e que olhavam mais para o rosto destas. Os pares do grupo experimental também vocalizavam mais. Em muitos casos, as mães do grupo controle também falavam bastante, mas os bebês não respondiam. As mães responsivas a seus filhos, desde muito cedo, geralmente têm filhos que com um ano, um ano e meio, estão mais adiantados do que os demais, em termos de seu desenvolvimento cognitivo e lingüístico. Cunningham sugere que, a fim de impedir negligência e abuso de bebês, porta-bebês macios deveriam ser adotados como medida de intervenção em populações clínicas, com a finalidade de favorecer melhores relações entre mãe e bebê, reduzindo a possibilidade de maus-tratos e abandono de crianças.

Mãe, Pai, Filho, Pele. Dentro do relacionamento simbiótico que o bebê deve continuar mantendo com sua mãe, a pele, como já vimos, desempenha um papel fundamental. É uma comunicação que o pai está também destinado a realizar, através da pele, talvez, porém, não de modo tão forte e contínuo quanto a mãe. Nas sociedades civilizadas, no entanto, os homens se vêem ainda cada vez mais envolvidos por roupas que as mulheres e, deste modo, este importante meio de comunicação cutânea precoce entre pai e filho tende a ser anulado por tais barreiras artificiais. Um fator básico do desenvolvimento da capacidade de amar é o envolvimento crescente e recíproco, que se torna a fonte de estimulações sensoriais geradoras de prazer. Entre mãe e filho geralmente ocorre uma troca de experiências geradoras de prazer. O pai, nas sociedades civilizadas, é em grande medida privado da possibilidade de vivenciar essas trocas diretas e recíprocas de oferta de prazer. Portanto, não nos deve espantar que, nessas sociedades, as crianças desenvolvam identificações mais fortes com a mãe.

Em todas as sociedades o homem está, a esse respeito, correndo um risco muito maior; mas não só nesse sentido. Como Ritchie assinalou: "A mulher, à medida que cresce e se desenvolve, tem à sua frente um relacionamento mais ou menos contínuo com o modelo de sua mãe. O homem, à medida que vai vida afora, começa tendo também um relacionamento primário com um objeto materno, mas tem que deixá-lo de lado, tem que abandonar as identificações com a mãe e assumir plenamente o papel masculino. Os homens precisam trocar de identificação durante o desenvolvimento e todas as espécies de coisas podem dar errado neste processo". E, lamentavelmente, é isto que freqüentemente ocorre. O homem tem uma dificuldade muito maior do que a mulher para crescer e se distanciar de sua mãe amorosa, para conseguir se identificar com um pai do qual, de certo modo, não se sente tão próximo e profundamente envolvido quanto com a mãe; e isto de alguma forma coloca nele certa medida de tensão. A troca de identificações que lhe cabe fazer resulta em determinados conflitos, que normalmente procura solucionar rejeitando em parte a mãe e relegando-a a um *status* inferior ao que ele, por assim dizer, foi jogado de frente para assumir. O antifeminismo masculino pode ser considerado como uma formação reativa destinada a fazer frente à poderosa ligação inconsciente para a veneração da mãe. Quando baixam as defesas do homem, quando está *in extremis,* quando está morrendo, sua última palavra, como o foi a primeira, provavelmente será *mãe,* indicando a ressurgência de seu sentimento pela mãe que nunca realmente repudiou, mas da qual, pelo menos a nível manifesto, foi forçado a desligar-se.

Se, em nossa cultura, pudéssemos aprender a compreender a importância dos pais tanto quanto a das mães como fornecedores de estimulações táteis adequadas a seus filhos, estaríamos dando um considerável passo adiante para a melhoria das relações humanas. Nada há que exista para impedir que um pai dê banho em seu bebê, enxugue-o, acaricie-o, afague-o, ponha-o no colo, troque suas fraldas e o limpe, pegue-o, embale-o, carregue-o, brinque com ele e continue lhe dando muita estimulação tátil e afetiva. A única coisa que impede a realização desses comportamentos por parte dos homens é a milenar e ultrapassada tradição de que essas são condutas femininas e, portanto, inconvenientes para machos. Felizmente, esta é uma tradição que está rapidamente sendo desmantelada. Cada vez mais se vêem homens, que acabaram de se tornar pais, envolvidos com seus bebês num nível muito maior de profundidade, e em todos os tipos de atitudes "femininas", do que era possível de se encontrar a uma geração atrás, mais ou menos, quando então seriam consideradas coisas abaixo da dignidade de um homem "de verdade". Como observou Laurence Sterne, a dignidade é normalmente um misterioso revestimento para o corpo programado para ocultar as enfermidades da mente.

Há boas evidências de que um forte vínculo afetivo é capaz de ser estabelecido entre pai e filho já nos primeiros dias de vida e de ser também reforçado por suas subseqüentes atenções ao bebê. Não é só isso. O Dr. Ross D. Parke, de Madison, em Wisconsin, numa pesquisa sobre a interação entre pais da classe média com seus bebês de dois e quatro dias de vida, descobriu que diante da situação triádica — mãe, pai e bebê, juntos, no quarto de hospital ocupado pela parturiente —, o pai tende a segurar o bebê no colo quase duas vezes mais que a mãe, a vocalizar mais, a tocar o bebê um pouco mais e a sorrir para o filho significativamente menos que a mãe. A presença do pai afetava significativamente o estado emocional da mãe. Na presença de seus maridos, as mulheres sorriam mais para o bebê e eram mais curiosas a respeito do filho.

O Dr. Parke adiantou tentativamente a conclusão de que o pai está muito mais envolvido com seu bebê e lhe é muito mais responsivo do que o tem reconhecido a cultura; que a prática da exclusão do pai de uma interação precoce com o bebê simplesmente reflete e reforça um estereótipo cultural. Um aspecto crucial, segundo o Dr. Parke, é que o cuidado devido aos bebês seja reconhecido como natural e apropriado para o comportamento masculino.

Winnicott observou que segurar fisicamente a criança é de certa forma amá-la; quer dizer, realmente, talvez seja essa a forma principal que a mãe tem de poder mostrar ao bebê seu amor por ele. Isto é igualmente verdadeiro em termos do pai ou, a propósito, de qualquer outra pessoa. E, como se expressa Winnicott: "Há os que podem amar um bebê e há os que não o conseguem; estes rapidamente produzem no bebê uma sensação de insegurança e de choro de incômodo".

Estimulação Tátil e a Manifestação de Hostilidade. No século XIX, e provavelmente ainda em séculos anteriores, os homens do mundo ocidental muitas vezes permitiam-se a prática de um costume estranho quando cumprimentavam crianças, que consistia em manipular a pele infantil de modo nocivo. Estas práticas perduraram século vinte adentro. As vítimas desses ataques devem certamente ter ficado dolorosamente espantadas com esses comportamentos e, em alguns casos, provavelmente desenvolveram idéias distorcidas a respeito de relacionamentos entre pele, dor e a suposta manifestação do afeto. É interessante observarmos que apenas homens foram culpados por essas práticas sádicas e, também, que essas dirigiam-se em geral somente para meninos, embora meninas de tranças não conseguissem escapar completamente dessa forma de atenção. Uma "brincadeira" favorita consistia em agarrar a bochecha da criança com os dedos polegares e médio, dando-lhe um vigorosa beliscada, o que também poderia acontecer na orelha; esta, além de torcida, era puxada ou levava mesmo um piparote ainda mais doloroso com um dedo. Graham Greene, em sua autobiografia, *A Sort of Life,* conta que, quando tinha oito anos de idade, seu professor em Berkhamsted "permitia-se um hábito deveras jovial para um ogro, que consistia em torcer a mão fechada em punho contra a bochecha de alguma criança, até que ela reclamasse de dor". Puxar o cabelo, beliscar, dar pesados tapas no traseiro e empurrões são comportamentos que, entre outros, eram indignamente dirigidos às crianças, revestidos todos pelo disfarce de manifestações de afeto. Um vigoroso tapa nas costas geralmente ficava reservado para meninos adolescentes de mais idade e para adultos de até meia-idade. Demonstrações de afeto através de ataques dolorosos à pele só podiam ser perpretadas por pessoas que tivessem sido elas mesmas vítimas de um tratamento semelhantemente anormal.

Assim como os que foram inadequadamente amados ou que foram frustrados em sua necessidade de amor quando bebês manifestarão muita hostilidade em suas atividades verbais, também aqueles que não tiveram experiência de afeto tátil mostrar-se-ão geralmente desajeitados e rudes em suas tentativas de exprimir-se afetivamente dessa maneira. Existem homens que praticamente esmagam a mão que estão apertando para cumprimentar quando lhe apresentam outro homem; há os que dão socos no peito ou barriga de seus conhecidos para assinalar-lhes seu afeto. Os mesmos homens tendem a ser grosseiros, desajeitados e rudes com o "sexo frágil". Uma vez que um primeiro ano de vida sem amor e a privação de afeto tátil acontecem juntos, não nos surpreende encontrar a criança não-amada que mais tarde se transforma numa pessoa não só desajeitada em suas demonstrações de amor, mas também desajeitada em seus relacionamentos corporais com os outros. Essas são as pessoas que alisam o outro do jeito errado porque, a seu próprio tempo, não foram tocadas com a delicadeza necessária.

Têm sido notadas grandes mudanças nas formas mais tradicionais de demonstração hostil de "afeto" com respeito a meninos, mas o que fica é a expressão de ira contra crianças na forma de tatilidades agressivas como tapas, espancamentos e chacoalhões. "Punições corporais" ainda são largamente praticadas em todo o mundo ocidental e a pele não só é feita alvo e também veículo para a experiência da dor, como ainda passa a estar diretamente associada à ira, a punições, a pecados, a agressões, a travessuras e ao mal. Como comentou Lawrence Frank:

> "Dar palmadas ou tapas numa criança são modalidades habituais de punição que usam esta sensibilidade tátil como modo principal de fazê-la sofrer, privando-a então de seu habitual contato de conforto e dando-lhe, em lugar disso, contatos dolorosos.
>
> A tatilidade infantil, como suas outras necessidades orgânicas, se transforma gradualmente à medida que a criança aprende a aceitar a voz da mãe como substituto; os tons tranqüilizadores de voz lhe fornecem um equivalente para contatos físicos íntimos; a voz de raiva que repreende serve como punição e a faz chorar como se tivesse apanhado".

Um comentário indelicado "machuca" como se tivesse sido dado um tapa ou um outro golpe doloroso tivesse atacado o corpo. Um comentário mordaz faz com que "sangre" o alvo, como se a pele deste tivesse sido cortada. As palavras também ardem fundo como uma ferroada.

As diferenças de classe quanto ao uso de palavras iradas contendo a ameaça de punição tátil foram muito acentuadas segundo a pesquisa de Clay. As mães da classe operária usaram asperamente essas palavras; as da classe média, esporadicamente; e as da classe alta "empregavam-nas mais freqüentemente numa espécie de brincadeira afetuosa e, mais do que nas outras classes, combinadas a toques e palavras".

Alguns pais e mães, especialmente pais, fazem questão de dizer aos filhos antes de lhes aplicarem a punição por que é que estão sendo punidos. Desse modo, pode-se aprender a dissociar a aplicação de dor corporal da manifestação de alguma emoção em relação a isso. Os nazistas foram particularmente adeptos disso e há poucas dúvidas, como vimos, de que sua desumanidade inafetiva não estivesse manifestando em larga escala seus condicionamentos iniciais de vida, nos quais a experiência tátil sofreu considerável negligência ou então foi restrita ao tipo punitivo.* Esta parece que é uma forma especialmente indesejável de condicionamento.

As bengaladas, geralmente ministradas por monitores mais velhos, costumeiras nas escolas públicas inglesas, durante as quais qualquer demonstração de emoção por parte tanto do algoz quanto da vítima era estritamente proibida, servia sem dúvida para produzir uma dissociação entre dor e emoção. Decorre daí que não só a pessoa conseguia não se comover com a dor dos outros, como poderia ainda inflingi-la de qualquer maneira sem sentir que estivesse sendo nada além de justa. Pode-se deste modo compreender o grande prazer que os ingleses instruídos sentem diante de manifestações cruéis da sagacidade, quando então são acompanhadas por uma completa indiferença diante das conseqüências de sua conduta.**

Tatuagens. É algo a nos perguntarmos se essas "pixações" dermatológicas conhecidas como tatuagens não estariam relacionadas a um desejo exibicionista de recompensar a si mesmo e à própria pele como uma experiência regressivamente dolorosa, que resulta numa or-

---

* Para uma esclarecedora discussão dessas questões, leia-se o livro de Alice Miller *For Your Own Good*, Nova York, Farrar, Straus & Giroux, 1983.
** Isto ficou nítida e chocantemente demonstrado do filme inglês *If*, que teve larga audiência nos Estados Unidos em 1969. E também exibido no Brasil. (N.T.)

namentação ou desfiguração permanente desse órgão violentado. A tatuagem tem sido considerada como uma defesa praticada pelos que esperam ser atacados e que assim ficam precavidos e se defendem, enfatizando sua aparência. Essa explicação parece adequar-se às sofisticadas tatuagens às quais os *yakuza* japoneses, os bandidos, se submetem e que, durante o período feudal, chegou a representar um símbolo de resistência ao despotismo. Florence Rome, que realizou uma pesquisa especial com os *yakuza,* diz que "por ser um tremendo teste de resistência suportar a dor das tatuagens, isso começou a assumir outros aspectos: masculinidade, coragem, saúde, vitalidade, e assim por diante; os *yakuza,* ao aderirem a este costume sentem-se eles mesmos possuidores destes atributos".

Motivações semelhantes parecem agir em jovens que pertencem a *gangs* e a delinqüentes ocidentais, assim como orientais. O Dr. J. H. Burma, numa pesquisa sobre a tatuagem em delinqüentes de sexo masculino de uma determinada escola, descobriu que 67% dos mesmos apresentavam tatuagens. Numa escola de mesmo nível para meninas, 33% tinham tatuagens. Houve em média de cinco a dez tipos diferentes de tatuagens em seus corpos, e a maioria tinha sido feita em lugares claramente visíveis do corpo; uma maior proporção era visível nos meninos. As palavras e frases associadas às tatuagens freqüentemente revelavam a identificação com uma *gang* ou um amigo significativo. Os próprios delinqüentes não estavam alheios ao fato de suas tatuagens alardearem sua afiliação com fontes de poder. É uma forma de declararem: "Sou tal e tal tipo de pessoa e você pode esperar de mim um comportamento corajoso, forte e enérgico".

Nos Estados Unidos, perto de 10% da população é tatuada. Os homens são muito mais comumente tatuados que as mulheres. Supõe-se que as tatuagens aumentem de freqüência durante períodos de crise.

São provavelmente numerosas as motivações que induzem as pessoas a se tatuarem. No Egito, crê-se que a tatuagem confere potência sexual tanto para o homem quanto para a mulher e, de fato, é considerada sexualmente atraente por ambos os sexos. No Iraque, as tatuagens eram usadas para induzir e também para manter a gestação. Uma vez que esse costume tem sido praticamente universal e praticado em nome de todas as razões concebíveis, seria loucura tentar atribuí-lo a uma causa única. Contudo, seja qual for a causa — iniciação religiosa, sexual, ostentação, prestígio —, o elemento de autogratificação pode ser constatado como o fio de ligação visível entre todas as motivações ostensivas. Isto fica claramente evidente nas tatuagens com as quais tantos marinheiros e soldados, privados prolongadamente da companhia feminina, escolhem decorar seus corpos, geralmente os braços. O motivo sexual muitas vezes está bem explícito e sua presença é obviamente gratificante. A tatuagem legitima um envolvimento erótico contínuo.

O Corpo Ornamentado. A pele tem sido usada como tela por praticamente todas as sociedades que se voltaram para o tratamento do corpo humano como arte. Através de meios artificiais como a tatuagem, cicatrizes e pinturas no corpo, a pele nua se torna um ornamento vivo. O corpo humano é um espelho vivo voltado para o mundo. Nu, mascarado, pintado, adornado, tem o poder de atrair, encantar, cativar, amedrontar, seduzir. Todas as sociedades descobriram um modo de decorá-lo e, assim, de celebrar a forma humana. Nas sociedades que vêm mantendo contato direto e permanente com a natureza, "a combinação", como André Virél se expressou, "de pele nua e adornos acompanha, comemora ou simplesmente sugere nascimento, amor e morte. Os bebês recém-nascidos, os homens e as mulheres labutando dia após dia, casais enamorados, meninos circuncisados, meninas com cortes, dançarinos — sempre vemos seus corpos nus como corpos *que celebram*".

Em todas as sociedades a pessoa, através da tela de seu corpo, faz afirmações para o mundo, sejam elas idiossincráticas, costumeiras, rituais, decorativas, ou de mero embelezamento. Mais ou menos, é sempre um ato de comunicação.

Punição Corporal. É de estontear descobrirmos o quão largamente o barbarismo de espancar-se crianças ainda é defendido, principalmente pelos membros das classes operárias. Um grupo de mulheres desta classe com quem me encontrei em 1976, e também numa outra ocasião, num programa de bate-papo ao vivo, pela TV, no inverno de 1982, sustentou que bater era bom para as crianças. Duas das mais expressivas defensoras dessa perspectiva mencionaram que haviam se divorciado de seus maridos porque eles batiam em suas esposas. Quando lhes perguntei se não consideravam possível que filhos que apanham dos pais mais tarde se tornarem maridos que batem em esposas, elas consideraram a sugestão absurda.

Está se tornando cada vez mais evidente que os pais que se tornam espancadores de filhos e praticam abusos contra suas crianças foram, em seu próprio caso, quando crianças, negligenciados e vítimas de abuso. Numa dúzia ou mais de pesquisas até agora apresentadas a público, foi constatado que mais de 25% de espancadores tinham sido eles mesmos vítimas de separação de suas mães.

O Dr. Henry Kempe, da Faculdade de Medicina da Universidade do Colorado, afirmou que o mais importante indicador de abusos futuros contra uma criança é a atitude da mãe no momento em que nasce o bebê. Se ela não sorrir, não quiser vê-lo e não segurá-lo, e se o pai se comportar da mesma maneira, eles precisarão de ajuda para criar essa criança. Uma vez que, nos Estados Unidos, alguns milhares de crianças morrem anualmente vítimas de abuso, torna-se imperativo o estudo de seguimento destas famílias.

O Dr. Ray Helfer, numa pesquisa a respeito de uma centena de adolescentes de sexo masculino trazidos perante a justiça de menores, descobriu que mais de 85% tinham pais que praticavam abusos e haviam sofrido experiências muito negativas quando crianças. Pais que abusam não conseguem se valer de um só amigo que possa ajudá-los em momentos de crise, e um número significativo deles tende a ter números de telefone que não constam do catálogo. O índice de crianças prematuras vítimas de abuso é duas vezes maior que o da população em geral e o índice dos bebês de cesariana é muitas vezes maior que este.

A professora Selma Fraiberg, na discussão do artigo do Dr. Helfer, afirmava que, embora todos os pais espancadores por ela estudados se lembrassem de abusos reais sofridos quando crianças, com detalhes espantosos e desalentadores, eles não se lembravam dos efeitos dessas experiências, quer dizer, de terem sido vítimas de abuso e lesões. Quando seu grupo conseguia ajudar esses pais a chegarem no ponto de dizer "Oh meu Deus, como eu o odiava quando ele pegava aquela cinta, me deitava de costas, e me batia. Oh, como eu o odiava", somente então é que algum progresso podia ser feito. Quando seu grupo ajudava os pais a recordarem da ansiedade e da sensação de terror que lhes tinham advindo com o abuso praticado por um pai forte, eles conseguiam demonstrar que o comportamento daqueles pais, com respeito a seus filhos, mudava. Portanto, foi por intermédio do reviver real de sentimentos aterrorizantes implicados em suas atitudes que puderam ocorrer mudanças.

No momento imediatamente anterior ao espancamento antecipado pela criança e durante esse ataque, a criança muitas vezes fica aterrorizada, exibindo todos os elementos concomitantes de modo extremo, palidez, rigidez muscular, batimentos cardíacos acelerados, choro. Mais tarde, sob condições de transtorno emocional, as pessoas que passaram por essas experiências em sua infância freqüentemente exibem reações semelhantes. Ou, num esforço para se defenderem da descarga autônoma de sentimentos, acabam "mordendo os lábios", ficando rígidas, apertando firmemente uma mão na outra. Esta é uma maneira, como "manter o queixo duro", de impedir que as próprias emoções se manifestem, de conter as lágrimas, de armar-se para enfrentar o golpe usando tensões musculares. A tensão muscular é um método de manter sentimentos emocionalmente perturbados sob controle, que vem sendo constatado por muitos observadores. A pessoa pode ainda enterrar as unhas na palma da mão até sangrar, numa esforçada tentativa de contrabalançar a manifestação das emoções; a pele pode ainda ser ambivalentemente usada como meio tanto de chamar atenção para as necessidades peculiares àquela pessoa, quanto, ao mesmo tempo, como meio de rejeitar o outro. Segundo as palavras de Clemens Benda, "as doenças de pele demonstram com nitidez as dificuldades de manutenção do contato; uma pele machucada, um nariz que escorre, uma boca infeccionada, cada área de contato interno ou externo é um ponto possível para interferência no fluxo harmônico dos intercâmbios humanos".

Estamos sugerindo aqui que o comportamento desse tipo está significativamente relacionado às experiências táteis da pessoa, durante seus primeiros anos de vida e durante a meninice.

Os acessos de choro que estão normalmente associados à punição física na infância podem, no futuro, se expressar em acessos de choro através da pele. Kepecs e colaboradores, numa série de engenhosos experimentos, demonstraram que nos acessos de choro emocionais a expressão visível "não se limita a seus efeitos sobre as glândulas lacrimais, mas também encontra expressão em outras partes do corpo, inclusive a pele". Após indução por hipnose, os pacientes foram submetidos à criação de uma bolha artificial por pó-de-cantáridas.* Os pesquisadores induziram depois vários estados emocionais nos mesmos e mediram a quantidade de exsudação líquida no local da bolha. Estados emocionais mostraram-se associados a um aumento de exsudação, especialmente em acessos de choro; quanto mais copioso o choro, mais alto o teor de exsudação. É muito interessante, como se poderia esperar aliás, que a inibição do choro estivesse associada primeiro a uma queda e, a seguir, a um grande aumento no índice de exsudações. Deste modo, o homem que vive no mundo em que se fala inglês, ensinado por todos os lados que os "homenzinhos" não choram, depois de terem sido repetidamente levados a reprimir seu desejo de chorar até ficarem efetivamente incapazes de chorar pelas glândulas lacrimais, começam geralmente, em momentos posteriores da vida, a chorar pela pele ou através de trato gastrintestinal. Está agora confirmado que, numa expressiva quantidade de casos de dermatites atópicas, existe um forte, mas inibido, desejo de chorar.

Comportamento Tátil do Bebê em Relação à Mãe. Harlow deixou claro, em suas pesquisas com macacos *rhesus*, que a mais importan-

---

* Cantárida: inseto caleóptero que, depois de seco e reduzido a pó, tem numerosas aplicações medicinais. (N.R.T.)

te das experiências do filhote, tendo em vista seu futuro desenvolvimento, era o contato corporal com sua mãe; isto também é válido para o filho do *Homo sapiens*.

As quatro fases do sistema afetivo criança-mãe, tanto nos bebês humanos quanto nos símios, são: (1) estágio reflexo em que o bebê reage automaticamente aos estímulos apresentados pela mãe; (2) estágio de vinculação afetiva; (3) estágio de segurança; (4) estágio da independência. O estágio reflexo só dura algumas semanas nos macacos *rhesus*, e alguns meses nos bebês humanos. A fase da vinculação afetiva começa no bebê humano dentro dos primeiros trinta minutos depois do parto, mas não antes dos dois ou três meses é que isso passa a ser muito evidente no comportamento do bebê. Sorrindo, aconchegando-se, gorgolejando e com condutas do gênero, o bebê começa a mostrar um afeto voluntário pela mãe, de modo bastante ativo. O elo primário de ligação com a mãe parece funcionar, no caso do macaco *rhesus*, através dos dois sistemas, de amamentação e contato, que atuam principalmente durante o primeiro ano de vida. Pendurar-se e acompanhar, ou seja, a responsividade visual e auditiva à mãe atingem seu ponto máximo no segundo ano de vida.

O terceiro estágio, da segurança, segue-se imediatamente após ao início da fase de vinculação. A assim chamada ansiedade dos seis meses é considerada o marco inicial desta fase, o período em que o bebê começa a experimentar reações de medo induzidas visualmente. Contudo, no caso do bebê humano, as reações de medo visualmente induzidas podem ocorrer já ao final da segunda semana. O medo de altura parece surgir somente depois que o bebê tiver experimentado a locomoção. Entre as respostas da mãe ao bebê nesse estágio estão atos reconfortantes, protetores e tranqüilizantes, em todas as situações nas quais o bebê sente-se temeroso e inseguro. Nestas condições, os macaquinhos correm para sua mãe e se agarram a ela. "Em poucos minutos ou mesmo em segundos após se agarrar, as mãos e o corpo do filhote relaxam e o macaco (como a criança) passará a explorar visualmente o estímulo amedrontador sem a manifestação de qualquer ansiedade ou com apenas leves traços desta sensação". Com o tempo, as respostas de segurança do bebê, derivadas das satisfações propiciadoras de segurança que sua mãe lhe garantiu, permitem ao macaquinho sair de perto da mãe e explorar o mundo por si mesmo, primeiro tentativamente, depois, com mais segurança.

Como se manifesta Clay: "A mãe pode ser considerada o centro ou pivô da segurança da criança pequena. À medida que a criança passa a ser capaz de se deslocar, não quer mais permanecer fisicamente em contato com a mãe; o contato visual basta. O conceito de comportamento a distância pode ser usado para explicar a distância da mãe que a criança capaz de andar pode sentir respeitando os limites de seu conforto". Conforme a criança vai ficando mais velha e vivendo o processo de socialização, o comportamento de distância aumenta.

Clay descobriu em sua pesquisa que era o bebê prestes a andar que passava a maior parte do tempo em contato com a mãe. Nesse período, a vinculação afetiva da criança pela mãe atinge seu ponto culminante. Assim que ela se torna capaz de andar, suas investidas independentes para longe da mãe, no contentamento da nova mobilidade e excitação de "aprender o mundo" tornam-se progressivamente mais freqüentes. Contudo, sua independência é ainda hesitante, pois deve manter contato visual com a mãe ou saber onde ela está a fim de sentir-se segura.

Clay descobriu que a criança que não havia tido um contato tátil satisfatório com sua mãe, não fazia em sua direção nenhum movimento de aproximação tátil. Houve dois exemplos deste comportamento, ambos em crianças em estágio de engatinhar, e que ficaram longe das mães no período em que a vinculação afetiva geralmente está no máximo. Pareceu, entretanto, que as crianças que viveram um relacionamento tátil altamente satisfatório com suas mães não as buscavam para ter ainda mais. Finalmente, crianças excessivamente ansiosas mostraram-se propensas a sentir necessidades táteis muito fortes, condição esta que se manifestou no uso físico da mãe como porto seguro. Uma dessas crianças havia sofrido falta de responsividade materna adequada, enquanto que duas outras pareceram estar reagindo a dificuldades conjugais existentes nos casais. "Assim como com os filhotes de macaco, as três crianças penduravam-se na mãe e, exceto por intervalos relativamente curtos de investidas de exploração e brincadeiras, eram no geral incapazes de se entregar a tais atividades no ambiente."

No grupo de Clay, as crianças da classe média expressavam mais afeto tátil para com as mães do que o faziam as crianças das duas outras classes. Sugere Clay que isto pode ser considerado resultante da maior duração do contato tátil recebido durante os estágios de neonato e início da fase de andar.

Os Harlow comentam que "todas as interações mãe-criança relacionadas à amamentação, contato corporal e acompanhamento-imitação contribuem para a segurança, embora haja evidências de que o mero contato corporal-conforto seja a variável predominante no caso dos macacos *rhesus*". Isto parece ser também o caso com os bebês humanos.

Comportamento Dirigido pela Mãe em Relação à Criança. As Dras. Anna Kulka, Carol Fry e o Dr. Fred Goldstein observaram que, enquanto um dos mais importantes prazeres derivados pela mãe vem do contato com seu bebê, havia bebês que recebiam muito pouco colo, do que resultava um acúmulo de tensão muscular na criança.* Esses bebês tornavam-se muito difíceis para a mãe segurar nos braços. O bebê parece querer torcer-se para fora de seu colo e há tendência por parte da mãe de dizer que "o bebê não quer ser carregado". Esta aparente rejeição da mãe pelo bebê é perturbadora para a mãe, fazendo-a sentir-se inadequada ou zangada com o bebê e, deste modo, propensa a perpetuar o círculo vicioso entre ambos.

Em muitos casos, a Dra. Kulka foi capaz de convencer a mãe de que, com persistência e adotando o tipo certo de toque e colo para a criança, o bebê com o tempo responderia com uma descontração completa.

Contato e Brincadeiras. A importância das brincadeiras na aprendizagem está sendo atualmente reconhecida por quase todos e, como Harlow assinalou, todas as formas de comportamento lúdico reduzem-se a expressões do motivo fundamental de exploração e manipulação. "A brincadeira social é precedida pela exploração do ambiente físico e pelas brincadeiras com objetos inanimados; aparentemente, a exploração e as brincadeiras dirigidas ao social são mais importantes que a exploração e brincadeiras ambientais, em virtude da maior consideração e retorno dados por objetos animados, quando comparados aos objetos inanimados."

Entre os macacos observados pelos Harlow, a exploração dos objetos precedeu a exploração social, e as duas modalidades abrangeram três componentes identificáveis: (1) exploração visual, na qual o macaco se orienta para muito perto do objeto, examina-o atentamente, seja um objeto ou outro animal; (2) exploração oral, resposta esta de delicada investigação usando a boca; (3) exploração tátil, limitada a um movimento temporário de preensão, seja o objeto físico ou animal. Mais uma vez percebemos aqui que o sentido tátil continua sendo predominante e é importante notarmos que estes componentes não estão separados e sim inter-relacionados, de modo que, quando alguém fala de exploração visual, isto não pode ser compreen-

---

* A Dra. Carol Fry mediu a tensão nesses bebês e também em bebês em outras circunstâncias, efetuando um estudo mioelétrico cuidadoso que infelizmente foi interrompido antes da hora em virtude de seu precoce falecimento. Ela me havia mostrado seus detalhados registros, muito impressionantes. Havia diferenças consideráveis de tensão muscular em bebês que estavam sendo amamentados num clima de felicidade, quando comparados aos amamentados por mães menos envolvidas.

dido racionalmente como um comportamento desvinculado de explorações táteis-orais, mas sim enquanto coordenado às mesmas. No caso do macaco *rhesus*, os estreitos laços físicos entre bebê e mãe devem cessar antes que as brincadeiras possam surgir unindo filhotes da mesma idade ou estágio de desenvolvimento. Também aqui podem ser identificados três estágios: (1) estágio reflexo; (2) estágio da manipulação; (3) estágio da brincadeira interativa. No estágio reflexo, que dura as primeiras semanas de vida, os bebês fixam os outros visualmente e fazem tentativas de aproximação. Se entrarem em contato uns com os outros, agarram-se entre si de modo reflexo, como o fariam com suas mães. Quando dois filhotes estão agarrados, fazem-no ventre a ventre; se mais de dois estiverem agarrados, ficam pendurados uns nos outros formando um típico padrão de "trenzinho". No estágio da manipulação, que começa ao final do primeiro mês, o bebê explora cada um dos semelhantes, como o faria fossem eles objetos, através de seus olhos, mãos, boca e corpo, manipulando alternativamente os filhotes da mesma idade que a sua ou elementos do ambiente físico. Como no estágio precedente, este é um período pré-social nos relacionamentos entre iguais e a atividade exploratória que o caracteriza persiste até o estágio das brincadeiras interativas. Conforme vão aprendendo mais e mais com as experiências vividas uns com os outros, gradualmente começam a responder um para o outro como objetos sociais, mais do que como objetos físicos, e a brincadeira social emerge dessa matriz de atividades manipulatórias de natureza lúdica. O terceiro estágio, das brincadeiras interativas, assinala o desenvolvimento de interações sociais genuínas entre iguais. Isto ocorre em torno dos três meses de idade e sobrepõe-se às brincadeiras manipulativas e às seqüências de exploração do ambiente físico. As brincadeiras interativas desenvolvem-se nos bebês humanos durante seu segundo ano de vida.

Clay observou um padrão de desenvolvimento no comportamento lúdico de seus sujeitos, que consistia em períodos alternados de interação mãe-criança, seguidos por períodos de brincadeiras a distância da mãe, havendo então um subseqüente retorno a ela para nova troca de comunicação.

> "Conforme a criança vai ficando mais velha e amplia o âmbito de seu comportamento a distância, o tempo efetivamente gasto em contato com a mãe ou próximo a ela diminui, e o tempo passado longe, aumenta. Os tipos de contato e os tipos de retorno que a criança exige da mãe para seu bem-estar emocional também mudam. Primeiramente, a criança pequena ou que mal está começando a andar pode desejar sentar-se no colo da mãe vários minutos; a criança ativamente móvel pode apenas correr até onde a mãe está e lhe dizer: 'oi!'. Este tipo

de confirmação da presença psicológica da fonte de segurança é um padrão que foi observado em praticamente todas as crianças. Foi especialmente digno de nota em crianças maiores, cujas mães lhes permitiam um maior âmbito de atividades lúdicas."

A "confirmação da presença psicológica" é especialmente importante para deixar absolutamente claro que o contato continua sendo mantido, especialmente quando se está começando a explorar outras partes do mundo, por si só. Como o constatou Clay, com o tempo a criança vai dependendo cada vez menos da mãe para contato físico e dedica um tempo progressivamente maior a brincadeiras longe dela. Em idades menores, a criança ainda não está pronta para brincar independentemente da mãe, seja qual for a distância, por mais do que curtos períodos de tempo. Ainda necessita da tranqüilização do contato com ela, para manter-se ligada tanto física quanto visualmente.

Como enfatiza Clay, o filhote de todos os mamíferos deve aprender a brincar. O desenvolvimento da habilidade de brincar em relação à mãe dependerá de serem recompensadoras ou não ao bebê suas aproximações tentativas a uma conduta lúdica. As mães da classe operária aparentemente não encorajam seus filhos a brincarem consigo, tanto quanto o fazem as mães da classe média e da classe alta; as crianças da classe superior, no estudo de Clay, fazem mais abordagens lúdicas a suas mães do que as de classe média.

É interessante que Clay tenha notado que as mães que não deram a seus filhos muita estimulação tátil nem por isso deixaram de estimular tais crianças a brincar com elas. Era quase como se o contato físico direto e as sensações por isso desencadeadas fossem consideradas incômodas, mas o contato físico através de jogos, mediados por objetos como uma bola, uma colher de piquenique, um palitinho de sorvete, seriam substitutos aceitáveis.

Clay refere-se à pesquisa de Williams sobre a tatilidade do povo Dusun, de Bornéu, em que chamou atenção para a necessidade de estudar "... as maneiras pelas quais espera-se das pessoas ou que estas sejam solicitadas a abandonar experiências táteis de determinado tipo e a desenvolver substitutos compensatórios simbólicos, em períodos diferentes da aculturação". Este tipo de aprendizagem dos substitutos simbólicos para a tatilidade é constatada no comportamento de crianças que se aproximam de suas mães com vários objetos para brincar. É importante ainda compreender que uma grande quantidade de outras formas de aprendizagem simbólica semelhante constitui nada mais que uma extensão da aprendizagem baseada na mente da pele.

Tsumori demonstrou quão importante é a prolongada experiência com atividades lúdicas exploratórias para o desenvolvimento e a descoberta de novos comportamentos adaptativos em símios japoneses; Hall deixou muito claro que grande parte do comportamento posterior do primata não-humano é aprendido em situações sociais e praticado nas brincadeiras.

Essas observações são válidas com maior intensidade ainda no caso da espécie humana.*

A separação ou afastamento da mãe, em todos os mamíferos, tem um papel importrante na iniciação e na ampliação dos contatos do bebê com o resto do mundo. Como comentam Rheingold e Eckerman, mesmo quando o bebê é levado no colo para todo lado, seus contatos com o mundo são necessariamente circunscritos. Somente quando sai do lado da mãe, por si mesmo, é que podem acontecer muitos tipos novos de aprendizagem.

"O bebê entra em contato com um número cada vez maior e variado de objetos. Tocando-os, aprende seus formatos, dimensões, ângulos, beiradas, texturas. Ele os tateia, agarra, empurra, puxa, e assim aprende os variáveis materiais do peso, massa e rigidez, bem como as mudanças nos estímulos visuais e auditivos que alguns objetos fornecem. Vai de um lugar a outro pela sala e de um aposento a outro. Com base nas consecutivas mudanças de experiências visuais, associadas a suas próprias sensações cinestésicas, ele aprende a posição dos objetos em relação a outros objetos. Aprende também a natureza invariável de muitas fontes de estimulação. Numa palavra, aprende as propriedades do mundo físico, inclusive os princípios de constância do objeto e de conservação da matéria."

É uma característica predominante nos macacos e símios que sejam fortemente compelidos a tocar qualquer objeto que os interesse. No caso dos humanos, isto é ainda mais acentuado, a menos que tenham sido condicionados a crer que tocar é falta de educação. Tocar significa comunicar, tornar-se parte, possuir. Tudo que eu toco

---

* Há vários livros dignos de serem lidos sobre a atividade lúdica. J. Huizinga, *Homo Ludens*, Nova York, Roy Publishers, 1950; H. C. Lehman e P. A. Witty, *The Psychology of Play Activities*, Nova York, A. S. Barnes, 1927; P. A. Jewell e C. Loizos (eds.), *Play, Exploration and Territory*, Nova York, Academic Press, 1966; S. Miller, *The Psychology of Play*, Baltimore, Penguin Books, 1968; J. S. Bruner, A. Jollu e K. Sylva (eds.), *Play: Its Role in Development and Evolution*, Nova York, Basic Books, 1976; J. N. Lieberman, *Playfulness: Its Relationship to Imagination and Creativity*, Nova York, Academic Press, 1977; Marie W. Piers (ed.), *Play and Development*, 1972; Catherine Garvey, *Play* Norton, Cambridge, Harvard University Press, 1977; Robert Fagen, *Animal Play Behavior*, Nova York, Oxford University Press, 1981; Roger Callois, *Man, Play and Games*, Nova York, Free Press, 1961.

se torna parte de mim, eu possuo. Quando sou tocado por outra pessoa, essa outra transfere parte de si para mim. Quando eu toco outro indivíduo, transfiro parte de mim para ele. Quando toco numa relíquia, a pessoa à qual esse objeto pertenceu é, por assim dizer, tocada por mim e, por sua vez, também me tocou. Uma carta autografada por uma pessoa famosa nos encanta porque é o toque de sua mão que substitutivamente estamos vivenciando. Há uma imortalidade, uma continuidade, que sentimos quando tocamos as coisas que outros tocaram, quando não mais estão conosco; através dessas coisas, sentimos que suas vidas estão tocando as nossas. Mesmo em nossa correspondência habitual, esperamos que a carta datilografada seja assinada de próprio punho.

Cócegas. A sensação de cócegas é produzida por toques leves na pele, especialmente em certas áreas de maior sensibilidade, como as axilas, as paredes laterais do corpo, o vão entre os artelhos, as solas dos pés. Fundem-se à sensação de pressão leve um forte sentimento e uma poderosa vontade de rir, assim como movimentos espasmódicos de afastamento, que podem ser incontroláveis. Apesar da tendência para o afastamento, as cócegas podem ser agradáveis, e as crianças, especialmente, as buscam ativamente. A sensação é particularmente forte quanto menos for esperada. Há muitos anos, conheci um jovem chimpanzé, Meshie, de sexo feminino, que gostava especialmente de sentir cócegas.

A sensação das cócegas é particularmente interessante porque não é possível a pessoa causar cócegas a si mesma, quer dizer, responder com uma risada aos movimentos sobre sua pele. Os bebês começam a rir entre o quarto e o sexto meses e respondem com a maior facilidade através de uma risada entre o quarto e o oitavo meses.

Tem sido observado que as crianças riem mais freqüentemente em situações sociais do que quando estão sozinhas. O riso eliciado pelas cócegas parece depender inteiramente de uma situação social. É difícil, por exemplo, se não impossível, ser levado a rir quando em condições desfavoráveis ou quando quem as faz é desagradável a quem recebe. Como observou Darwin, naquela que ainda é a melhor discussão sobre cócegas, "A imaginação se diz ser algumas vezes provocada por idéias ridículas; esse tipo de sensação de provocação mental é curiosamente semelhante à provocação do corpo que existe na sensação de cócegas".

Numa pesquisa envolvendo 60 meninos e meninas em idade pré-escolar, que representavam três grupos étnicos diferentes, todos nascidos na América, de raça branca, afro e portuguesa (ilha de Cabo

Verde), a Dra. Nancy Blackman, da Universidade de Rhode Island, descobriu que as cócegas eram a mais intensa sensação que tinham: ela assinala que fazer cócegas é mais ostensivamente projetado para ser um ato de estimulação tátil e que é este o caráter peculiar das cócegas. Todos os três grupos de crianças indicaram que o abdômen e as axilas eram seus lugares prediletos para que lhes fizessem cócegas. As crianças afro-americanas preferiam-nas no abdômen. As crianças dos grupos minoritários assinalaram com mais exatidão áreas específicas nas quais seus pais lhes faziam cócegas. Os pais brancos foram os que menos cócegas fizeram em relação aos três grupos.

Continua sendo inexplicável por que as axilas, o abdômen, as laterais do tronco, em torno dos joelhos e as solas dos pés são tão suscetíveis às cócegas. Os três macacos antropóides, orangotangos, chimpanzés e gorilas apreciam bastante quando lhes fazem cócegas, principalmente quando jovens, de modo que provavelmente este é um traço humanóide milenar. Parece que no caso do ser humano, a capacidade do rir por causa de cócegas diminui com a idade.

Contato, Individuação e Afeto. A percepção de si mesmo é em grande medida uma questão de experiências táteis. Estejamos andando, em pé, parados, sentados, deitados, correndo, saltando, sejam quais forem as mensagens que recebemos dos músculos, articulações e outros tecidos, a primeira e mais extensa dessas mensagens é recebida através da pele. Muito antes de a temperatura do corpo cair ou subir por causas externas, é a pele que irá registrar a mudança e comunicá-la ao córtex, na forma de mensagens necessárias destinadas a iniciar aqueles comportamentos que propiciarão o retorno de uma resposta apropriada.

Ao separar-se da mãe, o bebê se envolve em atividades de exploração que, embora fundadas no que vê, constituem fundamentalmente uma extensão de aprendizagem através de experiências táteis. A visão dota a experiência tátil de um significado formal, mas não os significados táteis que dotam em grande medida os objetos vistos de sua forma e dimensões.

Ao resumir os resultados de seu estudo, Clay conclui que "a questão que pesquisamos com este projeto — se a quantidade e a qualidade da estimulação e do contato tátil que as mães americanas dão a seus bebês e filhos pequenos são adequadas a suas necessidades fisiológicas e emocionais — deve, portanto, ser respondida negativamente". As mães observadas na praia não estavam tão interessadas ou preocupadas em segurar, dar colo, afagar, acariciar ou expressar amor por seus bebês e filhos pequenos, quanto estavam em controlar o comportamento das crianças e prover suas necessidades de alimento e líquido. "Confortar, brincar e dar afeto tátil foram comportamentos maternos de muito menor importância e incidência." Repetidas vezes Clay observou que o contato tátil entre mães e crianças pré-verbais geralmente girava em torno de cuidados e providências e não em torno de amor e afeto.

As práticas impessoais de criação de filhos que têm se mantido em moda nos Estados Unidos nos últimos anos conduzem a um enfraquecimento precoce do elo de união entre criança e mãe, e a separação de mães e filhos pela interposição de mamadeiras, cobertores, roupas, carrinhos, berços imóveis e outros objetos físicos produzirão pessoas que são capazes de viver isoladas e solitárias dentro de aglomerados urbanos lotados, regidos por valores materialistas e viciados em coisas. Clay opina, com propriedade, que talvez um aumento no teor de proximidade tátil dentro da família, a começar pelo vínculo tátil primário mãe-criança, possa ajudar os americanos a se sentirem um pouco mais respaldados por suas famílias; ao mesmo tempo, a aceitação da importância das necessidades táteis e emocionais em etapas além da infância poderia ajudá-los a suportar as pressões impessoais de nosso tempo e as inevitáveis vicissitudes da vida.

Talvez isso seja esperar demais dos relacionamentos táteis dentro da família, mas a adoção comum dessas práticas táteis certamente representa um consumo a ser ardentemente desejado. A família americana de hoje em dia constitui, num número exagerado de casos, uma instituição para a produção sistemática de enfermidades mentais em todos os seus membros, dada sua insistência concentrada em fazer cada um deles um "sucesso". Na prática, isto significa que a pessoa é gradualmente convertida num dispositivo dotado de um mecanismo intrínseco para a realização em alto nível de certos projetos, de acordo com parâmetros preestabelecidos, programados para a supressão das emoções, para a negação do amor e da amizade, para o estímulo à habilidade de negociar com o que serve de consciência, sempre mascarando esse jogo, com invariável precisão, atrás de disfarces de retidão. Para atingirem esse objetivo, os pais acham que não podem dar "muito afeto" para os filhos, mesmo nos estágios reflexo e afetivo do desenvolvimento, quando para as crianças com tanta necessidade desse amor, não há literalmente a possibilidade de o afeto recebido vir em dose exagerada. Todas as espécies de razões e racionalizações são apresentadas: a criança vai ficar estragada, ficará dependente demais dos outros, terá interesses anormais por sua mãe, por outro menino ou menina, ficará afeminado etc. O objetivo cultural é fazer um "He-Man" do menino, e da menina uma manipuladora sem dificuldades de seu mundo. Diante da ênfase em tais metas, sejam elas consciente ou inconscientemente seguidas, o americano orientado para o sucesso ainda se constituirá no problema que apresenta, independente de quão adequadas possam ser as experiências táteis dos pequenos. A importância da tatilidade na socialização, portanto, não corre o risco de ser indevidamente enfatizada, assim como também não deverá continuar sendo, como até agora, subestimada.

A importância das experiências táteis, especialmente nos estágios pré-verbais do desenvolvimento humano, não corre realmente o risco de ser exageradamente enfatizada, e a incumbência deste livro é transmitir essa mensagem.

9 TATO E IDADE

> *"The wiser mind*
> *Mourns less for what age takes away*
> *Than what it leaves behind."*
> — Wordsworth,
> *The Fountain.**

Todos desejam viver muitos anos, mas ninguém quer ficar velho, pois a velhice, como alguém argutamente se expressou, é um truque sujo. A resposta, neste caso, é claro que é morrer jovem — e tão tarde quanto possível. Mas esta é uma questão basicamente espiritual. Na maioria dos casos, o corpo se desgasta muito antes de estarmos prontos para deixar vago nosso lugar. Doenças e distúrbios podem aumentar, e aumentam em gravidade; a força, a energia e a mobilidade podem sofrer reduções.

O envelhecimento normalmente traz limitações devidas a problemas de saúde ou incapacitações, mas isto não elimina necessariamente a qualidade da vida, pois, embora o lugar ocupado possa deteriorar-se, o espírito florescerá, se for estimulado a fazê-lo. Envelhecer não é ter uma doença terminal, mas é viver um patrimônio atemporal, uma rica herança. Em nossa sociedade, os idosos são considerados biodegradáveis e supérfluos, ao invés de serem respeitados pelo que realmente representam: uma elite biológica que, dotada de uma resistente sabedoria, tem muito a oferecer ao mundo. Praticamente universal é a atitude diante do velho, visto como repositório de tradições e conhecimentos, como mantenedores dos mores. Isto tem lhes dado prestígio e reverência, raramente ignorados. Mas, numa sociedade em que o culto ao jovem tornou-se uma indústria de

---

* "A mente mais sábia / Lamenta menos o que a idade leva embora / Do que aquilo que deixa para trás." (Do poema *A Fonte*, de Wordsworth.) (N.T.).

múltiplos bilhões de dólares, a graduação e a estratificação pela idade aumentam o problema do separatismo e da estratificação que aconteceram, distanciando o jovem do adulto de meia-idade, do velho, e todos eles uns dos outros. Estas categorias sociais constituem linhas divisórias que afastam as pessoas umas das outras, desencadeando conseqüências político-sociais das mais destrutivas.

O jovem enxerga o idoso como alguém muito velho e, numa atitude de privilegiado desrespeito, como coloquialmente se expressam, acham que estão "de saída"; os velhos tendem a consentir com esse veredicto. Mas a verdade é que a velhice é um privilégio especial que, com sua acumulada sabedoria e vasta experiência, coloca-se muito mais elevada que o estado de irresolução onde se encontra o jovem e que lhe custará anos para ultrapassar. Quando saíram dele — se é que o farão — estarão idosos e em porto seguro.

Envelhecer é um termo precário para fazer menção a amadurecer. Devemos encontrar novas definições para termos antigos que já perderam seu significado. O caminho do amadurecimento é o de preservar e desenvolver a jovialidade de espírito, que resulta na sabedoria e na genuína juventude do ancião. Como diz a canção:

"Você leva vantagem logo de saída
Se está entre os muito jovens de coração".*

Em poucas palavras, é melhor viver com elegância; desgastar mais do que enferrujar. Com a passagem do tempo, a pele muda sua textura, mas o espírito que existe em nosso interior, como o bom vinho, é capaz de aperfeiçoar-se ano após ano.

A pele apresenta as mais ostensivas evidências do envelhecimento: enruga, fica manchada, sofre mudanças na pigmentação, seca, perde a elasticidade, e assim por diante. Com a idade, as várias terminações nervosas táteis submetem-se a mudanças significativas. A estrutura das terminações nervosas dentro dos corpúsculos organizados da pele sofre rupturas nas neurofibrilas. Diminui o número dos corpúsculos de Meissner, táteis, que apresentam acentuadas modificações de tamanho, formato e relacionamento com a epiderme. Por todo o sistema nervoso e seus apêndices existem evidências de mudança, principalmente na forma de perda de células e de fibras. Isto se reflete numa menor acuidade do sentido do tato, da capacidade de localizar com exatidão os estímulos, da velocidade de reação aos estímulos táteis e da velocidade de reação aos estímulos de dor. Uma das mais acentuadas mudanças que a idade determina, em muitos

---

* "You have a headstart / If you are among the very young at heart" (no original). (N.T.).

casos, é a perda aparente da grande sensibilidade existente nas superfícies palmares das mãos. Os dedos e as palmas, em que estão localizados em maior número os elementos neurotáteis, parecem por assim dizer ter-se endurecido, como se a pele "calejada" tivesse perdido sua capacidade de transmitir e de receber suas antigas comunicações.

Entretanto, as necessidades táteis não parecem mudar com a idade; no mínimo, parecem aumentar. No mundo anglo-saxão, porém, somos ensinados que o comportamento tátil da infância é impróprio em adolescentes e adultos. O tabu contra esse comportamento é praticamente absoluto para os homens e mais brando para as mulheres. Os indivíduos de sexo masculino, enquanto adolescentes e adultos, podem abraçar as mães, mas não os pais; uma tia ou avó predileta também pode ser abraçada, mas não os tios ou avôs mais estimados. Os homens podem abraçar as meninas em determinadas ocasiões particulares, mas não podem fazê-lo publicamente, a menos que exista entre ambos uma compreensão mútua de aceitação geral. Em comparação à mulher, o homem é, no mundo ocidental, culturalmente encorajado a permanecer todos os dias de sua vida uma criatura virtualmente não-tátil, faminta por experiências táteis e buscando-as principalmente em contatos sexuais. Quando, na velhice, a capacidade sexual do homem está diminuída ou inteiramente reduzida, a fome tátil é mais forte do que nunca, pois é a única experiência sensual que lhe resta. É por esta época, quando voltou a depender tanto dos outros para ter apoio humano, que está precisando ser abraçado, ter um braço em volta de seus ombros, ser levado pela mão, acariciado e ter oportunidade para corresponder. As mulheres necessitam dessas formas de comunicação ainda mais que os homens. Contudo, é precisamente neste sentido que deixamos muito a desejar em relação ao velho, como, aliás, em tantos outros sentidos. O idoso não quer nem ser protegido, nem tolerado e sim entendido, respeitado e digno do amor que deu aos outros. Em razão de não estarmos dispostos a enfrentar os fatos do envelhecimento, comportamo-nos como se não houvesse isso. Essa fuga maciça é a razão principal de nossa incapacidade de compreender as necessidades da terceira idade.

A mais importante e negligenciada dessas necessidades é a de estimulação tátil. Precisamos apenas observar as respostas de pessoas idosas a um carinho, a um abraço, a um tapinha de leve em sua mão, a um apertão afetuoso, para sentir quão vitalmente necessárias essas experiências são para seu bem-estar. Com base no tipo de evidências citadas neste livro, podemos hipotetizar que o curso e o desenlace de muitas enfermidades de velhos vão sendo em muito influenciados pela qualidade do apoio tátil que a pessoa tiver recebido antes e durante sua enfermidade. Além disso, um número substancial de casos leva-nos a suspeitar que foi a história pessoal pregressa de experiências táteis, anterior à enfermidade, e principalmente durante sua vigência, além das expectativas de sua prolongada duração, as mais decisivas variáveis em casos de vida ou morte.

Especialmente nos idosos, a necessidade de estimulação tátil é uma fome que tem sido tão constantemente insatisfeita que, em seu desapontamento, suas vítimas tendem a tornar-se não-comunicativas a respeito desta sua necessidade. Um beliscãozinho desatento na bochecha não substitui um abraço caloroso, assim como também um aperto formal de mãos é incapaz de repor a intensidade de uma mão que acaricia, "o único toque do amor".

Segundo a enfermeira Cathleen Fanslow, os idosos geralmente têm dificuldades de audição, acuidade visual, mobilidade e vitalidade, problemas estes que podem fazê-los sentirem-se desamparados e vulneráveis e, como ela diz, é por meio do envolvimento emocional do tato que se consegue atravessar a distância até o isolado ancião e comunicar-lhe amor, confiança, afeto e calor humano.

É especialmente com os idosos que vemos o tato em seu melhor ângulo como ato de graça espiritual e como sacramento humano contínuo.

Nada, em toda a extensão da literatura inglesa, expressa com tanta eloqüência a necessidade do idoso pelo "toque do amor" quanto o comovente poema de Donna Swanson, *Minnie Remembers:*

"God,
My hands are old.
I've never said that out loud before
but they are.
I was so proud of them once.
They were soft
like the velvet smoothness of a firm, ripe
peach.
Now the softness is more like worn-out sheets
or withered leaves.
When did these slender, graceful hands
become gnarled, shrunken claws?
When, God?
They lie here in my lap,
naked reminders of this worn-out
body that has served me too well!

How long has it been since someone touched me
Twenty years?
Twenty years I've been a window.
Respected.

Smiled at.
But never touched.
Never held so close that loneliness
was blotted out.

I remember how my mother used to hold me,
God.
When I was hurt in spirit or flesh,
she would gather me close,
stroke my silky hair
and caress my back with her warm hands.
O God, I'm so lonely!

I remember the first boy who ever kissed me.
We were both so new at that!
The taste of young lips and popcorn,
the feeling inside of mysteries to come.

I remember Hank and the babies.
How else can I remember them but together?
Out of the fumbling, awkward attempts of new
lovers came the babies.
And as they grew, so did our love.
And, God, Hank didn't seem to mind
if my body thickened and faded a little.
He still loved it. And touched it.

And we didn't mind if we were no longer beautiful.
And the children hugged me a lot.
O God, I'm lonely!

God, why didn't we raise the kids to be silly
and affectionate as well as
dignifed and proper?
You see, they do their duty.
They drive up in their fine cars;
they come to my room to pay their respects.
They chatter brightly, and reminisce.
But they don't touch me.
They call me 'Mom' or 'Mother'
or 'Grandma'.

Never Minnie.
My mother called me Minnie.

So did my friends.
Hank called me Minnie, too.
But the're gone.
And so is Minnie.
Only Grandma is here.
And God! She's lonely!''.

Donna Swanson*

É bem conhecido no âmbito profissional que jovens estudantes de enfermagem tendem a evitar tocar pacientes idosos e especialmente os que sofrem de doenças agudas. Em páginas anteriores já se fizeram referências a isto. As Dras. Ruth McCorkle e Margaret Hollenbah, enfermeiras, assinalaram que tocar, como acontecimento terapêutico, não é tão simples quanto um procedimento mecânico, ou tampouco uma droga, porque, acima de tudo, é um ato de comunicação. Sugerem, com base em suas observações como experientes profissionais de clínica: "o uso do toque e da proximidade física pode ser a maneira mais importante de entrar em comunicação com uma pessoa agudamente enferma, transmitindo-lhe a noção de que é importante como ser humano e que sua recuperação está diretamente

---

* Extraído de *Images, Women in Transition,* compilado por Janice Grana, Winona, Minnesota, St. Mary's College Press, 1977: "Deus,/ Minhas mãos estão velhas./ Nunca disse isso antes em voz alta/ Mas estão./ Antes eu sentia tanto orgulho delas./ Eram macias/ Como a maciez aveludada/ de um pêssego/ firme e maduro./ Sua maciez agora é mais como a dos lençóis velhos/ ou das folhas murchas./ Quando foi que mãos esguias e graciosas/ Como aquelas/ Tornaram-se estas garras/ encolhidas e recurvadas?/ Quando, Deus?/ Aqui pousam elas em meu colo,/ Lembranças cruas deste desgastado/ corpo que me serviu tão bem!/ Quanto tempo faz desde a última vez/ Em que alguém me tocou?/ Vinte anos?/ Há vinte anos sou viúva./ Respeitada./ Objeto de sorrisos./ Nunca porém tocada./ Nunca trazida para tão perto que a solidão/ Se dissipasse./ Lembro do modo como minha mãe costumava me segurar,/ Deus./ Quando estava com minha carne ou meu espírito doendo,/ ela me puxava para muito perto de si,/ alisava meu cabelo sedoso,/ e acariciava-me nas costas, com o calor de suas mãos./ Oh, Deus, estou tão só!/ Lembro-me do primeiro rapaz que me beijou./ Éramos os dois tão inexperientes!/ Sabor de lábios juvenis e pipoca,/ sensação íntima de mistérios por virem./ Lembro-me de Hank e dos bebês./ De que outro jeito posso lembrar-me deles/ Senão juntos?/Das desajeitadas e ávidas tentativas de/ amantes novos brotaram os bebês./ E conforme cresciam, crescia nosso amor./ E, Deus, Hank parecia não se importar/ Que meu corpo tivesse perdido um pouco de seu brilho e elasticidade./ Ele ainda o amava. E o tocava./ E não nos importávamos por não estarmos mais tão lindos./ E as crianças abraçavam-me tanto./ Oh, Deus, estou sozinha./ Deus, por que não criamos as crianças para serem tolas/ e afetuosas assim como dignas e adequadas?/ Sabe, elas fazem o que devem./ Dirigem seus belos carros,/ Vêm até meu quarto em sinal de respeito./ Sua conversa é animada, recordam-se/ Mas não me tocam./ Chamam-me 'Mamãe', 'Mãe' ou 'Vovó'/ Minnie, jamais./ Minha mãe chamava-me Minnie./ Meus amigos também./ Hank me chamava também de Minnie./ Estes porém já se foram./ Como Minnie, que se foi./ Só Vovó restou,/ Deus!/ E como ela está só!". (N.T.)

relacionada à sua própria vontade de melhorar". Escrevem depois: "Contudo, pacientes em unidades de tratamento intensivo raramente são tocadas de modo não-técnico"; e concluem: "Precisamos responder algumas questões importantes. Em quais circunstâncias as necessidades de contato humano do paciente assumem maior importância que suas necessidades de cuidado mecânico e que seu próprio espaço pessoal? Deveriam intervenções especificamente estruturadas ser criadas para pacientes internados em unidades de atendimento intensivo? Neste caso, quais seriam os efeitos que estas intervenções poderiam surtir na recuperação?".

As autoras dão um exemplo de programa estruturado para o atendimento de pacientes internados para transplante de medula óssea, que são submetidos a múltiplos procedimentos particularmente dolorosos e desgastantes. Esses pacientes freqüentemente sentem-se sozinhos, confusos e isolados. Têm uma chance de 50% de sobrevivência. "Querem contato humano, mas se retraem quando alguém os toca porque suas recordações estão repletas apenas de dor e não de prazer associado a tocar."

McCorkle e Hollenbach descobriram que experiências estruturadas, nas quais a enfermeira muito gradualmente estabelece um relacionamento com o paciente, tem chance de melhorar a qualidade de vida do paciente durante o processo de transplante, procedimentos esses que abrangem cinco dias:

dias 1 e 2: a enfermeira permanece a uma distância de cerca de 1,5m do paciente, durante a interação.

dia 3: a enfermeira aproxima-se para 90cm do paciente, para interagir.

dia 4: a enfermeira aproxima-se a uma distância de 30cm.

dia 5: a enfermeira interage com o paciente de algum modo sistemático, mas não rígido (ex., segurando sua mão).

Tem-se constatado que essas medidas são de valor especial no relacionamento com crianças e na ajuda que se lhes pode prestar no sentido de ser-lhes mais fácil tolerar procedimentos invasivos. "Os resultados observados têm sido: auto-imagem melhor, menos depressão, menos tempo geral de permanência no hospital." Recomendam as autoras que "a pesquisa é necessária para se discernir se tocar pacientes agudamente enfermos de modo não-invasivo afeta sua noção de quem são e facilitam, em última instância, sua recuperação".

Transcrevemos abaixo um bilhete para enfermeiras, redigido por uma mulher de 90 anos, encontrado em seu armário, num asilo inglês, após seu falecimento. Seu título era "A Crabbéd Old Woman":

"The body it crumbles. Grace and vigor depart.
There is now a stone where I once had a heart.

But inside this old carcass, a young girl still dwells,
And now and again my battered heart swells.
I remember the pain, and I remember the joys,
And I'm living and loving all over again.
And I think of the years, all too few, gone too fast,
And accept the stark fact that nothing will last.
So open your eyes, nurse, open and see
Not a crabbéd old woman.
Look closer. See me".

A manifestação desses sentimentos nos coloca diante da solidão, do fracasso da aceitação, do abandono, experimentados por tantos idosos que, numa grande maioria das vezes, são considerados relíquias redundantes fazendo "hora extra". Essas atitudes cruelmente insensíveis para com os anciãos constituem uma séria condenação dos valores de nossa sociedade. Esses valores necessitam ser reexaminados e substituídos por uma visão que considere a idade um privilégio especial e um desafio dos mais promissores, pois a melhor parte de nosso crescimento ainda está por vir.

---

* "Velha Ranzinza": "O corpo em ruínas. A graça e a energia desaparecidas./ Hoje há uma pedra onde antes havia um coração./ Mas, dentro desta velha carcaça, uma mocinha existe ainda./ E vez e outra incha este maltratado coração./ Lembro-me da dor, e me recordo das alegrias/ E estou viva e consigo amar, por inteiro, novamente./ E penso nos anos, poucos demais, que passaram rápido demais,/ E aceito o fato lancinante de que nada durará./ Por isso, abram os olhos, enfermeiras, abram os olhos e vejam/ Não uma mulher ranzinza,/ Olhem mais de perto. Vejam a mim". (N.T.)

CONCLUSÃO

> *"Camerado, this is no book.*
> *Who touches this touches a man.*
> —Walt Whitman,
> *So Long**

Nas páginas precedentes vimos que o significado humano do tocar é consideravelmente mais profundo do que até agora se entendeu. A pele, como órgão de recepção sensorial que responde ao contato com a do tato, à qual significados humanos essenciais tornam-se vinculados praticamente desde o momento do parto, é fundamental para o desenvolvimento do comportamento humano. A sensação básica do tato como estímulo é vitalmente necessária para a sobrevivência física do organismo. Isto, desde que possa ser postulado que a necessidade de estimulação tátil deve ser acrescentada ao repertório de necessidades físicas básicas em todos os vertebrados, se não também em todos os invertebrados.

As necessidades físicas básicas, definidas como tensões que devem ser satisfeitas para que o organismo sobreviva, são as de oxigênio, líqüido, comida, descanso, atividade, sono, eliminações vesicais e intestinais, fuga do perigo e evitação da dor. Deve-se observar que o sexo não é uma necessidade física básica, pois que a sobrevivência do organismo não depende de sua satisfação. Somente um certo número de organismos precisa satisfazer suas tensões sexuais para que a espécie possa sobreviver.** Seja como for, as evidências assinalam

---

* "Camarada, isto não é um livro/ Quem o toca, toca um homem." (Walt Whitman, *Até Logo!*)
** Para uma discussão das necessidades físicas básicas veja-se Ashley Montagu, *The Direction of Human Development* (Ed. rev.), Nova York, Hawthorn Books, 1970; quanto a necessidades comportamentais básicas, vide Ashley Montagu, *Growing Young*, Nova York, McGraw-Hill, 1981.

sem sombra de dúvida o fato de nenhum organismo conseguir sobreviver por muito tempo sem estimulação cutânea de origem externa. A estimulação cutânea pode assumir inúmeras formas, como as de temperatura ou radiação, estimulação líqüida ou atmosférica, pressão, e congêneres. Essa estimulação cutânea é claramente necessária para a sobrevivência física do organismo. Contudo, até mesmo este fato elementar não parece ter sido adequadamente reconhecido. Diante da importância que tem essa estimulação cutânea, a forma que neste livro mais me ocupou foi a estimulação tátil, quer dizer, o tocar. Com tocar queremos dizer o contato satisfatório ou a sensação satisfatória da pele de outra pessoa ou a própria. Tocar pode acontecer como acariciar, afagar, segurar, alisar, dar tapinhas com os dedos ou a mão inteira, ou variar desde um simples contato corporal até a maciça estimulação tátil envolvida na relação sexual.

Como vimos em nosso breve levantamento, as diversas culturas variam tanto na maneira como expressam a necessidade de estimulação tátil quanto nos modos como a satisfazem. Mas a necessidade é universal e em todo lugar é a mesma, embora possa variar, segundo o tempo e o lugar, a forma como é satisfeita.

As evidências apresentadas nestas páginas sugerem que uma estimulação tátil adequada durante a infância e a meninice é de importância fundamental para o subseqüente desenvolvimento saudável do comportamento da pessoa. Os dados experimentais e de constatação obtidos com outros animais, além de com os seres humanos, mostram que a privação tátil durante o primeiro ano de vida resulta geralmente em inadequações comportamentais futuras. Embora altamente significativas, o valor prático dessas informações é o que principalmente nos interessa. Em síntese, como podem esses dados ser utilizados para se criarem seres humanos saudáveis?

Deve ser evidente que, no desenvolvimento da pessoa, a estimulação tátil deve começar com o bebê ainda recém-nascido. Toda vez que seja possível, este deve ser levado aos braços da mãe e ter condições de permanecer a seu lado tanto quanto ela possa desejar. O recém-nascido deve ser levado a mamar no seio da mãe tão imediatamente quanto possível. Ele não deve ser posto num "berçário", nem num berço estático. O berço-embaladeira deve ser universalmente readotado como o melhor auxiliar e substituto para os embalos dos braços da mãe que já foi inventado. Dificilmente se corre o risco de exagerar quanto a carinhos e afagos a serem dados ao bebê — um ser humano sensato não tem grandes chances de estimular exageradamente um bebê; portanto, se é para se cometer algum erro, que a direção seja, preferencialmente, na do excesso de carinho que na da falta. Ao invés de carrinhos para bebês, estes devem ser carregados na parte da frente ou de trás do corpo da mãe e também do pai, num porta-bebê semelhante ao *madai* chinês ou ao *parka* esquimó. Deve ser evitada qualquer abrupta interrupção nos carinhos dispensados ao bebê e se recomenda que, para as culturas ocidentais, principalmente nos Estados Unidos, os pais manifestem seu afeto um pelo outro e pelos filhos de modo mais expansivo do que até agora. Não são tanto as palavras quanto os atos de comunicação de afeto e envolvimento que as crianças, e realmente os adultos também, precisam. As sensações táteis tornam-se percepções táteis segundo os significados dos quais foram investidas pela experiência. Experiências táteis inadequadas resultarão numa falta dessas associações e numa conseqüente incapacidade de criar relacionamentos fundamentais com outras pessoas. Quando o afeto e o envolvimento são transmitidos pelo tato, são com estes significados, além dos de provimento de segurança através de satisfações, que o tato passará a estar associado. Este é, portanto, o significado humano de tocar.

APÊNDICE I

Toque terapêutico

Nos últimos anos, vem se desenvolvendo a partir da prática da "imposição das mãos" o que passou a ser chamado de "toque terapêutico". A partir das colocações e da prática de Dora Kunz, o toque terapêutico foi desenvolvido ainda mais por sua aluna Dolores Krieger, professora de enfermagem na Universidade de Nova York. Em seu livro *The Therapeutic Touch* (1982), Krieger nos conta como aprendeu e depois passou a ensinar o toque terapêutico e então apresenta ao leitor a teoria e os fatos — até onde são conhecidos — sobre os quais seu trabalho está fundamentado. Diante da questão sobre o que a levou ao toque terapêutico, Krieger diz que se lhe apresentou através do que conhecia de neurofisiologia, que também lecionou por muito tempo; também chegou a essa articulação teórico-prática por outras fontes de influência, lendo sobre práticas de saúde de ioga, dos vedas, dos tibetanos, da medicina chinesa, e ainda do *prana,* termo sânscrito para o sistema de energias que se refere "aos fatores organizadores que estão por trás do que chamamos processo de vida" e que é responsável, entre outras coisas, por fenômenos tais como regeneração e cura de feridas.

Krieger reproduz em seu livro os relatos de muitos adeptos do toque terapêutico que trataram com sucesso de problemas que variavam desde acalmar bebês chorosos até a cura de lesões e de distúrbios funcionais de diversos tipos. Apresenta também diversos históricos de casos de autocura usando o toque terapêutico. Krieger postula que as funções do corpo humano ocorrem por meio de condução elétrica e que cada pessoa tem um campo individual, dentro e em torno de seu corpo, dotado de carga. No toque terapêutico, o curador redireciona o campo do paciente, deslocando suas mãos em cima ou próximas ao corpo com gestos que se assemelham aos de varrer, dotando-os de uma enérgica intenção de curá-lo. O curador se concentra na cura do enfermo. Isto se chama "centralização", ou seja, é a concentração de energia para ajudar o enfermo. A centralização é descrita como um estado de consciência alterada, uma espécie de profundo relaxamento e de intensa concentração, na qual pensamentos alheios são excluídos. Simplesmente querer curar não basta. Estando as mãos a uma distância de 10 a 15cm do corpo do paciente, a passagem das mãos do curador ao longo do corpo do doente detecta áreas de "excesso de energia", indicativas de tensão acumulada ou de moléstia que, através do toque terapêutico, o curador é capaz de redirecionar ou redistribuir; isto é chamado de "harmonizar o campo" para que o campo do enfermo seja auxiliado na mobilização de seus próprios recursos para autocurar-se, processo este que o curador, usando suas mãos, também promove direcionando energia para as partes afetadas do corpo em tratamento.

Por conseguinte, o curador é uma pessoa cuja saúde lhe permite acesso a uma abundante quantidade de *prana* e cujo profundo senso de compromisso e intenção de ajudar pessoas enfermas lhe confere uma certa medida de controle sobre a projeção dessa energia vital. O ato de curar, portanto, segundo Krieger, "implicaria na canalização desse fluxo de energia pelo curador para o bem-estar da pessoa doente...; embora o curador projete esta energia, *prana,* para o uso de outra pessoa, o próprio curador não se esgota ou fica privado de energia a menos que se identifique intimamente demais com todo o processo".

Entre os poucos experimentos controlados para testar a solidez do toque terapêutico enquanto sistema teórico-prático, a Dra. Krieger elaborou um teste com base na seguinte hipótese: uma vez que *prana* envolve a respiração, os valores da hemoglobina deverão ser maiores no sujeito curado pelo toque terapêutico do que nos sujeitos de um grupo controle não submetidos ao tratamento. De fato este foi o resultado obtido a .01 de nível de significância. Este dado foi confirmado por mais duas outras pesquisas.

A Dra. Janet Quinn, da Faculdade de Enfermagem da Universidade da Carolina do Sul, aluna de Krieger, numa pesquisa com pacientes hospitalizados por problemas cardiovasculares, encontrou uma diminuição altamente significativa da ansiedade aguda após um toque terapêutico isento de contato, com duração de apenas cinco minutos, e executado por enfermeiras com vários anos de experiência com o método. No caso do grupo controle de enfermeiras que não tinham qualquer conhecimento do toque terapêutico e que apenas imitavam os movimentos do toque terapêutico sem contato, sem terem porém consciência do intercâmbio de energia entre enfermeira e paciente ou sem a concentração e a intenção de curá-lo, não houve mudança no nível de ansiedade dos pacientes.

A fim de descobrir quais mudanças no EEG poderiam ocorrer no curador assim como no assistido durante as sessões de toque terapêutico, os Drs. Erik Peper, do Centro de Ciências Interdisciplinares da Universidade Estadual de São Francisco, e Sonia Ancoli, do Instituto Langley Porter de Neuropsiquiatria da Universidade da Califórnia, em São Franciso, descobriram a existência de um ritmo beta rápido predominante nos EEGs da Dra. Kriger, ao passo que em três pacientes não se registraram modificações de monta nos EEGs, nos EMGs (eletromiogramas) e nos ECGs (eletrocardiogramas). Os três pacientes eram: um homem de 60 anos, com uma história de cinco anos de fortes dores no pescoço, costas e cabeça; uma mulher de 30 anos, com uma história de cistos fibróides nos seios; e R.G., uma mulher de 23 anos, com uma história de severas enxaquecas crônicas, acompanhadas de um episódio de ataque epiléptico tipo grande mal. Todos os três pacientes relataram que o toque terapêutico era relaxante e que novamente estariam dispostos a passar por uma sessão. A experiência foi considerada importante pelos pacientes. Um deles, R.G., comentou: "Esta foi a primeira vez em que senti que alguém (A Dra. K.) realmente se importava. É tão raro que alguém se importe, no grupo dos médicos. Além disso, eu estava tentando fazer algo por mim. Isto me fez sentir melhor".

"Essa melhora", escrevem os autores, "pode não estar relacionada à experiência do toque terapêutico, e não se podem alegar provas em favor disso... Possivelmente, o toque terapêutico teria condições de ser uma técnica para investigar a dinâmica do placebo".

Evidentemente, os sucessos atribuídos ao toque terapêutico talvez nada signifiquem além de uma afirmação sobre o efeito placebo. Já se argumentou antes que até que essas alegações tenham sido adequadamente testadas, devem permanecer *sub judice*.

Fazendo um relato complacente do toque terapêutico, a enfermeira Marie-Thérèse Connell observou que, em sentido científico, o toque terapêutico "realizou poucos progressos na descrição de sua natureza ou na previsão de seus efeitos e somente pouca confiança se pode depositar nos dados existentes". De fato, grande parte das evidências citadas em favor do toque terapêutico são anedóticas e não foram obtidas de maneira científica. Tem sido dado um tratamento insuficiente a nível de se testar se outros fatores não teriam eventualmente desempenhado papel significativo dentro dos resultados relatados. São necessários mais experimentos cientificamente controlados sobre o toque terapêutico. Nesse ínterim, relatos de boa qualidade sobre os fundamentos teóricos, científicos e filosóficos do toque terapêutico foram escritos por Patricia Heidt, num livro de artigos editado por ela e Marianne Borelli, intitulado *Therapeutic*

Touch; nesta obra podem ser também encontrados muitos outros artigos interessantes.

O toque terapêutico e a prática da parteira também têm sido objeto de discussão por Iris S. Wolfson, enfermeira e parteira atuante, mas também neste caso, novamente, são necessários outros estudos independentes.

A Dra. Judith Smith, da Escola de Enfermagem da Universidade da Pensilvânia, escreveu uma crítica sobre as alegações que têm sido feitas em favor do toque terapêutico, e que deveria ser lida por todos os que se interessarem pelo assunto. Como assinala a Dra. Smith, numa referência ao belo livro de Jerome Frank, de 1961, *Persuasion and Healing,* o que ele disse bem, ela diz ainda melhor: "O significado de curar é o que o curador comunica. O meio eficaz de estabelecer uma transação com a pessoa doente é o amor, o cuidado, o profundo desejo de ajudar. O curador está comunicando de modo ativo sentimentos de preocupação, interesse, cuidado, e o paciente responde com uma esperança confiante. Dentro desta perspectiva, pode-se presumir que os gestos e manipulações do curador, no toque terapêutico, funcionem como uma forma de comunicar a atitude do curador".

Neurologia e Toque Terapêutico. Surpreende até certo ponto que nenhum dos autores de trabalhos sobre toque terapêutico tenha se aventurado a discutir os mecanismos neurofisiológicos por meio dos quais sua terapia, pelo menos em parte, talvez conseguisse fundamentar seus supostos resultados. Se asssim procedessem, estariam em condições de apresentar uma estruturação teórica muito melhor em defesa de suas noções do que até agora. Além da interação social, o que está envolvido a nível fisiológico em todas as formas de toque são mudanças nos impulsos eletroquímicos. Quando tocados, os neurônios que recebem os estímulos ativam geradores de fracas correntes elétricas, localizados na membrana externa das células nervosas, e também ao longo dos dendritos sensoriais e axônios motores.

A estrutura fundamental do sistema nervoso é o neurônio que transmite os sinais aos tecidos e partes do corpo aos quais está relacionado. Reduzido a sua forma mais simples, o *neurônio* consiste num corpo celular do qual se projetam duas extensões principais, na forma de sistema de fibras: os dendritos sensoriais e os axônios motores. Os dendritos são geralmente curtos e dispostos segundo um padrão de complexa ramificação que forma um arbusto em torno do corpo celular. São os dendritos que recebem os sinais. Os axônios são geralmente mais compridos, freqüentemente são dotados de ramificações chamadas colaterais e terminam numa saliência de tamanho muito menor. A excitação inicia-se no arbusto terminal do dendrito e é transmitida aos terminais do axônio. Este pode agir diretamente sobre o músculo ou glândula ou transmitir a excitação ao dendrito ou a outro axônio. A área na qual o axônio de um neurônio estabelece contigüidade — *não* continuidade — com um dendrito de outro neurônio é a *sinapse*. Uma sinapse consiste de duas partes: uma extremidade saliente de um terminal de axônio e a região receptora de outro neurônio. Alguns tipos de junções sinápticas são organizadas entre axônio e axônio, ou entre dendrito e dendrito. Um neurônio pode estabelecer até 10.000 sinapses.

Na junção sináptica, a saliência axônica, que é a parte da sinapse que presta informações, e que contém muitas vesículas portadoras de milhares de moléculas de transmissores químicos, libera estas moléculas na fenda sináptica (na área que separa axônios e dendritos), como está mostrado esquematicamente na Figura 5. Essa liberação é desencadeada pelos impulsos elétricos que estão vindo, propagados pela membrana do axônio. O impulso nervoso ou a ação potencial é uma onda autopropagada de potencial elétrico negativo e, como o sugeriu Robert Miller, é possível que mudanças temporá-

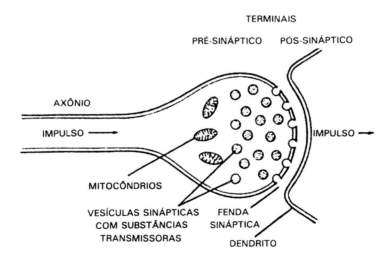

Figura 5. Sinapse em forma esquemática. Quando o impulso chega no terminal pré-sináptico, o transmissor é liberado para a fenda e o impulso é reativado no terminal pós-sináptico, no dendrito da segunda célula. (Extraído de L. M. Stevens, Explorers of the Brain, Nova York, Knopf, 1971, p. 181. *Reproduzido com permissão.)*

rias na freqüência dos impulsos tenham algum significado. Embora Miller se refira a mudanças nervosas no cérebro, sua sugestão provavelmente se aplica também a mudanças nos neurônios do sistema nervoso periférico. A passagem de um potencial de ação por um neurônio ou fibra nervosa é praticamente um evento simultâneo.

Os receptores sensoriais da pele, dos quais provavelmente existem mais de meia dúzia de tipos, são ativados eletricamente quando estimulados. As voltagens elétricas ou potenciais de gerador variam de 10 a 100 milivolts,* voltagem esta praticamente tão alta quanto a de um potencial de ação. Nas variedades de toques, pressões e vibrações acontecem muitas atividades elétricas que variam com a idade, a condição física e outros fatores idiossincráticos. Essa atividade elétrica pode não somente ser diretamente medida nos neurônios implicados, como também pelo seu retorno sobre a pele, através de testes de condutividade epidérmica, semelhantes aos que já se tornaram conhecidos do público, como os assim chamados detectores de mentira. Neste sentido, deve-se declarar enfaticamente que os testes "para detecção de mentira" são absolutamente destituídos de valor, pois não há qualquer possibilidade de medirem uma série tão complexa de mudanças fisiológicas quanto as que estão envolvidas na situação de a pessoa estar ou não contando a verdade. Enquanto psicogalvanômetro, esse instrumento tem sua utilidade na mensuração da condutividade da pele em resposta a um estímulo simples, mas além disso quaisquer outras atribuições não são justificadas.

Os sinais táteis emitidos pela pele passam pela medula espinhal e daí para a região somestésica do cérebro onde, basicamente, estimulam os neurônios do giro pós-central, no ponto em que este mergulha no giro central (Fig. 6), para aí estabelecer relações não só com os neurônios das seis camadas do giro pós-central, como também e especialmente, com a área posterior somestésica do giro pós-central, onde ocorre uma grande quantidade de atividades de integração na interpretação não só de sensações táteis como também de muitas outras que se originam de dentro e de fora do corpo. As mudanças elétricas e químicas envolvidas devem servir para sugerir como o tato, em todas as suas formas, tem possibilidade de afetar o organismo vivo.

Pesquisas Eletronográficas. As pesquisas sobre a imagem eletroluminescente emitida pela pele num filme fotosensível foram descritas pelo Dr. C. Guja do laboratório de antropologia do Instituto "V. Babe", de Bucareste. No último de seus estudos publicados, abrangendo mais de mil pessoas, o Dr. Guja descobriu que, embora cada

---

* Um milivolt é um milésimo de volt.

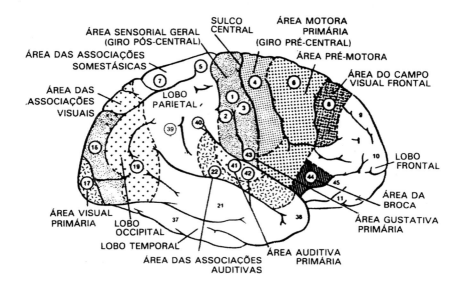

Figura 6. Áreas funcionais do cerebrum. Visão lateral direita. A área de Broca geralmente localiza-se no hemisfério esquerdo. (Extraído de Tortora e Anagnostakos, Principles of Anatomy and Physiology, *3.ª ed., Nova York, Harper & Row, 1981, Figura 14:7, p. 341. Reproduzido com permissão.)*

pessoa tenha seu próprio padrão bioelétrico de projeção de uma imagem, foi possível classificar essas variações em três categorias: (1) fundamental, (2) elementar, (3) polarizante. Em decorrência de seus experimentos, Guja sugere que há a possibilidade de uma tipologia bioelétrica dos seres humanos e de uma possível diferenciação antropológica das pessoas.

O campo da bioeletronografia parece ser promissor para a condução de novas pesquisas, especialmente para as que se referem à tatilidade individual e, possivelmente, ao toque terapêutico. As bases psicofísicas e psiconeuroimunológicas do tato continuam sendo campos amplamente abertos e promissores para a realização de pesquisas futuras.

APÊNDICE 2

Efeitos causados na mãe pelo afastamento do bebê imediatamente após seu nascimento

> *"To the solid ground
> Of Nature, trusts the mind which builds for aye."*
> —Wordsworth*

Demonstração Canina. ** Há mais ou menos quatro semanas, nossa adorada cadela "collie", Jeanie, deu à luz oito filhotes. A experiência se mostrou tão rica (em suas implicações) que considerei possível vocês se interessarem em conhecê-la. Teoricamente, ela pertence às três crianças e, uma vez que alguns dos filhotes de Jeanie foram nascendo durante o dia, antes da hora das crianças irem dormir, elas tiveram chance de observar todo o processo, evidentemente com um fascínio completo.

Ela começou a tê-los tão depressa e foi também se cansando tanto para não atrasar-se com a limpeza e a resolução do cordão umbilical de cada filhote, antes de o próximo já estar a caminho, que os fui afastando um por um e colocando dentro de uma caixa forrada com flanela macia, assim que ela havia encerrado aquela parte de suas tarefas maternas, pensando em ajudá-la e dar-lhe um descanso e também para impedir que ela talvez se deitasse em cima de algum dos primeiros filhotes nascidos, quando outro nascesse. Ela é uma alma tão confiante, no que tange a nós, que nos permitiu esta interferência humana sem grande ansiedade, continuando com o parto até todos os oito terem vindo. Quando pareceu que não havia mais filhotes para nascer, devolvi-lhe todos com a finalidade de tranqüilizar

---

* "Ao solo firme/ da Natureza, confia a mente que então se constrói para sempre". (N.T.)

** Reimpresso com autorização da autora, Betsy Marvin Mckinney e *Child-Family Digest*, vol. 10, 1954, pp. 63-65.

tanto a mãe quanto os filhos, e novamente afastei-os, desta vez por mais ou menos uma hora, para dar à mãe um "bom descanso". Ela estava muito cansada e trabalhara duro durante várias horas.

No ano passado, depois que o quarto e último filhote de sua primeira ninhada tinha acabado de nascer, ela se mostrava ávida por sair da caixa em que estivera dando à luz e dar uma volta e não foi necessário estimulá-la, mas desta vez ela não se deixou convencer. Ela *não* saía de jeito nenhum e, além disso, dava a impressão de estar ficando cada vez mais ansiosa por causa de seus filhotes a se contorcerem. Sendo assim, coloquei-os de volta a seu lado, e eles imediatamente começaram a buscar as tetas e a focinhar, e em poucos minutos estavam mamando. Repentinamente percebi que essa havia sido a primeira oportunidade que eu havia dado a seus filhotes de mamarem, apesar do fato de já se haverem escoado várias horas desde que nascera o primeiro.

Fiquei a seu lado mais algumas horas no caso de mais algum filhote retardatário aparecer (nesse dia fui para a cama quase ao amanhecer!) e, quando perto desse momento, e apesar de todos os pesares, eu soube que *ainda* não conseguiria fazer aquela apática cadela sair da caixa em que fizera seu parto, para ter o descanso que a meu ver ela já deveria estar precisando, o impacto total do que eu havia feito começou a me inundar.

Finalmente, com ordens efetivamente severas, forcei-a a sair para o ar livre por alguns momentos; depois disso, ela voltou para a caixa e lá permaneceu, dando peito para seus filhotes, *durante mais de 24 horas*!

Foi um choque perceber, entre envergonhada e desconcertada, que eu havia feito Jeanie passar o mesmo tipo de privação cultural e dano que se pratica com muitas mães humanas quando seus bebês são afastados delas, sem lhes permitirem uma mamada imediata, que é uma urgência instintiva do recém-nascido.

Quanto a Jeanie, aquela pobre cadela estava em condições internas precárias e tenho receio de que a culpa tenha sido toda minha. Ela *precisava* ter ficado lá, deitada, muito mais horas do que normalmente, para que as mamadas de seus filhotes a restituíssem a um estado razoável de saúde interna. Ela sofreu uma grave hemorragia durante a noite e quase não me contive de raiva de mim mesma por ter sido tão ignorante. Do jeito como as coisas aconteceram, levou um tempo muito maior para que nossa Jeanie pudesse voltar ao normal e isso se deu, com toda probabilidade, porque eu a havia impedido de passar pelas imediatas sugadas terapêuticas que a teriam deixado inteira de novo no momento em que ela mais necessitava disso, ou seja, no momento imediatamente seguinte ao parto e à limpeza de cada filhote!

Sabem, às vezes fico me perguntando se esta mesma situação ocorreria sem que alguém a percebesse, no caso das mães humanas; fico querendo saber se haveria alguma relação entre as lentas recuperações do trabalho de parto e remoção do bebê de perto da mãe, às vezes por prolongados períodos. Será que a rotineira injeção de pituitrina usada para contrair o útero após o parto poderia, apesar de ser esporadicamente necessária, exercer os efeitos a longo prazo que a amamentação imedita e contínua tem, por meio da qual a mãe e o bebê respondem cada um às necessidades do outro, exatamente no momento e na extensão que ambos precisam que exista, ao longo de bastante tempo? Esse início de relacionamento é quase simbiótico: a mãe dá ao bebê segurança, juntamente com o estímulo da nutrição, e o bebê funciona para ela como agente terapêutico, acelerando sua convalescença depois de seus esforços recentes para trazê-lo à luz.

De qualquer maneira, Jeanie sem dúvida demonstrou este princípio de modo inequívoco e eu me senti horrivelmente mal pela participação que tive em seu sofrimento.

Referências Bibliográficas*

Capítulo 1. A Mente da Pele

R. Register, "In Touch with Feeling", *Human Behavior*, vol. 4 (1975), pp. 16-23.
G. Gottlieb, "Ontogenesis of Sensory Function in Birds and Mammals", in E. Tobach, L. R. Aronson, and E. Shaw (eds.), *The Biopsychology of Development* (New York: Academic Press, 1971), pp. 67-128.
D. Hooker, *The Prenatal Origin of Behavior* (Lawrence, Kansas: University of Kansas Press, 1952), p. 63.
A. Macfarlane, *The Psychology of Childbirth* (Cambridge, Mass.: Harvard University Press, 1977), pp. 10, 88.
F. Wood Jones, *The Principles of Anatomy as Seen in the Hand* (2nd ed., Baltimore: Williams & Wilkins, 1942), pp. 324 et seq.
A. Virél, *Decorated Man: The Human Body as Art* (New York: Abrams, 1980), p. 12.
C. M. Jackson, "Some Aspects of Form and Growth", in W. J. Robbins (ed.), *Growth* (New Haven: Yale University Press, 1928), pp. 125-127; G. R. De Beer, *Growth* (London: Arnold, 1924), pp. 10, 34.
L. Carmichael, "The Onset and Early Development of Behavior", in L. Carmichael (ed.), *Manual of Child Psychology* (2nd ed., New York: Wiley, 1954), pp. 97-98; E. T. Raney and L. Carmichael; "Localizing Responses to Tactual Stimuli in the Fetal Rat in Relation to the Psychological Problem of Space Perception," *Journal of Genetic Psychology*, 43 (1934), pp. 3-21; A. W. Angulo y Gonzalez, "The Prenatal Development of Behavior in the Albino Rat", *Journal of Comparative Neurology*, 55 (1932), pp. 395-442; E. A Swenson, "The Development of Movement of the Albino Rat Before Birth" (Ph.D. diss., University of Kansas, 1926); W. Preyer, *Specielle Physiologie des Embryo* (Leipzig: Grieben, 1885); A. Peiper, *Cerebral Function in Infancy and Childhood* (New York: Consultants Bureau, 1963), pp. 34-40.
S. Rothman (ed.), *The Human Integument* (Washington, D.C.: American Association for the Advancement of Science, 1959); D. R. Kenshalo (ed.), *The Skin Senses* (Springfield, Ill.: Charles C. Thomas, 1968); R. I. C. Spearman, *The Integument* (New York: Cambridge University Press, 1973).
H. Strughold, "Ueber die Dichte und Schwellen der Schmerzpunkte der Epidermis in den verschiedenen Körperregionen," *Zeitschrift der Biologie,* vol. 80 (1924), p. 367; C. Ingbert, "On the Density of the Cutaneous Innervation in Man," *Journal of Comparative Neurology*, 13 (1903), pp. 209-222.

---

* As referências bibliográficas aparecem aqui na seqüência de citação por capítulo.

E. F. DuBois, *Basal Metabolism in Health and Disease* (Philadelphia: Lea & Febiger, 1936), pp. 125-144.
S. Rothman, *Physiology and Biochemistry of the Skin* (Chicago: University of Chicago Press, 1954), pp. 493-514.
H. Yoshimura, "Organ Systems in Adaptation: The Skin," in D. B. Dill et al. (eds.) *Adaptation to Environment* (Washington, D. C.: American Physiological Society, 1964), p. 109.
R. F. Rushmer et al., "The Skin," *Science*, 154 (1966), pp. 343-348.
Rothman, *Physiology and Biochemistry of the Skin*; W. Montagna, *Structure and Function of Skin* (New York: Academic Press, 1956); D. Sinclair, *Cutaneous Sensation* (New York: Oxford University Press, 1967); H. Piéron, *The Sensations* (London: Miller, 1956); Rothman, *The Human Integument*.
J. Horder, "Hugging Humans," *The Listener (London), April 12, 1979.*
Virél, *Decorated Man*, p. 12.
P. Blum, *La Peau* (Paris: Presses Universitaires de France, 1960).
B. Russell, *The ABC of Relativity* (New York: Harper & Bros., 1925).
G. H. Bishop, "Neural Mechanisms of Cutaneous Sense," *Physiological Reviews*, 26 (1946), pp. 77-102.
W. Penfield and T. Rasmussen, *The Cerebral Cortex of Man* (New York: Macmillan, 1950), p. 214.
Kent C. Bloomer and Charles W. Moore, *Body, Memory, and Architecture* (New Haven: Yale University Press, 1977).
Cf. J. J. Gibson, *The Perception of the Visual World* (Boston: Houghton Mifflin, 1950), pp. 97, 98.
B. B. Greenbie, *Spaces: Dimensions of the Human Landscape* (New Haven: Yale University Press, 1981), p. 9.
A. R. Luria, "The Functional Organization of the Brain," *Scientific American*, 222 (1970), pp. 66-78.
E. Séguin, Jacob-Rodriguez Pereire. Notice Sur Sa Vie et Ses Travaux et Analyse Raisonnée de Sa Methode (Paris: Ballière, Guyot & Scribe, 1847). For a brief good account of Pereire and his method, see Harlan Lane, *The Wild Boy of Aveyron* (Cambridge, Mass: Harvard University Press, 1976), pp. 150-152; Harlan Lane, *When The Mind Hears* (New York: Random House, 1984).
A. Montagu, "The Sensory Influences of the Skin," *Texas Reports on Biology and Medicine*, 2 (1953), pp. 291-301.
W. J. O'Donovan, *Dermatological Neuroses* (London: Kegan Paul, 1927).
M. E. Obermayer, *Psychocutaneous Medicine* (Springfield, Ill.: Charles C Thomas, 1955). See also J. A. Aita, *Neurocutaneous Diseases* (Springfield, Ill.: Charles C Thomas, 1966); H. C. Bethune and C. B. Kidd, "Psychophysiological Mechanisms in Skin Diseases," *The Lancet*, 2 (1961), pp. 1419-1422.
F. S. Hammett, "Studies in the Thyroid Apparatus: I," *American Journal of Physiology*, 56 (1921), pp. 196-204, p. 199.
F. S. Hammett, "Studies of the Thyroid Apparatus: V", *Endocrinology*, 6 (1922), pp. 221-229; J. Older, *Touching Is Healing* (New York: Stein & Day, 1982); C. C. Brown (ed.), *The Many Facets of Touch* (Skillman, New Jersey: Johnson & Johnson Baby Products, 1984).
M. J. Greenman and F. L. Duhring, *Breeding and Care of the Albino Rat for Research Purposes* (2nd ed., Philadelphia: Wistar Institute, 1931).
J. A. Reyniers, "Germ-Free Life Studies", *Lobund Reports*, University of Notre Dame, No. 1 (1946); No. 2 (1949).
Personal communication, November 10, 1950.
R. A. McCance and M. Otley, "Course of the Blood Urea in Newborn Rats, Pigs and Kittens," *Journal of Physiology*, 113 (1951), pp. 18-22.
L. Rhine, "One Little Kitten and How It Grew," *McCall's Magazine,* July 10, 1953, pp. 4-6.

R. W. Schaeffer and D. Premack, "Licking Rates in Infant Albino Rats," *Science*, 134 (1962), pp. 1980-1981.

J. S. Rosenblatt and D. S. Lehrman, "Maternal Behavior of the Laboratory Rat," in H. L. Rheingold (ed.), *Maternal Behavior in Mammals* (New York: Wiley, 1963), p. 14; T. C. Schneirla, J. S. Rosenblatt, and E. Tobach, "Maternal Behavior in the Cat," ibid., in Rheingold, p. 123; H. L. Rheingold, "Maternal Behavior in the Dog," ibid., pp. 179-181; P. Jay, "Mother-Infant Relations in Langurs," ibid., p. 286; I. DeVore, "Mother-Infant Relations in Free-Ranging Baboons," ibid., pp. 310-311.

H. Fox, "The Birth of Two Anthropoid Apes," *Journal of Mammalogy*, 10 (1929), pp. 37-51; R. D. Nadler, "Three Gorillas Born at Yerkes in One Month," *Yerkes Newsletter* (Emory University), 13, 2 (1976), pp. 15-19.

L. L. Roth and J. S. Rosenblatt, "Mammary Glands of Pregnant Rats: Development Stimulated by Licking," *Science*, 151 (1965), pp. 1403-1404.

H. G. Birch, "Source of Order in the Maternal Behavior of Animals," *American Journal of Orthopsychiatry*, 26 (1956), pp. 279-284; T. C. Schneirla, "A Consideration of Some Problems in the Ontogeny of Family Life and Social Adjustments in Various Infrahuman Animals," in M. J. E. Senn (ed.), *Problems of Infancy and Childhood* (New York: Josiah Macy, Jr., Foundation, 1951), p. 96.

G. F. Solomon S. Levine, and J. K. Kraft, "Early Experiences and Immunity," *Nature*, 220 (1968), pp. 821-823.

G. F. Solomon and R. H. Moos, "Emotions, Immunity, and Disease," *Archives of General Psychiatry*, 2 (1964), pp. 657-674.

O. Weininger, "Mortality of Rats under Stress as a Function of Early Handling," *Canadian Journal of Psychology*, 7 (1953), pp. 111-114; O. Weininger, W. J. McClelland, and R. K. Arima, "Gentling and Weight Gain in the Albino Rat," *Canadian Journal of Psychology*, 8 (1954), pp. 147-151; L. Bernstein and H. Elrick, "The Handling of Experimental Animals as a Control Factor in Animal Research — A Review," *Metabolism*, 6 (1957), pp. 479-482; S. Levine, "Stimulation in Infancy," *Scientific American*, 202 (1960), pp. 81-86; W. R. Ruegamer, L. Bernstein, and J. D. Benjamin, "Growth, Food Utilization, and Thyroid Activity in the Albino Rat as a Function of Extra Handling," *Science*, 120 (1954), pp. 184-185.

G. Alexander and D. Williams, "Maternal Facilitation of Sucking Drive in Newborn Lambs," *Science*, 146 (1964), pp. 665-666.

H. Blauvelt, "Neonate-Mother Relationship in Goat and Man," in B. Schaffner (ed.), *Group Processes* (New York: Josiah Macy, Jr., Foundation, 1956), pp. 94-140; p. 116; ibid., p. 116, H. S. Liddell.

R. A. Maier, *Maternal Behavior in the Domestic Hen; III: The Role of Physical Contact*, Loyola Behavior Laboratory Series, vol. 3, 3 (1962-1963), pp. 1-12.

W. H. Burrows and T. C. Byerly, "The Effects of Certain Groups of Environmental Factors upon the Expression of Broodiness," *Poultry Science*, 17 (1938), pp. 324-330; Y. Saeki and Y. Tanabe, "Changes in Prolactin Content of Fowl Pituitary during Broody Periods and Some Experiments on the Induction of Broodiness," *Poultry Science*, 34 (1955), pp. 909-919; D. S. Lehrman, "Hormonal Regulation of Parental Behavior in Birds and Infrahuman Mammals," in W. C. Young (ed.), *Sex and the Internal Secretions* (2 vols., Baltimore: Williams & Wilkins, 1961), vol. 2, pp. 1268-1382; A. T. Cowie and S. J. Folley, "The Mammary Gland and Lactation," ibid., pp. 590-642.

N. E. Collias, "The Analysis of Socialization in Sheep and Goats," *Ecology*, 37 (1956), pp. 228-239.

L. Hersher, A. U. Moore, and J. B. Richmond, "Effect of Postpartum Separation of Mother and Kid on Maternal Care in the Domestic Goat," *Science*, 128 (1958), pp. 1342-1343.

L. Hersher, J. B. Richmond, and A. U. Moore, "Modifiability of the Critical Period for the Development of Maternal Behavior in Sheep and Goats," *Behaviour*, 20 (1963), pp. 311-320.

B. M. McKinney, "The Effects upon the Mother of Removal of the Infant Immediately after Birth," *Child-Family Digest*, 10 (1954), pp. 63-65.

M. H. Klaus and J. H. Kennell, *Maternal-Infant Bonding* (St. Louis, Mo.: C. V. Mosby, 1976); Sheila Kitzinger, *Some Mothers' Experiences of Induced Labour* (London: The National Childbirth Trust, 1975); D. Haire, "The cultural warping of Childbirth," Milwaukee, Wisconsin: International Childbirth Education Association, *I.C.E.A.: News*, 11 (1972), pp. 27-28.

H. F. Harlow, M. K. Harlow, and E. W. Hansen, "The Maternal Affectional System of Rhesus Monkeys," in Rheingold (ed.), *Maternal Behavior in Mammals* (New York: Wiley, 1963), p. 268.

V. H. Denenberg and A. E. Whimbey, "Behavior of Adult Rats Is Modified by the Experience Their Mothers Had as Infants," *Science*, 142 (1963), pp. 1192-1193.

R. Ader and P. M. Conklin, "Handling of Pregnant Rats: Effects on Emotionality of Their Offspring," *Science*, 142 (1963), pp. 412-413.

J. Werboff, A. Anderson, and B. N. Haggett, "Handling of Pregnant Mice: Gestational and Postnatal Behavioral Effects," *Physiology and Behavior*, 3 (1968), pp. 35-39.

A. Sayler and M. Salmon, "Communal Nursing in Mice: Influence of Multiple Mothers on the Growth of the Young," *Science*, 164 (1969), pp. 1309-1310.

O. Weininger, "Physiological Damage under Emotional Stress as a Function of Early Experience," *Science*, 119 (1954), pp. 285-286; Weininger, ibid.

H. Selye, *The Physiology and Pathology of Exposure to Stress* (Montreal: Acta, 1950); C. Newman (ed.), *The Nature of Stress Disorder* (Springfield, Ill.: Charles C Thomas, 1959); H. G. Wolff, *Stress and Disease* (2nd ed., Springfield, Ill.: Charles C Thomas, 1968); R. B. Cairns, "Fighting and Punishment from a Developmental Perspective," in *Nebraska Symposium on Motivation* (Lincoln, Nebraska: University of Nebraska Press, 1972), pp. 59-124.

O. Weininger, "Physiological Damage under Emotional Stress a Function of Early Experience", *Science*, 119 (1954), pp. 285-286.

J. L. Fuller, "Experiential Deprivation and Later Behavior", *Science*, 158 (1967), pp. 1645-1652.

L. Hersher, J. B. Richmond, and U. Moore, "Maternal Behavior in Sheep and Goats", in Rheingold, *Maternal Behavior in Mammals*, p. 209.

D. H. Barron, "Mother-Newborn Relationship in Goats", in Schaffner, *Group Processes*, pp. 225-226.

G. G. Karas, "The Effect of Time and Amount of Infantile Experience upon Later Avoidance Learning" (M.A. thesis, Purdue University, 1957).

S. Levine and G. W. Lewis, "Critical Period for the Effects of Infantile Experience on Maturation of Stress Response", *Science*, 129 (1959), p. 42.

R. W. Bell, G. Reisner, and T. Linn, "Recovery From Electroconvulsive Shock as a Function of Infantile Stimulation," *Science*, 133 (1961), p. 1428.

V. H. Denenberg and G. G. Karas, "Effects of Differential Handling upon Weight Gain and Mortality in the Rat and. Mouse," *Science*, 130 (1959), pp. 629-630; V. H. Denenberg and G. G. Karas, "Interactive Effects of Age and Duration of Infantile Experience on Adult Learning", *Psychological Reports*, 7 (1960), pp. 313-322; V. H. Denenberg and G. G. Karas, "Interactive Effects of Infant and Adult Experience upon Weight Gain and Mortality in the Rat," *Journal of Comparative and Physiological Psychology*, 54 (1961), pp. 658-689.

R. Norem and Fred Cornhill, "The TLC Factor and Heart Disease", *Science News*, 116 (1979), p. 188.

G. Hendrix, J. D. Van Valck, W. E. Mitchell, "Early Handling by Humans Is Found to Benefit Horses", *New York Times*, December 27, 1968.

E. Karsh, "If You Want a Friendly Cat", *Science News*, 24 July 30, 1983.

A. F. McBride and H. Kritzler, "Observations on Pregnancy, Parturition, and Post-Natal Behavior in the Bottlenose Dolphin", *Journal of Mammalogy*, 32 (1951), pp. 251-266.

R. A. Gilmore, "The Friendly Whales of Laguna San Ignacio, *Terra*, 15 (1976), pp. 24-28.

A. Gunner, "A London Hedgehod", *The Listener* (London), February 16, 1956, p. 255.
H. F. Harlow, "The Nature of Love", *The American Psychologist*, 13 (1958), pp. 673-685.
Ibid., p. 676.
Harlow, Harlow, and Hansen, "The Maternal Affectional System", p. 260.
Ibid., p. 279.
L. L. Roth, "Effects of Young and of Social Isolation on Maternal Behavior in the Virgin Rat", *American Zoologist*, 7 (1967), p. 800.
J. Terkel and J. S. Rosenblatt, quoted in J. S. Rosenblatt, "Onset and Maintenance of Maternal Behavior in the Rat", in Lester R. Aronson et al. (eds.), *Development and Evolution of Behavior* (San Francisco: Freeman, 1970), pp. 502-503.
Harlow Harlow, and Hansen, "The Maternal Affectional System", pp. 260-261.
P. Jay, "Mother-Infant Relations in Langurs", in Rhein-gold, *Maternal Behavior in Mammals*, p. 286.
H. F. Harlow, *Learning to Love* (New York: Ballantine Books, 1971).
M. Shirley, *The First Two Years: A Study of Twenty-Five Babies* (3 vols., Minneapolis: University of Minnesota Press, 1931/33).
P. Marler, "Communication in Monkeys and Apes", in I. DeVore (ed.), *Primate Behavior* (New York: Holt, Rinehart & Winston, 1965), p. 551.
H. Hediger, *Wild Animals in Captivity* (London: Butter-worth, 1950).
A. Jolly, *The Evolution of Primate Behavior* (New York: Macmillan, 1972).
T. R. Antoney, "The Ontogeny of Greeting, Grooming, and Sexual Motor Patterns in Captive Baboons (Super-species Papio cynocephalus)", *Behaviour*, 31 (1968), pp. 358-372; J. Sparks, "Allogrooming in Primates: A Review", in Desmond Morris, ed., *Primate Ethology* (Chicago: Aldine, 1967), pp. 148-175; J. Van Lawick-Goodall, "Mother-Offspring Relationships in Freehanging Chimpanzees", ibid., pp. 287-346.
Jolly, *Primate Behavior*.
Anthoney, "Patterns in Captive Baboons", pp. 358-372.

Capítulo 2. O Útero do Tempo.

M. Sarton, "An Informal Portrait of George Sarton", *Texas Quarterly*, Autumn 1962, p. 105.
R. W. Jondorf, R. P. Maichel, and B. B. Brodie, "In-ability of Newborn Mice and Guinea Pigs to Metabolize Drugs", *Biochemical Pharmacology*, 1 (1958), pp. 352-354.
I. D. Ross and I. F. Deforges, "Further Evidence of Deficient Enzyme Activity in the Newborn Period", *Pediatrics*, 23 (1959), pp. 718-725.
C. Smith, *The Physiology of the Newborn Infant* (3rd ed., Springfield, Ill.: Charles C Thomas, 1960); E. H. Watson and G. H. Lowrey, *Growth and Development of Children* (5th ed., Chicago: Yearbook Medical Publishers, 1967), pp. 203-204; C. A. Villee, "Enzymes in the Development of Homeostatic Mechanisms", in G. W. Wolstenholme and M. O'Connor (eds.), *Somatic Stability in the Newly Born* (Boston: Little, Brown, 1961), pp. 246-278; H. F. R. Prechtl, "Problems of Behavioral Studies in the Newborn Infant", in D. S. Lehrman, R. A. Hinde, and E. Shaw (eds.), *Advances in the Study of Behavior* (2 vols., New York: Academic Press, 1965), vol. 1, p. 79.
A. Montagu, *The Human Revolution* (New York: Bantam Books, 1967), pp. 126-138; A. Montagu, "Time, Morphology and Neoteny in the Evolution of Man", *American Anthropologist*, 57 (1955), pp. 13-27; A. Montagu, "Neoteny and the Evolution of the Human Mind", *Explorations*, No. 6 (Toronto, 1956), pp. 85-90; G. DeBeer, *Embryos and Ancestors* (3rd ed., New York: Oxford University Press, 1958); F. Kovács, "Biological Interpretation of the Nine Months Duration of Human Pregnancy", *Acta Biologica Magyar*, 10 (1960), pp. 331-361; A. Portmann, *Biologische Fragmente* (Basel: Benno Schwalbe & Co., 1944); A. Montagu, "The Origin and Significance of Neonatal Immaturity in Man", *Journal of the American Medical Association*, 178 (1961), pp. 156-157; S. J. Gould, *Ontogeny and Phylogeny* (Cambridge: Harvard University Press, 1977); A. Montagu, *Growing Young* (New York: McGraw-Hill, 1981).

J. Bostock, "Exterior Gestation, Primitive Sleep, Enuresis and Asthma: A Study in Aetiology", *Medical Journal of Australia*, 2 (1958), pp. 149-153; 185-188.

D. B. and E. F. P. Jelliffe, "Human Milk, Nutrition, and the World Resource Crisis", *Science*, 188 (1975), pp. 557-561; D. B. and E. F. P. Jelliffe, *Human Milk in the Modern World* (New York: Oxford University Press, 1978).

A. Montagu, *Prenatal Influences* (Springfield, Ill.: Charles C Thomas, 1962), pp. 413-414; P. Gruenwald, "The Fetus in Prolonged Pregnancy", *American Journal of Obstetrics and Gynecology*, 89 (1964), pp. 503-505; P. B. Mead, "Prolonged Pregnancy", *American Journal of Obstetrics and Gynecology*, 89 (1964), pp. 495-502; W. E. Lucas, "The Problems of Postterm Pregnancy", *American Journal of Obstetrics and Gynecology*, 91 (1965), pp. 241-250; M. Zwerdling, "Complications of Prolonged Pregnancies", *Journal of the American Medical Association*, 195 (1966), pp. 39-40; R. L. Naeye, "Infants of Prolonged Gestation", *Archives of Pathology*, 84 (1967), pp. 37-41.

A. Montagu, *Prenatal Influences*: A. Montagu, *Life Before Birth* (New York: New American Library, 1964); N. J. Berrill, *The Person in the Womb* (New York: Dodd, Mead), 1968; A. J. Ferreira, *Prenatal Environment* (Springfield, Ill: Charles C Thomas, 1969); H. C. Mack (ed), *Prenatal Life* (Detroit: Wayne State University Press, 1970; T. Verney with J. Kelly, *The Secret Life of the Unborn Child* (New York: Summit Books, 1981).

C. M. Drillien, "Physical and Mental Handicap in the Prematurely Born", *Journal of Obstetrics and Gynaecology of the British Empire*, 66 (1959), pp. 721-728; see also B. Corner, *Prematures* (Springfield, Ill.: Charles C Thomas, 1960).

M. Shirley, "A Behavior Syndrome Characterizing Prematurely-Born Children", *Child Development*, 10 (1939), pp. 115-128.

A. J. Schaffer, *Diseases of the Newborn* (Philadelphia: Saunders, 1965), pp. 45-46.

A. P. Kimball and R. J. Oliver, "Extra-Amniotic Caesarean Section in the Prevention of Fatal Hyaline Membrane Disease", *American Journal of Obstetrics and brane Disease"*, *American Journal of Obstetrics and Gynecology*, 90 (1964), pp. 919-924.

R. J. McKay, Jr., and C. A. Smith, in W. E. Nelson (ed.), *Texbook of Pediatrics* (7th ed., Philadelphia: Saunders, 1959), p. 286.

G. W. Meier, "Behavior of Infant Monkeys: Differences Attributable to Mode of Birth", *Science*, 143 (1964), pp. 968-970.

S. Segal and J. Chu, in T. K. Oliver, Jr. (ed.), *Neonatal Respiratory Adaptation* (Bethesda, Md.: U. S. Dept. of Health, Education, and Welfare, National Institutes of Health, 1966), pp. 183-188.

T. K. Oliver, Jr. A. Demis, and. G. D. Bates, "Serial Blood-Gas Tensions and Acid-Base Balance during the First Hour of Life in Human Infants", *Acta Paediatrica*, 50 (Stockholm, 1961), pp. 346-360.

M. Cornblath et al., "Studies of Carbohydrate Metabolism in the Newborn Infant", *Pediatrics*, 27 (1961), pp. 378-389.

L. J. Grota, V. H. Denenberg, and M. X. Zarrow, "Neonatal Versus Caesarean Delivery: Effects upon Survival Probability, Weaning Weight, and Open-Field Activity", *Journal of Comparative and Physiological Psychology*, 61 (1966), pp. 159-160.

W. J. Pieper, E. E. Lessing, and H. A. Greenberg, "Personality Traits in Cesarean-Normally Delivered Children", *Archives of General Psychiatry*, 2 (1964), pp. 466-471.

M. Straker, "Comparative Studies of Effects of Normal and Caesarean Delivery upon Later Manifestations of Anxiety", *Comprehensive Psychiatry*, 3 (1962), pp. 113-124.

W. T. Liberson and W. H. Frazier, "Evaluation of EEG Patterns of Newborn Babies", *American Journal of Psychiatry*, 118 (1962), pp. 1125-1131.

D. H. Barron, "Mother-Newborn Relationships in Goats", in B. Schaffner (ed.), *Group Processes* (New York: Josiah Macy, Jr., Foundation, 1955), p. 225-226.

Meier, "Behavior of Infant Monkeys...", *Science*, 143 (1964), pp. 968-970.

R. A. McCance and M. Otley, "Course of the Blood Urea in Newborn Rats, Pigs and Kittens", *Journal of Physiology*, 113 (1951), pp. 18-22.

H. B. Pack, "Mother-Newborn Relationship in Goats", in Schaffner, *Group Processes*, p. 228.

Editorial, "The Gut and the Skin", *Journal of the American Medical Association*, 196 (1966), pp. 1151-1152; M. E. Obermayer, *Psychocutaneous Medicine* (Springfield, Ill.: Charles C Thomas, 1955), pp. 376-377; L. Fry, S. Shuster, and R. M. H. McMinn, "The Small Intestine in Skin Disease", *Archives of Dermatology*, 93 (1966), pp. 647-653; M. L. Johnson and H. T. H. Wilson, "Skin Lesions in Ulcerative Colitis", *Gut*, 10 (1969), pp. 255-263.

F. Reitzenstein, "Aberglauben", in M. Marcuse (ed.), *Handworterbuch der Sexualwissenschaft* (2nd ed., Bonn: Marcus & Weber, 1926), p. 5.

Capítulo 3. Amamentação

O. Rank, *The Trauma of Birth* (London: Allen & Unwin, 1929).

A. Kulka, C. Fry, and F. J. Goldstein, "Kinesthetic Needs In Infancy", *American Journal of Orthopsychiatry*, 33 (1960), pp. 562-571.

Personal communication, 2 April 1976.

Associated Press, May 1975. See also *Leaven*, La Leche League International, Franklin Park, Illinois, July-August 1975, p. 21.

A. Montagu and F. Matson, *The Dehumanization of Man* (New York: McGraw-Hill, 1983).

Infant Care (Washington, D. C.: U.S. Government Printing Office, 1963), p. 16.

M. P. Middlemore, *The Nursing Couple* (London: Cassell, 1941), pp. 18-19.

M. H. Klaus and J. H. Kennell, *Parent-Infant Bonding* (St. Louis, Mo.: C. V. Mosby Co., 1982); M. H. Klaus and P. H. Klaus, *The Amazing Newborn* (Reading, Mass.: Addison-Wesley, 1985), pp. 106-107.

T. Smith and R.B. Little, "The Significance of Colostrum to the New-Born Calf", *Journal of Experimental Medicine*, 36 (1922), pp. 181-198.

J. A. Toomey, "Agglutinins in Mother's Blood, Mother's Milk, and Placental Blood", *American Journal of Diseases of Children*, 47 (1934), pp. 521-528; J. A. Toomey, "Infection and Immunity", *Journal of Pediatrics*, 4 (1934), pp. 529-539.

D. B. Jelliffe and E. F. P. Jelliffe, *Human Milk in the Modern World* (New York: Oxford University Press, 1978).

G. E. Gaull, "What Is Biochemically Special about Human Milk?" in Dana Raphael (ed.), *Breastfeeding and Food Policy in a Hungry World* (New York: Academic Press, 1979); W. A. Stini, "Errors of a Nutritional Policy to Maximize Growth," ibid., pp. 177-182; Jelliffe and Jelliffe, *Human Milk in the Modern World;* H. Bakwin and R. M. Bakwin, *Clinical Management of Behavior Disorders in Children* (3rd ed., Philadelphia: Saunders, 1960); J. Pitt, "Immunologic Aspects of Human Milk," ibid., pp. 229-232.

M. Ribble, *The Rights of Infants* (New York, Columbia University Press, 1965), pp. 17-21.

G. C. Anderson, "Severe Respiratory Distress in Transitional Newborn Lambs with Recovery Following Nonnutritive Sucking," *Journal of Nurse-Midwifery*, Summer 1975, pp. 24-27.

K. Higgins and L. Van Art, *Journal of Nurse-Midwifery*, Summer 1973, pp. 20-28.

N. Blurton Jones, "Comparative Aspects of Mother-Child Contact", in N. Blurton Jones (ed.), *Ethological Studies of Child Behaviour* (Cambridge: The University Press, 1972), pp. 305-328.

D. M. Ben Shaul, "The Composition of the Milk of Wild Animals", *International Zoo Yearbook*, 4 (1962), pp. 333-342.

R. C. Boelkins, "Lage-Scale Rearing of Infant Rhesus Monkeys *(M. mulatta)* in the Laboratory", *International Zoo Yearbook*, ibid., pp. 286-289.

A. Peiper, *Cerebral Function in Infancy and Childhood* (New York: Consultants Bureau, 1963), pp. 570-571.

T. J. Cronin, "Influence of Lactation upon Ovulation", *The Lancet*, (1968), pp. 422-424; R. Gioiosa, "Incidence of Pregnancy during Lactation in 500 Cases," *American Journal of Obstetrics and Gynecology*, 70 (1955), pp. 162-174; I. C. Udesky, "Ovulation and Lactating Women," *American Journal of Obstetrics and Gynecology*, 59 (1950), pp. 843-851; N. L. Solien de Gonzales, "Lactation and Pregnancy: A Hypothesis," *Amerian Anthropologist*, 66 (1964), pp. 873-878; D. Raphael (ed.), *Breastfeeding and Food Policy in a Hungry World* (New York: Academic Press, 1979).

D. B. and E. F. P. Jelliffe, "Human Milk, Nutrition, and the World Resource Crisis", *Science*, 188 (1975), pp. 557-561.

E. R. Kimball, "How I Get Mothers to Breastfeed," OB/GYN'S Supplement in *Physician's Management*, June 1968.

C. Hoefer and M. C. Hardy, "Later Development of Breast Fed and Artificially Fed Infants," *Journal of the American Medical Association*, 96 (1929), pp. 615-619.

S. Goldberg and M. Lewis, "Play Behavior in Year-Old Infant: Early Sex Experimentation," *Child Development*, 40 (1969), p. 21.

J. Krecek, "Phenotype: Postnatal Development," *Science*, 159 (1968), pp. 658-659.

S. Brody, *Patterns of Mothering* (New York: International Universities Press, 1956); Mary D. S. Ainsworth, *Infancy in Uganda* (Baltimore: The Johns Hopkins Press, 1967), p. 403; W. D. Davidson, "A Brief History of Infant Feeding," *Journal of Pediatrics*, 43 (1953), pp. 74-87; Jelliffe and Jelliffe, *Human Milk in the Modern World*, pp. 406-407.

H. B. Bates, *The Vanished World: An Autobiography* (Vol. 1, Columbia: University of Missouri Press, 1969), p. 17.

T. Benedek, "Adaptation to Reality in Early Infancy," *Psychoanalytic Quaterly*, 7 (1938), pp. 200-215; Therese Benedek, "The Psychosomatic Implications of the Primary Unit Mother-Child," *American Journal of Orthopsychiatry*, 19 (1949), pp. 642-654.

Philip Slater, *Earthwalk* (New York: Doubleday, 1974), p. 188.

E. Robin and E. Ma.Gitot, *Gazette Médicale de France*, 1860, p. 251.

F. M. Pottenger, Jr., and B. Krohn, "Influence of Breast Feeding on Facial Development," *Archives of Pediatrics*, 67 (1950), pp. 454-461; F. M. Pottenger, Jr., "The Responsibility of the Pediatrician in the Orthodontic Problem," *California Medicine*, 65 (1946), pp. 169-170.

F. M. Bertrand, "The Relationship of Prolonged Breastfeeding to Facial Features," *Central African Journal of Medicine*, 14 (1968), pp. 226-227.

S. Robinson and S. R. Naylor, "The Effects of Late Weaning on the Deciduous Teeth." *British Dental Journal*, 115 (1963), p. 250.

A. Nizel, "Nursing-Bottle Syndrome': Rampant Dental Caries in Young Children," *Nutrition News*, 38 (1975), p. 1.

F. E. Broad, "The Effects of Infant Feeding on Speech Quality," *New Zealand Medical Journal*, 76 (1972), pp. 28-31; Frances E. Broad, "Further Studies on the Effects of Infant Feeding on Speech Quality," *New Zealand Medical Journal*, 82 (1975), pp. 373-376; Frances E. Broad, "Suckling and Speech," *Parents Centres Bulletin* 53, November 1972, pp. 4-6.

N. Ringler, M. A. Trause, M. Klaus, and J. Kennell, "The Effects of Extra Postpartum Contact and Maternal Speech Patterns on Children's IQ, Speech, and Language Development," *Child Development*, 49 (1978), pp. 862-865.

D. L. Raphael, "The Lactation-Suckling Process within a Matrix of Supportive Behavior" (Ph.D. diss., Columbia University, 1966), p. 246.

W. Painter, *The Palace of Pleasure* (London: Tottell and Jones, 1566), I, 43.

See Chapter 2 of the above work for a survey of the ethological evidence.

M. Wright, "On the Importance of Skin Contact," *Sounding Board*, 3, 4 (1969), p. 7.

For further discussion of this subject, see F. H. Richardson *The Nursing Mother* (New York: Prentice-Hall, 1953); M. P. Middlemore, *The Nursing Couple* (London: Cassell & Co., 1953); La Leche League International, *The Womanly Art of Breastfeeding* (Franklin Park, Ill., 1963); B. M. Caldwell, "The Effects of Infant Care," in M. L. Hoffman and L. W. Hoffman (eds.), *Review of Child Development Research* (New York: Russel Sage Foundation, 1964), vol. 1, pp. ii-41; A Montagu and F. Matson, *The Human Connection* (New York: McGraw-Hill, 1979).

M. King, *Truby King the Man* (London: Allen & Unwin, 1948), pp. 170-178.
H. Moltz, R. Levin, and M. Leon, "Prolactin in the Postpartum Rat: Synthesis and Release in the Absence of Suckling Stimulation," *Science*, 163 (1969), pp. 1083-1084.
S. Lorand and S. Asbot, "Uber die durch Reizüng der Brustwarze reflektorischen Uterus Kontraktionen," *Zentralblatt für Gynäkologie*, 74 (1952), pp. 345-352.
E. Darwin, *Zoonomia, or the Laws of Organic Life* (4 vols., 3rd ed., London: J. Johnson, 1801), vol. 1, p. 206.
R. St. Barbe Baker, *Kabongo* (New York: A. S. Barnes, 1955), p. 18.
K. De Snoo, "Das Trinkende Kind im Uterus," *Monatscrift für Geburtschilfe und Gynäkologie*, 105 (1937), pp. 88-97; A. Montagu, *Prenatal Influences* (Springfield, Illinois: Charles C Thomas, 1962), pp. 106-107.
C. K. Crook and L. P. Lipsitt, "Neonatal Nutritive Sucking: Effects of Taste Stimulation upon Sucking Rhythm and Heart Rate," *Child Development*, 47 (1976), pp. 518-521.
T. Field and E. Goldston, "Pacifying Effects of Nonnutritive Sucking on Term and Preterm Neonates During Heelstick Procedures," *Pediatrics*, 74 (1984), pp. 1012-1015.

Capítulo 4. Cuidado Terno, Amoroso

J. L. Halliday, *Psychosocial Medicine: A Study of the Sick Society*, (New York: Norton, 1948), pp. 244-245.
H. D. Chapin, "A Plea for Accurate Statistics in Children's Institutions," *Transactions of the American Pediatric Society*, 27 (1915), p. 180.
F. Talbot, "Discussion," *Transactions of the American Pediatric Society*, 62 (1941), p. 469.
L. E. Holt, *The Care and Feeding of Children* (15 th ed., New York: Appleton-Century, 1935); E. Holt, Jr., *Holt's Care and Feeding of Children* (New York: Appleton-Century, 1948).
J. Brennemann, "The Infant Ward", *American Journal of Diseases of Children*, 43 (1932), p. 577.
H. Barkwin, "Emotional Deprivation in Infants," *Journal of Pediatrics*, 35 (1949), pp. 512-521.
M. H. Elliott and F. H. Hall, *Laura Bridgman* (Boston: Little, Brown, 1903); Helen Keller, *The Story of My Life* (New York: Doubleday, 1954); D. Levitsky (ed.), *Nutrition, Environment, and Behavior* (Ithaca, N. Y.: Cornell University Press, 1979); R. G. Patton and L. I. Gardner, *Growth Failure and Maternal Deprivation* (Springfield, Ill.: Charles C Thomas, 1963).
K. Davis, "Extreme Social Isolation of a Child," *American Journal of Sociology*, 45 (1940), pp. 554-565; K. Davis, "Final Note on a Case of Extreme Isolation," *American Journal of Sociology*, 52 (1947), pp. 432-437; M. K. Mason, "Learning to Speak after Six and One Half Years," *Journal of Speech Disorders*, 7 (1942), pp. 295-304.
W. D. Stratton, "Intonation Feedback for the Deaf Through a Tactile Display," *The Volta Review*, January 1974, pp. 26-35.
The historiam Salimbene (13th century), in J. B. Ross and M. M. McLaughlin (eds.), *A Portable Medieval Reader* (New York: Viking Press, 1949), p. 366.
H. Bakwin, "Emotional Deprivation in Infants," *Journal of Pediatrics*, 35 (1949), pp. 512-521.
Annotation, "Perinatal Body Temperatures," *The Lancet*, 1 (1968), p. 964; B. D. Bower, "Neonatal Cold Injury," *The Lancet*, 1 (1962), p. 426.
O. Fenichel, *The Psychoanalytic Theory of Neurosis* (New York: Norton, 1945), pp. 69-70.
Editorial, "At What Temperature Should You Keep a Baby?" *The Lancet*, 2 (1970), p. 556.
E. N. Hey and B. O'Connell, "Oxygen Consumption and Heat Balance in Cot-Nursed Babies," *Archives of Diseases of Childhood*, 14 (1970), pp. 335-343.
K. Brück, "Heat Production and Temperature Regulation," in Uwe Stave (ed.), *Perinatal Physiology* (New York: Plenum, 1978), p. 488.
L. Glass, "Wrapping Up Small Babies," *The Lancet*, 2 (1970), pp. 1039-1040.

J. W. Scopes, "Control of Body Temperature in Newborn Babies," in *The Scientific Basis of Medicine, Annual Reviews* (London: The Athlone Press, 1970), pp. 31-50.

W. Aherne and D. Hull, "The Site of Heat Production in the Newborn Infant," *Proceedings of the Royal Society of Medicine,* 57 (1964), pp. 1172-1173.

C. M. Blatteis, "Shivering and Nonshivering Thermogenesis During Hypoxia," *Proceedings of the International Symposium on Environmental Psychology,* Dublin, 1971, pp. 151-160.

F. A. Geldard, *The Human Senses* (New York: Wiley, 1953), pp. 211-232.

T. P. Mann and R. I. K. Eliot, "Neonatal Cold Injury Due to Accidental Exposure to Cold," *The Lancet,* 1 (1957), pp. 229-234; W. A. Silverman, J. W. Fertig, and A. P. Berger, "The Influence of the Thermal Environment upon the Survival of Newly Born Premature Infants," Pediatrics, 22 (1958), pp. 876-886.

E. N. Hey, S. Kohlinsky, and B. O'Connell, "Heat Losses from Babies during Exchange Transfusion," *The Lancet,* 1 (1969), pp. 335-338.

C.P. Boyan, "Cold or Warmed Blood for Massive Transfusions," *Annals of Surgery,* 160 (1964), pp. 282-286.

M. S. Elder, "The Effects of Temperature and Position on the Sucking Pressure of Newborn Infants," *Child Development,* 41 (1970), pp. 94-102.

R. E. Cooke, "The Behavioral Response of Infants to Heat Stress," *Yale Journal of Biology and Medicine,* 24 (1952), pp. 334-340.

P. H. Wolff, "The Natural History of Crying and Other Vocalizations in Infancy," in B. M. Foss (ed.), *Determinants of Infant Behavior* (London: Methuen, 1969), vol. 4, pp. 81-109; P. H. Wolff, *The Causes, Controls, and Organisation of Behaviour* (New York: International Universities Press, 1966).

T. Schaefer, Jr., F. S. Weingarten, and. J. C. Towne, "Temperature Change: The Basic Variable in the Early Handling Phenomenon?" *Science,* 135 (1962), pp. 41-42.

R. Ader, "The Basic Variable in the Early Handling Phenomenon," *Science,* 136 (1962), pp. 580-583, also G. W. Meier, pp. 583-584, and Schaefer et al., "Temperature Change...," *Science,* pp. 584-587.

R. G. Patton and L. I. Gardner, *Growth Failure and Maternal Deprivation* (Springfield, Ill.: Charles C Thomas, 1963).

R. L. Birdwhistell, "Kinesic Analysis of Filmed Behavior of Children," in B. Schaffner (ed.), *Group Processes* (New York: Josiah Macy, Jr., Foundation, 1956), p. 143; R. L. Birdwhistell, *Kinesics and Context* (Philadelphia: University of Pennsylvania Press, 1970); J. Fast, *Body Language* (New York: M. Evans, 1970); see also M. Argyle, *Bodily Communication* (New York: International Universities Press, 1975); M. Argyle and M. Cook, *Gaze and Mutual Gaze* (London & New York: Cambridge University Press, 1976).

P. Lacombe, "Du Rôle de la Peau dans l'Attachement Mère-Enfant," *Revue française du Psychanalyse,* 23 (1959), pp. 83-101.

P. F. D. Seitz, "Psychocutaneous Conditioning during the First Two Weeks of Life," *Psychosomatic Medicine,* 12 (1950), pp. 187-188.

M. A. Ribble, "Disorganizing Factors of Infant Personality," *American Journal of Psychiatry,* 98 (1941), pp. 459-463.

B. Taubman, "Clinical Trial of the Treatment of Colic by Modification of Parent-Infant Interaction," *Pediatrics,* 74 (1948), pp. 998-1003.

L. S. Kubie, "Instincts and Homeostasis," *Psychosomatic Medicine,* 10 (1948), pp. 15-30.

D. B. Dill, *Life, Heat, and Altitude* (Cambridge, Mass.: Harvard University Press, 1938).

V. V. Rozanov, *Solitaria* (London: Wishart, 1927).

M. I. Heinstein, "Behavioral Correlates of Breast-Bottle Regimes under Varying Parent-Infant Relationships," *Monographs of the Society for Child Growth and Development,* Serial No. 88, vol. 28, no. 4 (1963); M. I. Heinstein, "Influence of Breast Feeding on Children's Behavior," *Children,* 10 (1963), pp. 93-97.

G. Stanley Hall, "Notes on the Study of Infants," *Pedagogical Seminary,* 1 (1891), pp. 127-138.

S. Freud, *Three Essays on the Theory of Sexuality* [1905] (London: Imago, 1949), p. 60.

W. Wickler, *The Sexual Code* (New York: Anchor Books, 1973), pp. 169-170.

S. Rado, "The Psychical Effects of Intoxication," *Psychoanalytic Review,* 18 (1931), pp. 69-84.

H. F. Harlow and M. K. Harlow, "The Effect of Rearing Conditions on Behavior," in John Money (ed.), *Sex Research: New Developments* (New York: Holt, Rinehart & Winston, 1965), pp. 161-175.

G. W. Henry, *All the Sexes* (New York: Rinehart, 1955); R. J. Stoller, *Sex and Gender* (New York: Science House, 1968); S. Brody, *Patterns of Mothering* (New York: International Universities Press, 1956).

M. P. Middlemore, *The Nursing Couple* (London: Cassel, 1941).

L. J. Yarrow, "Maternal Deprivation: Toward an Empirical and Conceptual Re-valuation," *Psychological Bulletin,* 58 (1961), pp. 459-490; p. 485. See also John Bowlby, *Attachment and Loss,* vol. 1, *Attachment* (New York: Basic Books, 1969).

E. Gamper, "Bau und Leistung eines menschlichen Mittelhirnwesens, II," *Zeitschrift für die Gesammte Neurologie und Psychiatrie,* vol. 104 (1926), pp. 48 et seq.

R. A. Spitz, *No and Yes* (New York: International Universities Press, 1957), pp. 21-22.

C. A. Aldrich, "Ancient Processes in a Scientific Age," *American Journal of Diseases of Childhood,* 64 (1942), p. 714; H. Bakwin and R. M. Bakwin, *Clinical Management of Behavior Disorders in Children* (3rd ed., Philadelphia: Saunders, 1966), p. 59.

I. DeVore, "Mother-Infant Relations in Free-Ranging Baboons," in H. L. Rheingold (ed.), *Maternal Behavior in Mammals* (New York: Wiley, 1963), p. 312.

Ibid., pp. 314, 317-318.

S. Provence, *Ladies' Home Journal,* March 1976.

R. Lang, *The Birth Book* (Palo Alto, California: Science and Behavior Books, 1972); M. H. Klaus and J. H. Kennell, *Maternal-Infant Bonding* (St. Louis, Mo.: C. V. Mosby, 1976), p. 73.

W. Ong, *The Presence of the Word* (New Haven, Conn.: Yale University Press, 1967), pp. 169-170.

A. Levitsky, quoted by Richard Register, "In Touch with Feeling," *Human Behavior,* 4 (1975), pp. 16-23.

R. M. Yerkes, "The Mind of a Gorilla," *Genetic Psychology Monographs,* 2 (1927), p. 147.

J. Ortega Y Gasset, *Man and People* (New York: Norton, 1957), pp. 72 et seq.

M. A. Ribble, *The Rights of Infants* (2nd ed., New York: Columbia University Press, 1965).

W. Hoffer, "Mouth, Hand, and Ego-Integration," in A. Freud et al. (eds), *The Psychoanalytic Study of the Child,* vols. 3/4 (New York: International Universities Press, 1949), pp. 49-56; W. Hoffer, "Development of the Body Ego," in *The Psychoanalytic Study of the Child,* vol. 5. (New York: International Universities Press, 1950), pp. 18-23.

J.W. Weiffenbach (ed.), *Taste and Development* (Bethesda, Maryland: U. S. Department of Health, Education and Welfare, Publication N. NIH 77-1068, 1977); G. H. Nowlis and W. Kessen, "Human Newborns Differentiate Differing Concentrations of Sucrose and Glucose," *Science,* 191 (1976), pp. 865-866.

G. Revesz, *Psychology and Art of the Blind* (London: Longmans, 1959), pp. 14, 58, 235.

Sir C. Bell, *The Hand: Its Mechanism and Vital Endowments as Evincing Design.* Bridgewater Treatise. No. 4. (London: Pickering, 1833).

F. W. Jones, *The Principles of Anatomy as Seen in the Hand* (2nd ed., London: Balliere & Cox, 1942). See also George Rosen (ed.), The Hand, *Ciba Symposia,* 4 (1942) pp. 1294-1327.

B. Bettelheim, "Where Self Begins," *The New York Times Magazine,* 12 February 1967. Reprinted in *Child and Family,* 7 (1967), pp. 5-9.

R. Rubin, "Maternal Touch," *Nursing Outlook,* 11 (1963), pp. 828-831.

R. Lang, "Delivery in the Home," in Marshall H. Klaus, T. Leger, and Mary Anne Trause (eds.), *Maternal Attachment and Mothering Disorders: A Round Table* (New Brunswick, N. J.: Johnson & Johnson, 1975), pp. 45-49.

M. Papousek, "Discussion," in M. A. Hofer (ed.), *Parent-Infant Interaction* (New York and Amsterdam: Elsevier, 1975), p. 82.

M. H. Klaus, J. H. Kennell, N. Plumb, and S. Zuehlke, "Human Maternal Behavior at the First Contact with her Young," *Pediatrics,* 46 (1970), pp. 187-192.

C. R. Barnett, P. H. Leiderman, R. Grobstein, and K. Marshall, "Neonatal Separation: the Maternal Side of Interactional Deprivation," *Pediatrics,* 45 (1970), pp. 197-205.

C. P. S. Williams and T. K. Oliver, Jr., "Nursery Routines and Staphylococcal Colonization of the Newborn," *Pediatrics,* 44 (1969), pp. 640-646.

Editorial, "Mothers of Premature Babies," *British Medical Journal,* 6 June 1970, p. 556.

S. Kitzinger, *Some Mother's Experiences of Induced Labour* (London: The National Childbirth Trust, 1975).

A. M. Sostek, J. W. Scanlon, and D. C. Abramson, "Postpartum Contact and Maternal Confidence and Anxiety: A Confirmation of Short-Term Effects," *Infant Behavior and Development,* 5 (1982), pp. 323-329.

Klaus and Kennell, *Maternal-Infant Bonding,* p. 51. Ibid., pp. 93-94.

E. Furman, in Klaus and Kennell, *Maternal-Infant Bonding* p. 52.

M. J. Seashore, A. D. Leifer, C. R. Barnett, and P. H. Leiderman, "The Effects of Denial of Early Mother-Infant Interaction on Maternal Self-Confidence," *Journal of Personality and Social Psychology,* 26 (1973), pp. 369-378.

P. H. Leiderman, "Mother-Infant Separation: Delayed Consequences," in Klaus, Leger, and Trause, *Maternal Attachment and Mothering Disorders: A Round Table,* pp. 67-70.

P. De Chateau, "Neonatal Care Routines: Influences on Maternal and Infant Behavior and on Breast Feeding" (Doctoral thesis, Umea University Medical Dissertations, N.S., no. 20), Umea, Sweden, 1976, quoted in Klaus and Kennell, *Maternal Infant-Bonding,* pp. 62-65.

M. A. Hofer, "Infant Separation Responses and the Maternal Role," *Biological Psychiatry,* 10 (1975), pp. 149-153.

M. A. Hofer, "Studies on How Maternal Separation Produces Behavioral Change in Young Rats," *Psychosomatic Medicine,* 37 (1975), pp. 245-264; M. A. Hofer, "Physiological and Behavioural Processes in Early Maternal Deprivation," in D. Hill (ed.), *Physiology, Emotion and Psychosomatic Illness* (London & Amsterdam: Elsevier, 1972), pp. 175-200; M. A. Hofer, "Maternal Separation Affects Infant Rats' Behavior," *Behavioral Biology,* 9 (1973), pp. 629-633.

Hofer, "Physiological and Behavioural Processes in Early Maternal Deprivation," p. 185.

M. H. Klaus and J. H. Kennell, *Parent-Infant Bonding* (2nd ed., St. Louis, Mo.: C. V. Mosby, 1982), pp. 35-57; Patrick Bateson, "How Do Sensitive Periods Arise and What Are They For?" *Animal Behavior,* 27 (1979), pp. 470-486.

Klaus, Leger, and Trause, *Maternal Attachment and Mothering Disorders: A Round Table,* p. 43.

G. Bateson and M. Mead, *Balinese Character* (Special Publication, New York: New York Academy of Sciences, 1942), p. 30.

J. Reis, "Sibling Bonding," *La Leche League News,* May-June 1979, p. 58.

R. S. Illingworth, *The Development of the Infant and Young Child* (Edinburgh: Livingstone, 1960), pp. 130-132.

E. L. Thorndike, *Animal Intelligence* (New York: Macmillan, 1911), p. 244. For an account of learning theory see A. Montagu, *The Direction of Human Development* (Revised edition, New York: Hawthorn Books, 1970), pp. 317-345.

M. Mead and F. C. Macgregor, *Growth and Culture* (New York: G. P. Putnam's Sons, 1951), pp. 42-43.

C. McPhee, quoted in Mead and Macgregor, *Growth and Culture,* p. 43. See also C. McPhee, *Music in Bali* (New Haven, Conn.: Yale University Free Press), 1966.

B. Nettl, *Ethnomusicology* (New York: Free Press, 1964).

J. Chernoff, *African Rhythm and African Sensibility* (Chicago: University of Chicago Press. 1979).

A. Montagu, "Some Factors in Family Cohesion, *"Psychiatry,* 7(1944), pp. 349-352.

J. C. Singer, *The Child's World of Make-Believe* (New York: Academic Press, 1973), p. 238.

Mead and Macgregor, *Growth and Culture,* p. 50.

W. Wickler, *The Sexual Code* (Garden City, N.Y.: Anchor Books, 1973), p. 266.

J. Zahovsky, "Discard of the Cradle," *Journal of Pediatrics,* 4(1934), pp. 660-667.

L. E. Holt, *The Care and Feeding of Children* (15th ed., New York: Appleton-Century, 1935).

J. B. Watson, *Psychological Care of Infant and Child* (New York: Norton, 1928).

D. Cohen, *J. B. Wastson, The Founder of Behaviorism: A Biography* (Boston: Routledge & Kegan Paul, 1979), pp. 196-221, 288.

The correspondent who sent me these verses could not recall the name of the author or the source in which they appeared.

B. Chisholm, *Prescription for Survival* (New York: Columbia University Press, 1957), pp. 37-38.

E. Sylvester, "Discussion," in M. J. E. Senn (ed.), *Problems of Infancy* (New York: Josiah Macy, Jr., Foundation, 1953), p. 29.

A. B. Bergman, J. B. Beckwith, and C. G. Ray (eds.), *Suddem Infant Death Syndrome* (Seattle: University of Washington Press, 1970).

A. Montagu, *Touching: The Human Significance of the Skin,* 2nd ed. (New York: Harper & Row, 1978); "The Origin and Significance of Neonatal and Infant Immaturity in Man," *Journal of American Medical Association,* 178 (1961), pp. 156-157; M. H. Klaus and J. H. Kennell *Parent-Infant Bonding,* 2nd ed. (St. Louis: Mosby, 1982)); T. K. Oliver, Jr. (ed.), *Neonatal Respiratory Adaptation* (Bethesda: National Institutes of Health, 1964); J. A. Comroe, *Transition from Intrauterine to Extrauterine Life* (Bethesda: National Institutes of Health), pp. 95-169; Shaul Harel (ed.), *The At Risk Infant* (Amsterdam: Excerpta Medica, 1980), p. 459; M. H. Klaus, A. A. Faranoff and R. J. Martin, "Respiratory Problems," in M. H. Klaus and A. A. Faranoff (eds.), *Care of the High-risk Neonate,* 2nd ed. (Philadelphia: Saunders, 1979), pp. 173-175; M. A. Valdes-Dapena, "Sudden Infant Death Syndrome: A Review of the Medical Literature 1974-1979," *Pediatrics,* 66 (1980), pp. 597-614; P. M. Farrell and R. H. Perelman, "Respiratory System," in A. A. Faranoff and R. J. Martin (eds.), *Behrman's Neonatal Perinatal Medicine* (St. Louis: Mosby, 1983) pp. 404-413; "General Considerations", in M. A. Avery and H. W. Taeusch, Jr. (eds.), *Schaeffer's Diseases of the Newborn,* 5th ed. (Philadelphia: Saunders, 1984), pp. 110-119; A. Gruen, "Parental Rejection, REM Sleep and Failure to Arouse in the Sudden Infant Death Syndrome: A Theoretical Proposal Based ond Retrospective Case Interview Material," in press, 1986.

A. Gruen, "Prior Themes of Death and Rejection Among Parents of Sudden Infant Death Victims: Retrospective Accounts and a Proposal Concerning Focusing, REM Sleep and the Failure to Arouse in Such Children," Ms., 1985; R. L. Naeye, "Sudden Infant Death," *Scientific American,* 242 (1980), pp. 56-62.

A. Peiper, *Cerebral Function in Infancy and Childhood* (New York: Consultants' Bureau, 1963), p. 606.

G. R. Forrer, *Weaning and Human Development* (New York: Libra Publishers, 1969).

Zahovsky, "Discard of the Cradle," pp. 660-670; see also Ashley Montagu, "What Ever Happened to the Cradle?" *Family Weekley* (New York), May 14, 1967.

M. A. Powell, "Riverside Is Rockin' Along With Old-Fashioned Rhythm," *Toledo Blade Sun,* February 2, 1958, p. 13.

M. Neal, "Vestibular Stimulation and Developmental Behavior of the Small Premature Infant," *Nursing Research Report,* vol. 3, nos. 1-4 (New York: American Nurses Foundation, 1968).

J. M. Woodcock, "The Effects of Rocking Stimulation on the Neonatus Reactivity," Purdue University, Lafayette, Indiana, 1969.

J. C. Solomon, "Passive Motion and Infancy," *American Journal of Orthopsychiatry,* 29 (1959), pp. 650-651.

W. J. Greene, Jr., "Early Object Relations, Somatic Affective, and Personal," *The Journal of Nervous and Mental Disease,* 126 (1958), pp. 225-253.

W. J. Greene, Jr., quoted by A. P. Shasberg, "Of Reading, Rocking, and Rollicking," *New York Times Magazine,* January 5, 1969.

D. G. Freedman, H. Boverman, and N. Freedman, "Effects of Kinesthetic Stimulation on Weight Gain and Smiling in Premature Infants," paper presented at the meeting of the American Orthopsychiatry Association, San Francisco, April 1960.

N. Sokoloff, S. Yaffe, D. Weintraub, and B. Blase, "Effects of Handling on the Subsequent Development of Premature Infants," *Developmental Psychology,* 1 (1969), pp. 765-768.

E. G. Hasselmeyer, "The Premature Neonate's Response to Handling," *Journal of the American Nurses Association,* 2 (1964), pp. 14-15.

T.M. Field and S. M. Schanberg et al., "Effects of Tactile/Kinesthetic Stimulation on Preterm Neonates," *Pediatrics,* May 1986; S. M. Schanberg and T. M. Field, "Sensory Deprivation, Stress and Supplementary Stimulation in the Rat and Preterm Human Neonates," *Child Developement,* in press, 1986.

T. B. Brazelton, *Neonatal Assessment Scale* (London: Heinemann Medical Books, 1973).

Klaus and Kennell, *Maternal-Infant Bonding,* pp. 99-166.

A. J. Solnit, "Comment," ibid., p. 190.

W. A. Mason and G. Berkson, "Effects of Maternal Mobility on the Development of Rocking and Other Behavior in Rhesus Monkeys: A Study with Artificial Mothers," *Developmental Psychology,* 8 (1975), pp. 197-211.

A. F. Korner, H. C. Kraemer, E. Heffner, and L. M. Cosper, "Effects of Waterbed Flotation on Premature Infants: A Pilot Study," 56 (1975), *Pediatrics,* pp. 361-367.

A. F. Korner and R. Grobstein, "Visual Alertness as Related to Soothing in Neonates: Implications for Maternal Stimulation and Early Deprivation," *Child Development,* 37 (1966), pp. 867-876; A. F. Korner and E. B. Thoman, "Visual Alertness in Neonates as Evoked by Maternal Care," *Journal of Experimental Child Psychology,* 10(1970), pp. 67-78; A. F. Korner and E. B. Thoman, "The Relative Efficacy of Contact and Vestibular Stimulation in Soothing Neonates," *Child Development,* 43 (1972), pp. 443-453.

A. F. Korner, "Maternal Rhythms and Waterbeds: A Form of Intervention with Premature Infants," in E. B. Thoman (ed.), *Origins of the Infant's Social Responsiveness* (Hillsdale, N.J.: Erlbaum, 1979); A. F. Korner, T. Forrest, and P. Schneider, "Effects of Vestibular-Proproceptive Stimulation on the Behavioral Development of Preterm Infants: A Pilot Study," *Neuropediatric,* 14 (1983), pp. 170-175.

J. J. Gibson, *The Senses Considered as Perceptual Systems* (Boston: Houghton Mifflin, 1966); J. M. Kennedy, "Haptics," in E. C. Carterette and M. P. Friedman (eds.), *Handbook of Perception* (New York: Academic Press, 1978), pp. 218-318; G. Gordon (ed.), *Active Touch: The Mechanisms of Recognition of Objects by Manipulation: A Multidisciplinary Approach* (Oxford: Pergamon, 1978); William Schiff and Emerson Foulke (eds.), *Tactual Perception: A Sourcebook* (New York: Cambridge University Press, 1982).

J. L. White and R. C. Labarra, "The Effects of Tactile and Kinesthetic Stimulation on Neonatal Development in the Premature Infant," *Developmental Psychobiology,* 9(1976), pp. 569-577.

P. Gorski et al., "Caring for Immature Infants-A Touchy Subject," in Catherine C. Brown (ed.), *The Many Facets of Touch* (Skillman, N.J.: Johnson & Johnson Baby Products, 1984), pp. 84-89.

See "Home Care of Premature Infants," in B. Corner, *Prematurity* (Springfield, Ill.: Charles C. Thomas, 1960), pp. 271-276.

A. W. Gottfried, "Touch as an Organizer for Learning and Development," in Brown (ed.), *The Many Facets of Touch,* pp. 114-120.

B. D. Speidel, "Adverse Effect of Routine Procedure on Preterm Infants," *Lancet,* 1 (1978), pp. 864-865.

D. L. Clark, J. R. Kreutzberg, and F. K. W. Chee, "Vestibular Stimulation Influence on Motor Development in Infants," *Science,* 196 (1977), pp. 1228-1229.

L. H. Fuchs, *Family Matters* (New York: Random House, 1972), p. 57.

S. Carrighar, *Home to the Wilderness* (Baltimore: Penguin Books, 1974), p. 37.

E. Carpenter, *Oh, What a Blow the Phantom Gave Me* (New York: Holt, Rinehart & Winston, 1973), p. 23.

L. K. Frank, "Tactile Communication," *Genetic Psychology Monographs,* 56 (1957), p. 227.

W. Devlin, "Touch Dancing—Where It's At," *Harpers Bazaar,* February 1974, p. 131.

A. P. Royce, The Anthropology of Dance (Bloomington: University of Indiana Press, 1980), p. 199; L. Hanna, *To Dance Is Human: A Theory of Nonverbal Communication* (Austin: University of Texas Press, 1979); S. Lonsdale, *Animals and the Origins of Dance* (New York: Thames and Hudson, 1982); C. Sachs, World History of Dance (New York: Norton, 1937): J. Highwater, *Dance: Rituals of Experience* (New York: Alfred van der Marck, 1985).

L. Salk, "The Effects of the Normal Heartbeat Sound on the Behavior of the Newborn Infant: Impliations for Mental Health," *World Mental Health,* 12 (1960), pp. 1-8.

J. A. M. Meerloo, *The Dance* (Philadelphia: Chilton, 1960), pp. 13-14.

O. C. Irwin and L. Weiss, "The Effect of Clothing and Vocal Activity of the Newborn Infant," in W. Dennis (ed.), *Readings in Child Psychology* (New York: Prentice-Hall, 1951).

L. Wilson, "Of Babies and Water Beds," *Childbirth and Parent Education Association,* Miami, Florida, Newsletter, vol. 8, no. 9, September 1973.

J. C. Flügel, *The Psychology of Clothes* (London: Hogarth Press, 1930), p. 87; J. C. Flügel, "Clothes Symbolism and Clothes Ambivalence," *International Journal of Psychoanalysis,* 10 (1929), p. 205.

W. E. Hartman, M. Fithian, and D. Johnson, *Nudist Society* (New York: Crown, 1970), pp. 289,293.

K. Stewart, *Pygmies and Dream Giants* (New York: Norton, 1954), p. 105.

S. R. Arbeit, B. Parker, and I. L. Rubein, "Controlling the Electrocution Hazard in the Hospital," *Journal of the American Medical Association,* 220 (1972), pp. 1581-1584.

M. L. Biggar, "Maternal Aversion to Mother-Infant Contact," in C. C. Brown (ed.), *The Many Facets of Touch* (Skillman, N. J.: Johnson & Johnson Baby Products, 1984), pp. 66-72.

G. Bateson, D. Jackson, J. Haley, and J. Weakland, "Toward a Theory of Schizophrenia," *Behavioral Sciences,* 1 (1965), pp. 251-264.

A. Montagu and F. Matson, *The Human Connection* (New York: McGraw-Hill, 1979); John Bowlby, *Attachment and Loss* (3 vols., New York: Basic Books, 1969-1980); A. M. and A. D. B. Clarke, *Early Experience: Myth and Evidence* (New York: Free Press, 1976).

A. M. Sostek, J. W. Scanlon, and D. C. Abramson, "Postpartum Contact and Maternal Confidence and Anxiety: A Confirmation of Short-Term Effects," *Infant Behavior and Development,* 5 (1982), pp. 323-329.

H. F. Harlow, M. K. Harlow, and E. M. Hansen, in H. L. Rheingold (ed.), *Maternal Behavior in Mammals* (New York: Wiley, 1963), pp. 254-281; M. Nowak, *Eve's Rib: A Revolutionary New View of the Female* (New York: St. Martin's Press, 1980), pp. 165-177.

J. Romains, *Vision Extra-Rétinienne* (Paris, 1919; English translation, *Eyeless Sight,* New York: Putnam, 1924).

M. Gardner, "Dermo-Optical Perception: A Peek Down the Nose,: Science, 151 (1966), pp. 654-657.

M. R. Ostrow, "Dermographia: A Critical Review," *Annals of Allergy,* 25 (1967), pp. 591-597.

P. Bach-y-Rita, "System May Let Blind 'See with Their Skins,'" *Journal of the American Medical Association,* 207 (1967), pp. 2204-2205.

F. A. Geldard, "Body English," *Readings in Psychology Today* (Del Mar, California: CRM Associates, 1969), pp. 237-241; F. A. Geldard, "Some Neglected Possibilities of Communication," *Science,* 131 (1960), pp. 1583-1588. See also J. R. Hennessy, "Cutaneous Sensitivity Communication," *Human Factors,* 8 (1966), pp. 463-469; G. A. Gescheider, "Cutaneous Sound Localization" (Ph.. diss., University of Virginia, 1964); G. von Bekesy, "Similarities between Hearing and Sensation," *Psychological Reviews,* 66 (1959), pp. 1-22.

F. Tabor, "Tactile Vision," *Science News,* 114 (1978), p. 387.

M. von Sneden, *Space and Sight* (New York: Free Press, 1960).

S. Hocken, *Emma and I* (London: Gollancz, 1977).

"Replacing Braille?" *Time,* 19 September 1969.

B. von Haller Gilmer And L. W. Gregg, "The Skin as a Channel of Communication," *Etc.,* 18 (1961), pp. 199-209.

J. F. Hahn, "Cutaneous Vibratory Thresholds for Square-Wave Electrical Pulses," *Science,* 127 (1958), pp. 879-880.

H. Musaph, *Itching and Scratching: Psychodynamics in Dermatology* (Philadelphia: F. A. Davis Co., 1964).

P. F. D. Seitz, "Psychocutaneous Aspects of Persistent Pruritis and Excessive Excoriation," *Archives of Dermatology and Syphilology,* 64 (1951), pp. 136-141; M. E. Obermayer, *Psychocutaneous Medicine* (Springfield, Ill.: Charles C Thomas, 1955); S. Ayres, "The Fine Art of Scratching," *Journal of the American Medical Association,* 189 (1964), pp. 1003-1007; J. J. Kopecs and M. Robin, "Studies on Itching," *Psychosomatic Medicine,* 17 (1955), pp. 87-95; B. Russell, "Pruritic Skin Conditions," in C. Newman (ed.), *The Nature of Stress Disorder* (Springfield, Ill.: Charles C Thomas, 1959), pp. 40-51.

M. A. Berezin, "Dynamic Factors in Pruritis Ani: A Case Report," *Psychoanalytic Review,* 41 (1954), pp. 160-172.

O. Nash, *Verses from 1919 On* (Boston: Little, Brown, 1959).

B. Russell, "Pruritic Skin Conditions" in Newman, *The Nature of Stress Disorder,* p. 48.

E. Stern, "Le Prurit," Étude Psychosomatique, *Acta Psychotherapeutica,* 3 (1955), pp. 107-116.

C. W. Saleeby, *Sunlight and Health* (London: Nisbet, 1928), p. 67.

Plato, *The Republic,* Book 5; G. V. N. Dearborn, "The Psychology of Clothing," *Psychological Monographs,* 26 (1918/19), no. 1 (1928), p. 64; Hilaire Hiler, *From Nudity to Raiment* (London: Simpkin Marshall, 1930); Maurice Parmelee, *The New Gymnosophy* (New York: Hitchcock, 1927); Flügel, *The Psychology of Clothes;* L. E. Langner, *The Importance of Wearing Clothes* (New York: Hastings House, 1959).

J. M. Knox, Symposium on Cosmetics, "The Sunny Side of the Street Is Not the Place to Be," *Journal of the American Medical Association,* 195 (1966), p. 10.

A. L. Lorincz, "Physiological and Pathological Changes in Skin from Sunburn and Suntan," *Journal of the American Medical Association,* 173 (1963), pp. 1227-1231; R. G. Freeman, "Carcinogenic Effects of Solar Radiation and Prevention Measured," *Cancer,* 21 (1968), pp. 1114-1120; A. M. Kligman, "Early Destructive Effect of Sunlight on Human Skin," *Journal of the American Medical Association,* 210 (1969), pp. 2377-2380.

C. Pincher, *Sleep* (London: Daily Express, 1954), pp. 18-19; G. G. Luce and J. Segal, *Sleep and Dreams* (London: Heinemann, 1967).

A. Freud, "Psychoanalysis and Education," *The Psychoanalytic Study of the Child,* Vol. 9 (1954), p. 12.

C. M. Heinicke and I. Westheimer, *Brief Separations* (New York: International Universities Press, 1965), pp. 165, 266.

Fenichel, *The Psychoanalytic Theory of Neurosis,* pp. 120-121.

A. Aldrich, Chied Sung, and C. Knop, "The Crying of Newly Born Babies," *Journal of Pediatrics,* 27 (1945), p. 95.

Capítulo 5. Efeitos Fisiológicos de Tocar

O. Weininger, personal communication, October 12, 1984.

Nova, *A Touch of Sensitivity* (Boston: WGBH transcripts, 1980); M. L. Reite, "Touch, Attachment, and Health-Is There a Relationship?" in C. C. Brown (ed.), *The Many Facets of Touch* (Skillman, N.J.: Johnson & Johnson Baby Products, 1984), pp. 58-65; M. L. Lauden-Slager and M. L. Reite, "Losses and Separations: Immunological Consequences and Health Implications," in P. Shaver (ed.), *Review of Personality and Social Psychology: Emotions, Relationships, and Health* (Beverly Hills: Sage Publications, 1984), pp. 285-312; H. Besedovsky et al., "The Immune Response Evokes Changes in Brain Noradrenergic Neurons," *Science*, 221 (1983), pp. 564-565; J. Cunningham, "Mind, Body, and Immune Response," in R. Ader (ed.), *Psychoneuroimmunology,* (New York: Academic Press, 1981), pp. 609-617; S. Locke et al. (eds.), *Foundations of Psychoneuroimmunology* (New York: Aldine Publishing, 1985).

A. G. Chu et al., "Thymopoietin-like Substance in Human Skin," *Journal of Investigative Dermatology,* 81 (1983), pp. 194-197.

M. L. Laudenslager, M. Reite, and J. Harbeck, "Suppressed Immune Response in Infat Monkeys Associated with Maternal Separation," *Behavioral and Neural Biology,* 36 (1982), pp. 40-48.

M. L. Reite, R. Harbeck, and A. Hoffman, "Altered Cellular Immune Response Following Peer Separation," *Life Sciences,* 29 (1981), pp. 1133-1136.

S. R. Butler and S. M. Schanberg, "Effect of Maternal Deprivation on Polyamine Metabolism in Preweaning Rat Brain and Heart," *Life Sciences,* 21 (1977), pp. 877-884.

C. M. Kuhn, G. Evoniuk, and S. M. Schanberg, "Loss of Tisseu Sensitivity to Growth Hormone during Maternal Deprivation in Rats," *Life Sciences,* 25 (1979), pp. 2089-2097.

S. M. Schanberg, G. Evoniuk, and C. M. Kuhn, "Tactile and Nutritional Aspects of Maternal Care: Specific Regulators of Neuroendocrine Function and Cellular Development," *Proceedings of the Society for Experimental Biology and Medicine,* 175 (1984), pp. 135-146; S. R. Butler, M. R. Susskind, and S. M. Schanberg, "Maternal Behavior s a Regulator of Polyamine Biosynthesis in Brain and Heart of the Developing Rat Pup," *Science,* 199 (1977), pp. 445-446.

E. M. Widdowson, "Mental Contentment and Physical Growth," *The Lancet,* 1 (1951), pp. 1316-1318; reprinted in Ashley Montagu (ed.), *Culture and Human Development: Insights into Growing Human* (Englewood Cliffs, N.J.: Prentiu-Hall, 1974), pp. 99-105.

G. F. Powell, J. A. Brasel, and R. M. Blizzard, "Emotional Deprivation and Growth Retardation Simulating Idiopathic Hypopituitarism," *New England Journal of Medicine,* 176 (1967), pp. 1271-1278; G. F. Powell, J. A. Brasel, S. Raiti, and R. M. Blizzard, "Emotional Deprivation and Growth Retardation Simulating Hypopituitarism: II Endocrinologic Evaluation of the Syndrome," *New England Journal of Medicine,* 176 (1967), pp. 1279-1283, Part I reprinted in Ashley Montagu (ed.), *Culture and Human Development,* pp. 105-106.

J. B. Reinhart and A. A. Drash, "Psychosocial Dwarfism: Environmentally Induced Recovery," *Psychosomatic Medicine,* 31 (1969), pp. 165-172.

Capítulo 6. Pele e Sexo

Our Bodies, Our Selves (2nd ed., New York: Simon & Schuster, 1976), p. 41.

A. Montagu, *The Human Revolution* (New York: Bantam Books, 1967), pp. 150-151.

R. C. Kolodny, L. S. Jacobs, and W. H. Daghhaday, "Mammary Stimulation Causes Prolactin Secretion in Non-Lactating Women," *Nature,* 238 (1972), pp. 284-285.

A. Brodal, *Neurological Anatomy in Relation to Clinical Medicine* (New York: Oxford University Press, 1969), p. 33.

D. Gould, "Spirits, Doctors and Diseases," *New Scientist,* May 17, 1976, pp. 474-475.

H. F. Harlow, M. K. Harlow, and E. Hansen, "The Maternal Affectional System of Rhesus Monkeys," in H. L. Rheingold (ed.), *Maternal Behavior in Mammals* (New York: Wiley, 1963), pp. 277-278.

R. J. Stoller, *Sex and Gender* (New York: Science House, 1968).

A. Freud, *Normality and Pathology in Childhood* (New York: International Universities Press, 1965), p. 199.

M. H. Hollender, L. Luborsky, and T. J. Scaramella, "Body Contact and Sexual Excitement," *Archives of General Psychiatry,* 20 (1969), pp. 188-191; M. H. Hollender, "The Wish to Be Held," *Archives of General Psychiatry,* 22 (1970), pp. 445-453.

M. H. Hollender, "Prostitution, the Body, and Human Relations," *International Journal of Psychoanalysis,* 42 (1961), pp. 404-413.

M. G. Blinder, "Differential Diagnosis and Treatment of Depressive Disorders," *Journal of the American Medical Association,* 195 (1966), pp. 8-12.

C. P. Malmquist, T. J. Kiresuk, and R. M. Spano, "Personality Characteristics of Women with Repeated Illegitimate Pregnancies: Descriptive Aspects," *American Journal of Orthopsychiatry,* 36 (1966), pp. 476-484.

A. Moll, *The Sexual Life of the Child* (London: Allen & Unwin, 1912); H. Graff and R. Mallim, "The Syndrome of the Wrist Cutter," *American Journal of Psychiatry,* 124 (1967), pp. 36-42.

M. H. Hollender, "Women's Wish to Be Held: Sexual and Nonsexual Aspects," *Medical Aspects of Human Sexuality,* October 1971, pp. 12, 17, 19, 21, 25, 26.

M. H. Hollender, L. Luborsky, and R. B. Harvey, "Correlates of the Desire to Be held in Women," *Journal of Psychosomatic Research,* 14 (1970) pp. 387-390.

M. H. Hollender and J. B. McGhee, "The Wish to Be Held during Pregnancy," *Journal of Psychosomatic Research,* 18 (1974), pp. 193-197.

M. H. Hollender and A. J. Mercer. "Wish to Be Held and Wish to Hold in Men and Women," *Archives of General Psychiatry,* 33 (1976), pp. 49-51.

A. Montagu, *The Reproductive Development of the Female: A Study in the Comparative Physiology of the Adolescent Organism* (3rd ed., Littleton, Mass.: PSG Publishing Co., 1979); E. R. McAnarney (ed.), Premature Adolescent Pregnancy and Parenthood (New York: Grune & Stratton, 1983).

E. R. McAnarney, "Touching and Adolescent Sexuality," in C. C. Brown (ed.), *The Many Facets of Touch* (Skillman, N.J.: Johnson & Johnson Baby Products Co., 1984), pp. 138-145.

A. Landers, "Sex: Why Women Feel Short-Changed," *Family Circle,* 11 June 1985, pp. 131-132; A. Landers, "What 100,000 Women Told Ann Landers," *Reader's Digest,* August 1985, pp. 44-46.

L.T. Huang, R. Phares, and M. H. Hollender, "The Wish to Be Held," *Archives of General Psychiatry,* 33 (1976), pp. 41-43.

A. Lowen, *The Betrayal of the Body* (New York: Collier Books, 1969), p. 102.

B. Maliver, *The Encounter Game* (New York: Stein & Day, 1972), p. 130.

S. Freud, *An Outline of Psycoanalysis* (New York: Norton, 1949), p. 24.

O. Fenichel, *The Psychoanalytic Theory of Neurosis* (New York: Norton, 1945), p. 70. *Our Bodies, Our Selves,* p. 50.

M. Friedman, *Buried Aliver: The Biography of Janis Joplin* (New York: William Morrow, 1973), p. 16.

E. S. Schaefer and N. Bayley, "Maternal Behavior, Child Behavior, and Their Intercorrelations from Infancy through Adolescence," *Monographs of the Society for Research in Child Development,* 28, 3 (1963), pp. 1-117.

J. Ruesch, *Disturbed Communication* (New York: Norton, 1957), pp. 31-32.

A. Moll, *The Sexual Life of the Child* (London: Allen & Unwin, 1912), pp. 21-31; H. Graff and R. Mallin, "The Syndrome of the Wrist Cutter," *American Journal of Psychiatry,* 124 (1967), pp. 36-42.

S. Brody, *Patterns of Mothering* (New York: International Universities Press, 1956), p. 340.

S. Freud, *Introductory Lectures on Psycho-Analysis* (London: Allen & Unwin, 1922), pp. 269-284.

L. K. Frank, "Genetic Psichology and Its Prospects," *American Journal of Orthopsychiatry*, 21 (1951), p. 517.

S. Brody, *Patterns of Mothering*, p. 338.

L. K. Frank, "The Psychosocial Approach in Sex Research *Social Problemas*, 1 (1954), p. 134.

J. S. Plant, *Personality and the Cultural Pattern* (New York: The Commonwealth Fund, 1937), p. 22.

W. A. Weisskofe, *The Psychology of Economics* (Chicago: University of Chicago Press, 1955), p. 147.

G. G. Luce, *You Second Life* (New York: Delacorte Press, 1979), p. 51.

A. Lowen, *The Betrayal of the Body*, p 105.

A. Barclay, "The Effects of Pregnancy and Childbirth on the Sexual Relationship," *The CEA Philadelpia Chronicler*, 11,8 (December 1975), pp. 6-7, and personal comunications from Dr. Barclay.

E. Erikson, *Childhood and Society* (New York: Norton, 1950).

J. C. Moloney, *"Thumbsucking,"* Child and Family, 6 (1967), pp. 29-30.

V. Lowenfeld, *Creative and Mental Growth* (New York: Macmillan, 1947).

For the gentle touch of the free-living gorilla, see D. Fossey, "More Years with Mountain Gorillas," *National Geographic*, 140 (1971), pp. 574-585; D. Fossey, *Gorillas in the Mist* (Boston: Houghton Mifflin, 1983).

L. K. Frank, "Tactile Communication," *Genetic Psychology Monographs*, 56 (1957), pp. 209-255; p. 233; Frank, "The Psychosocial Approach in Sex Research," p. 137.

G. M. McCray, "Excessive Masturbation of Childhood: A Symptom of Tactile Deprivation," *Pediatrics*, 62 (1978), pp. 277-279.

H. Harlow, M. Harlow, and E. W. Hansen, "The Maternal Affectional System of Rhesus Monkeys," in H. L. Rheingold (ed.), *Maternal Behavior in Mammals* (New York: Wiley, 1963), pp. 254-281.

B. F. Steele and C. B. Pollock, "A Psychiatric Study of Parents Who Abuse Infants and Small Children," in R. Helfer and C. Kempe (eds.), *The Battered Child* (Chicago: University of Chicago Press, 1968).

J. H. Prescott, "Body Pleasure and the Origins of Violence," *The Futurist*, April 1975, pp. 64-65; J. H. Prescott, "Early Somatosensory Deprivation as an Ontogenetic Process in the Abnormal Development of the Brain and Behavior," in E. I. Goldsmith and J. Moor-Jankowski (eds.), *Medical Primatology* (Basel & New York: S. Karger, 1971), pp. 1-20.

B. and R. Justice, *The Broken Taboo: Sex in the Family* (New York: Human Sciences Press, 1979).

R. von Krafft-Ebing, *Psychopathia Sexualis* (New York: Putnam, 1965); G. R. Taylor, *Sex in History* (New York: Vanguard Press, 1954).

J. J. Rousseau, *Confessions*, Book 1, 1782.

Th. Van de Velde, *Ideal Marriage* (New York: Simon & Schuster, 1932), p. 159.

H. Ellis, *Studies in the Psychology of Sex* (New York: Random House, 1936).

M. A. Obermayer, *Psychocutaneous Medicine* (Springfield, Ill.: Charles C Thomas, 1955), p. 244 et seq.; J. T. McLaughlin, R. J. Shoemaker, and W. B. Guy, "Personality Factors in Adult Atopic Eczema," *Archives of Dermatology and Syphilology*, 68 (1953), p. 506; I. Rosen (ed.), *The Pathology and Treatment of Sexual Deviation* (New York: Orford University Press, 1964).

I. Rosen, "Exhibitionism, Scopophilia and Voyeurism," in Rosen, *The Pathology and Treatment of Sexual Deviation*, p. 308.

S. Freud, "Three Essays on the Theory of Sexuality" [1905], in *Complete Psychological Works of Sigmund Freud* (Standard Edition, 24 vols., London: Hogarth Press, 1953), vol. 7, pp. 120-243.

J. K. Skipper, Jr., and C. H. McCaghy, "Stripteasers: The Anatomy and Career Contingencies of a Deviant Occupation," *Social Problems,* 17 (1970), pp. 391-405.

A. Broyard, Review of Maureen Green's *Fathering* (New York: McGraw-Hill, 1976), *The New York Times,* 2 April 1976.

A. C. Kinsey et al., *Sexual Behavior in the Human Female* (Philadelphia: Saunders, 1953), pp. 570-590, p. 688; J. Money, "Psychosexual Differentiation," in J. Money (ed.), *Sex Research: New Developments* (New York: Holt, Rinehart & Winston, 1965), p. 20.

E. R. Shipp, "A Puzzle For Parents: Good Touching or Bad?" *The New York Times,* 3 October 1984, pp. C1, C12.

B. Malinowski, *The Sexual Life of Savages in North-Western Melanesia* (London: Routledge, 1932); R. M. and C. M. Berndt, *Sexual Behavior in Wester Arnhem Land* (New York: Viking Fund Publications in Anthropology, No. 16, 1951); C. S. Ford and F. A. Beach, *Patterns of Sexual Behavior* (New York: Harper, 1951); F. A. Beach, *Sex & Behavior* (New York: Wiley, 1965).

B. Fagot, "Sex Differences in Toddlers' Behavior and Parental Reaction," *Developmental Psychology,* 10 (1974), pp. 554-555.

F. Kahn, *Our Sex Life* (New York: Knopf, 1939), p. 70.

J. Money and A. A. Ehrhardt, *Man & Woman: Boy & Girl* (Baltimore: Johns Hopkins University Press, 1972), p. 148.

M. Mead, *Male and Female* (New York: Morrow, 1949), Chapter 7.

S. Goldberg and M. Lewis, "Play Behavior in the Year-Old Infant: Early Sex Differences," *Child Development,* 40 (1969), pp. 21-33. See also H. A. Moss, "Sex, Age, and State as Determinants of Mother-Infant Interaction," *Merrill-Palmer Quarterly,* 13 (1967), pp. 1936 et seq.

E. H. Erikson, *Childhood and Society* (2nd ed., New York: Norton, 1963), p. 309.

R. R. Sears, E. E. Maccoby, and H. Levin, *Patterns of Child Rearing* (New York: Row, Peterson, 1957), pp. 56-57, p. 402.

J. L. and A. Fischer, "The New Englanders of Orchard Town, U.S.A.," in B. B. Whiting (ed.), *Six Cultures* (New York: Wiley, 1963).

V. S. Clay, *"The Effect of Culture on Mother-Child Tactile Communication"* (Ph. D. diss., Theachers College, Columbia University, 1966), pp. 219 et seq.

R. Rubin, *"Basic Maternal Behavior,"* *Nursing Outlook,* 9 (1961), p. 684.

C. Tavris, and C. Offir, *The Longest War: Sex Differences in Perspective* (New York: Harcourt Brace Jovanovich, 1977), p. 44.

G. L. Mangan, "Personality and Conditioning," *Pavlovian Journal of Biological Science,* 9 (1974), pp. 125-135.

Capítulo 7. Crescimento e Desenvolvimento

L. Casler, "Maternal Deprivation: A Critical Review of the Literature," *Monographs of the Society for Research in Child Development,* 26,2 (1961).

J. Bowlby, *Maternal Care and Mental Health* (Geneva: World Health Organization, 1961).

M. Ribble, *The Rights of Infants* (New York: Columbia University Press, 1943); R. Spitz, "Hospitalism: An Inquiry into the Genesis of Psychiatric Conditions in Early Childhood," in A. Freud et al. (eds.), *The Psychoanalytic Study of the Child,* vol. 1, 1945, pp. 53-74; A. Freud and D. Burlingham, *War and Children* (New York: Medical War Books, 1943); W. Goldfarb, "Variations in Adolescent Adjustment of Institutionally Reared Children," *American Journal of Orthopsychiatry,* 17 (1947), pp. 449-457; A. Montagu, *On Being Human* (New York: Henry Schuman, 1950); A Montagu, *The Direction of Human Development* (New York: Harper & Row, 1955); J. Robertson, *Young Children in Hospital* (London: Tavistock Publications, 1958); R. Spitz, *No and Yes: On the Genesis of Human Communication* (New York: International Universities Press, 1957); Public Health Papers No. 14, *Deprivation of Maternal Care: A Reassessment of Its Effects* (Geneva: World Health Organization, 1962); R. Spitz "Hospitalism: A Follow-Up Report," *The Psychoanalytic Study of the Child,* vol. 2, 1946, pp. 113-117; R. Spitz, and K. M. Wolf, "Anaclitic Depression; An Inquiry into the Genesis of Psychiatric Conditions in Childhood," II, *The Psychoanalytic Study of the Child,* vol.

2, 1946, pp. 313-342; R. Spitz, *The First Year of Life* (New York: International Universities Press, 1965), S. Provence and R. C. Lipton, *Infants in Institutions* (New York: International Universities Press, 1962); J. Bowlby, *Attachment and Loss* (3 vols., New York: Basic Books, 1979/73/80); A. M. Clarke and A. D. B. Clarke, *Early Experience: Myth and Evidence* (New York: Free Press, 1976); T. Bergmann, Children in Hospital (New York: International Universities Press, 1966); L. Casler, "Perceptual Deprivation in Institutional Settings," in G. Newton and S. Levene (eds.), *Early Experience and Behavior* (Springfield, Ill.; Charles C Thomas, 1968); A. Montagu, "Sociogenic Brain Damage," *American Anthropologist,* 74 (1972), pp. 1045-1061, reprinted in A. Montagu (ed.), *Culture and Human Development,* pp. 44-72.

Cited in G. W. Gray, "Human Growth," *Scientific American,* 189 (1953), pp. 65-67. The citation is misattributed in this article to Dr. Alfred F. Washburn, when in fact it belongs to Dr. J. D. Benjamin, "Growth, Food Utilization, and Thyroid Activity in the Albino Rat as a Function of Extra Handling," *Science,* 120 (1954), p. 314.

V. H. Denenberg and J. R. C. Morton, "Effects of Environmental Complexity and Social Groupings upon Modification of Emotional Behavior," *Journal of Comparative Psychology,* 55 (1962), pp. 242-246.

S. Levine, "A Further Study of Infantile Handling and Avoidance Learning," *Journal of Personality,* 25 (1962), pp. 242-246; V. H. Denenberg and C. G. Karas, "Interactive Effects of Age and Duration of Infantile Experience on Adult Learning," *Psychological Reports,* 7 (1960), pp. 313-322.

J. T. Tapp and H. Markowitz, "Infant Handling: Effects on Avoidance Learning, Brain Weight, and Cholinesterase Activity," *Science,* 140 (1963), pp. 486-487.

L. Bernstein, "A Note on Christie's 'Experiemential Naiveté and Experiential Naiveté,'" *Psychological Bulletin,* 49 (1952), pp. 38-40.

J. Rosen, "Dominance Behavior as a Function of Early Gentling Experience in the Albino Rat" (M. A. thesis, University of Toronto, 1957).

O. Weininger, W. J. McClelland, and K. Arima, "Gentling and Weight Gain in the Albino Rat," *Canadian Journal of Psychology,* 8 (1954), pp. 147-151.

W. R. Ruegamer, L. Bernstein, and J. D. Benjamin, "Growth, Food Utilization, and Thyroid Activity in the Albino Rat as a Function of Extra Handling," pp.184-185.

G.F. Solomon, "Early Experience and Immunity," *Nature,* 220 (1968), pp. 821-822.

S. Levine, M. Alpert, and G. W. Lewis, "Infantile Experience and the Maturation of the Pituitary Adrenal Axis," *Science,* 126 (1957), p. 1347.

R. W. Bell, G. Reisner, and T. Linn, "Recovery from Electroconvulsive Shock as a Function of Infantile Stimulation," *Science,* 133 (1961), p. 1428.

S. Levine, "Noxious Stimulation in Infant and Adult Rats and Consummatory Behavior," *Journal of Comparative and Physiological Psychology,* 51 (1958), pp. 230-233.

L. Bernstein, "The Effects of Variation in Handling upon Learning and Retention," *Journal of Comparative and Physiological Psychology,* 50 (1957), pp. 162-167.

K. Larsson, "Mating Behavior of the Male Rat," in L. R. Aronson et al. (eds), *Development and Evolution of Behavior* (San Francisco: Freeman, 1970), pp. 337-351.

K. Larsson, "Non-Specific Stimulation and Sexual Behaviour in the Male Rat," *Behaviour,* 20 (1963), pp. 110-114.

J. A. King, "Effects of Early Handling upon Adult Behavior in Two Subspecies of Deermice, *Peromyscus maniculatus,*" *Journal of Comparative and Physiological Psychology,* 52 (1959), pp. 82-88.

U. Bronfenbrenner, "Early Deprivation in Mammals: A Gross-Species Analysis," in G. Newton and S. Levine (eds), *Early Experience and Behavior* (Springfield, Ill.: Charles C Thomas, 1968), p. 661; L. Bernstein, "A Note on Christie's 'Experimental Naiveté and Experiential Naiveté,'" *Psychological Bulletin,* 49 (1952), pp. 38-40; L. Bernstein, "The Effects of Variations in Handling upon Learning and Retention," *Journal of Comparative and Physiological Psychology,* 50 (1957), pp. 162-167; V. H. Denenberg, "A Consideration of the Usefulness of the Critical Period Hypothesis as Applied to the Stimulation of Rodents in Infancy," in Newton and Levine, *Early Experience and Behavior*, pp. 42-167.

W. R. Ruegamer, L. Bernstein, and J. D. Benjamin, "Growth, Food Utilization, and Thyroid Activity in the Albino Rat," pp. 184-185.

W. von Buddenbrock, *The Senses* (Ann Arbor: The University of Michigan Press, 1958), p. 127.

V. S. Clay, "The Effect of Culture on Mother-Child Tactile Communication" (Ph.D. diss., Teachers College, Columbia University, 1966), p. 308.

M. Ribble, *The Rights of Infants* (2nd ed., New York: Columbia University Press, 1965), p. 54 et seq.

G. E. Coghill, *Anatomy and the Problem of Behavior* (New York & London: Cambridge University Press, 1929; reprinted New York: Hafner Publishing Co., 1964).

L. J. Yarrow, "Research in Dimension of Early Maternal Care," *Merrill-Palmer Quarterly*, 9 (1963), pp. 101-122.

S. Province and R. C. Lipton, *Infants in Institutions* (New York: International Universities Press, 1962).

H. Shevrin and P. W. Toussieng, "Vicissitudes of the Need for Tactile Stimulation in Instinctual Development," *The Psychoanalytc Study of the Child*, 20 (1965), pp. 310-339; H. Shevrin and P. W. Toussieng, "Conflict over Tactile Experiences in Emotionally Disturbed Children," *Journal of the American Academy of Child Psychiatry*, 1 (1962), pp. 564-590.

R. Spitz, *The First Year of Life* (New York: International Universities Press, 1965); Ribble, *The Rights of Infants*.

R. G. Patton and L. I. Gardner, *Growth Failure in Maternal Deprivation* (Springfield, Ill.: Charles C Thomas, 1963).

E. M. Widdowson, "Mental Contentment and Physical Growth," *The Lancet*, 1 (1951), pp. 1316-1318; L. J. Yarrow, "Maternal Deprivation: Toward an Empirical and Conceptual Revaluation," *Psychological Bulletin*, 58 (1961), pp. 459-490; A. Montagu (ed.), *Culture and Human Development* (Englewood Cliffs, N.J.: Prentice-Hall, 1974).

G. F. Powell, J. A. Brasel, and R. M. Blizzard, "Emotional Deprivation and Growth Retardation Simulating Idiopathic Hypopituitarism," *New England Journal of Medicine*, 276 (1967), pp. 1271-1278; G. F. Powell, J. A. Brasel, S. Raiti, and R. M. Blizzard, "Emotional Deprivation and Growth Retardation Simulating Hypopituitarism," *New England Journal of Medicine*, 276 (1967), pp. 1279-1283; J. B. Reinhardt and A. L. Drash, "Psychosocial Dwarfism: Environmentally Induced Recovery," *Psychosomatic Medicine*, 31 (1969) pp. 165-172. See also C. Whitten et al., "Evidence that Growth Failure from Maternal Deprivation Is Secondary to Undereating," *Journal of the American Medical Association*, 209 (1969), pp. 1675-1682; Montagu, *Culture and Human Development*.

For a detailed discussion, see W. Schumer and R. Sperling, "Shock and Its Effect on the Cell," *Journal of the American Medical Association*, 205 (1968), pp. 215-219.

M. K. Termerlin et al., "Effects of Increased Mothering and Skin Contact on Retarded Boys," *American Journal of Mental Deficiency*, 71 (1967), pp. 890-893.

M. McGraw, *Neuromuscular Maturation of the Human infant* (New York: Columbia University Press, 1943), p. 102.

P. Greenacre, *Trauma, Growth, and Personality* (New York: Norton, 1952), pp. 12-14; M. Sherman and I. C. Sherman, "Sensorimotor Response in Infants," *Journal of Comparative Psychology*, 5 (1925), pp. 53-68; A. Thomas et al., *Examen Neurologique du Nourrison* (Paris: La Vie Médicale, 1955); E. H. Watson and G. H. Lowrey, *Growth and Development of Children* (5th ed., Chicago: Year Book Medical Publishers, 1967).

E. Dewey, *Behavior Development in Infants* (New York: Columbia University Press, 1935).

D. Sinclair, *Cutaneous Sensation* (New York: Oxford University Press, 1967), p. 38.

H. Head, *Studies en Neurology* (Oxford: Oxford University Press, 1922).

S. Escalona, "Emotional Development in the First Year of Life," in M. J. E. Senn (ed.), *Problems of Infancy and Childhood* (New York: Josiah Macy, Jr., Foundation, 1953), p. 17.

Ribble, *The Rights of Infants,* p. 57.

Watson and Lowrey, *Growth and Development of Children,* pp. 220-221.

R.S. Lourie, "The First Three Years of Life: An Overview of a New Frontier of Psychiatry," *American Journal of Psychatry,* 127 (1971), pp. 1457-1463.

E. Sylvester, "Discussion," in Senn, *Problems of Infancy and Childhood,* p. 29.

Ibid.

H. Sinclair, "Sensorimotor Action Patterns a Condition for the Acquisition of Syntax," in R. Huxley and E. Ingram (eds.), *Language Acquisition: Models and Methods* (New York: Academic Press, 1971), pp. 121-135: Harry Beilin et al., *Sudies in the Cognitive Basis of Language Development* (New York: Academic Press, 1975), p. 340.

Escalona, "Emotional Development in the First Year of Life," in Senn, *Problems of Infancy and Childhood,* p. 25.

Spitz, *the First Year of Life,* pp. 232-233.

M. S. Mahler, "On Two Crucial Phases of Integration Concerning Problems of Identity: Separation-Individuation and Bisexual Identity," *Journal of the American Psychoanalytic Association,* 6 (1958), pp. 136-142.

E. Darwin, *Zoonomia, or The Laws of Organic Life* (2 vols., London: J. Johnson, vol. 1, 1794), pp. 109-111.

Escalona, "Emotional Development in the First Year of Life," p. 24.

T. K. Landauer and J. W. M. Whiting, "Infantile Stimulation and Adult Stature of Human Males," *American Anthropologist,* 66 (1964), pp. 1007-1028.

D. H. Williams, "Management of Atopic Dermatitis in Children, Control of the Maternal Rejection Factor," *Archives of Dermatology and Syphilology,* 63 (1951), pp. 545-560.

F. Dunbar, *Emotions and Bodily Changes* (4th ed., New York: Columbia University Press, 1954), p. 647.

D. W. Winnicott, "Pediatrics and Psychiatry," *British Journal of Medical Psychology,* 21 (1948), pp. 229-240.

Sptiz, *The First Year of Life;* M. E. Allerhand et al, "Personality Factors in Neurodermatitis," *Psychosomatic Medicine,* 12 (1950), pp. 386-390; E. Wittkower and B. Russel, *Emotional Factors in Skin Disease* (New York: Hoeber, 1955).

M. E. Obermayer, *Psychocutaneous Medicine* (Springfield, Ill.: Charles C Thomas, 1955).

H. C. Bethune and C. B. Kidd, "Physiological Mechanisms in Skin Diseases," *The Lancet,* 2 (1961), pp. 1419-1422; J. G. Kepecs et al., "Atopic Dermatitis," *Psychosomatic Medicine,* 13 (1951), pp. 2-9; Dunbar, *Emotions and Bodily Changes,* p. 647.

B. Bettelheim, *The Empty Fortress: Infantile Austim and the Birth of Self* (New York: Free Press, 1967), pp. 233-339.

G. Schwing, *A Way to the Souls of the Mentally Ill* (New York: International Universities Press, 1954).

N. and E. Tinbergen, *Autistic Children: New Hope for a Cure* (London: Allen & Unwin, 1983).

M. G. Welch, "Retrieval from Autism through Mother-Child Holding Therapy," in Tinbergen and Tinbergen, pp. 322-336.

T. Grandin, "My Experience as an Autistic Child and Review of Selected Literature", paper presented at the Third Annual Colloquium for Neurodevelopmental Studies, The Role of the Tactile System, 19-21 March 1982, Phoenix, Arizona.

M. Rutter and E. Schopler, *Austim—A Reappraisal of Concepts and Treatment* (New York: Plenum Press, 1978); G. Victor, *The Riddle of Autism* (Lexington, Mass.: D. C. Heath, 1983).

G. O'Gorman, *The Nature of Childhood Austim* (London: Butterworth, 1970).

J. Older, *Touching Is Heading* (New York: Stein & Day, 1984), p. 79.

M. Zappella, "Treating Autistic Children in a Community Setting," in Tinbergen and Tinbergen, pp. 337-348.

Lowen, *The Betrayal of the Body,* pp. 2-3.
O. Fenichel, *The Psychoanalytic Theory of Neurosis* (New York: Norton, 1945), p. 445.
H. Weiner, "Diagnosis and Symptomatology," in L. Bellak (ed.), *Schizophrenia* (New York: Logos Press, 1958), p. 120.
R. J. Behan, *Pain: Its Origin, Conduction, Perception and Diagnostic Significance* (New York: Appleton, 1922); S. Renshaw and R. J. Wherry, "Studies on Cutaneous Localization, III. The Age of Onset of Ocular Dominance," *Journal of Genetic Pshychology,* 39 (1931), pp. 493-496.
A. F. Silverman, M. E. Pressman, and H. W. Bartel, "Self-Esteem and Tactile Communication," *Journal of Humanistic Psychology,* 13 (1973), pp. 73-77.
J. Holland, "Acute Leukemia: Psychological Aspects of Treatment," in B. Elkerbourt, P. Thomas, and A. Zwaveling (eds.), *Cancer Chemotherapy* (Leiden, Holland: Leiden University Press, 1971), pp. 199-300. See also J. Holland et al., "Psychological Response of Patients with Acute Leukemia to Germ-Free Environments," *Cancer, Journal of the American Cancer Society,* 40 (1977), pp. 871-879.
S. Gordon, *Lonely in America* (New York: Simon & Schuster, 1976): L. Bernikow, *Alone in America* (New York: Harper & Row, 1986).
New York Times, 15 August 1975, p. 33.
R. May, *Love and Will* (New York: Norton, 1969), p. 69.
L. Leiber et al., "The Communication of Affection between Patients and Their Spouses," *Pshychosomatic Medicine,* 38 (1976), pp. 379-389.
Y. Vinokurov, "Passer-By", trans. Daniel Weissbort, *Poetry,* July 1974, p. 187.
K. J. Gergen, M. M. Gergen, and W. H. Barton, "Deviance in the Dark," *Psychology Today,* October 1973, pp. 129-130.
D. A., "You're Only Allowed to Touch When ..." (Paper written for anthropology class at a California college, 1971).
A. F. Coppola, "Reality and the Haptic World," *Phi Kappa Phi Journal,* Winter 1970, pp. 14-15.
M. A. MacCulloch, "Hand," in. J. Hastings (ed.), *Encyclopaedia of Religion and Ethics* (vol. 6, Edinburgh: Clark, 1913), pp. 492-499.
M. Bloch, *The Royal Touch* (London: Routledge & Kegan Paul, 1973), p. 240.
I. R. Milberg, "Pinpointing Emotional Factors in Skin Diseases," *Practial Psychology,* 3 (1976), pp. 49-56.
"Seventh Son of a Seventh Son," *The Listener* (London), 11 April 1974, pp. 443-455.
G. B. Walker, in J. Fry, P.S. Byrne, and S. Johnson (eds.), *Textbook of Medical Practice* (Littleton, Mass.: Publishing Sciences Group, 1978), p. 399.
E. Panconesi (ed.), *Stress and Skin Diseases: Psychosomatic Dermatology* (Philadelphia: Lippincott, Clinics in Dermatology, vol. 2, 1984).
M. J. Rosenthal, "Psychosomatic Study of Infantile Eczema," *Pediatrics,* 10 (1952), pp. 581-593.
Spitz, *The First Year of Life,* p. 24.
R. Bergman and C. K. Aldrich, "The Natural History of Infantile Eczema: A Follow-Up Study," *Psychosomatic Medicine,* 25 (1963), p. 495.
E. L. Lipton, A. Steinschneider, and J. B. Richmond, "Psychophysiological Disorders in Children," in L. W. and M. L. Hoddman (eds.), *Review of Child Development Research,* vol. 2. (1966), p. 192.
H. Musaph, "Aggression and Sympton in Dermatology," *Journal of Psychosomatic Research,* 13 (1969), pp. 275-284.
J. C. Moloney, "Thumbsucking," Child and Family, 6 (1967), p. 28.
J. A. M. Meerloo, "Human Camouflage and Identification with the Environment ," *Psychosomatic Medicine,* 19 (1957), pp. 89-98.
Lowen, *The Betrayal of the Body,* pp. 187-188.
M. Eutis (ed.), *Players at Work* (New York: Theater Arts, 1937).
E. T. Hall, *The Hidden Dimension* (Garden City, N.Y.: Doubleday, 1966), p. 59.
J. Bowlby, "The Nature of the Child's Tie to His Mother," *International Journal of Psy-*

choanalysis, 39 (1958), pp. 364-365; J. Bowlby, *Attachment and Loss,* vol. 1, *Attachment* (New York: Basic Books, 1969).

M. Balint, "Friendly Expanses—Horrid Empty Spaces," *International Journal of Psychoanalysis,* 36 (1955), pp. 225-241.

A. Burton and R. E. Kantor, "The Touching of the Body," *Psychoanalytic Review,* 51 (1964), pp. 122-134.

D. Secrest, "'Catatonics' Cure Is Found," *International News Service,* May 27, 1955.

G. Schwing, *A Way to the Souls of the Mentally Ill* (New York: International Universities Press, 1954).

N. Waal, "A Special Technique of Psychotherapy with an Autistic Child," in G. Caplan (ed.), *Emotional Problems of Early Childhood* (New York: Basic Books, 1955), pp. 443-444.

K. Menninger, *Theory of Psychoanalytic Technique* (New York: Basic Books, 1958), p. 40. For an excellent discussion of the taboo against touching in the psychoanalytic situation, see Elizabeth Mintz, "Touch and the Psychoanalytic Tradition," *The Psychoanalytic Review,* 56 (1969), pp. 365-376.

N. Ickeringill, "An Approach to Schizophrenia That Is Rooted in Family Love," *New York Times,* 28 April 1968, p. 44.

B. R. Forer, "The Taboo against Touching in Psychotherapy," *Psychotherapy, Theory, Research and Practice,* 6 (1969), pp. 229-231. See also B. R. Forer, "The Use of Physical Contact in Group Therapy," in L. N. Solomon and B. Berson (eds.), *New Perspectives on Encounter Groups* (San Francisco: Jossey-Bass, 1972), pp. 195-210.

C. Brenner, *Psychoanalytic Technique and Psychic Conflict* (New York: International Universities Press, 1976), p. 30.

See Freud's letter to Ferenczi in E. Jones, *The Life and Works of Sigmund Freud* (New York: Basic Books, 1955), vol. 3, p. 163.

Forer, "The Taboo against Touching in Psychotherapy," p. 230.

A. Burton and A. G. Heller, "The Touching of the Body," *Psychoanalytic Review,* 51 (1964), pp. 122-134.

I. Bartenieff with D. Lewis, *Body Movement: Coping with the Environment* (New York: Gordon & Breach, 1980), p. 19.

A. Montagu, "On Touching Your Patient," *Practical Psychology for Physicians,* February 1975, pp. 43-47; J. J. Bruhn, "The Doctor's Touch," *Southern Medical Journal,* 71 (1978), pp. 1469-1473; M. J. Duttera, "The Healer's Hand," *Journal of the American Medical Association,* 242 (1979), p. 41; J. Older, "Teaching Touch at Medical School," *Journal of the American Medical Association,* 252 (1984), pp. 931-933.

A. Burton and A. G. Heller, "The Touching of the Body," *Psychoanalytic Review,* 51 (1964), pp. 122-134; J. De Augustinis, R. S. Isani, and F. R. Kumler, "Ward Study: The Meaning of Touch in Inter-Personal Communication", in S. F. Burd and M. A. Marshall (eds.), *Some Clinical Approaches to Psychiatric Nursing* (New York: Macmillan, 1963), pp. 271-306; A. Charlton, "Identification of Reciprocal Influences of Nurse and Patient Initiated Physical Contact in the Psychiatric Setting" (Master's thesis, University of Maryland, 1959); L. S. Mercer, "Touch: Comfort or Threat?" *Perspectives in Psychiatric Care,* 4 (1966), pp. 20-25; L. Cashar and B. K. Dixson, "The Therapeutic Use of Touch," *Journal of Psychiatric Nursing,* 5 (1967), pp. 442-451; E. Mintz, "Touch and Psychoanalytic Tradition," *Psychoanalytic Review,* 56 (1969), pp. 367-376; M. T. De Thomaso, "Touch Power," *Perspectives in Psychiatric Care,* 9 (1971), pp. 112-118; A. L. Clark, *Maternal Tenderness—Cultural and Generational Implications* (Evanston, Ill.: American Nursing Association, No. G. 94, 1973), pp. 98-123; B. Unger, "Please Touch," *Journal of Practical Nursing,* 24 (1974), p. 29; D. Krieger, "'Terapeutic Touch': An Ancient But Unorthodox Nursing Intervention," Lecture, 12 October 1974, Lake Placid, N.Y.; D. Krieger, "The Relationship of Touch, with Intent to Help or to Heal, to Subjects' In Vivo Hemoglobin Values: A Study in Personalized Interaction," *Proceedings of the American Nurses Association 9th Council of Nurse Researchers* (Kansas City, Mo.: The Association, 1973), pp. 53-76; B. S. Johnson,

"Meaning of Touch," *Nursing Outlook,* 35 (1965), p. 59; M. S. Saltenis, "Physical Touch and Nursing Support" (Unpublished master's thesis, Yale University, 1962); J. E. Pattison, "Effects of Touch on Self-Exploration and the Therapeutic Relationship," *Journal of Consulting and Clinical Psychology,* 40 (1973) pp. 170-175.

A. Montagu, "The Sensory Influences of the Skin," *Texas Reports on Biology and Medicine,* 2 (1953), pp. 291-301.

A. M. Garner and C. Wenar, *The Mother-Child Interaction in Psychosomatic Disorders* (Urbana: University of Illinois Press, 1959).

H. W. Nissen, K. L. Chow, and J. Semmes, "Effects of Restricted Opportunity for Tactual, Kinesthetic, and Manipulative Experience on the Behavior of a Chimpanzee," *American Journal of Psychology,* 64 (1951), pp. 485-507.

W. M. Mason, "Early Social Deprivation in the Nonhuman Primates: Implications for Human Behavior," in D. C. Glass (ed.), *Environmental Influences* (New York: Rockefeller University Press, 1968), pp. 70-101.

D. Stewart, *Outlines of Moral Philosophy* (Edinburgh: Creech, 1793), I, X, #87.

M. M. Merzenich, "Functional 'Maps' of Skin Sensations," in Catherine Caldwell Brown (ed.), *The Many Facets of Touch* (Skillman, N.J.: Johnson & Johnson Baby Products, 1984), pp. 15-29.

J. P. Zubek, J. Flye, and M. Aftanas, "Cutaneous Sensitivity after Prolonged Visual Deprivation," *Science,* 144 (1964), pp. 1591-1593.

S. Axelrod, *Effects of Early Blindness* (New York: American Foundation for the Blind, 1959).

D. Ogston, C. M. Ogston, and O. D. Ratnoff, "Studies on Clot-Promoting Effect of the Skin," *Journal of Laboratory and Clinical Medicine,* 73 (1969), pp. 70-77.

A. Brodal, *Neurological Anatomy to Clinical Medicine* (2nd ed., New York: Oxford University Press, 1981).

Capítulo 8. Cultura e Contato

R. James de Boer, "The Netsilik Eskimo and the Origin of Human Behavior," MS, 1969, p. 8.

S. Millet, "When Breastfeeding Declines," *La Leche League News,* 21 (1979), pp. 88-89.

O. Schaeffer, "When the Eskimo Comes to Town," *Nutrition Today,* November-December 1971, pp. 8-16; also, "Mental Health and Cultural Change," no reference.

E. Carpenter, "Space Concepts of Aivilik Eskimos," *Explorations Five,* June 1955, pp. 131-145.

S. Burford, *One Woman's Arctic* (Boston: Little Brown, 1972), pp. 15, 48.

J. Gibson , "Pictures Perspective and Perception," *Daedalus,* Winter 1961.

H. H. Roberts and D. Jenness, *Eskimo Songs, Report of the Canadian Arctic Expedition,* 1913-18 (Ottawa), vol. 14 (1925), pp. 9, 12.

K. Rasmussen, *The Intellectual Culture of the Iglulik Eskimos* (Copenhagen: Gyldendalske boghandel, 1929), p. 27.

V. Stefansson, *The Friendly Arctic* (New York: Macmillan, 1943), p. 418; V. Stefansson, *My Life with the Eskimo* (New York: Macmillan, 1915).

C. Osgood, "Ingalik Social Culture," *Yale University Publications in Anthropology,* no. 53 (1958), p. 178.

E. Carpenter, F. Varley, and R. Flaherty, Eskimo: *Explorations Nine* (Toronto: University of Toronto Press, 1959), p. 32.

J. Henry, *Jungle People* (New York: Vintage Books, 1964), pp. 18-19.

P. Durdin, "From the Space Age to the Tasaday Age," *New York Times Magazine,* 8 October 1972, p. 14.

J. Nance, *The Gentle Tasaday* (New York: Harcourt Brace Jovanovich, 1975).

Y. and R. F. Murphy, *Women of the Forest* (New York: Columbia University Press, 1974), p. 106.

A. S. Mirkin, "Resonance Phenomena in Isolated Mechanoreceptors (Pacinian Bodies) with Acoustic Stimulation," *Biofizika,* 2 (1966), pp. 638-645 (in Russian).
C. K. Madsen and W. G. Mears, "The Effect of Sound upon the Tactile Threshold of Deaf Subjects," *Journal of Music Therapy,* 2 (1965), pp. 64-68.
G. A. Gescheider, "Cutaneous Sound Localization" (Ph.D. diss, University of Virginia, 1964; *Dissertation Abstracts,* vol. 25 [1964], no. 6, 3701).
B. Berenson, *Aesthetics and History* (New York: Pantheon, 1948), pp. 66-70.
R. Hughes, "When God Was an Englishman," *Time,* 1 March 1976, p. 56.
K. Clark, *The Nude* (New York: Pantheon, 1956), p. 144.
M. Mcluhan and H. Parker, *Through the Vanishing Point* (New York: Harper & Row, 1969), p. 265.
T. Kroeber, *Alfred Kroeber: A Personal Configuration* (Berkeley: University of California Press, 1970), pp. 267-268.
R. Buckle, *Jacob Epstein: Sculptor* (New York: World, 1963).
G. Levine, *With Henry Moore: The Artist at Work* (New York: Times Books, 1978), p. 48.
R. Cassidy, *Margaret Mead: A Choice for Eternity* (New York, Universe Books, 1983), p. 18.
E. G. Schachtel, "On Memory and Chilhood Amnesia," in P. Mullahy (ed.), *A Study of Interpersonal Relations* (New York: Hermitage Press, 1949), pp. 23-24.
Ibid., pp. 25-26.
H. Marcuse, *Eros and Civilization* (Boston: Beacon Press, 1955), p. 39.
M. Argyle and M. Cook, *Gaze and Mutual Gaze* (New York: Cambridge University Press, 1976); F. T. Elworthy, *The Evil Eye* (London: John Murray, 1895, reprinted New York: Julian Press, 1958); E. S. Gifford, Jr., *The Evil Eye* (New York: Macmillan, 1958).
J. Gonda, *Eye and Gaze in the Veda* (Amsterdam & London: North Holland Publishing Co., 1969), p. 16.
L.-P. La Fargue, *Idées,* 1948.
O. Mandelstam, *Entretiens sur Dante.*
L. Michaels and C. Ricks (eds.), *The State of the Language* (Berkeley: University of California Press, 1980), p. xii.
H. L. Pick, A. D. Pick, and R. E. Klein, "Perceptual Integration in Children," in L. P. Lipsitt and C. C. Spiker (eds.), *Advances in Child Behavior and Development,* vol. 3 (New York: Academic Press, 1967), pp. 191-220.
E. J. Gibson and R. D. Walk, "The Visual Cliff," *Scientific American,* 202 (1960), pp. 64-71.
T. G. R. Bower, "The Object in the World of the Infant," *Scientific American,* 225 (1971), pp. 30-38.
H. R. Schaffer and P. E. Emerson, "Patterns of Response to Physical Contact in Early Human Development," *Journal of Child Psychology and Psychiatry,* 5 (1964), pp. 1-13.
R. C. Davenport, C. M. Roger, and I. A. Russell, "Cross Modal Perception in Apes," *Neuropsychologica,* 11 (1973), pp. 21-28.
A. V. Zaporozhets, "The Development of Perception in the Preschool Child," in P. H. Mussen (ed.), *European Research in Cognitive Development,* Monographs of the Society for Research in Child Growth and Development, vol. 30. ser. no. 100. (Chicago: University of Chicago Press, 1965).
I. Rock and C. S. Harris, "Vision and Touch," *Scientific American,* 216 (1967), pp. 96-104.
S. Hocken, "Life at First Sight—The Surprising World of Sheila Hocken," *The Listener* (London), June 10, 1976, pp. 730-731.
M. D. S. Ainsworth, *Infancy in Uganda* (Baltimore: Jonhs Hopkins Press, 1967), p. 451. See also L. K. Fox (ed.), *East African Childhood* (New York: Oxford University Press, 1970).
J. Roscoe, *The Baganda* (London: Macmillan, 1911); L. P. Mair, *An African People in the Twentieh Century* (London: Routledge & Kegan Paul, 1934).
A. I. Richards, "Traditional Values and Current Political Behavior," in L. A. Fallers (ed.), *The King's Men: Leadership and Status in Modern Buganda* (New York: Oxford University Press, 1964), pp. 297-300.

M. Géber, "The Psychomotor Development of African Children in the First Year and the Influence of Maternal Behavior," *Journal of Social Psychology,* 47 (1958), pp. 185-195; M. Géber and R. F. A. Dean, "The State of Development of Newborn African Children," *The Lancet,* 272 (1957), pp. 1216-1219; M. Géber, "Problémes Posés par le Développement du Jeune Enfant Africain en Fonction de son Milieu Social," *Le Travail Humain,* 23 (1960), pp. 99-111.

P. Draper, "Crowding Among Hunter-Gatheres: The !Kung Bushmen," *Science,* 182 (1973), pp. 301-303.

L. Marshall, *The !Kung of Nyae* (Cambridge, Mass.: Harvard University Press, 1976), pp. 315-318.

M. J. Konner, "Aspects of the Developmental Ethology of a Foraging People," in N. Blurton Jones (ed.), *Ethological Studies of Child Behaviour* (Cambridge: The University Press, 1972), pp. 285-304; S. R. Tulkin and M. J. Konner, "Alternative Conceptions of Intellectual Functioning," in K. F. Riegel (ed.), *Intelligence: Alternative Views of a Paradigm* (Basel & New York: Karger, 1973), pp. 33-52; M. J. Konner, "Maternal Care, Infant Behavior, and Development Among the !Kung," in R. B. Lee and Irven De Vore (eds.), *Kalahari-Hunter Gatherers* (Cambridge, Mass.: Harvard University Press, 1976), pp. 219-245.

A. Gesell and C. Amatruda, *Developmental Diagnosis* (New York: Harper & Row, 1947), p. 42.

E. M. Thomas, *The Harmless People* (New York: Knopf, 1959); L. van der Post, *The Lost World of the Kalahari* (New York: William Morrow, 1958); L. van der Post, *The Heart of the Hunter* (New York: William Morrow, 1961); L. van der Post and Jane Taylor, *Testament to the Bushmen* (New York: Viking Press, 1984); I. Schapera, *The Khoisan Peoples of South Africa* (London: Routledge & Sons, 1930); L. Marshall, "The !Kung Bushmen of the Kalahari Desert," in J. Gibbs (ed.), *Peoples of Africa* (New York: Holt, Rinehart & Winston, 1965); W. D. Hammond-Tooke (ed.), *The Bantu-Speaking Peoples of Southern Africa* (London & Boston: Routledge & Kegan Paul, 1974).

M. Mead, *Sex and Temperament in Three Primitive Societies* (New York: William Morrow, 1935), pp. 40-41.

J. Ritchie, Review of A. Montagu, *Touching,* Parents Centres *Bulletin* 52, August 1972, p. 22.

C. DuBois, *The People of Alor* (Minneapolis: University of Minnesota Press, 1937), p. 152.

T. R. Williams, "Cultural Structuring of Tactile Experience in a Borneo Society," *American Anthropologist,* 68 (1966), pp. 27-39.

J. W. Prescott and Douglas Wallace, "Developmental Sociobiology and the Origins of Aggressive Behavior," Paper presented at the XXIst International Congress of Psychology, July 18-25, 1976, Paris.

V. S. Clay, "The Effect of Culture on Mother-Child Tactile Communication" (Ph.D. diss., Teachers College, Columbia University, 1966).

R. Rubin, "Maternal Touch," *Nursing Outlook,* 11 (1963), pp. 828-831.

H. F. Harlow, M. K. Harlow, and E. W. Hansen, "The Maternal Affectional System of Rhesus Monkeys", in H. L. Rheingold (ed.) *Maternal Behavior in Mammals* (New York: Wiley, 1963), pp. 258 et seq.

Clay, "The Effect of Culture," pp. 201-202.

R. E. Sears, E. E. Maccoby, and H. Levin, *Patterns of Child Rearing* (New York: Row, Petersen, 1957), pp. 56-57, 402; J. L. Fischer and A. Fischer, "The New Englanders of Orchard Town, U. S. A.," in B. B. Whiting (ed.), *Six Cultures* (New York: Wiley, 1963), p. 941.

H. A. Moss, K. S. Robson, and F. Pedersen, "Determinants of Maternal Stimulation of Infants and Consequences of Treatment for Later Reactions to Strangers," *Developmental Psychology,* 1 (1969), pp. 239-246; H. A. Moss and K. S. Robson, "Maternal Influences in Early Social-Visual Behavior," *Child Development,* 38 (1968), pp. 401-408.

R. H. Walters and R. D. Parke, "The Role of the Distance Receptors in the Development of Social Responsiveness," in L. P. Lipsitt and C. C. Spiker (eds.), *Advances in Child Development and Behavior* (New York: Academic Press, 1965).

K. G. Auerbach, "Where Have All the Nursing Mothers Gone?" *Keeping Abreast*, 1 (1976), pp. 222-228; Clay, "The Effect of Culture."

A. Montagu, "Some Factors in Family Cohesion," *Psychiatry*, 7 (1944), pp. 349-352.

L. Smith, *Strange Fruit* (New York: Reynal, 1944), p. 74.

W. Caudill and D. W. Plath, "Who Sleeps by Whom? Parent-Child Involvement in Urban Japanese Families," *Psychiatry*, 29 (1966), p. 363.

Takeo Doi, *The Anatomy of Dependence* (New York: Kodansha, 1973); John H. Douglas, "Pioneering a Non-Western Psychology," *Science News*, 113 (1978), pp. 154-158.

E. T. Hall, *Beyond Culture* (Garden City, N. Y.: Anchor Books, Doubleday, 1976), pp. 56-58.

See Fischer and Fischer, "The New Englanders," in Whiting, *Six Cultures*, p. 947.

E. M. Forster, *Abinger Harvest* (New York: Harcourt, Brace, 1947), p. 8.

D. Sutherland, *The English Gentleman* (London: Debrett's Peerage, 1984), pp. 55-56.

F. Partridge, *Love in Bloomsbury* (Boston: Little, Brown, 1981), pp. 26, 46.

J. Austen, *Emma* (London, 1816), Chapter 12.

T. Morgan, *Somerset Maugham* (London: Jonathan Cape, 1980).

T. Eden, *The Tribulations of a Baronet* (London: Macmillan, 1933).

R. Hart-Davis, *Hugh Walpole: A Biography* (New York: Macmillan, 1952).

W. A. Swanberg, *Willian Randolph Hearst* (New York: Macmillan, 1961).

C. King, *Strictly Personal* (London: Weidenfeld & Nicolson), 1969.

The Spectator, 5 September 1970.

M. Mead, "Cultural Differences in the Bathing of Babies," in K. Soddy (ed.), *Mental Health and Infant Development* (New York: Basic Books, vol. 1, 1956), pp. 170-171.

Clay, "The Effect of Culture," p. 273.

N. M. Henley, "The Politics of Touch," in Phil Brown (ed.), *Radical Psychology* (New York: Colophon Books, 1973), pp. 420-433.

S. Goldberg and M. Lewis, "Play Behavior in the Year-Old Infant: Early Sex Differences," *Child Development*, 40 (1966), pp. 21-31; Clay, "The Effect of Culture."

S. M. Jourard, "An Exploratory Study of Body Acessibility," *British Journal of Social and Clinical Psychology*, 5 (1966), pp. 221-231; S. M. Jourard and J. E. Rubin, "Self-Disclosure and Touching: A Study of Two Modes of Interpersonal Encounter and Their Interaction," *Journal of Humanistic Psychology*, 8 (1968), pp. 39-48.

Henley, "The Politics of Touch," p. 431.

A. Freud, *Normality and Pathology in Childhood* (New York: International Universities Press, 1965), p. 155.

J. Jobin, "The Family Bed," *Parents*, March 1981, pp. 57-61.

T. Thevenin, *The Family Bed: An Age Old Concept in Child Rearing*, P. O. Box 16004, Minneapolis, Minn. 55416.

Editorial, "Baby-Care Lambskin Rugs," *Parents Centres* (Auckland, N. Z.), Bulletin 38, March 1969, p. 8. See alsoo Bulletin 35, June 1968.

S. Scott and M. Richards, "Nursing Low-Birthweight Babies on Lambswool," *The Lancet*, 12 (May 1981), p. 1028; Stephen Scott and Martin Richards, "Lambswool Is Safer for Babies," *The Lancet*, 7 (March 1981), p. 556.

N. F. Roberts, "Baby Care Lambskin Rugs," *Parents Centres* (Auckland, N. Z.), Bulletin 39, June 1969, pp. 12-18.

R. H. Passman and P. Weisberg, "Mothers and Blankets as Agents for Promoting Play and Exploration by Young Children in a Novel Environment: The Effects of Social and Nonsocial Attachment Objects," *Developmental Psychology*, 11 (1975), pp. 170-177. For earlier studies see. D. W. Winnicott, "Transitional Objects and Transitional Phenomena," *International Journal of Psychoanalysis*, 24 (1953); O. Stevenson, "The First Treasured Possession: A Study of the Part Played by Specially Loved Objects and Toys in the Lives of Certain Children," in *The Psychoanalytic Study of the Child*, 9 (1954), pp. 199-217.

R. H. Passman, "The Effects of Mothers and 'Security' Blankets upon Learning in Children (Should Linus Bring His Blanket to School?)," Paper presented at the American Psychological Association Convention, New Orleans, Louisiana, September 1974.

R. H. Passman, "Arousal Reducing Properties of Attachment Objects: Testing the Functional Limits of the Security Blanket Relative to the Mother," *Developmental Psychology*, 12 (1976), pp. 468-469.

W. A. Mason, "Motivational Factors in Psychosocial Development," in W. A. and M. Page (eds.), *Nebraska Symposium on Motivation* (Lincoln: University of Nebraska, 1970), pp. 35-67.

P. Weisberg and J. E. Russell, "Proximity and Interactional Behavior of Young Children to Their 'Security' Blanket," *Child Development*, 42 (1971), pp. 1575-1579.

P. C. Horton, *Solace: The Missing Dimension in Psychiatry* (Chicago: University of Chicago Press, 1981).

Webster's New World Dictionary of the American Language (New York & Cleveland: World Publishing Co., 1970), p. 1064.

B. M. Levinson, *Pet-Oriented Child Psychotherapy* (Springfield, Ill.: Charles C Thomas, 1969), p. xiv; B. M. Levinson, *Pets and Human Development* (Springfield, Ill.: Charles C Thomas, 1972).

S. A. Corson et al., "The Socializing Role of Pet Animals in Nursing Homes: An Experiment in Nonverbal Communication Therapy," in L. Levi (ed.), *Society, Stress and Disease: Aging and Old Age* (New York: Oxford University Press, 1977); S. A. Corson, E. O'L. Corson, and P. H. Gwynne, "Pet-Facilitated Psychotherapy," in R. S. Anderson (ed.), *Pet Animals and Society* (Baltimore: Williams & Wilkins, 1975), pp. 19-35.

R. Helfer, "The Relationship between Lack of Bonding and Child Abuse and Neglect," in M. H. Klaus, T. Leger, and M. A. Trause (eds.), *Maternal Attachment and Mothering Disorders: A Round Table* (New Brunswick, N. J.: Johnson & Johnson, 1975), pp. 21-25.

J. Areheart-Treichel, "Pets: The Health Benefits," *Science News*, 121 (1982), pp. 220-223; R. A. Mugford, *The Social Significance of Pet Ownership* (Leicestershire: Melton Mowbrey, 1978).

P. Mohanti, *My Village, My Life: Portrait of an Indian Village* (New York: Praeger, 1974), pp. 103-107.

F. Leboyer, *Loving Hands: The Traditional Indian Art of Baby Massage* (New York: Knopf, 1976).

W. A. Caudill and H. Weinstein, "Maternal Care and Infant Behavior in Japan and America," *Psychiatry*, 32 (1969), pp. 12-43; p. 13.

E. F. Vogel, *Japan's New Middle Class: The Salary Man and His Family in a Tokyo Suburb*: Berkeley University of California Press, 1963.

Caudill and Wienstein, "Maternal Care and Infant Behavior," p. 42. See also W. A. Caudill and C. Schooler, "Child Behavior and Child Rearing in Japan and the United States: An Interim Report," *Journal of Nervous and Mental Disease*, 157 (1973), pp. 323-338.

D. G. Haring, "Aspects of Personal Character in Japan," in D. G. Haring (ed.), *Personal Character and Cultural Milieu* (Syracuse, New York: Syracuse University Press, 1956), p. 416.

Quoted in A. F. Coppola, "Reality and the Haptic World," *Phi Kappa Phi Journal,* Winter 1970, p. 29.

B. Schaffner, *Father Land* (New York: Columbia University Press, 1948).

G. Greer, *The Female Eunuch* (New York: McGraw-Hill, 1971), p. 112.

E. A. DuyckincK (ed.), *Wit and Wisdom of the Rev. Sydney Smith* (New York: Widdleton, 1866), p. 426.

J. Van Lawick-Goodall, *In the Shadow of Man* (Boston: Houghton Mifflin, 1971), pp. 241 et seq.

D. Fossey, "More Years with Mountain Gorillas," *National Geographic,* October 1971, pp. 574-585; Dian Fossey, *Gorillas in the Mist* (Boston: Houghton Mifflin, 1983).

Ortega y Gasset, *Man and People* (New York: Norton, 1957), pp. 192-221.

E. Westermarck, *The Origin and Development of the Moral Ideas* (2 vols., London: Macmillan, 1917), vol. 2, pp. 150-151.

A. R. Radcliffe-Brown, *The Andaman Islanders* (Cambridge: University Press, 1933), p. 117.

S. F. Feldman, *Mannerisms of Speech and Gestures in Everday Life* (New York: International Universities Press, 1959), p. 270.

H. C. Lyon, Jr., *Tenderness Is Strength* (New York: Harper & Row, 1977), pp. 17-18.

Coppola, "Reality and the Haptic World," pp. 30-31.

W. Safire, "Aye, There's the Rub," *The New York Times Magazine,* 30 January 1983.

P. Smith, *Erasmus: A Study of His Life, Ideals and Place in History* (New York: Harper & Brothers, 1923), p. 60; reprinted New York: Dover Publications, 1962.

I. Pinchbeck and M. Hewitt, *Children in English Society,* Vol. 1: *From Tudor Times to the Eighteenth Century* (London: Routledge & Kegan Paul, 1970); L. L. Schucking, *The Puritan Family* (London: Routledge & Kegan Paul, 1970); P. Aries, *Centuries of Childhood* (New York: Knopf, 1962).

K. W. Back, *Beyond Words* (New York: Russel Sage Foundation, 1972), p. 154.

Ibid., p. 46. For additional works on encounter and sensitivity training, see R. Gustaitis, *Turning On* (New York: Macmillan, 1969); D. Alchen, *What the Hell Are They Trying to Prove, Martha?* (New York: John Day, 1970); J. Howard, *Please Touch* (New York: McGraw-Hill, 1970); B. L. Maliver, *The Encounter Game* (New York: Stein & Day, 1972); L. N. Solomon and B. Berson (eds.), *New Perspectives on Encounter Groups* (San Francisco: Jossey-Bass, 1972).

J. R. Gibb, "The Effects of Human Relations Training," in A. E. Bergin and S. L. Garfield (eds.), *Handbook of Psychotherapy and Behavior Change* (New York: Wiley, 1970), pp. 2114-2176.

C. R. Rogers, *Carl Rogers on Encounter Groups* (New York: Harper & Row, 1973), p. 146.

W. E. Hartman, M. Fifthian, and D. Johnson, *Nudist Society* (New York: Crown, 1970), pp. 278-286. See also Howard, *Please Touch;* M. Shepard and M. Lee, *Marathon 16* (New York: Putnam's, 1970); B. L. Austin, *Sad Nun at Synanon* (New York: Holt, Rinehart & Winston, 1970).

M. Mead and R. Métraux (eds.), *The Study of Culture at a Distance* (Chicago: University of Chicago Press, 1953), pp. 107-115, 352-353; G. Gorer and J. Rickman, *The People of Great Russia: A Psychological Study* (New York: Chanticleer Press, 1950).

P. H. Wolff, "The Natural History of Crying and Other Vocalizations in Early Infancy," in E. B. Foss (ed.), *Determinants of Infant Behavior* (vol. 4, London: Methuen, 1969), p. 92.

H. Orlansky, "Infant Care and Personality," *Psychological Bulletin,* 46 (1949), pp. 1-48.

Mead and Métraux, *The Study of Culture at a Distance,* p. 163.

V. Dal, *The Dictionary of the Living Great Russian Language [Tolkovyi slovar Velikomusskavo Yazkaya]* (St. Petersburg, 1903).

N. Leites, *The Operational Code of the Politburo* (New York: McGraw-Hill, 1951).

L. H. Haimson, "Russian 'Visual Thinking,'" in Mead and Métraux, p. 247.

D. Leighton and C. Kluckhohn, *Children of the People* (Camdridge, Mass.: Harvard University Press, 1947), pp. 24-25.

R. E. Ritzenthaler and P. Ritzenthaler, *The Woodland Indians* (New York: The Natural History Press, 1970), p. 29.

Quoted by Leighton and Kluckhohn, *Children of the People,* pp. 29-30.

W. Dennis, *The Hopi Child* (New York: Appleton-Century, 1940), p. 101.

Quoted by Leighton and Kluckhohn, Margaret Fries on swaddling, pp. 29-30.

L. Calley, "A Baby on a Cradle Board," *Child and Family,* 5 (1966), pp. 8-10.

B. Lozoff and G. Brittenham, "Infant Care: Cache or Carry," *The Journal of Pediatrics,* 95 (1979), pp. 478-483.

N. Cunningham and E. Anisfield, "Baby Carriers and Infant Development," manuscript, November 1982; Nicholas Cunningham, "The Influence of Early Carrying on Infant Development," manuscript, January 1983.

J. E. Ritchie, "The Husband's Role," Parents Centres (Auckland, N. Z.), *Bulletin* 38, March 1969, pp. 4-7.

R. D. Parke, "Father-Infant Interaction," in Klaus, Leger, and Trause, *Maternal Attachment and Mothering Disorders*, pp. 61-63. See also M. H. Klaus and J. H. Kenell, *Maternal-Infant Bonding* (St. Louis, Mo.: C. V. Mosby, 1976).

D. W. Winnicott, "The Theory of Parent-Infant Relationship," *International Journal of Psychoanalysis*, 41 (1958), p. 591.

G. Greene, *A Sort of Life* (New York: Simon & Schuster, 1971), p. 64.

L. K. Frank, "The Psychological Approach in Sex Research," *Social Problems*, 1 (1954), pp. 133-139.

Clay, "The Effect of Culture," p. 278.

L. M. Stolz, *Influences on Parent Behavior* (Stanford, Calif.: Stanford University Press, 1967), p. 141.

R. E. Hawkins and J. A. Popplestone, "The Tattoo as an Exoskeletal Defense," *Perceptual and Motor Skills*, 19 (1964), p. 500; J. A. Popplestone. "A Syllabus of Exoskeletal Defenses," *Psychological Record*, 13 (1963), pp. 15-25; H. Eberstein, *Pierced Hearts and True Love* (London: Derek Verschoyle, 1953).

F. Rome, *The Tattooed Men* (New York: Delacorte Press, 1975), p. 54.

J. H. Burma, "Self-Tattooing among Delinquents," *Sociology and Social Research*, 43 (1959), pp. 341-345.

S. Fisher, *Body Consciousness* (Englewood Cliffs, N. J.: Prentice-Hall, 1973), p. 91.

A. M. Hocart, "Tattoing and Healing," in his *The Life Giving Myth* (New York: Grove Press, n.d.) pp. 169-172.

For a good survey see W. G. Sumner and A. G. Keller, *The Science of Society* (New Haven, Conn.: Yale University Press, 1929), vol. 3, pp. 2130-2135. See also C. Jenkinson, "Tatuing," in J. Hastings (ed.), *Encyclopaedia of Religion and Ethics* (New York: Scribners, 1920), vol. 12, pp. 208-214; Henry Field, "Body-Marking in Southwestern Asia," *Papers of the Peabody Museum of Archaeology and Ethnology*, Harvard University, 45, (1958), pp. xiii-162.

A. Virél, *Decorated Man: The Human Body as Art* (New York: Abrams, 1980); M. Kirk and Andrew Strathern, *Man as Art* (New York: Viking Press, 1981); Angela Fisher, *Africa Adorned* (New York: Abrams, 1984); J. Anderson Black, Madge Garland, and Frances Kennett, *A History of Fashion* (New York, William Morrow, 1980); J. C. Flügel, *The Psychology of Clothes* (London: Hogarth Press, 1930); John M. Vincent, *Clothes and Conduct* (Baltimore: The Johns Hopkins Press, 1935); John Bulwer, *Anthropometamorphosis: Man Transformed* (London: William Hunt, 1653).

A. Montagu, "Clothes and Behavior," *Johnson and Johnson Profiles*, 2 (July 1964), pp. 9-11.

These studies are summarized in Klaus and Kennell, *Maternal-Infant Bonding*, pp. 2-3.

H. Kempe, "Detecting Child Abuse," *Intercom* (Washington, D.C.) 4, 11 (1976), p. 5.

R. Helfer, "The Relationship between Lack of Bonding and Child Abuse and Neglect," in Klaus, Leger, and Trause, *Maternal Attachment and Mothering Disorders*, pp. 21-25.

S. Fraiberg, in Kempe.

F. Dunbar, *Psychosomatic Diagnosis* (New York: Hoeber, 1943), pp. 86-87; J. G. Kepecs, "Some Patterns of Somatic Displacement," *Psychosomatic Medicine*, 15 (1953), pp. 425-432.

C. E. Benda, *The Image of Love* (New York: Free Press, 1961), p. 162.

J. G. Kepecs, M. Robin, and M. J. Brunner, "Relationship betwwen Certain Emotional States and Exudation into the Skin," *Psychosomatic Medicine*, 13 (1951), pp. 10-17.

J. G. Kepecs, A. Rabin, and M. Robin, "Atopic Dermatitis: A Clinical Psychiatric Study," *Psychosomatic Medicine*, 13 (1951), pp. 1-9; H. C. Bethune and C. B. Kidd, "Psychophysiological Mechanisms in Skin Diseases," *The Lancet*, 2 (1961), pp. 1419-1422.

H. F. Harlow and M. K. Harlow, "Learning to Love," *American Scientist,* 54 (1966), pp. 244-272, and numerous other papers.

H. F. Harlow, "Primary Affectional Patterns in Primates," *American Journal of Orthopsychiatry,* 30 (1960), pp. 676-677; M. K. Harlow and H. F. Harlow, "Affection in Primates," *Discovery,* 27 (January 1966).

Harlow, "Primary Affectional Patterns in Primates."

Clay, "The Effect of Culture," pp. 281-282.

H. F. Harlow and M. K. Harlow, "Learning to Love," *American Scientist,* 54 (1966), p. 250.

A. Kulka, C. Fry, and F. J. Goldstein, "Kinesthetic Needs in Infancy," *American Journal of Orthopsychiatry,* 30 (1960), pp. 562-571.

H. F. Harlow, "Development of the Second and Third Affectional Systems in Macaques Monkeys," in T. T. Tourolentes, S. L. Pollack, and H. E. Himwich (eds.), *Research Approaches to Psychiatric Problems* (New York: Grune & Stratton, 1962), pp. 209-229.

Clay, "The Effect of Culture," p. 290.

See also C. Loizos, "Play Behavior in Higher Primates: A Review," in D. Morris (ed.), *Primate Ethology* (Chicago: Aldine, 1967), pp. 176-218; O. Aldis, *Play Fighting* (New York: Academic Press, 1975); P. A. Jewell and C. Loizos (eds.), *Play, Exploration and Territory in Mammals* (New York: Academic Press, 1966); S. Miller, *The Psychology of Play* (Baltimore: Penguin Books, 1968).

T. R. Williams, "Cultural Structuring of Tactile Experience in a Borneo Society," *American Anthropologist,* 68 (1966), pp. 27-39.

A. Tsumori, "Newly Acquired Behavior and Social Interactions of Japanese Monkeys," in S. A. Altmann (ed.), *Social Communication among Primates* (Chicago: University of Chicago Press, 1967), pp. 207-219.

K. R. L. Hall, "Observational Learning in Monkeys and Apes," *British Journal of Psychology,* 54 (1963), pp. 201-206; K. R. L. Hall, "Social Learning in Monkeys," in P. Jay (ed.), *Primates* (New York: Holt, Rinehart & Winston, 1969), pp. 383-397.

H. L. Rheingold and C. O. Eckerman, "The Infant Separates Himself from His Mother," *Science,* 168 (1970), pp. 78-83.

R. Held and A. Hein, "Movement-Produced Stimulation in the Development of Visually Guided Behavior," *Journal of Comparative and Physiological Psychilogy,* 56 (1963), pp. 872-876.

D. Stern, *The First Relationship: Mother and Infant* (Cambridge, Mass.: Harvard University Press, 1977), p. 46.

C. Darwin, *The Expression of the Emotions in Man and the Animals* (London: John Murray, 1872), pp. 201-202.

N. B. Blackman, "Pleasure and Touching: Their Significance in the Development of the Preschool Child—An Exploratory Study."

Clay, "The Effect of Culture," pp. 308, 322.

Capítulo 9. Tato e Idade

See A. Montagu, *Growing Young* (New York: McGraw-Hill, 1981).

C. A. Fanslow, "Touch and the Elderly," in Catherine Caldwell Brown (ed.), *The Many Facets of Touch* (Skillman, N. J.: Johnson and Johnson Baby Products, 1984), pp. 183-189.

R. Rubin, "Maternal Touch," *Nursing Outlook,* 11 (1963), pp. 828-831; see also S. J. Tobiason, "Touching Is for Everyone," *American Journal of Nursing,* 81 (1981), pp. 728-730; K. E. Barnett, *The Development of a Theoretical Construct of the Concepts of Touch as They Relate to Nursing. Final Report to U. S. Department of Health, Education and Welfare,* Project No. 0-G-027, 1972.

D. Swanson, "Minnie Remembers," in Janice Grana (compiler), *Images* (Winoma, Minn.: St. Mary's College Press, 1977).

R. McCorkle and M. Hollenbach, "Touch and the Acutely Ill," in Brown (ed.), *The Many Facets of Touch*, pp. 175-183.

Apêndice 1 — Toque terapêutico

D. Krieger, *The Therapeutic Touch: How to Use Your Hands to Help or to Heal* (Englewood Cliffs, N. J.: Prentice-Hall, 1982), p. 13.

D. Krieger, "The Relationship of Touch, with Intent to Help to Subjects' In-Vivo Hemoglobin Values: A Study in Personalized Interaction," in E. M. Jacobi and L. E. Netter (eds.), *American Nurses Association Ninth Research Conference* (San Antonio, Texas, 1973), pp. 39-58; R. M. Schlotfeldt, "Critique of Dr. Krieger's Paper," ibid., pp. 59-65; D. Krieger, "Rejoinder," ibid., pp. 67-71; G. B. Ujhely, "Nursing Implications," ibid., pp. 73-77; D. Krieger and D. Kunz (1973), described by Marie-Thérèse Connelly in "Therapeutic Touch: The State of the Art," in Brown (ed.), *The Many Facets of Touch*, p. 150; D. Krieger "Therapeutic Touch: The Imprimatur of Nursing," *American Journal of Nursing*, 5 (1975), pp. 784-787.

J. F. Quinn, "An Investigation of Therapeutic Touch Done Without Physical Contact on State of Anxiety of Hospitalized Cardiovascular Patients" (PhD dissertation, New York University, 1981).

E. Peper and S. Ancoli, "The Two Endpoints of an EEG Continuum of Mediation— Alpha/Theta and Fast Beta," in E. Peper, S. Ancoli and M. Quinn, *Mind/Body Integration* (New York: Plenum Press, 1979), pp. 141-148.

M.-T. Connelly, "Therapeutic Touch: The State of the Art," p. 155.

M. D. Borelli and P. Heidt (eds.), *Therapeutic Touch* (New York: Pringer Publishing Co., 1981), pp. 3-39.

I. S. Wolfson, "Therapeutic Touch and Midwifery," in Brown (ed.), *The Many Facets of Touch*, pp. 166-172.

J. A. Smith, "A Critical Appraisal of Therapeutic Touch," in Brown (ed.), *The Many Facets of Touch*, pp. 151-165; see also Jules Older, *Touching Is Healing* (New York: Stein & Day, 1982), pp. 156-157, 282.

J. D. Frank, *Persuasion and Healing* (Baltimore: The Johns Hopkins University Press, 1961).

G. M. Shepherd, *The Synaptic Organization of the Brain* (2nd ed., New York: Oxford University Press, 1979); Richard M. Restak, *The Brain* (New York: Bantam Books, 1984); John Boddy, *Brain Systems and Psychological Concepts* (New York, Wiley, 1978); Hugh Brown, *Brain & Behavior* (New York: Oxford University Press, 1976).

R. Miller, *Meaning and Purpose in the Intact Brain* (New York: Oxford University Press, 1981), p. 70.

H. Jost and Lester W. Sontag, "The Genetic Factor in Autonomic System Function," *Psychosomatic Medicine*, 6 (1944), pp. 308-310; see also Herbert Athenstaedt, Helge Clausen, and Daniel Schaper, "Epidermis of Human Skin: Pyroelectric and Pizoeletric Sensor Layer," *Science*, 216 (1982), pp. 1018-1020.

G. J. Tortora and Nicholas P. Anagnostakos, *Principles of Anatomy and Physiology* (3rd ed., New York: Harper & Row, 1981), p. 341; Arthur C. Guyton, *Textbook of Medical Physiology* (6th ed., Philadelphia, 1981).

C. Cuja, "Propriétés Bio-Electrique de l'Envelope Cutanée Humaine: Résultats de Quelques Recherches Experimentales," *Bulletin et Mémoires de la Société d'Anthropologie de Paris*, series 13 (1980), pp. 205-220.

R. Ader (ed.), *Psychoneuroimmunology* (New York: Academic Press, 1981); Steven Locke et al. (eds.), *Foundations of Psychoneuroimmunology* (New York: Aldine, 1985).

SOBRE O AUTOR

Ahsley Montagu é um dos poucos especialistas em praticamente tudo que diz respeito a pessoas. Em última instância, é autor ou editor de mais de sessenta livros sobre assuntos tão variados quanto anatomia e fisiologia, psicologia, antropologia, raça, evolução e hereditariedade, amor, agressão e toque, desenvolvimento humano, sexualidade, história da ciência, os perigos da poluição, a anatomia de xingar e o golfinho na história humana. Podemos citar entre suas obras clássicas, *The Natural Superiority of Women, Man's Most Dangerous Myth: The Fallacy of Race, Human Evolution, The Elephant Man, Touching, Anthropology and Human Nature, Life Before Birth, On Being Human, Growing Young* e *The Nature of Human Aggression*. Juntamente com Floyd Matson é co-autor de *The Human Connection* e *The Dehumanization of Man*. É quem escreveu e dirigiu o filme *One World or None*, descrito como um dos melhores documentários que já se realizaram. Ashley Montagu lecionou em Harvard, na Universidade de Nova York, na Universidade da Califórnia, na Universidade Rutgers e na Universidade de Princeton.

"Os tempos atuais pedem um cientista social que controle num nível elevado as informações de muitas ciências diferentes relativas à natureza humana. Nesta confluência está Ashley Montagu, o melhor profissional, nacional e internacional da atualidade".

— John Dollard, Universidade de Yale.
in *The New York Times Book Review*.

NOVAS BUSCAS EM PSICOTERAPIA
VOLUMES PUBLICADOS

1. *Tornar-se presente* — Experimentos de crescimento em Gestalt-terapia — John O. Stevens.
2. *Gestalt-terapia explicada* — Frederick S. Perls.
3. *Isto é Gestalt* — John O. Stevens (org.).
4. *O corpo em terapia* — a abordagem bioenergética — Alexander Lowen.
5. *Consciência pelo movimento* — Moshe Feldenkrais.
6. *Não apresse o rio (Ele corre sozinho)* — Barry Stevens.
7. *Escarafunchando Fritz* — dentro e fora da lata de lixo — Frederick S. Perls.
8. *Caso Nora* — consciência corporal como fator terapêutico — Moshe Feldenkrais.
9. *Na noite passada eu sonhei...* — Medard Boss.
10. *Expansão e recolhimento* — a essência do t'ai chi — Al Chung-liang Huang.
11. *O corpo traído* — Alexander Lowen.
12. *Descobrindo crianças* — a abordagem gestáltica com crianças e adolescentes — Violet Oaklander.
13. *O labirinto humano* — causas do bloqueio da energia sexual — Elsworth F. Baker.
14. *O psicodrama* — aplicações da técnica psicodramática — Dalmiro M. Bustos e colaboradores.
15. *Bioenergética* — Alexander Lowen.
16. *Os sonhos e o desenvolvimento da personalidade* — Ernest Lawrence Rossi.
17. *Sapos em príncipes* — programação neurolingüística — Richard Bandler e John Grinder.
18. *As psicoterapias hoje* — algumas abordagens — Ieda Porchat (org.)
19. *O corpo em depressão* — as bases biológicas da fé e da realidade — Alexander Lowen.
20. *Fundamentos do psicodrama* — J. L. Moreno.
21. *Atravessando* — passagens em psicoterapia — Richard Bandler e John Grinder.
22. *Gestalt e grupos* — uma perspectiva sistêmica — Therese A. Tellegen.
23. *A formação profissional do psicoterapeuta* — Elenir Rosa Golin Cardoso.
24. *Gestalt-terapia: refazendo um caminho* — Jorge Ponciano Ribeiro.
25. *Jung* — Elie J. Humbert.
26. *Ser terapeuta* — depoimentos — Ieda Porchat e Paulo Barros (orgs.)
27. *Resignificando* — programação neurolingüística e a transformação do significado — Richard Bandler e John Grinder.

28. *Ida Rolf fala sobre Rolfing e a realidade física* — Rosemary Feitis (org.)
29. *Terapia familiar breve* — Steve de Shazer.
30. *Corpo virtual — reflexões sobre a clínica psicoterápica* — Carlos R. Briganti.
31. *Terapia familiar e de casal — introdução às abordagens sistêmica e psicanalítica* — Vera L. Lamanno Calil.
32. *Usando sua mente — as coisas que você não sabe que não sabe* — Richard Bandler.
33. *Wilhelm Reich e a orgonomia* — Ola Raknes.
34. *Tocar — o significado humano da pele* — Ashley Montagu.
35. *Vida e movimento* — Moshe Feldenkrais.
36. *O corpo revela — um guia para a leitura corporal* — Ron Kurtz e Hector Prestera.
37. *Corpo sofrido e mal-amado — as experiências da mulher com o próprio corpo* — Lucy Penna.
38. *Sol da Terra — o uso do barro em psicoterapia* — Álvaro de Pinheiro Gouvêa.
39. *O corpo onírico — o papel do corpo no revelar do si-mesmo* — Arnold Mindell.
40. *A terapia mais breve possível — avanços em práticas psicanalíticas* — Sophia Rozzanna Caracushansky.
41. *Trabalhando com o corpo onírico* — Arnold Mindell.
42. *Terapia de vida passada* — Livio Tulio Pincherle (org.).
43. *O caminho do rio — a ciência do processo do corpo onírico* — Arnold Mindell.
44. *Terapia não-convencional — as técnicas psiquiátricas de Milton H. Erickson* — Jay Haley.
45. *O fio das palavras — um estudo de psicoterapia existencial* — Luiz A.G. Cancello.
46. *O corpo onírico nos relacionamentos* — Arnold Mindell.
47. *Padrões de distresse — agressões emocionais e forma humana* — Stanley Keleman.
48. *Imagens do self — o processo terapêutico na caixa-de-areia* — Estelle L. Weinrib.
49. *Um e um são três — o casal se auto-revela* — Philippe Caillé
50. *Narciso, a bruxa, o terapeuta elefante e outras histórias psi* — Paulo Barros
51. *O dilema da psicologia — o olhar de um psicólogo sobre sua complicada profissão* — Lawrence LeShan
52. *Trabalho corporal intuitivo — uma abordagem Reichiana* — Loil Neidhoefer
53. *Cem anos de psicoterapia... — e o mundo está cada vez pior* — James Hillman e Michael Ventura.
54. *Saúde e plenitude: um caminho para o ser* — Roberto Crema.
55. *Arteterapia para famílias — abordagens integrativas* — Shirley Riley e Cathy A. Malchiodi.
56. *Luto — estudos sobre a perda na vida adulta* — Colin Murray Parkes.
57. *O despertar do tigre — curando o trauma* — Peter A. Levine com Ann Frederick.
58. *Dor — um estudo multidisciplinar* — Maria Margarida M. J. de Carvalho (org.).
59. *Terapia familiar em transformação* — Mony Elkaïm (org.).
60. *Luto materno e psicoterapia breve* — Neli Klix Freitas.
61. *A busca da elegância em psicoterapia — uma abordagem gestáltica com casais, famílias e sistemas íntimos* — Joseph C. Zinker.
62. *Percursos em arteterapia — arteterapia gestáltica, arte em psicoterapia, supervisão em arteterapia* — Selma Ciornai (org.).
63. *Percursos em arteterapia — ateliê terapêutico, arteterapia no trabalho comunitário, trabalho plástico e linguagem expressiva, arteterapia e história da arte* — Selma Ciornai (org.).
64. *Percursos em arteterapia — arteterapia e educação, arteterapia e saúde* — Selma Ciornai (org.).

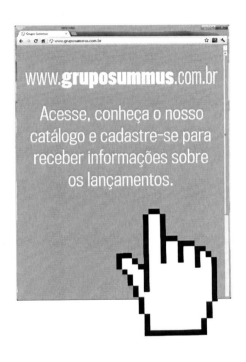

www.gruposummus.com.br